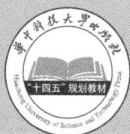

高等医学教育课程"十四五"规划基础医学类系列教材

本书可供临床、预防、基础、口腔、麻醉、影像、药学、检验、护理、法医、生物工程等医学相关专业使用

REGIONAL ANATOMY

局部解剖学

（第2版）

主　编　侯春丽　廖家万

副主编　赵艳明　张义伟　劳梅丽　陈　峡

编　者　（以姓氏笔画为序）

伍修宇　湖南医药学院

许建华　陆军军医大学

劳梅丽　海南医科大学

吴红年　湖北科技学院

张　鹏　济宁医学院

张义伟　宁夏医科大学

张铁山　黄河科技学院

陈　峡　湖南医药学院

赵　微　牡丹江医科大学

赵艳明　河北工程大学

胡红梅　井冈山大学

段晓春　扬州大学

侯春丽　陆军军医大学

廖家万　井冈山大学

秘　书　许建华　陆军军医大学

华中科技大学出版社

http://press.hust.edu.cn

中国·武汉

内 容 简 介

本书是高等医学教育课程"十四五"规划基础医学类系列教材。

本书内容包括绪论、头部、颈部、胸部、腹部、盆部与会阴、脊柱区、上肢、下肢。本书将基础知识、局部解剖操作和案例分析相结合,同时配有大量图片,内容层次分明,重点、难点突出,有利于学生形成科学的思维方式和建立正确的学习方法。

本书可供临床、预防、基础、口腔、麻醉、影像、药学、检验、护理、法医、生物工程等医学相关专业使用。

图书在版编目(CIP)数据

局部解剖学 / 侯春丽,廖家万主编. -- 2版. -- 武汉:华中科技大学出版社,2024. 8. -- ISBN 978-7-5772-1201-2

Ⅰ. R323

中国国家版本馆 CIP 数据核字第 2024ME8023 号

局部解剖学(第 2 版)　　　　　　　　　　　　　　　　　　　侯春丽　廖家万　主编
Jubu Jiepouxue(Di 2 Ban)

策划编辑:蔡秀芳

责任编辑:丁　平　张　寒

封面设计:原色设计

责任校对:朱　霞

责任监印:周治超

出版发行:华中科技大学出版社(中国·武汉)　　　电话:(027)81321913
　　　　　武汉市东湖新技术开发区华工科技园　　　邮编:430223

录　　排:华中科技大学惠友文印中心

印　　刷:武汉市洪林印务有限公司

开　　本:889mm×1194mm　1/16

印　　张:18

字　　数:519千字

版　　次:2024 年 8 月第 2 版第 1 次印刷

定　　价:59.80 元

高等医学教育课程"十四五"规划基础医学类系列教材

编委会

（以姓氏笔画为序）

于瑞雪（平顶山学院）

马兴铭（西华大学）

王　广（暨南大学）

王　韵（陆军军医大学）

牛莉娜（海南医科大学）

史岸冰（华中科技大学）

包丽丽（内蒙古医科大学）

齐亚灵（海南医科大学）

孙维权（湖北文理学院）

李　梅（天津医科大学）

李明秋（牡丹江医科大学）

李艳花（山西大同大学）

李瑞芳（河南科技大学）

杨文君（海南医科大学）

肖　玲（中南大学）

闵　清（湖北科技学院）

宋　洁（牡丹江医科大学）

张红艳（河北工程大学）

陈洪雷（武汉大学）

罗　海（湖南医药学院）

周永芹（三峡大学）

郑　英（扬州大学）

郑月娟（上海中医药大学）

赵艳芝（首都医科大学）

胡煜辉（井冈山大学）

侯春丽（陆军军医大学）

秦　伟（遵义医科大学）

贾永峰（内蒙古医科大学）

钱　莉（扬州大学）

黄　涛（黄河科技学院）

焦　宏（河北北方学院）

强兆艳（天津医科大学）

蔡　飞（湖北科技学院）

编写秘书：蔡秀芳　黄晓宇

Introduction 总　序

基础医学是现代医学体系的基础,其包括基础医学基本理论、基本技能和科学研究手段等。国务院办公厅印发的《关于加快医学教育创新发展的指导意见》及《关于深化医教协同进一步推进医学教育改革与发展的意见》指出,要始终坚持把医学教育和人才培养摆在卫生与健康事业优先发展的战略地位。

随着健康中国战略的不断推进,我国加大了对医学人才培养的支持力度。在遵循医学人才成长规律的基础上,还需要不断提高医学青年人才的实践能力和创新能力。教材是人才培养首要的、基本的文化资源和精神食粮,加强教材建设,提高教材质量,是党和国家从事业发展需求和未来人才培养的战略高度所构筑的基础工程和战略工程。

本科基础医学教材(第1版)经过了一线教学实践的数年打磨,亟待修订更新,以使其做到与时俱进,更加完善。故此,华中科技大学出版社对现有高等教育实际需求进行了认真细致调研,吸取了广大师生意见和建议,组织了全国50多所高等医药院校的300余位老师共同修订编写了本套高等医学教育课程"十四五"规划基础医学类系列教材(第2版)。相较于第1版,这次修订改版主要突出以下特点。

(1)紧跟"十四五"教材建设工作要求,以岗位胜任力为导向,注重"三基"培养,突出专业性和实用性。

(2)融入思政内容,将专业知识和课程思政有机统一,注重培养学生工匠精神与家国情怀,以及对生命和科学的敬畏之心。

(3)做到纸质教材与数字资源相结合。在章节后设置了相关知识点的拓展链接,重点阐述学科新进展以及与知识点有关的前沿理论和实践,便于学生更加深入地理解知识点和课堂重点内容。

(4)设置课后小结、思考题、推荐文献阅读,引导和促进学生自学。

本套教材得到了教育部高等学校教学指导委员会相关专家及全国高校老师的大力支持,我们衷心希望这套教材能在相关课程的一线教学中发挥积极作用,得到广大师生的青睐与好评。我们也相信这套教材在使用过程中,通过教学实践的检验和实际问题的解决,能不断改进、完善和提高,最终成为符合教学实际的精品系列教材,为推进我国高质量医学人才培养贡献一份力量。

由于时间紧、任务重,书中不妥之处在所难免,恳请使用本套教材的师生不吝赐教,提出宝贵意见和建议,以便后续继续完善。

高等医学教育课程"十四五"规划基础医学类系列教材
编委会

Preface   前　言

　　本教材旨在传承并进一步体现"三基"和"五性",即基础理论、基础知识和基本操作技能,以及思想性、科学性、先进性、启迪性和实用性,将局部解剖操作和临床知识运用紧密结合,注重学生职业素养、政治素养和科学素养的培养。

　　本教材在章节安排方面与第1版教材类似,除绪论外还包括头部、颈部、胸部、腹部、盆部与会阴、脊柱区、上肢和下肢共八章,但在内容上增加了几个版块。例如,在每章的开头增加教学目标(包括知识目标、能力目标和素质目标),让学生明白该部分应该了解、熟悉、掌握的内容,通过对该章节的学习,学生应具备的能力与素养;在每章增加知识拓展,将一些思政素材、临床应用与手术方法等补充进教材;在每章增加案例分析,使学生能对相关知识进行应用,真正做到学以致用、活学活用,案例分析答案以二维码的形式呈现,便于学生自行检测。每章所涉及的重点名词中英文均列在章后,便于直接查看。

　　综上所述,第2版的《局部解剖学》是一本既有传承又有创新,注重培养学生专业技能与医学人文素养的教材。

　　本教材的编写参阅了国内外大量文献。感谢第1版编者的卓越贡献,感谢广大读者提出的宝贵意见和建议,感谢绘图老师的辛苦付出。

　　虽然编者在编写时尽心尽力、力求精益求精,审校过程中也认真负责,但由于编者的认识和编写水平有限,教材中的不足在所难免,敬请广大读者不吝赐教,我们将虚心接受,并逐步改进和完善。

编　者

目　录

MULU

第八章　下肢

绪　论

教学目标

知识目标：掌握人体各器官的位置、形态结构、生理功能及相互之间的关系，深入理解各局部组织层次结构和毗邻关系，熟悉常用的骨性和肌性标志，准确掌握重要脏器的体表定位，熟练掌握各种器械的正确使用方法，以及血管、神经、肌肉、筋膜等组织器官的分离技术。

能力目标：学会运用局部解剖学的相关知识和操作手段分析临床各种疾病的症状及发病机制，并能提出初步的手术方案。同时，具备一定的动手能力和团结协作能力。

素质目标：理解和把握中国特色社会主义核心价值观，理解局部解剖学学科核心素养的内涵，树立正确的世界观，培养良好的职业素养和严谨认真的工作态度。养成知行合一的自主学习习惯，培养自我管理和沟通交流的能力，初步学会运用批判性思维方法解决实际问题，树立终身学习意识和专业发展意识。能多角度地综合运用专业知识分析临床案例；关注解剖学相关的研究动态，并能将其应用于实际学习和工作中；发展团队合作能力，共同解决学习和工作中所面临的问题。

一、局部解剖学的定义和学习目的

局部解剖学是按照人体的局部分区，研究各局部器官和结构的位置、形态、毗邻、体表标志和层次关系的学科。局部解剖学是解剖学的一个重要分支。学生可在学习系统解剖学的基础上，通过解剖和观察人体标本来巩固和加强系统解剖学的知识。这为学生进一步学习临床课程，尤其是外科学、影像学和妇产科学等学科，打下了良好的基础。因此，局部解剖学是基础医学与临床医学之间的重要桥梁课程。

二、人体的基本结构

人体分为头部、颈部、躯干（包括胸部、腹部、盆部与会阴）及四肢（包括上肢和下肢）四个部分，各部分又可分为若干个区域。头部与躯干的基本结构大致相同，均由皮肤、浅筋膜、深筋膜、肌肉和骨骼等共同构成腔或管，以容纳并保护中枢神经、内脏器官和感觉器官等。四肢以骨骼为支架，肌肉跨越关节并附着于骨骼上，深筋膜覆盖着肌肉，浅筋膜则位于皮下。全身各局部和器官均有血管、神经和淋巴管分布。

（一）皮肤

皮肤（skin）覆盖于全身表面，由浅层的表皮和深层的真皮组成，是人体最大的器官，也是人体重要的保护装置。真皮中有很多突起的乳头状结构嵌入表皮深面，并通过结缔组织纤维束与深面的浅筋膜相连。人体各部位的皮肤厚薄不一，厚者可达 4 mm，而薄者约为 0.5 mm。一般而言,腹侧面的皮肤较薄,背侧面的皮肤较厚,但在手、足部则相反。颈部、肩部、背部、手掌和足底处皮肤较厚,而眼睑、乳房和阴茎等处的皮肤较薄。另外,全身皮肤的纹理也不一致,做皮肤切口时应考虑上述特点。

(二)浅筋膜

浅筋膜(superficial fascia)位于皮下,又称皮下组织或皮下筋膜,属于疏松结缔组织,富含脂肪(因此浅筋膜也称皮下脂肪),遍布全身。浅筋膜的厚薄在不同部位差别较大,除眼睑、乳头和男性外生殖器等处的浅筋膜内含有非常少的脂肪或不含脂肪外,其余各部位均含有一定量的脂肪。儿童、女性和肥胖者的浅筋膜较厚,而老年人、男性和瘦弱者的浅筋膜较薄。浅筋膜内纤维束的强弱和松紧,关系到皮肤移动性的大小以及解剖时剥离皮肤的难易程度。头皮、手掌、足底、颈部和背部等部位的浅筋膜较致密,使皮肤紧密连接于深部结构;其他部位的浅筋膜较疏松并具有弹性。

浅筋膜内分布有皮神经、浅血管和淋巴管等结构。皮神经穿出深筋膜后,走行于浅筋膜内,并以细支分布于皮肤。浅动脉细小,肉眼不易观察;浅静脉较粗大且明显,数量多于浅动脉,一般不与动脉伴行,而是互相吻合成网,最后穿过深筋膜注入深静脉。浅筋膜内含有丰富的淋巴管,但均细小、壁薄透明,不易辨认;此外,在头部、颈部、腋窝和腹股沟等部位的浅筋膜内可见淋巴结。

(三)深筋膜

深筋膜(deep fascia)又称固有筋膜,是位于浅筋膜深面并包裹着肌肉的一层纤维组织膜。其厚薄、强弱不一,四肢部位较强,而躯干部位较弱。在四肢,深筋膜还深入肌群之间并附着于骨骼,构成肌间隔。深筋膜也可包裹肌肉形成肌鞘,包裹血管和神经形成血管神经鞘,也能包裹某些器官形成筋膜鞘或囊。在腕部和踝部,深筋膜在局部特别增厚,形成支持带。另外,在某些部位,两层深筋膜之间或深筋膜与肌间隔、骨骼之间,可形成骨筋膜鞘或筋膜间隙,其内有疏松结缔组织充填。发生感染时,脓液可能在这些间隙中积聚和蔓延。进行解剖操作时,应注意各处深筋膜的厚薄及深筋膜与肌肉的关系。

(四)肌肉

肌肉(muscle)包括骨骼肌、心肌和平滑肌。骨骼肌一般分布于躯干及四肢,由肌腹和肌腱两个部分组成。肌腹由肌纤维构成,具有收缩功能;肌腱呈条索状或带状,由胶原纤维束构成。肌肉常附着于骨面或筋膜上。某些肌肉或肌腱与骨、关节囊和筋膜的接触处,常有滑膜囊形成,以减少运动时的摩擦。此外,在手、足部一些与骨面邻贴的长肌腱上,深筋膜与滑膜囊共同形成腱鞘。每块肌肉都有特定的血管和神经分布,其供血动脉多与支配该肌肉的神经伴行成束。解剖肌肉时,应认清其边界,然后沿肌束的方向清除结缔组织进行分离。

(五)血管

血管包括动脉(artery)和静脉(vein),二者常与神经相伴行。与同级别的静脉相比,动脉的管径较小,壁较厚,腔圆且有弹性。在未灌注的标本中,动脉通常颜色发白,壁有弹性,腔内空虚,不含血液。与同级别的动脉相比,静脉的管径较大,壁较薄,弹性较差,腔内常含有凝固的血块,呈紫蓝色。静脉属支较多,彼此之间多有吻合。浅静脉多单独走行(不与动脉伴行),而深静脉常与动脉伴行。中小型动脉多有两支静脉与之伴行,走行于动脉的两侧。在胚胎时期,由于血管在发育过程中受到某些因素的影响,血管的起始、汇入、分支、管径、数目和行程等常发生变化。因此,血管的形态、数目并非完全一致,有时可出现变异或畸形。

(六)淋巴管与淋巴结

淋巴管(lymphatic vessel)中除了胸导管和右淋巴导管外,其他淋巴管的管腔较细,壁薄且透明，呈乳白色，解剖时不易辨认。淋巴结（lymph node）为大小不一的圆形或椭圆形实质性结构，多呈黄豆大小，灰红色。淋巴结通常沿血管分布，多位于人体的凹窝或较隐蔽处，如腹股沟、腘窝、腋窝及胸、腹盆腔内的大血管周围。

（七）神经

神经（nerve）呈白色条索状，多与血管伴行，常被结缔组织包绕形成血管神经鞘。脏器周围的内脏神经常缠绕在脏器和血管壁上，形成神经丛，解剖时较难分离。

三、解剖器械及其使用

（一）解剖刀

解剖刀（scalpel）是常用且较早使用的医疗器械之一。常以刀刃切开皮肤、切断肌肉、肌腱和其他组织，以刀尖修洁血管、神经和肌肉，以刀柄钝性分离和探查等。一般右手持刀，其方式可随不同的需要而变化。切皮时可用执弓法，即将刀柄捏于拇指与中指、环指、小指三指之间，示指指腹压于刀背上，用均衡的腕力切开皮肤；修洁神经、血管和其他结构时，常用执笔法，即用拇指、示指和中指三指捏持刀柄前部，犹如执笔写字，多利用手指指间关节和掌指关节的小幅度运动，沿血管和神经走行方向进行修洁（图 0-1）。使用解剖刀时应谨防误伤自己和他人。

(a) 执弓法

(b) 执笔法　　　　(c) 反挑法

图 0-1　解剖刀的使用方法

（二）解剖镊

解剖镊（dissecting forceps）常用有齿镊和无齿镊两种。有齿镊仅用于夹持皮肤或较坚韧的结构，无齿镊可用于夹持神经、血管和肌肉等软组织。切勿用有齿镊夹持神经、血管和肌肉，以防损伤这些结构。进行解剖操作时，一般采用持笔法，即用左手持镊，将镊子夹于拇指与示指、中指的指腹之间。也可两手同时持镊，进行神经、血管的追踪和组织分离（图 0-2）。

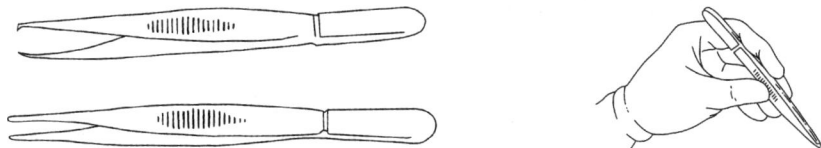

图 0-2　解剖镊及使用方法

(三)解剖剪

解剖剪(dissecting scissors)有弯、直和长、短之分,剪尖有圆头和尖头之别。圆头剪一般用于剪开、分离组织,以及剪断血管、神经等;尖头剪常用于剪断较坚韧的结构,如肌腱、韧带、线等。正确的持剪方法是将拇指和环指伸入剪柄的环内,中指放在剪环的前方,示指压在剪刀的运动轴处,这样能起到稳定和定向的作用(图0-3)。

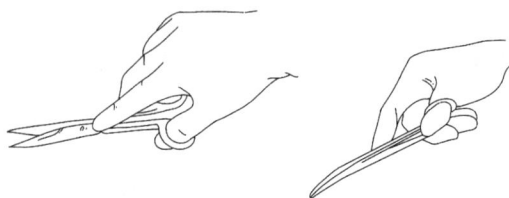

图0-3　解剖剪的使用方法

(四)血管钳

血管钳通常用于分离神经、血管等软组织,同时可协助翻皮,在进行解剖操作时还可以钳夹肌腱、韧带等,用于牵引和固定。其使用方法与解剖剪相同。

四、解剖操作基本技术

(一)解剖皮肤

按各局部规定的切口切开皮肤(图0-4),切口深度应根据各局部皮肤厚度而定,以切透皮肤但不伤及筋膜为宜。可先在皮肤上按拟做切口的部位用刀尖背划一浅痕迹,沿该线痕将刀刃与皮肤成45°角切开皮肤。用有齿镊或止血钳牵起切开的皮肤一角,向上翻起,接着用解剖刀紧贴皮肤,将皮肤与皮下组织切开,再将皮肤剥离、翻起。

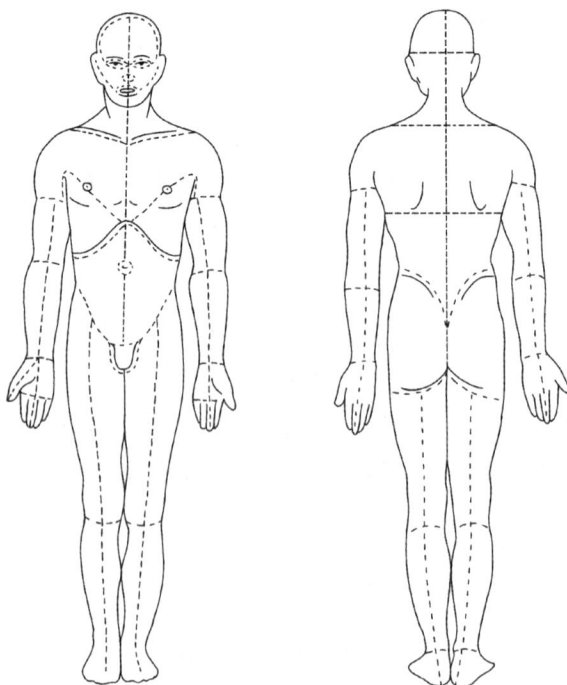

图0-4　人体解剖常用皮肤切口

（二）解剖浅筋膜

对浅筋膜进行解剖主要是为了寻找和观察浅静脉、浅动脉和皮神经，并清除纤维脂肪组织。

浅静脉和浅动脉位于浅筋膜内，在脂肪组织不厚的部位一般隐约可见。可沿其走行方向切开浅筋膜，以方便暴露并分离。

皮神经先在浅筋膜深面走行，后逐渐分支浅出。可在皮神经穿出深筋膜处开始，沿其走行方向进行剖查分离。

探寻淋巴结时，可用刀尖分离脂肪组织以寻找淋巴结，后用镊子提起，观察与淋巴结相连的输入和输出淋巴管。

保留解剖出的主要浅血管和皮神经，清除其余浅筋膜，以暴露深筋膜。

（三）解剖深筋膜

深筋膜覆盖在肌肉表面。解剖时，用有齿镊提起筋膜，沿肌纤维方向操作，使刀刃平贴肌肉表面，将筋膜从肌肉表面分离并切除。背部及四肢的深筋膜厚而致密，可成片切除。躯干部的深筋膜大部分与肌层结合紧密，因此只能小片切除。某些部位的深筋膜为肌肉的起点或形成腱鞘，则无须除去；同时，有些部位的深筋膜还形成血管神经鞘和支持带等重要结构，解剖时应认真辨认。

（四）解剖血管、神经

解剖时，应沿血管、神经主干的走向，用刀尖划开包绕它们的筋膜，由粗到细显露出血管、神经的主干，然后用无齿镊提起，沿其两侧用剪刀或刀尖背面仔细进行钝性分离，剔除周围的结缔组织以及缠绕在血管壁上的自主神经丛。在游离血管、神经主干的同时，找出其分支，并按上述方法进行分离。

（五）解剖肌肉

沿肌纤维的走向切开并去除肌肉表面的结缔组织，修洁出肌肉的境界，然后观察肌肉的位置、形态、起止点、肌腹与肌腱的分布，肌纤维的走向，以及血管和神经的分布。有时需要将肌肉切断，以便观察深层结构。切断肌肉时，先将肌肉边界完全分清，并用刀柄或手指伸入肌肉的深面，将其与深面的结构分离，然后用解剖剪或解剖刀将肌肉切断，以免损伤深层结构。

（六）解剖脏器

打开颅腔、胸腔、腹腔后，首先在原位暴露脏器，观察其表面形态、位置、毗邻关系、体表投影和内部结构等；然后进行解剖，以暴露脏器的血管、神经，必要时切断血管、神经及其固定装置，取出脏器进行进一步的解剖观察；或切开脏器以观察其腔内结构或腔壁。

五、解剖操作注意事项

（1）局部解剖学所用的人体标本均来自大爱无私的遗体捐献者，是医学生的大体老师，要教育所有的学生尊重大体老师。首次授课前要做默哀仪式；在解剖过程中，要尊重爱护标本，遵循医学伦理原则和人道主义精神，严肃认真，行为规范，精益求精，养成良好的职业素养和工作作风。

（2）学习局部解剖学是在学习系统解剖学的基础上进行的，只有掌握了各局部区域的器官分布情况，才能更好地进行解剖操作。因此，在进行解剖操作之前应做好预习，认真阅读及熟悉每一次局部解剖操作的有关内容，操作之前做好充分的准备，将每一次动手操作都视为手术操作。

（3）标本解剖是学习局部解剖学非常重要的方法，要珍惜解剖机会，故解剖时应勤于动手、善于观察、不断总结，做到理论联系实际，充分利用有限的资源学好局部解剖学，为将来的临床应用打好基础。

（4）要严格按照规范操作,保证教学质量,严格按照教材和教师的要求逐步进行解剖,学生要为自身实操能力和临床外科能力的构建和提高打下良好的基础。

（5）标本解剖时,每个小组要通力合作,故每次解剖操作之前应明确分工,如主刀、助手、查图人员等,其他同学应仔细观察解剖出的每一结构,认真总结并记录;小组成员应轮流转换角色。

（6）每次解剖操作结束后,应把解剖器械擦洗干净并分类保存;标本应妥善包裹,不得暴露在外,以防干燥;将解剖下来的组织碎片清理干净,并放置于准备好的装置内,以便进行火化,保持实验室的清洁卫生。

（廖家万）

第一章 头 部

教学目标

知识目标：了解头部的境界与分区、面部肌肉的特点；掌握面部的层次结构、血管走行及临床意义，面部神经的分支及分布范围；掌握面侧深区的位置、内容及其相互交通关系；掌握腮腺的位置、形态、被膜及穿经的血管、神经；掌握颅部的结构及特点，包括颅顶部软组织的层次及结构特征；熟悉颅顶部血管、神经的分布及行程特点。

能力目标：①强化动手及协作能力：在掌握头部解剖知识的基础上，与小组其他成员密切配合，完成头面部的解剖学习，理解头面部层次结构与临床疾病的联系。②提升分析临床病例的能力：能够联系并区分面神经的分支分布和三叉神经末支的分布与出孔位置。

素质目标：通过头部解剖教学提升学生的解剖学习素质，增强救死扶伤的医学人文素养及为人民服务的意识。

第一节 概 述

头部由颅部和面部两部分组成。颅的内部是颅腔，容纳脑及其被膜、血管、神经等；面部有眼、耳、口、鼻等器官。鼻腔与口腔分别是呼吸道、消化道的起始部。视器、位听器（位于内耳）及味器（位于口腔）和嗅器（位于鼻黏膜）属特殊感觉器。

一、境界与分区

头部与颈部的分界线为下颌骨下缘、下颌角、乳突尖端、上项线和枕外隆凸的连线。

头部以眶上缘、颧弓上缘、外耳门上缘至乳突的连线为界，分为前下方的面部和后上方的颅部。

二、表面解剖

（一）体表及骨性标志

头部的体表和骨性标志（图 1-1、图 1-2）在临床上均具有实用意义。

1. 眉弓（superciliary arch） 位于眶上缘上方、额结节下方的弓状隆起，眉弓内侧份的深面有额窦。

2. 眶上切迹（supraorbital notch） 即眶上孔，位于眶上缘的中、内 1/3 相交处，眶上血管和神经由此通过。用力按压时，可引起明显压痛。

3. 眶下孔（infraorbital foramen） 位于眶下缘中点的下方约 0.8 cm 处，眶下血管及神经由此穿过，此处为眶下神经麻醉阻滞点。

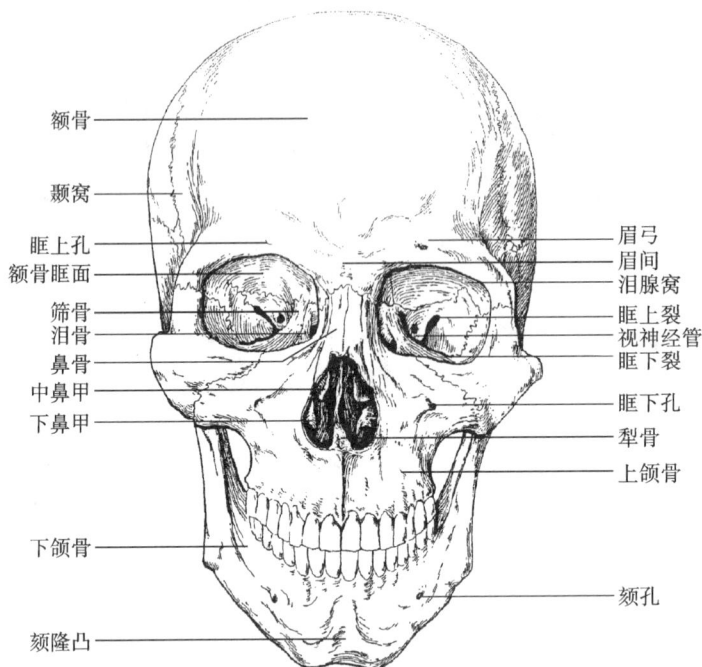

图 1-1　颅骨前面观

额骨
颞窝
眶上孔
额骨眶面
筛骨
泪骨
鼻骨
中鼻甲
下鼻甲
下颌骨
颏隆凸

眉弓
眉间
泪腺窝
眶上裂
视神经管
眶下裂
眶下孔
犁骨
上颌骨
颏孔

图 1-2　颅骨侧面观

顶骨
上颞线
下颞线
颞骨
枕骨
外耳门
下颌头
乳突
茎突
关节结节
颧弓

冠状缝
额骨
翼点
蝶骨大翼
鼻骨
泪骨
筛骨
眶下孔
颧骨
上颌骨
冠突
颏孔
下颌骨
下颌角

4. 颏孔（mental foramen）　位于下颌第二前磨牙根下方，下颌体上、下缘连线的中点，距前正中线约 2.5 cm 处。此孔呈卵圆形，开口朝向后上方，有颏血管和神经通过，此部位可作为颏神经麻醉的穿刺点。

5. 翼点（pterion）　位于颧弓中点上方约两横指处，为额骨、顶骨、颞骨、蝶骨四骨汇合之处，多呈"H"形。翼点是颅骨的薄弱部分，内面沟处有脑膜中动脉前支通过。此处受暴力打击时，易发生骨折而导致脑膜中动脉的撕裂出血，形成硬膜外血肿。

6. 颧弓（zygomatic arch）　位于眶下缘和枕外隆凸之间连线的同一水平面上，由颞骨的颧突和颧骨的颞突共同组成。颧弓上缘，相当于大脑半球颞叶前端的下缘。颧弓下缘与下颌切迹间的半月形中点相对，为咬肌神经封闭及上、下颌神经阻滞点。

7. 耳屏（tragus）　耳甲腔前方的扁平突起。在耳屏前方约 1 cm 处可触及颞浅动脉的搏动。在耳屏的前方可检查颞下颌关节的活动。

8. 髁突(condylar process) 位于颧弓下方,耳屏的前方。当张、闭口运动时,可触及髁突向前、后的滑动,若髁突滑动受限,可出现张口困难。

9. 星点(asterion) 位于顶骨、颞骨及枕骨三骨外面相接处,位于乳突基底后方约 2 cm 处。

10. 下颌角(angle of mandible) 位于下颌体下缘与下颌支后缘相交处。下颌角位置突出、骨质薄弱,为下颌骨骨折的好发部位。

11. 乳突(mastoid process) 位于耳垂后方,其根部的前内方有茎乳孔,面神经由此孔出颅。在乳突后部的深面有乙状窦沟,容纳乙状窦。行乳突根治术时,应注意勿伤及面神经和乙状窦。

12. 前囟点(bregma) 冠状缝与矢状缝的相交汇点,又名冠矢点。新生儿颅顶各骨骨化尚未完成,此处仍为纤维组织膜性连结,呈菱形,称为前囟(anterior fontanelle),在 1~2 岁时闭合。临床上可根据新生儿前囟的膨出或内陷,判断颅内压的高低。

13. 人字点(lambda) 矢状缝与人字缝的相交点。新生儿的后囟位于此处。后囟呈三角形,出生后 3~6 个月闭合。当患有维生素 D 缺乏症和脑积水时,患儿前、后囟闭合均较迟。

14. 枕外隆凸(external occipital protuberance) 位于枕骨外面最突出的隆起,其深面对应窦汇。枕外隆凸的下方有枕骨导血管,颅内压增高时,此导血管常扩张。沿枕外隆凸做正中切口施行颅后窝开颅术时,注意勿伤及导血管和窦汇,以免引起出血。

15. 上项线(superior nuchal line) 枕外隆凸向两侧延伸的骨嵴,其深面为横窦。

(二)体表投影

为了方便判断脑膜中动脉和大脑半球上外侧面主要沟回的体表投影,我们人为地确定了以下六条标志线(图 1-3)。①下水平线:通过眶下缘与外耳门上缘的连线。②上水平线:通过眶上缘与下水平线平行的连线。③矢状线:自鼻根中点越颅顶正中线到枕外隆凸的连线。④前垂直线:通过颧弓中点的垂线。⑤中垂直线:经髁突中点的垂线。⑥后垂直线:经过乳突基部后缘的垂线。

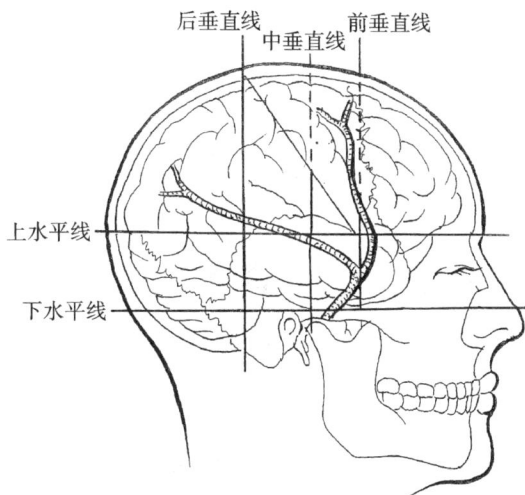

图 1-3 脑膜中动脉和大脑主要沟回的体表投影

1. 脑膜中动脉的投影 脑膜中动脉主干经过前垂直线与下水平线相交处。其前支通过前垂直线与上水平线相交处,后支则经过后垂直线与上水平线相交处。

脑膜中动脉的分支时有变异。探查前支,前支的钻孔部位为距额骨颧突后缘和颧弓上缘各 4.5 cm 的两线相交处;探查后支,后支的钻孔部位为外耳门上方 2.5 cm 处。

2. 中央沟的投影 在前垂直线和上水平线交点与后垂直线和矢状线交点的连线上,相当于中垂直线与后垂直线间的一段。

中央沟简易测定法:从眉间到枕外隆凸连线中点后方 1 cm 处,向两侧前下方各做一条与矢状线约成 67° 角的斜线，即表示中央沟的位置。

3. 中央前、后回的投影　分别位于中央沟体表投影线前、后各 1.5 cm 宽的范围内。

4. 运动性语言中枢的投影　通常位于左侧大脑半球额下回后部的运动性语言中枢，其投影区在前垂直线与上水平线相交处的上方。

5. 大脑外侧沟的投影　大脑外侧沟后支的投影处相当于中央沟投影线与上水平线之间夹角的平分线处。外侧沟后支的前端起自翼点，沿颞骨鳞部上缘的前部向后，再经顶骨深面转向后上，终于顶结节下方。

6. 大脑下缘的投影　由鼻根部中点上方约 1.25 cm 处开始向外，沿眶上缘向后，经颧弓上缘、外耳门上缘至枕外隆凸的连线。

第二节　颅　　部

颅部由颅顶、颅底和颅腔三部分组成。颅顶又分为额顶枕区和颞区，并包括其深面的颅顶诸骨。颅底有许多重要的孔道，是神经、血管出入颅的部位。颅腔容纳脑。

一、颅顶

（一）额顶枕区

1. 境界　前以眶上缘为界，后以枕外隆凸和上项线为界，两侧与颞区分界的为上颞线。

2. 层次　覆盖于此区的软组织由浅入深依次为皮肤、浅筋膜（皮下组织）、帽状腱膜及枕额肌、腱膜下疏松结缔组织和颅骨外膜（图 1-4）。其中浅部三层紧密连接，难以分离，临床上常将此三层合称为"头皮"。深部两层连接疏松，容易分离。

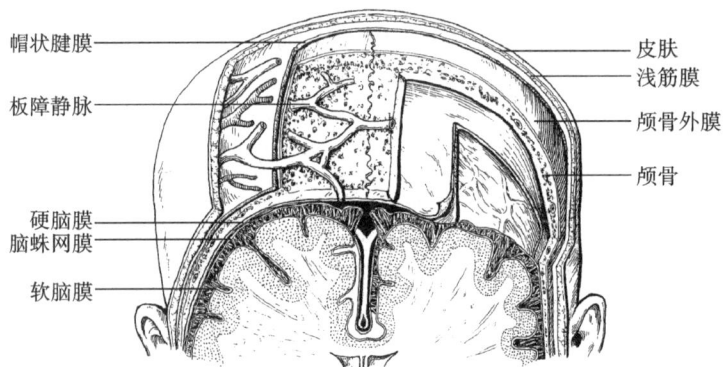

图 1-4　颅顶层次（额状断面）

（1）皮肤：此区皮肤厚而致密，并具有两个特点。第一，含有大量毛囊、汗腺和皮脂腺，为疖肿或皮脂腺囊肿的好发部位。第二，具有丰富的血管及淋巴管，外伤时易出血，但创口愈合较快。

（2）浅筋膜：由致密的结缔组织和脂肪组织构成，许多结缔组织纤维将皮肤和帽状腱膜紧密相连，形成了小梁，这些小梁把脂肪组织分隔成许多小格，格内有血管和神经穿行。发生感染时，渗出物不易蔓延扩散，红肿也多限于局部，炎症早期即可压迫神经末梢引起剧烈疼痛。此外，小格内的血管多被周围结缔组织固定，因此在受到创伤时，血管断端不易自行收缩闭合，导致出血较多，需通过压迫或缝合才能止血。浅筋膜内的血管和神经可分为前、后及外侧三组（图 1-5）。

前组：分为内、外侧两组。外侧组距正中线约 2.5 cm 处，有眶上动脉、眶上静脉和眶上神经。

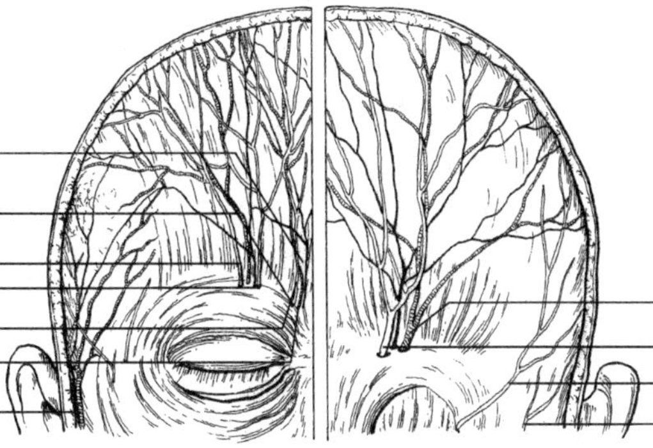

图 1-5 中的标注：

滑车上静脉
眶上动脉
眶上神经
额神经
滑车上神经
滑车上动脉
颞浅动脉

枕动脉
枕大神经
枕小神经
耳大神经

图 1-5　枕额肌和颅顶部的血管、神经

内侧组距正中线约 2 cm 处，有滑车上动脉、滑车上静脉和滑车上神经。眶上动脉、滑车上动脉均为眼动脉的分支；伴行静脉在末端汇合成为内眦静脉；同名神经为眼神经的分支。

后组：包括枕动脉、枕静脉和枕大神经，分布于枕区。枕动脉为颈外动脉的分支；枕静脉汇入颈外静脉；枕大神经来自第 2 颈神经的后支，若要封闭该神经，可于枕外隆凸下方一横指处，向两侧约 2 cm 处进针。

外侧组：包括耳前和耳后两组。耳前组包括颞浅动脉、颞浅静脉和耳颞神经，分布于颞区；耳后组包括耳后动脉、耳后静脉和枕小神经，分布于颞区后部。

（3）帽状腱膜（galea aponeurotica）：一层坚韧而厚实的腱膜，向前连接枕额肌的额腹，向后连接枕腹，两侧逐渐变薄，续于颞筋膜。当头皮裂伤并伴有帽状腱膜横向断裂时，易因枕额肌的收缩牵拉而致创口裂开。在缝合头皮时，应将腱膜仔细缝合，以减少皮肤张力，以利于止血和创口愈合。

（4）腱膜下疏松结缔组织：又称腱膜下间隙，是位于帽状腱膜与骨膜之间的薄层疏松结缔组织。其范围较广，前至眶上缘，后达上项线。头皮通过此层与颅骨外膜疏松相连，故移动性大，开颅时可经此间隙将皮瓣游离后翻起，发生头皮撕脱伤时整个头皮可与此层分离。腱膜下间隙出血易广泛蔓延，形成较大的血肿。此间隙内的静脉，通过导静脉与颅骨的板障静脉及颅内的硬脑膜静脉窦相通，若发生感染，可经上述途径继发颅骨骨髓炎或向颅内扩散，故腱膜下间隙被认为是颅顶部的"危险区"。

（5）颅骨外膜：由致密的结缔组织构成，通过少量结缔组织与颅骨表面相连，二者之间较易剥离。发生严重的头皮撕脱伤时，头皮可能连同部分骨膜一并撕脱。骨膜与颅缝紧密相连，故骨膜下血肿常局限于一块颅骨的范围内。颅骨外膜对颅骨的滋养作用较小，手术剥离后不会导致颅骨坏死。

（二）颞区

1. 境界　位于颅顶的两侧，介于上颞线与颧弓上缘之间。

2. 层次　此区的软组织由浅入深依次为皮肤、浅筋膜、颞筋膜、颞肌和颅骨外膜。

（1）皮肤：颞区的皮肤移动性较大，有利于手术切口缝合，且愈合后瘢痕不明显。

（2）浅筋膜：前部较薄，后部较厚，此层脂肪较少，上方与颅顶浅筋膜相连，下方续接于面部的浅筋膜，筋膜内有颞浅动脉、颞浅静脉、耳颞神经、耳后动静脉和枕小神经。

（3）颞筋膜（temporal fascia）：向上附着于上颞线，向下在接近颧弓处分为浅、深两层。浅层附着于颧弓的外面，深层附着于颧弓的内面。两层之间称为颞筋膜间隙，间隙内有脂肪组织和颞中动、静脉经过。

（4）颞肌：呈扇形，起自颞窝和颞筋膜深面，前部肌纤维向下，后部肌纤维向前，逐渐集中，经颧弓的深面，止于下颌骨冠突和下颌支的前缘。颞区开颅时，即使切除部分颞骨鳞部，颞肌和颞筋膜仍能对其深面的脑膜和脑组织起到保护作用,故开颅术时常采用颞区手术入路。

(5)颅骨外膜:紧贴于颞骨外面,较薄,因而此区骨膜下血肿的发生概率较小。骨膜与颞肌之间含有大量脂肪组织,称为颞筋膜下疏松结缔组织。通过颧弓深面与颞下间隙相通,再向前则与面部颊脂体相连续。故颞筋膜下疏松结缔组织有出血或炎症时,可向下蔓延至面部,形成面深部的血肿或脓肿,面部的炎症也可蔓延至颞筋膜下疏松结缔组织。

二、颅底内面

颅底内面由前向后依次为颅前窝、颅中窝及颅后窝三部分。颅底内面由额骨眶部、筛骨筛板、蝶骨体、蝶骨大翼及小翼、颞鳞内面、颞骨岩部、乳突部内面、枕鳞内面、基底部和侧部连接构成。其骨质厚薄不一,孔、裂、管是神经和血管出入的通道,颅底骨与脑膜紧密相连,外伤后易损伤硬脑膜而导致脑脊液外漏(图1-6)。

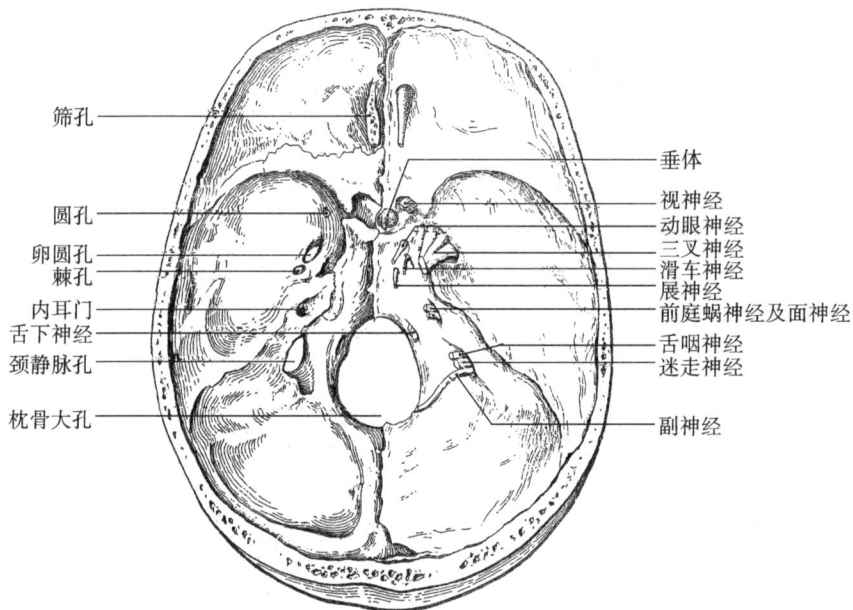

图1-6 颅底内面观

(一)颅前窝

颅前窝(anterior cranial fossa)容纳大脑半球额叶,由额骨眶部、筛骨筛板和蝶骨小翼组成。正中部凹陷,由筛骨筛板构成鼻腔顶,筛板上有筛孔,连通鼻腔。筛板中央向上的突起称为鸡冠。前外侧部形成额窦和眶的顶部。颅前窝骨质较薄,易发生颅底骨折,导致脑脊液或血液漏至鼻腔。

(二)颅中窝

颅中窝(middle cranial fossa)由蝶骨体、蝶骨大翼和颞骨岩部等构成。中央部分是蝶鞍区,该区主要结构包括垂体、垂体窝和两侧的海绵窦。两外侧窝容纳大脑颞叶,其前部以蝶骨小翼后缘与颅前窝分界,后部以颞骨岩部上缘与颅后窝分界。

(三)颅后窝

颅后窝(posterior cranial fossa)由颞骨岩部后面和枕骨内面组成。在三个颅窝中,此窝位置最深且面积最大,容纳小脑、脑桥和延髓。窝底中央为枕骨大孔,是颅腔与椎管相接处,延髓经此孔与脊髓相接,并有左、右椎动脉和副神经的脊髓根通过。枕骨大孔前方为斜坡。在枕骨大孔的前外侧缘有舌下神经管,舌下神经由此管出颅。枕骨外侧部与颞骨岩部间有颈静脉孔,内有舌咽神经、迷走神经、副神经和颈内静脉通过。颞骨岩部后面中份有内耳门,内耳道位于颞骨岩部内。

内耳门内有面神经、前庭蜗神经和迷路动、静脉通过。枕内隆凸为窦汇（confluence of sinus）所在处，横窦（transverse sinus）起自窦汇两侧，在横窦沟内走向颞骨岩部上缘的后端，延续为乙状窦（sigmoid sinus）。乙状窦沿颅腔侧壁内下行至颈静脉孔，续于颈内静脉（图1-7）。

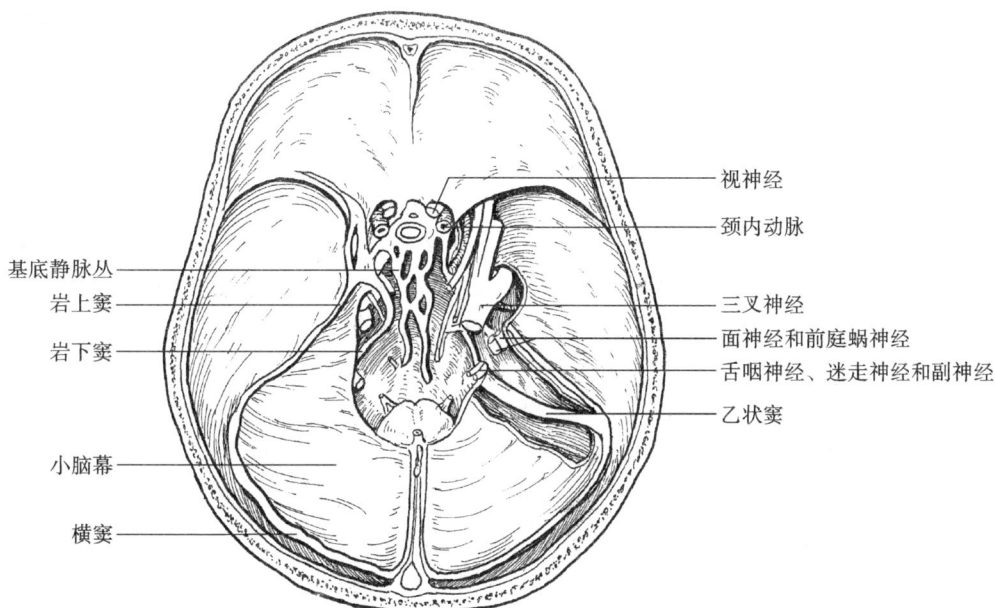

图 1-7　小脑幕及颅底的静脉窦

枕骨大孔的后上方邻近小脑半球下面内侧部的小脑扁桃体，当颅内压增高时，小脑扁桃体因受挤压嵌入枕骨大孔，形成枕骨大孔疝，可压迫延髓的呼吸和心血管运动中枢，严重时危及患者的生命。

第三节　面　部

面部位于颅部的前下方，可划分为眶区、鼻区、口区和面侧区。面侧区又分为颊区、腮腺咬肌区和面侧深区。本节将叙述面部浅层结构、面部深层、腮腺咬肌区、面侧深区和面部的筋膜间隙。

一、面部浅层结构

（一）皮肤与浅筋膜

面部皮肤薄而细腻，充满弹性，血管网络丰富，感觉异常敏锐。面部皮肤富含皮脂腺、汗腺和毛囊，尤其在鼻部周围区域，这些结构更为密集，因此鼻部周围区域也成为皮脂腺囊肿和疖肿的频发部位。浅筋膜主要由疏松的结缔组织组成，而在颊部，脂肪会聚集成团，称为颊脂体。眼睑下方的皮下组织相对较少且疏松，这种结构特点使得该区域更容易形成水肿。值得注意的是，浅筋膜内还分布有神经、血管和腮腺管。由于面部血管分布密集、血供丰富，当面部遭受创伤时，伤口愈合速度较快，同时出血量也较大。更为关键的是，面部的静脉与颅内的海绵窦之间存在多条连接通道，这使得面部感染有向颅内扩散的风险。特别是从两侧口角至鼻根的三角形区域，由于该区域的面部静脉缺乏静脉瓣的保护，感染向颅内扩散的可能性较大。此外，面部的小动脉上分布着丰富的内脏运动神经。因此，在情绪激动或患有某些疾病时，这些神经的活动可能会导致面部皮肤色泽发生明显变化。

（二）面肌

面肌属于皮肌,肌纤维薄而纤细,起自面颅诸骨或筋膜,止于皮肤,收缩时牵动皮肤,使面部呈现各种表情,故又称表情肌。面肌主要分布在眼裂、口裂和鼻孔等周围。面肌均由面神经支配,当面神经受损时,可引起面瘫。面肌的肌纤维方向和面部皮肤的皮纹相交错,当面肌受损时,应将其各肌准确对应缝合,否则易形成内陷瘢痕。

（三）血管、淋巴及神经

1. 血管 分布于面部浅层的主要动脉为面动脉,面静脉与其伴行。

（1）面动脉(facial artery):于颈动脉三角内起自颈外动脉,经过下颌下三角,在咬肌止点前缘处穿出面部。面动脉行程迂曲,斜向前上行,经口角和鼻翼外侧至内眦,延续为内眦动脉(angular artery)。面动脉的搏动在下颌骨底与咬肌前缘相交处可触及。当面动脉供血区出血时,此点为压迫止血点。面动脉的后方有面静脉伴行,浅面有部分面肌覆盖,并有面神经的下颌缘支和颈支越过。面动脉的主要分支自下而上为颏下动脉、下唇动脉、上唇动脉和鼻外侧动脉。

（2）面静脉(facial vein):起自内眦静脉,伴行于面动脉的后方,位置较浅,在下颌角下方与下颌后静脉的前支汇合,穿深筋膜后汇入颈内静脉。面静脉经眼静脉与海绵窦交通。口角平面以上的一段面静脉无瓣膜,面肌的收缩可促使血液逆流。因此,在两侧口角至鼻根处连线所形成的三角形区域内发生化脓性感染时,病原体易循上述途径逆行至海绵窦,引发颅内感染,故此区域被称为面部的"危险三角区"。

2. 淋巴 面部浅层的淋巴管非常丰富,相互吻合成网,通常注入下颌下淋巴结和颏下淋巴结。此外,面部还有一些不恒定的淋巴结,如位于眶下孔附近的颧淋巴结、颊肌表面的颊淋巴结和位于咬肌前缘处的下颌淋巴结,均注入下颌下淋巴结。

3. 神经 面部的感觉神经来自三叉神经,面肌的运动神经是面神经的分支(图 1-8)。

1）三叉神经(trigeminal nerve) 混合性神经,包括眼神经、上颌神经和下颌神经三大分支。其感觉支除分布于面深部外,终末支穿面颅各孔,分布于相应区域的皮肤。

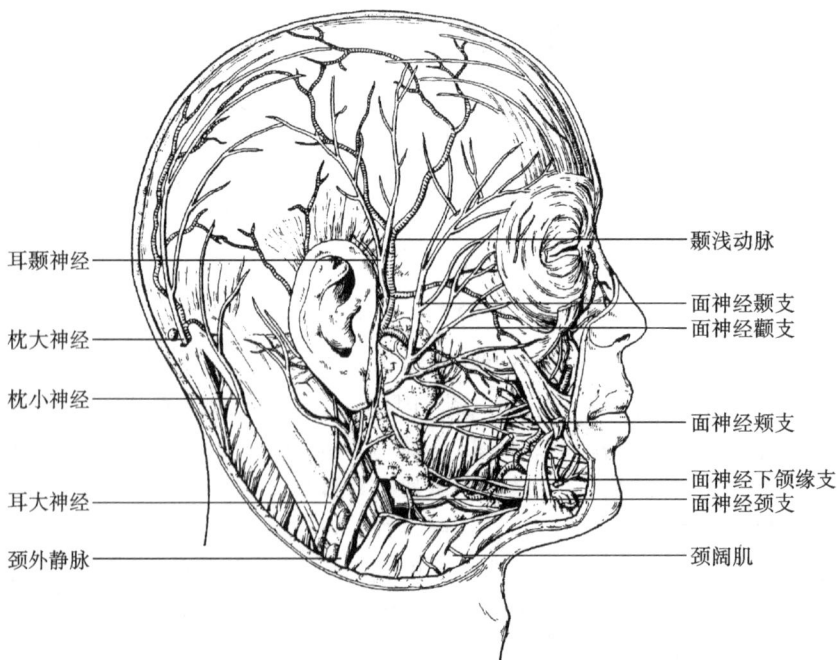

耳颞神经
枕大神经
枕小神经
耳大神经
颈外静脉

颞浅动脉
面神经颞支
面神经颧支
面神经颊支
面神经下颌缘支
面神经颈支
颈阔肌

图 1-8　面部浅层结构

（1）眶上神经（supraorbital nerve）：眼神经的分支，与同名血管伴行，由眶上切迹或眶上孔穿出至皮下，分布于额部皮肤。

（2）眶下神经（infraorbital nerve）：上颌神经的分支，与同名血管伴行，穿出眶下孔，在提上唇肌的深面下行并分为数支，分布于下睑、鼻背外侧及上唇的皮肤。

（3）颏神经（mental nerve）：下颌神经的分支，与同名血管伴行，穿出颏孔后，在降口角肌深面分为数支，分布于下唇及颏区的皮肤。

2）面神经（facial nerve）　由茎乳孔出颅，向前穿经腮腺，分为上、下两干，再各分为数支相互交织成丛，最后呈扇形分成五组分支，支配面肌。

（1）颞支（temporal branch）：出腮腺上缘，斜越颧弓，支配额肌和眼轮匝肌上部。

（2）颧支（zygomatic branch）：由腮腺前端穿出，支配眼轮匝肌下部及上唇诸肌。

（3）颊支（buccal branch）：出腮腺前缘，支配颊肌和口裂周围诸肌。

（4）下颌缘支（marginal mandibular branch）：从腮腺下端穿出后，行于颈阔肌深面，越过面动、静脉的浅面，沿下颌骨下缘前行，支配下唇诸肌及颏肌。

（5）颈支（cervical branch）：由腮腺下端穿出，在下颌角附近进入颈部，行于颈阔肌深面并支配该肌。

二、面部深层

（一）血管

1. 上颌动脉（maxillary artery）　平下颌颈平面起自颈外动脉，经下颌颈的深面入颞下窝，行经翼外肌的浅面或深面，经翼上颌裂入翼腭窝。上颌动脉以翼外肌为标志可分为以下三段（图1-9、图1-10）。

第一段：位于下颌颈深面，主要分支如下。①下牙槽动脉（inferior alveolar artery）：经下颌孔入下颌管，发出分支至下颌骨、下颌牙及牙龈，终末支出颏孔，分布于颏区。②脑膜中动脉（middle meningeal artery）：行经翼外肌深面，穿过耳颞神经垂直上行，经棘孔入颅，分布于颞顶区内面的硬脑膜。

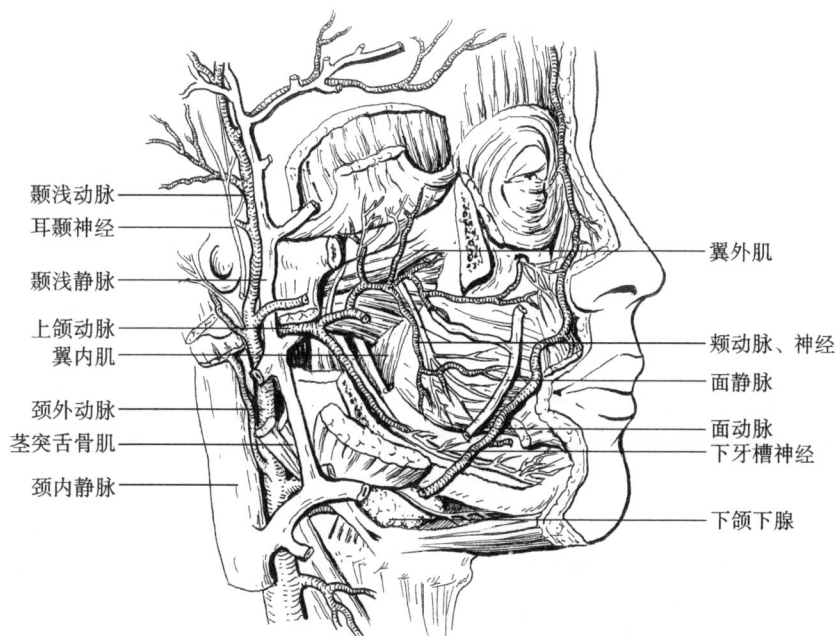

图 1-9　面侧深区的血管和神经（浅部）

15

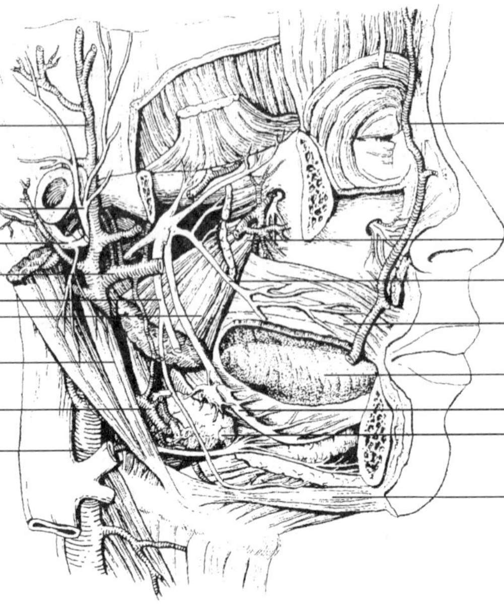

图 1-10　面侧深区的血管和神经(深部)

第二段:位于翼外肌的浅面或深面,发出分支至翼内肌、翼外肌、咬肌和颞肌,另发出颊动脉(buccal artery)与颊神经伴行,分布于颊肌及颊黏膜。

第三段:位于翼腭窝内,主要分支如下。①上牙槽后动脉(posterior superior alveolar artery):向前下穿入上颌骨牙槽孔,分布于上颌窦、上颌后份的牙槽突、牙、牙龈等。②眶下动脉(infraorbital artery):经眶下裂、眶下管,出眶下孔,沿途发出分支分布于上颌前份的牙槽突、牙、牙龈,末端分布于下睑及眶下方的皮肤。

2. 翼静脉丛(pterygoid venous plexus)　翼静脉丛是翼内肌、翼外肌与颞肌之间的静脉丛,位于颞下窝内。翼静脉丛收纳与上颌动脉分支伴行的静脉,最后汇合为上颌静脉,注入下颌后静脉。翼静脉丛与上颌动脉位于颞下窝的浅部。翼静脉丛通过眼下静脉和面深静脉与面静脉交通,经卵圆孔网及破裂孔导血管与海绵窦交通,故口、鼻、咽等部位的感染,可沿上述途径蔓延至颅内。

(二) 神经

下颌神经(mandibular nerve)为三叉神经的分支,自卵圆孔出颅进入颞下窝,主干行于翼外肌的深面。下颌神经发出的翼内肌神经、翼外肌神经、颞深前神经、颞深后神经和咬肌神经支配咀嚼肌。下颌神经还发出下述四个感觉支。

1. 颊神经(buccal nerve)　经翼外肌两头之间穿出,沿下颌支前缘的内侧下行至咬肌前缘,穿颊肌分布于颊黏膜、颊侧牙龈,另有分支穿颊脂体分布于颊区口角的皮肤。

2. 耳颞神经(auriculotemporal nerve)　两根起自下颌神经,包绕脑膜中动脉后合成一干,沿翼外肌深面,绕下颌骨髁突的内侧至后方转向上行,穿入腮腺鞘,于腮腺上缘处浅出,分布于外耳道、耳廓及颞区的皮肤。

3. 舌神经(lingual nerve)　经翼外肌深面下行,途中接受鼓索神经的味觉纤维和副交感纤维,继续向前下行,穿过下颌支与翼内肌之间,达下颌下腺的上方,再沿舌骨舌肌的浅面行至口腔底,分布于下颌舌侧牙龈、下颌下腺、舌下腺、舌前 2/3 及口腔黏膜。

4. 下牙槽神经(inferior alveolar nerve)　位于舌神经的后方,与同名动脉、静脉伴行,经下颌孔,入下颌管,发出分支分布于下颌骨及下颌诸牙,出颏孔后称为颏神经,支配颏区皮肤。

三、腮腺咬肌区

腮腺咬肌区主要结构为腮腺、咬肌以及有关的神经、血管等。其境界如下：前界为咬肌前缘；后界为颞骨乳突和胸锁乳突肌前缘；上界为外耳道和颧弓；下界为下颌体下缘；内侧为茎突和咽侧壁。在浅筋膜内有许多支配面肌的面神经分支横过。

（一）腮腺的形态与位置

腮腺（parotid gland）略呈锥体形，底向外侧，尖向内侧突向咽旁，可分为浅、深两部，常以下颌骨后缘或以穿过腮腺的面神经丛作为两者的分界（图1-11）。

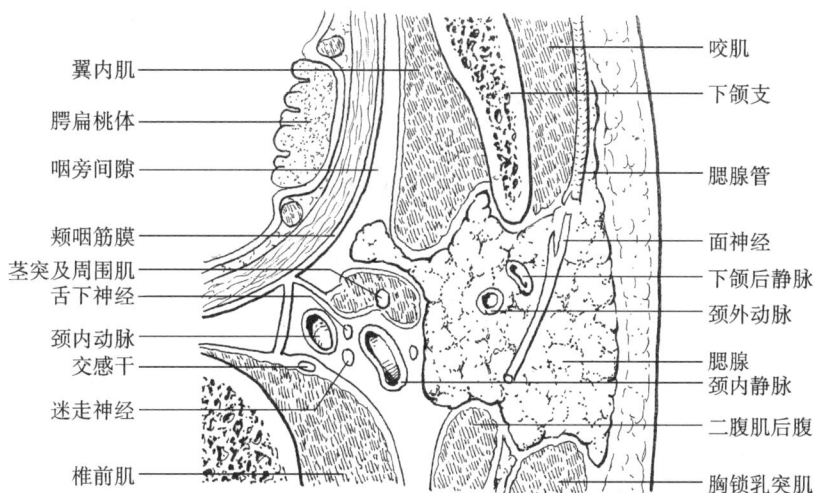

图1-11 腮腺和面侧区的水平断面

腮腺位于面侧区，耳廓的前下方，前邻咬肌、下颌支和翼内肌的后缘，浅部向前延伸，覆盖于咬肌后份的浅面；后缘邻接乳突前缘及胸锁乳突肌前缘的上方；上缘邻接颧弓、外耳道和颞下颌关节；下至下颌角。腮腺深部位于下颌后窝内及下颌支的深面。腮腺的深面有茎突诸肌，与颈内动脉、颈内静脉、舌咽神经、迷走神经、副神经及舌下神经相邻。这些血管、神经和肌肉共同形成"腮腺床"，紧贴腮腺的深面，并通过茎突与位于其浅面的颈外动脉分开（图1-12、图1-13）。

图1-12 腮腺及穿经腮腺的血管、神经

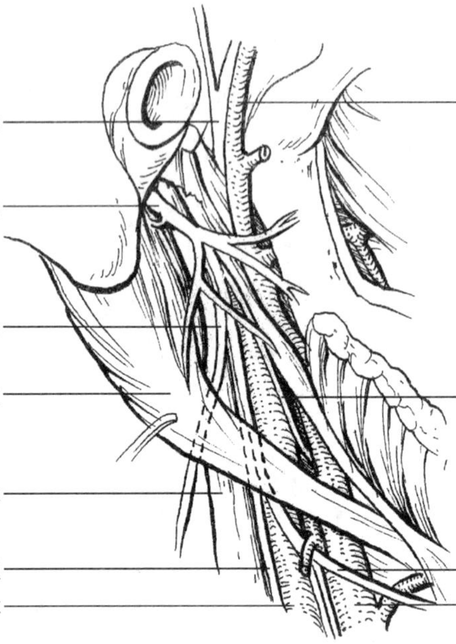

图 1-13　腮腺深面的结构

耳颞神经　颞浅动脉　面神经　副神经　舌咽神经　二腹肌后腹　颈内静脉　迷走神经　舌下神经　颈内动脉　颈外动脉

（二）腮腺的被膜

腮腺的被膜为颈深筋膜浅层的延续并形成腮腺鞘。腮腺鞘与腮腺结合紧密,发出间隔至腺体内,将腮腺分成无数小叶。由于腮腺有致密的筋膜鞘包绕,出现炎症时常引起剧痛。当腮腺发生急性化脓性炎症时,可导致小叶坏死而形成多数孤立性脓肿,在行切开引流术时,要把每一个脓腔彻底引流。

（三）腮腺管

腮腺管(parotid duct)(图 1-12)长 5～6 cm,管腔直径约 0.3 cm,由腮腺浅部前缘发出,在颧弓下约一横指处出腮腺鞘,走行于腮腺咬肌筋膜浅面的皮下组织中,其上、下方有面横动脉和面神经颊支伴行。在咬肌前缘穿过颊肌,开口于上颌第二磨牙相对的颊黏膜上。开口处黏膜隆起,称为腮腺管乳头。在口腔内用探针经腮腺管乳头探查腮腺管,腮腺管结石或梗阻或形成潴留囊肿时可影响涎液外流。腮腺管感染可蔓延至腮腺,腮腺脓肿时腮腺管口也可出现红肿或有脓性分泌物流出。

（四）淋巴结

腮腺区的淋巴结位于腮腺表面和腺实质内,分为浅、深两群。浅群位于腮腺鞘浅面的皮下,浅淋巴结引流耳廓、颅顶前部和面上部的淋巴。深淋巴结收集外耳道、中耳、鼻、腭和颊深部的淋巴,其输出淋巴管均注入颈外侧淋巴结。

（五）穿经腮腺的血管和神经

纵行穿经腮腺的血管、神经有颈外动脉、颞浅动脉、颞浅静脉、下颌后静脉及耳颞神经;横行的有上颌动脉、上颌静脉、面横动脉、面横静脉及面神经的分支。穿经腮腺的血管、神经的位置排列关系,由浅至深依次为面神经分支、下颌后静脉、颈外动脉及耳颞神经(图 1-13)。

1. 面神经(facial nerve)　面神经在颅外因穿经腮腺而分为三段。

第一段:面神经干从茎乳孔穿出至进入腮腺以前的一段,位于乳突与外耳道之间的切迹内。

Note

此段向前经过茎突根部的浅面,但未进入腮腺实质内,故可在此显露面神经主干。

第二段:腮腺内段。面神经主干于腮腺后内侧面进入腮腺,在腮腺内分为上、下两干,其分支彼此交织成丛,形成颞支、颧支、颊支、下颌缘支和颈支五组分支。面神经位于下颌后静脉和颈外动脉的浅面。正常情况下,面神经外膜与腮腺组织容易分离,但在病变时二者粘连紧密,术中不易分离。腮腺肿瘤可压迫面神经,引起面瘫。

第三段:面神经穿出腮腺以后的部分。面神经的五组分支分别由腮腺浅部的上缘、前缘和下端穿出,呈扇形排列,分布至相应区域并支配面肌和颈阔肌。

2. 下颌后静脉(retromandibular vein)　颞浅静脉和上颌静脉与同名动脉伴行,穿入腮腺,汇合形成下颌后静脉,在颈外动脉的浅面下行,分为前、后两支穿出腮腺。前支与面静脉汇入颈内静脉,后支与耳后静脉汇合成颈外静脉。

3. 颈外动脉(external carotid artery)　由颈部上行,经二腹肌后腹和茎突舌骨肌深面入下颌后窝,由深面穿入腮腺,行于下颌后静脉的前内侧,至下颌颈平面分为上颌动脉和颞浅动脉。上颌动脉行经下颌颈内侧入颞下窝,颞浅动脉在腮腺深面分出面横动脉,然后越颧弓分布于颞区。

4. 耳颞神经(auriculotemporal nerve)　穿经腮腺鞘,于腮腺深面上行穿出腮腺至颞区。当腮腺肿胀致耳颞神经受压迫时,可引起由颞区向颅顶部的放射性疼痛。

(六)咬肌

咬肌(masseter muscle)起自颧弓下缘及其深面,止于下颌支外侧面和咬肌粗隆。咬肌的后上部被腮腺覆盖,表面覆以咬肌筋膜,浅面有面横动脉、腮腺管、面神经的颊支和下颌缘支横过。咬肌与颞肌、翼内肌、翼外肌共同组成咀嚼肌。咀嚼肌作用于颞下颌关节,受三叉神经的运动纤维支配。

四、面侧深区

面侧深区位于颅底下方,口腔及咽的外侧,其上部通向颞窝。面侧深区的境界有顶、底和四壁,顶为蝶骨大翼的下面,底平下颌骨下缘,前壁为上颌骨体的后面,后壁为腮腺深部,外侧壁为下颌支,内侧壁为翼突外侧板和咽侧壁。

面侧深区内有翼内肌、翼外肌及出入颅底的血管、神经通过。翼静脉丛与上颌动脉位于颞下窝浅部,翼内肌、翼外肌、下颌神经及其分支位于深部。翼内肌(medial pterygoid)起自翼窝,肌纤维斜向外下,止于下颌支内侧面的翼肌粗隆。翼外肌(lateral pterygoid)有两头,上头起自蝶骨大翼的下面,下头起自翼突外侧板的外面,两束肌纤维均斜向外后方,止于下颌颈前面的翼肌凹。翼内肌位于颞下窝的下内侧部,翼外肌位于上外侧部,两肌腹间及其周围的疏松结缔组织中,有神经与血管交错穿行。

五、面部的筋膜间隙

(一)咬肌间隙

咬肌间隙(masseter space)是位于咬肌深部与下颌支上部之间的间隙,咬肌的血管、神经通过下颌切迹穿入其内,从深面进入咬肌(图1-14)。此间隙的前方紧邻下颌第三磨牙,一些牙源性感染可扩散至此间隙。

(二)翼下颌间隙

翼下颌间隙(pterygomandibular space)位于翼内肌与下颌支之间,与咬肌间隙仅隔下颌支,

Note

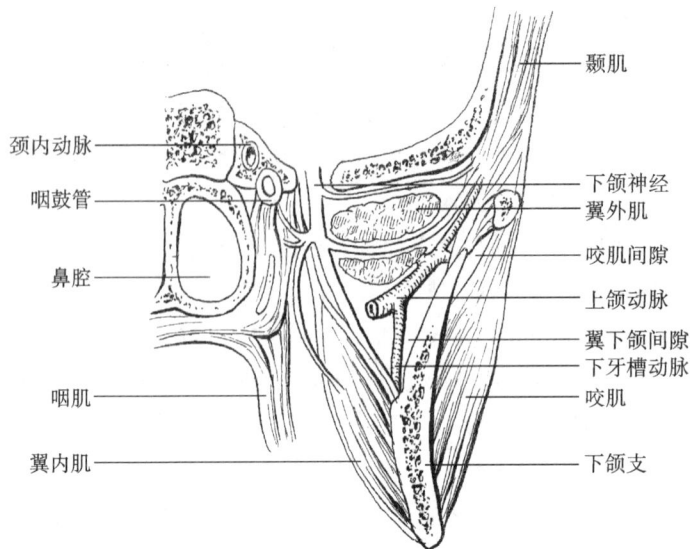

图 1-14　面部的间隙(额状断面)

两间隙经下颌切迹相交通(图 1-14)。此间隙内有下牙槽神经、下牙槽动脉、下牙槽静脉及疏松结缔组织。翼下颌间隙感染常源于下颌磨牙的炎症。下牙槽神经阻滞麻醉时,麻醉药液通常注射于此间隙内。

第四节　头部解剖操作

一、面部解剖

(一) 切口设计

进行面部解剖时,尸体取仰卧位,肩部垫高,使面部略抬高,以便于操作。

1. 正中切口　从颅顶正中线开始,沿前下方经鼻背、人中穴至下颌体下缘做一条正中直线切口。此切口需确保深度适中,避免损伤深层结构。

2. 眼裂横切口　以鼻根中点为起点,向外侧延伸至眼内眦,再沿睑裂走向至眼外眦,做一条横切口。此切口需精细操作,以保护眼周组织。

3. 口鼻周围环形切口　围绕鼻孔和口裂周围,做一个环形切口,确保切口连续且深度一致,便于后续皮肤翻折。

4. 下颌缘横切口　沿下颌体下缘至下颌角,再延续至乳突尖端,做一条横切口。各切口应避免过深,以免损伤重要神经、血管。

完成上述切口后,将眼裂下方的皮片轻轻向后翻至耳廓根部,上方皮片则翻向上后方,以便于暴露并解剖深层结构。

(二) 层次解剖

1. 面肌解剖

(1)眼轮匝肌与口轮匝肌:在眼内眦处仔细触摸并辨认睑内侧韧带,随后使用器械修洁眼轮匝肌。在修洁口轮匝肌时,需特别小心,避免误切与其交织的其他肌肉。前额部分的额肌也需进行修洁,刀刃应与肌纤维方向平行,以减少损伤。

（2）神经与血管追踪：在鼻上半部靠近眼内眦处，寻找并标记滑车下神经。随后，追踪面静脉至颧大肌深面，在此过程中修洁提上唇肌、颧小肌和颧大肌。

（3）笑肌与降口角肌：追踪颈阔肌，可见其后部纤维向前弯向口角，即为笑肌。在口角下方，小心修洁降口角肌和降下唇肌。

2. 腮腺区解剖

（1）腮腺咬肌筋膜：紧靠耳廓前面，从颧弓至下颌角切开腮腺表面的腮腺咬肌筋膜，逐步向前、上、下三个方向翻起并去除。

（2）腮腺前缘结构：以腮腺管为起点，解剖并追踪穿出腮腺前缘上份至上端的结构。首先找到腮腺管（位于腮腺前缘、颧弓下方约一指宽处），然后追踪至咬肌前缘，在腮腺管上方寻找副腮腺、面横血管和面神经颧支。继续向上，可在腮腺上端找到颞浅动脉和颞浅静脉，并在血管后方找出耳颞神经，血管前方找出面神经的颞支。

（3）腮腺前缘下份及下端结构：在腮腺管下方，继续解剖以寻找面神经的颊支和下颌缘支。在下端可找到面神经的颈支和下颌后静脉的前支与后支。在腮腺上、前、后三个方向的主要结构依次为耳颞神经、颞浅血管、面神经颈支、面横血管、面神经颧支、腮腺管、面神经颊支、面神经下颌缘支、面神经颈支、下颌后静脉的前支和后支。

（4）面神经腮腺段显露：进一步解剖，将颧大肌、颧小肌和提上唇肌从起点分离并向下翻开，暴露并修洁面动脉及其分支、面静脉及其属支。需特别注意面深静脉，它由面静脉越过颊肌时分出，向后穿过脂肪层到达咬肌深面。去除咬肌前缘深面的颊脂体，追踪面神经颊支至颊肌，并找到与颊支有联系的颊神经和颊动脉。随后，逐块去除腮腺浅部，追踪面神经各支向后至其主干，同时寻找来自耳大神经和耳颞神经的交通支。最后，追踪面神经干至茎乳孔，并识别其进入腮腺前的分支。

3. 眶上神经、眶下神经及颏神经解剖 在眶上缘内侧部上方，距正中线约一横指宽处，眶上神经常有两支，位于较外侧。轻轻翻开眼轮匝肌的下内侧部分，仔细寻找并暴露穿出眶下孔的眶下神经及其伴行血管，随后修洁这些神经和血管的分支。接下来，切断并向下翻起降口角肌，以便清晰地识别由颏孔穿出的颏神经。

4. 咬肌解剖 对咬肌进行细致的解剖修洁，观察其起始与终止的形态。向前翻起咬肌后缘的上部，仔细寻找并暴露进入咬肌的神经和血管。这一步骤对于理解咬肌的功能及其神经支配至关重要。

5. 颞肌及颞下颌关节解剖 首先，修洁颞筋膜，在颧弓上方将其纵行切开，筋膜向下分为两层，浅层紧密附着于颧弓上缘，而深层则与咬肌深层的筋膜相连续。沿颧弓上缘切断浅层筋膜，并用刀柄检测深层筋膜的延续情况，随后去除此层筋膜。接下来，锯断颧弓，确保后断端紧靠颧根结节的前方，前断端由颧弓上缘最前端斜越颧骨向前下，直至颧骨下缘与上颌骨颧突的连接处。将颧弓和咬肌整体向下翻至下颌角处，在此过程中，务必切断所有分布到咬肌的神经、血管以及由颞肌加入咬肌的纤维。在颞肌下部的深面进一步寻找并分离向下走行的耳颞神经。自下颌切迹中点到下颌支前缘与下颌体交界处切断冠突，随后将冠突和颞肌整体向上翻起，用刀柄使颞肌与颞窝下部的骨面分离，以显露颞深神经和颞深动脉。最后，修洁颞下颌关节的关节囊，观察颞下颌韧带、关节盘以及关节腔的形态。

6. 面侧深区（颞下窝）解剖 用刀柄从下颌颈和下颌支后缘的深面插入，逐步使下颌颈和下颌支与深层软组织分离。当刀柄向下移动受阻时，表明已到达下牙槽神经和血管穿入下颌孔的位置。此时，用骨剪剪断下颌颈，并紧靠下颌孔上方水平锯断下颌支，去除该段骨片后，小心剥离脂肪纤维组织，以充分暴露深层的肌肉、血管和神经。依次进行以下结构的解剖与修洁：①在下颌孔处精确定位下牙槽神经和下牙槽动脉，并向上追踪至翼外肌下缘。同时，在下牙槽神经进入下颌孔的稍上方，寻找并确认其发出的下颌舌骨肌神经。②在下牙槽神经的前方和翼内肌表面仔细寻找舌神经。③追踪颊神经至翼外肌两头之间，并继续追踪颞深神经和咬肌神经至翼外肌上缘。④修洁位于翼外肌表面的上颌动脉及其分支，待后续进一步解剖。注意上颌动脉位于翼外肌深面。在修洁过程中，可能会遇到由小静脉交织而成的翼静脉丛，可予以清除。翼静脉丛向后下方汇合成1~2支较大的静脉，即上颌静脉。⑤修洁翼外肌和翼内肌已暴露的部分，观察并记录它们的起止点和形态特征。

（1）面侧深区浅部解剖：去除颞下颌关节盘、下颌头及翼外肌，以便能更深入地解剖面侧深区。修洁下颌神经及其分支，拉舌神经向前，识别并分离出加入其后缘的鼓索神经。用骨凿凿开下颌管，追踪下牙槽神经至牙根和颏孔。同时，修洁上颌动脉的第一段，找出其分支。继续追踪脑膜中动脉至棘孔，并对耳颞神经进行细致的追踪与修洁。

（2）面侧深区深部解剖：用骨凿和咬骨钳去除由圆孔到棘孔连线外侧的蝶骨大翼前外侧部，打开翼腭窝的后壁和颞下窝的顶部。在此过程中，需特别注意保留圆孔和棘孔的结构完整性。在圆孔前方仔细分离上颌神经，并在其下方找到翼腭神经节以及与翼腭神经节相连之处。

二、颅部解剖

（一）解剖颅顶部软组织

1. 皮肤 将尸体头部垫高，沿颅顶正中做矢状皮肤切口，向后延伸至枕外隆凸。再从颅顶正中做一冠状切口，向下延伸至耳根上方，随后向下切开耳根前、后的皮肤，最终翻去头部剩余的所有皮片。

2. 浅筋膜 在前额区域，识别并追踪滑车上神经和血管、眶上神经和血管以及颅顶肌的额腹部分，直至颅顶。向上追踪面神经颞支，同时修洁颞筋膜前部。继续向上追踪颞浅血管和耳颞神经。在耳廓后方，细致追踪并修洁耳大神经、枕小神经、耳后血管及耳后神经。将尸体面部朝下，在枕外隆凸的浅筋膜中，找出由颈部往上走行的第三颈神经末支。触摸确认上项线位置，于距枕外隆凸外侧2.5 cm处切开浅筋膜，暴露并追踪在此处穿出深筋膜的枕动脉和枕大神经至颅顶。

3. 帽状腱膜、腱膜下疏松结缔组织、颅骨外膜 从上至下，小心修洁颅顶腱膜的后部和颅顶肌的枕腹部分，操作过程中避免损伤血管和神经。于正中线切开颅顶腱膜，并插入刀柄检查其下方的疏松结缔组织和颅顶肌的连接情况。分层细致观察帽状腱膜、腱膜下疏松结缔组织和颅骨外膜的结构。

（二）开颅取脑

1. 锯除颅顶盖 尸体取仰卧位，头下放木枕以固定。自眉间至枕外隆凸及在两侧耳廓之间，分别做纵向和冠状切口以切开帽状腱膜，随后将四片帽状腱膜翻向下方。在眶上缘上方1.5 cm和枕外隆凸上方1.5 cm处锯除颅顶盖。锯颅骨前，先用细绳在此平面上扎紧，沿绳画好线作为锯切指导依据，沿线切开骨膜并向上、下剥离，可见骨膜紧密附着于骨缝和颅骨表面。沿画好的线先锯一浅沟以防锯偏，锯开外板进入板障层后，改用凿子凿开内板并撬开颅顶盖。

2. 打开硬脑膜 沿正中线，由后向前切开硬脑膜，暴露上矢状窦。随后沿上矢状窦两侧，用钝头剪刀剪开硬脑膜，再由两侧耳廓处向上剪开，直至上矢状窦两侧，将四瓣硬脑膜翻向下方。切断所有由后向前进入上矢状窦的大脑上静脉及鼻腔导静脉。在鸡冠处切断大脑镰并向后牵拉。进一步切断进入直窦的大脑大静脉。

3. 取脑 将头部移至解剖台一端，使脑自然下垂。左手扶持脑部，用刀柄将嗅球自筛板分离，同时切断穿筛板的嗅神经。依次切断视神经、颈内动脉、漏斗、动眼神经、滑车神经等结构。使头部转向左侧，切断进入横窦和蝶顶窦的大脑下静脉，将颞极自蝶骨小翼深面分离，轻轻揭开右侧大脑半球。沿颞骨岩部上缘，用刀尖切开小脑幕的附着缘和岩尖处的游离缘。同法处理左侧小脑幕。使脑向后坠，在脑桥和延髓离开颅后窝前壁处，可见三叉神经运动根和感觉根、展神经、面神经和前庭蜗神经等结构进出颅腔的具体位置。依次切断这些神经后，尽量使头部后垂，轻轻取出延髓和小脑，离断延髓与脊髓的连接，全脑即可完整移出。

4. 颅底内面解剖

（1）颅前窝与颅中窝的解剖：在颅前窝区域，需细致剥离筛板表面的硬脑膜，探寻纤细的筛前神经及与其伴行的筛前动脉。筛前动脉源自眼动脉，而筛前神经作为鼻睫神经的终端分支，自筛板外缘中部穿入颅内，前行通过鸡冠两侧小孔出颅，最终抵达鼻腔。转至颅中窝，需切开鞍膈前后缘，显露围绕脑垂体前后的海绵间窦，它们与海绵窦相通构成环状结构，操作时应避免用镊子直接接触漏斗以防损伤。随后，由前向后用刀柄自垂体窝中轻轻挑出垂体，并细心剥离蛛网膜，仔细区分垂体前叶与后叶（后叶较小，部分被前叶覆盖）。进一步，自棘孔处切开硬脑膜，显露脑膜中动脉及其分支。

（2）海绵窦的解剖：从蝶骨小翼后缘起始，切开硬脑膜以寻找短而窄的蝶顶窦，该窦通往垂体窝两侧的海绵窦。接着，沿颞骨岩部上缘切开小脑幕附着缘，观察岩上窦，此窦前连海绵窦，后通横窦。在颞骨岩部尖端前方切除硬脑膜，暴露三叉神经节及其下方的三个主要分支，分别为眼神经、上颌神经和下颌神经。追踪下颌神经至卵圆孔，并观察该孔的导静脉及分布于三叉神经节和脑膜的脑膜中动脉。上颌神经和眼神经位于海绵窦外侧壁内，需分别追踪至圆孔和眶上裂，并注意鼻睫神经较早分出。去除海绵窦外侧壁时，可见窦内充满纤细的小梁网，网眼内或有血块。保留动眼神经和滑车神经穿过硬脑膜的通道，并追踪至眶上裂，注意动眼神经在到达前已分叉，操作时应避免用镊子夹持以防损伤。彻底去除剩余海绵窦外侧壁后，可见颈内动脉位于窦内，周围环绕交感神经丛。最后，识别颈内动脉外侧的展神经，并追踪至眶上裂。

（3）岩大神经与岩小神经的解剖：轻轻翻起覆盖于岩部前方的硬脑膜，仔细寻找岩大神经与岩小神经，注意不要将其误认为是结缔组织而去除。岩大神经自面神经管裂孔穿出，向前内侧走行，经过三叉神经节后方，最终到达破裂孔，与岩深神经汇合形成翼管神经。岩小神经位于岩大神经外侧，向下内侧延伸，通过卵圆孔旁的小孔出颅，进入耳神经节。三叉神经的运动根较细，位于三叉神经节深面，随下颌神经离开卵圆孔。将三叉神经节自颅底翻转暴露，可清晰观察到三叉神经运动根。

（4）颅后窝的解剖：于一侧切开大脑镰下缘，观察下矢状窦。随后，切开大脑镰附着于小脑幕的部分，观察直窦。直窦前端接收大脑大静脉，后端通常汇入左横窦。上矢状窦、直窦及左、右横窦可能汇合并扩大形成窦汇，位于枕内隆凸附近，以颅骨内面可见一浅窝作为标志。自枕内隆凸向外切开横窦，再向下、向前内侧切开乙状窦到颈静脉孔。注意乳突导静脉开口于乙状窦后壁中部。剥离覆盖颈静脉孔的硬脑膜，识别并确认岩下窦，该窦位于颞骨岩部与枕骨基底部之间，终止于颈静脉孔前份。

（5）基底窦的解剖：基底窦位于颅后窝的斜坡区域，直接切开相应部位的硬脑膜即可进行观察。

案例分析

案例一 张某，男，35岁，因"头部外伤后流血约20 min"入院。患者于入院前20 min不慎跌伤，头部流血不止。入院后行头颅CT检查示：未见骨折，未见脑组织明显挫伤及颅内出血。查体：左侧颞部有一约5.0 cm×6.0 cm裂口，创缘不整齐，深达骨面，可见玻璃碎片；头顶部部分头皮撕脱，眼睑结膜、乳突部无淤血，耳鼻咽部无出血及脑脊液流出。分析：

（1）请描述额顶枕区软组织由浅入深的层次结构。

（2）请阐述颅顶部"危险区"。

知识拓展

案例二 王某,男,35岁,近一年来经常出现左侧头痛,最近半个月左侧头痛加剧,同侧眼睑结膜充血,视物出现重影。患者误以为是视觉疲劳,自行滴眼药水后症状无缓解,遂入院。行头颅CT检查示:左侧垂体窝有一0.4 cm×0.9 cm占位性病变,周围部分骨质破坏,边缘模糊,并已突入海绵窦。分析:请用所学的解剖学知识解释该患者出现的临床症状。

案例三 患者,男,25岁,因"颅内感染"入院。患者于5天前发现鼻唇沟处长有红色痘痘,用力挤压未能将其挤出,2天前出现头痛、发热等症状,遂入院。查体见鼻唇沟及周围红肿,动眼神经麻痹,结膜充血、水肿。考虑可能是细菌进入海绵窦,引起海绵窦炎。分析:请用所学的解剖学知识解释该患者出现以上情况的原因。

重点名词中英文

眉弓(superciliary arch)

眶上切迹(supraorbital notch)

眶下孔(infraorbital foramen)

颏孔(mental foramen)

翼点(pterion)

颧弓(zygomatic arch)

耳屏(tragus)

髁突(condylar process)

下颌角(angle of mandible)

乳突(mastoid process)

前囟点(bregma)

人字点(lambda)

枕外隆凸(external occipital protuberance)

上项线(superior nuchal line)

帽状腱膜(galea aponeurotica)

颞筋膜(temporal fascia)

翼静脉丛(pterygoid venous plexus)

参 考 文 献

[1] 崔慧先,李瑞锡.局部解剖学[M].9版.北京:人民卫生出版社,2018.

[2] 潘爱华,高尚.局部解剖学[M].武汉:华中科技大学出版社,2020.

(张义伟)

第二章 颈 部

教学目标

知识目标：了解下颌下三角内的血管、神经及其与下颌下腺的位置关系；了解副神经的行径和定位；了解颈部的体表标志、分区及各三角的境界；熟悉颈部浅、深淋巴结的位置、流注及收纳范围；掌握颈部浅静脉及皮神经的位置、分布；掌握颈部深筋膜的分布和重要的筋膜间隙；掌握颈动脉三角的内容；掌握颈动脉鞘的构成、内容及毗邻关系；掌握肌三角的内容；掌握甲状腺的位置与毗邻；掌握甲状腺血管和喉的神经的位置关系；掌握胸锁乳突肌区的内容；掌握颈根部和斜角肌间隙的位置及内容。

能力目标：①动手能力：熟练使用器械进行颈部解剖操作，准确辨认颈部各结构。②团队合作能力：在颈部解剖操作和课堂学习中，各小组具有良好的合作精神，能认真完成知识目标。③分析能力：能够对颈部相关病例进行初步分析、诊断，分析各结构的手术径路、解剖层次等。

素质目标：①尊重生命：通过学习颈部结构的功能，让学生认识到生命的可贵和脆弱，从而树立尊重生命、关爱生命的意识。②敬业精神：通过学习精细而又复杂的颈部结构，意识到医学工作的艰巨性和挑战性，从而培养敬业精神和职业责任感。③人文关怀：通过了解颈部疾病对患者的影响和痛苦，例如通过了解甲状腺功能亢进患者可能出现的症状及其对生活的影响，或甲状腺癌术中影响喉返神经导致声音嘶哑，或切除甲状旁腺后患者需长期补钙，从而认识到医学不仅需要精湛的医术和科学技术，还需要人文关怀和心理疏导，进而培养学生的职业责任心和人文素养。④创新意识：通过学习颈部疾病的治疗方法及研究进展，学生能认识到医学需要不断创新和进步，从而培养学生的创新意识和科学精神。

第一节 概 述

颈部(cervical part)是头部、胸部和上肢三个局部之间相互连通的通道。颈部前面正中是消化道和呼吸道，两侧有大血管、神经和淋巴结等，根部有肺尖、胸膜顶以及连接上肢的血管和神经干。颈部各结构间由大量疏松结缔组织填充，并于器官、肌肉、血管、神经周围形成筋膜鞘或相互连通的筋膜间隙。

一、境界与分区

（一）境界

颈部的上界为头部的下界，即下颌骨下缘、下颌角、乳突尖、上项线与枕外隆凸的连线；颈部的下界为上肢和胸部的上界，即胸骨上缘、锁骨上缘和肩峰至第 7 颈椎棘突的连线。

25

（二）分区

颈部以斜方肌前缘为界，分为后方的项部和前方的固有颈部。两侧斜方肌前缘之前为固有颈部，两侧斜方肌前缘之后和脊柱颈段后方为项部。

其中，固有颈部以胸锁乳突肌为界，分为颈前区、胸锁乳突肌区及颈外侧区。

颈前区指两侧胸锁乳突肌前缘之间的区域，以舌骨为标志，分为舌骨上区和舌骨下区。舌骨上区以二腹肌前、后腹分为颏下三角和下颌下三角。两侧二腹肌前腹与舌骨体围成的三角即颏下三角，二腹肌前、后腹和下颌骨下缘围成的三角即下颌下三角。舌骨下区以肩胛舌骨肌为标志可分为颈动脉三角和肌三角。其中，肩胛舌骨肌上腹、二腹肌后腹和胸锁乳突肌上段前缘围成颈动脉三角；肩胛舌骨肌上腹、胸锁乳突肌下段前缘和颈前正中线围成肌三角。

颈外侧区以肩胛舌骨肌下腹为标志分为枕三角和锁骨上三角，其中肩胛舌骨肌下腹、胸锁乳突肌上段后缘和斜方肌前缘围成枕三角，而肩胛舌骨肌下腹、胸锁乳突肌下段后缘和锁骨上缘围成锁骨上三角（又称肩胛舌骨肌锁骨三角）（图 2-1）。

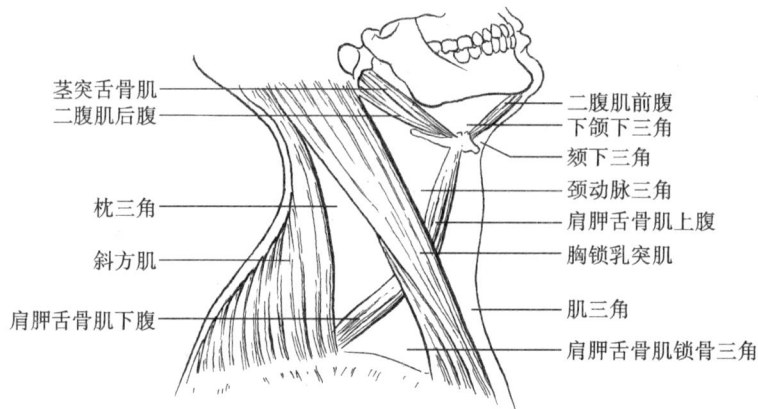

图 2-1　颈部分区

二、重要标志及应用

（一）体表标志

1. 胸骨上窝（suprasternal fossa）　位于胸骨柄颈静脉切迹上方的凹陷，此窝深部有较粗的颈前静脉交通支。常利用此窝触诊气管，以判断气管的位置是否居于正中。

2. 锁骨上大窝（greater supraclavicular fossa）　位于锁骨中段上方，又称肩胛舌骨肌锁骨三角或锁骨上三角。窝底可触及锁骨下动脉搏动、臂丛和第 1 肋，因此可作为臂丛阻滞麻醉的部位。若患者呼吸困难，此窝在吸气时加深。

3. 舌骨（hyoid bone）　位于颏隆凸的后下方，平对第 3、4 颈椎间盘，舌骨体两侧向后可扪及舌骨大角。舌动脉在此平面内由颈外动脉发出，因此舌骨大角是寻找舌动脉和颈外动脉的重要标志。

4. 甲状软骨（thyroid cartilage）　位于舌骨下方，上缘平对第 4 颈椎，由左、右两块呈四边形的软骨板在前端融合形成前角。前角上端向前突出称为喉结，在成年男性中尤为明显。喉结上方呈"V"形的切迹称为上切迹。颈总动脉平其上缘分为颈内动脉和颈外动脉。

5. 环状软骨（cricoid cartilage）　位于甲状软骨下方，是喉软骨中唯一完整的软骨环，由前部低窄的环状软骨弓和后部高阔的环状软骨板构成。环状软骨弓两侧平对第 6 颈椎横突前结节（又称颈动脉结节），是喉与气管、咽与食管的分界标志，同时可作为计数气管软骨环的标志。环状软骨支撑呼吸道，保持其畅通，环状软骨损伤可导致喉狭窄。

6. 颈动脉结节(carotid tubercle) 即第6颈椎横突末端前结节,特别隆起,颈总动脉在其前方经过,平对环状软骨弓。当头面部大出血时,可用手指将颈总动脉向后内压向此结节,进行暂时性急救止血。

7. 胸锁乳突肌(sternocleidomastoid) 颈部重要的体表标志,起自胸骨柄前方和锁骨的胸骨端,二头汇合斜向后上方止于颞骨乳突,大部分被颈阔肌覆盖。其后缘中点为颈丛皮神经浅出部位,称为神经点,是颈丛皮神经阻滞麻醉点;后缘的上、中1/3处是副神经穿出部位;后缘中、下1/3的深面有臂丛穿出;其前缘中点平环状软骨弓,是喉与气管、咽与食管的分界线。胸锁乳突肌的胸骨头、锁骨头与锁骨上缘之间形成锁骨上小窝(lesser supraclavicular fossa)。

(二) 体表投影

1. 颈总动脉(common carotid artery)和颈外动脉(external carotid artery) 右侧动脉的体表投影于下颌角与乳突尖连线中点至右胸锁关节,左侧动脉的体表投影则从连线中点至左锁骨上小窝。以甲状软骨上缘水平为界,下段为颈总动脉的体表投影,上段为颈外动脉的体表投影(图2-2)。

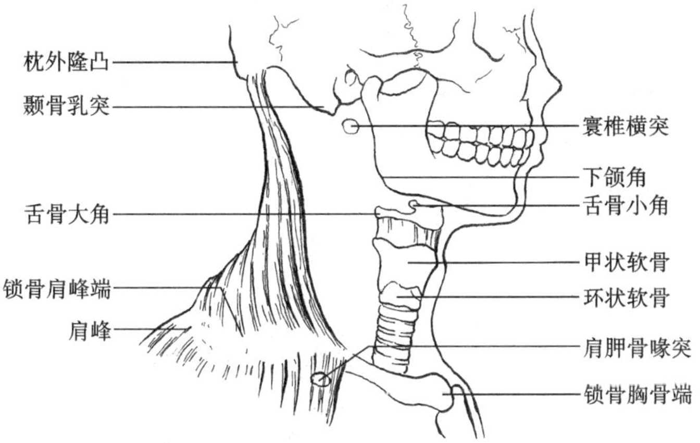

图 2-2 颈部结构

2. 锁骨下动脉(subclavian artery) 从右胸锁关节(右侧)和左锁骨上小窝(左侧)向外上至锁骨上缘中点凸向上方的弓形线,弓形线最高点距锁骨上缘约 1.5 cm。

3. 颈外静脉(external jugular vein) 自下颌角至锁骨中点的连线,为其体表投影。

4. 副神经(accessory nerve) 从下颌角与乳突尖连线中点,经胸锁乳突肌后缘中、上1/3交点,至斜方肌前缘中、下1/3交点的连线,为其体表投影。

5. 臂丛(brachial plexus) 从胸锁乳突肌后缘中、下1/3交点至锁骨中、外1/3交点稍内侧的连线,为其体表投影。锁骨中点后方的臂丛较集中、位置表浅,且易于触及,常作为臂丛阻滞麻醉的部位。

6. 胸膜顶(cupula of pleura)及肺尖(apex of lung) 从胸腔突向胸廓上口达颈根部的向上的弧形线,最高点在锁骨内侧1/3段上方2～3 cm。

第二节 颈部的浅层结构

一、皮肤与浅筋膜

(一) 皮肤

颈部的皮肤较薄,移动性较大,皮纹横向走行,因此在颈部手术时宜采用横向切口,以利于皮

Note

肤愈合和术后美观。

（二）浅筋膜

浅筋膜为疏松结缔组织，内有颈阔肌、浅静脉、浅淋巴结、颈丛皮神经和面神经颈支。浅筋膜内的血管、神经和淋巴均位于颈阔肌的深面（图2-3、图2-4）。

图 2-3　颈阔肌及颈部浅层结构（一）

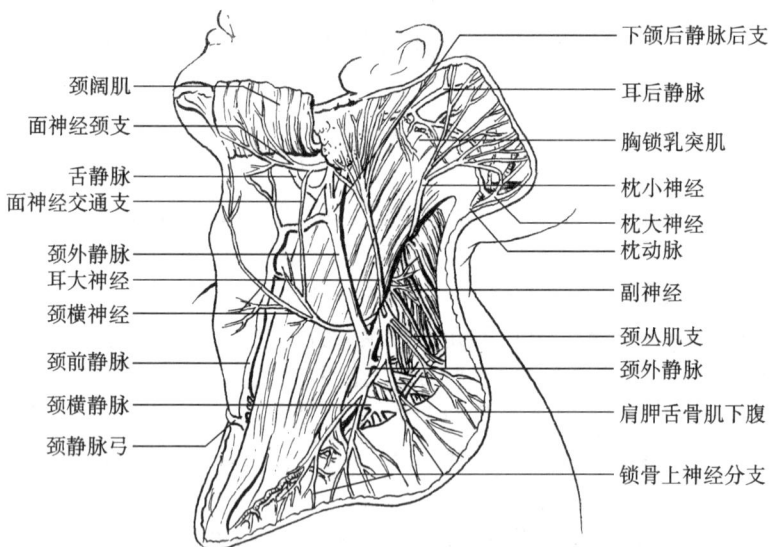

图 2-4　颈部浅层结构（二）

1. 颈阔肌　颈阔肌为一薄而宽阔的皮肌，起自三角肌和胸大肌表面的深筋膜，肌纤维斜向上内方，越过锁骨和下颌骨至面部，形状像一把倒置的扇形。前部纤维与对侧同名肌纤维交织，向上止于下颌骨下缘；中部纤维位于降口角肌深面，附着于下颌骨的下缘或越过下颌骨下缘止于下唇外侧半；后部纤维越过下颌骨及咬肌后下部，与口角处的表情肌纤维整合，并附着于面下部皮肤和皮下组织。颈阔肌的主要作用是拉口角向下，并使颈部皮肤出现斜行的皱褶；同时，通过与下唇和口角处的附着结构牵引口角和下唇向下，协助表达惊吓和惊讶的表情，因此也属于表情肌。颈阔肌受面神经支配，若做颈部切口时切断该肌，缝合时必须将该肌及其筋膜缝合，否则不仅不利于切口愈合，愈合后也可能形成较宽的瘢痕。

2. 浅静脉

（1）颈前静脉（anterior jugular vein）：汇集颈前部皮肤静脉血。自颏下部，在颈前正中线两侧下行，至锁骨上方穿胸骨上间隙汇入颈外静脉或锁骨下静脉，少数汇入头臂静脉。左、右颈前静脉通过横行的颈静脉弓在胸骨上间隙内吻合，若左、右颈前静脉合为一支，沿颈前正中线下行，则称为颈前正中静脉；如在胸骨上间隙内分为两支，则分别注入左、右颈外静脉或颈内静脉。

（2）颈外静脉（external jugular vein）：颈部最大的浅静脉，位置表浅，大部分位于浅筋膜内。在耳下方由下颌后静脉后支与枕静脉和耳后静脉等汇合而成，沿着胸锁乳突肌浅面斜向后下走行，于锁骨中点上方2～5 cm处穿深筋膜浅层至深部，汇入同侧锁骨下静脉或静脉角，偶尔汇入颈内静脉。该静脉收集枕部和颈外侧部的皮肤和肌肉的静脉血。颈外静脉末端有一对瓣膜，但不能阻止血液逆流，因此当上腔静脉血回心受阻时，可致颈外静脉怒张。另外，由于颈外静脉与颈深筋膜结合紧密，当静脉壁受损破裂时，管腔不易闭合，可致气体栓塞。临床上，颈外静脉和颈前静脉常作为游离组织瓣修复口腔颌面部缺损的吻合静脉。

3. 神经

（1）颈丛皮神经：由第1～4颈神经前支和第5颈神经前支的一部分相互交织构成的颈丛所发出的分支，位于胸锁乳突肌深面，于胸锁乳突肌后缘中点穿出。它们在胸锁乳突肌后缘中点处的位置表浅且相对集中，胸锁乳突肌后缘中点称为神经点，在进行颈部和腮腺手术时，可在此点行神经阻滞麻醉。颈丛的皮神经主要有以下几条。

①耳大神经（greater auricular nerve）：从胸锁乳突肌穿出后，沿胸锁乳突肌表面斜行向上，分布于耳廓和腮腺区的皮肤。作为颈丛皮神经中最大的一支，其由于位置表浅且附近没有重要结构，是临床神经干细胞移植的理想替代物。

②枕小神经（lesser occipital nerve）：穿出胸锁乳突肌后缘中点后，沿该肌后缘上升，分布于枕部及耳廓背面上部的皮肤。行程中勾绕从胸锁乳突肌后缘中、上1/3穿出的副神经，故可作为寻找副神经的标志。

③颈横神经（transverse nerve of neck）：穿出胸锁乳突肌后横过该肌中份，穿过颈阔肌浅面向前，分布于颈前区皮肤。常与面神经分支间有交通支存在。

④锁骨上神经（supraclavicular nerve）：有2～4支行向外下方，分布于颈前外侧部、胸前壁上部和肩部等处的皮肤。

（2）面神经颈支（cervical branch of facial nerve）：自腮腺下缘浅出后，行向前下方，行于颈阔肌深面，支配颈阔肌。腮腺手术时，可作为寻找面神经的标志。

4. 浅淋巴结　颈部的浅淋巴结主要分布于浅静脉周围，可分为以下两组。

（1）颈外侧浅淋巴结（superficial lateral cervical lymph node）：沿颈外静脉排列，收纳腮腺、耳后及枕部等部位的淋巴，其输出淋巴管主要注入颈外侧上深淋巴结。

（2）颈前浅淋巴结（superficial anterior cervical lymph node）：沿颈前静脉排列，收纳舌骨下区的浅淋巴，其输出淋巴管注入颈外侧下深淋巴结或锁骨上淋巴结。

二、颈筋膜与筋膜间隙

颈部的筋膜较为复杂，可分为数层。包绕颈阔肌的浅筋膜是全身浅筋膜的一部分，颈阔肌深面的筋膜为颈筋膜，可分为浅、中、深三层，包绕颈部和项部的肌肉、血管、神经等形成筋膜鞘或间隙（图2-5、图2-6）。

（一）颈筋膜（cervical fascia）

1. 浅层　又称封套筋膜，向上附着于头颈交界线；向下附着于颈、胸和上肢的交界线；向前被覆于舌骨下肌群表面，在颈前正中线处左、右相延续于颈部正中的颈白线；向两侧包绕斜方肌和

Note

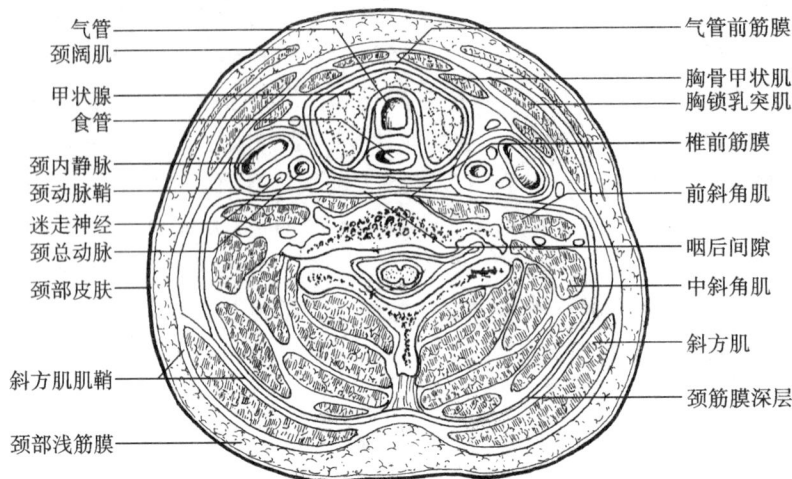

图 2-5　颈筋膜与筋膜间隙（横断面）

气管
颈阔肌
甲状腺
食管
颈内静脉
颈动脉鞘
迷走神经
颈总动脉
颈部皮肤
斜方肌肌鞘
颈部浅筋膜

气管前筋膜
胸骨甲状肌
胸锁乳突肌
椎前筋膜
前斜角肌
咽后间隙
中斜角肌
斜方肌
颈筋膜深层

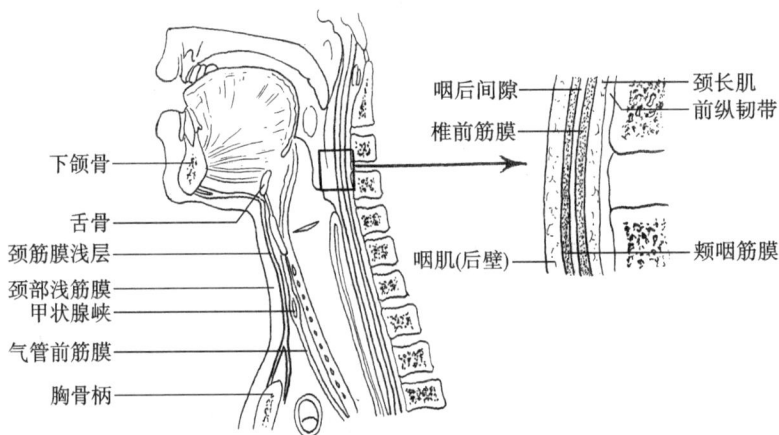

图 2-6　颈筋膜与筋膜间隙（正中矢状面）

下颌骨
舌骨
颈筋膜浅层
颈部浅筋膜
甲状腺峡
气管前筋膜
胸骨柄

咽后间隙
椎前筋膜
咽肌（后壁）

颈长肌
前纵韧带
颊咽筋膜

胸锁乳突肌形成两肌的肌鞘；向后附着于项韧带和第 7 颈椎棘突，形成完整的封套结构，故称为封套筋膜。在舌骨上部，此筋膜分为浅、深两层，包裹二腹肌前腹和下颌下腺形成下颌下腺鞘，在面后部从腮腺后缘分为两层，包绕腮腺和咬肌构成腮腺咬肌鞘。在胸骨柄上方分为浅、深两层，向下分别附着于颈静脉切迹的前、后缘，形成胸骨上间隙，内含两侧颈前静脉下段和两者构成的颈静脉弓、淋巴结、脂肪组织以及胸锁乳突肌的胸骨头。

2. 中层　又称气管前筋膜（pretracheal fascia）或内脏筋膜，位于舌骨下肌群的深面，上方向上附着于环状软骨弓、甲状软骨斜线及舌骨；向下于甲状腺侧叶后方分为浅、深两层，包裹咽及食管颈部、喉及气管颈部、甲状腺、甲状旁腺等，然后经气管前面及两侧入胸腔，与心包上部相续；在前下部覆盖气管的筋膜称为气管前筋膜，在后方覆盖颊肌和咽缩肌的筋膜称为颊咽筋膜。

此筋膜包裹甲状腺形成甲状腺鞘，鞘后层增厚形成甲状腺悬韧带，使甲状腺固定于气管、食管上端邻接处，因此甲状腺可随喉上下移动。

颈筋膜浅、中两层在前正中线结合形成 2～3 mm 宽的颈白线。该处血管较少，颈部有关手术可经此分离舌骨下肌群。

3. 深层　又称椎前筋膜（prevertebral fascia），位于颈深肌群、颈交感干及膈神经颈段的浅面，颈深淋巴结、颈动脉鞘及其内血管、神经深面构成颈外侧区三角的底，向上附着于颅底，向下

Note

续于前纵韧带及胸内筋膜,两侧覆盖颈交感干、膈神经、臂丛、锁骨下动脉及锁骨下静脉。在锁骨上大窝处,从斜角肌表面向外延续,包绕锁骨下动脉、锁骨下静脉及臂丛,走向腋窝形成腋鞘。由于该筋膜位于颈深淋巴结的深面,故进行颈淋巴结清扫术时,手术应在其浅面进行,只要不切开此筋膜,就不会伤及该筋膜深面的颈交感干、膈神经等重要结构。

4. 颈动脉鞘(carotid sheath) 颈筋膜在颈部向两侧包裹颈内静脉、迷走神经、颈内动脉和颈总动脉等结构形成的筋膜鞘,上至颅底,向下续于纵隔。

(二)筋膜间隙

1. 胸骨上间隙(suprasternal space) 封套筋膜在胸骨上缘 3~4 cm 处,分为浅、深两层,分别附着于颈静脉切迹的前、后缘,两层之间的间隙即为胸骨上间隙。内含颈静脉弓、颈前静脉下段、胸锁乳突肌胸骨头、脂肪组织及淋巴结等。

2. 气管前间隙(pretracheal space) 气管前筋膜与气管颈部之间的间隙。内含甲状腺下动脉、甲状腺下静脉、甲状腺奇静脉丛等。小儿的气管前间隙中还有胸腺上部、左头臂静脉和主动脉弓等。此间隙向下通前纵隔,其内感染可沿气管和颈动脉鞘蔓延至前纵隔;前纵隔的气肿亦可上行扩散至颈部。

3. 咽后间隙(retropharyngeal space) 位于颊咽筋膜与椎前筋膜之间,上自颅底,下通食管后间隙至后纵隔;外侧为颈动脉鞘,延伸至咽外侧壁的部分称为咽旁间隙,内含淋巴结和疏松结缔组织。咽后间隙感染易扩散至后纵隔,故又称"危险地带"。

4. 椎前间隙(prevertebral space) 位于脊柱颈段、颈深肌群和椎前筋膜之间,此间隙可经腋鞘通腋窝。当颈椎结核形成脓肿时,脓液多积于此间隙内,并向腋窝蔓延。脓肿溃破可突入咽后间隙,并顺咽后间隙向下蔓延至后纵隔,或向两侧扩散至颈侧部。若脓肿向咽腔膨出,患者可出现吞咽和发音困难。

第三节 颈 前 区

一、舌骨上区

舌骨上区包括由二腹肌、舌骨、下颌骨下缘围成的中央的颏下三角和两侧的下颌下三角。

(一)颏下三角(submental triangle)

颏下三角是由左、右二腹肌前腹与舌骨体围成的三角形区域。其浅面为皮肤、浅筋膜、颈筋膜浅层,深面为下颌舌骨肌及其筋膜。该三角内有 1~3 个颏下淋巴结。

(二)下颌下三角(submandibular triangle)

1. 境界 下颌下三角由二腹肌前腹、二腹肌后腹和下颌骨下缘围成,又称二腹肌三角(digastric triangle)。其浅面为皮肤、浅筋膜、颈阔肌和颈筋膜浅层,深面为下颌舌骨肌、舌骨舌肌和咽中缩肌。

2. 内容 此三角内主要包含下颌下腺及其导管、面动脉、面静脉、舌动脉、舌静脉、舌神经、舌下神经以及 3~6 个下颌下淋巴结(图 2-7)。

(1)下颌下腺(submandibular gland):呈扁椭圆形,位于颈筋膜浅层所形成的筋膜鞘内,向前达二腹肌前腹,向后借茎突下颌韧带与腮腺分隔,向上至下颌体的内侧面,向下覆盖二腹肌中间腱。下颌下腺可分为较大的浅部和较小的深部,浅部位于下颌舌骨肌浅面,绕该肌后缘伸向前内,与舌下区的深部相续;深部位于下颌舌骨肌深面、舌骨舌肌浅面,发出下颌下腺管。

Note

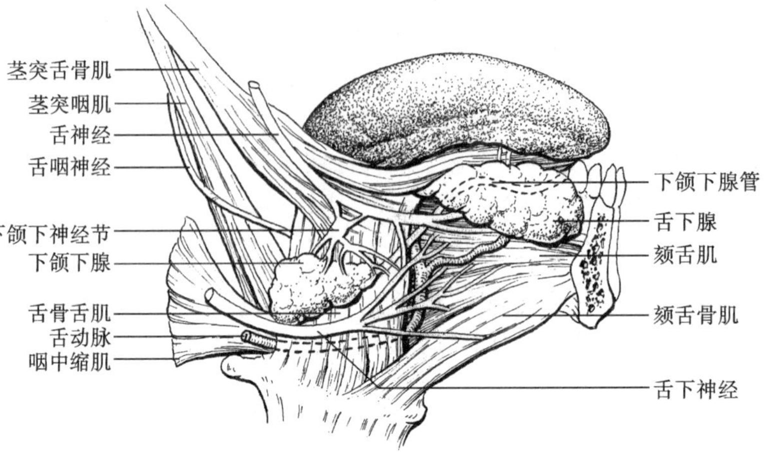

茎突舌骨肌
茎突咽肌
舌神经
舌咽神经

下颌下神经节
下颌下腺

舌骨舌肌
舌动脉
咽中缩肌

下颌下腺管
舌下腺
颏舌肌

颏舌骨肌

舌下神经

图 2-7　下颌下三角内容

下颌下腺管起自下颌下腺深部前端,沿腺体的深部在下颌舌骨肌与舌骨舌肌之间前行,再经过舌下腺内侧、颏舌肌外侧行向前内方,与舌下腺大导管汇合后开口于舌系带两侧的舌下阜。

(2) 面动脉(facial artery)与面静脉:面动脉又称颌外动脉,平舌骨大角稍上方起自颈外动脉,经二腹肌后腹和茎突舌骨肌深面进入下颌下三角,穿下颌下腺鞘达腺体上缘,继经腺体上面的沟或腺实质内急转向外,在咬肌前缘处呈弓形绕过下颌体下缘上行至面部。面动脉在跨越下颌体下缘处位置表浅,体表能扪及其搏动。

面静脉位于面动脉的后方并与之伴行,于咬肌附着端前缘越过下颌骨下缘,向后下方走行于下颌下腺后部浅面,经二腹肌后腹浅面进入颈动脉三角,跨过颈内、外动脉表面,下行至舌骨大角附近,与下颌后静脉前支汇成面总静脉后,注入颈内静脉。

(3) 舌神经(lingual nerve):从下颌下三角后部达下颌下腺上内侧,经下颌骨内面与舌骨舌肌之间前行入舌,在舌骨舌肌前缘,舌神经向下前方走行于下颌下腺管的外侧,继而绕过导管下方,经其内侧转向上方向舌侧行进,两者交叉部位多位于下颌第二磨牙舌侧下方。

(4) 舌动脉(lingual artery)与舌静脉:于舌骨大角尖处,起自颈外动脉前壁,因此舌骨大角尖可作为寻找舌动脉起始位置或颈外动脉的标志。舌动脉前行至舌骨舌肌深面入舌,在舌骨舌肌前缘处分为舌下动脉和舌深动脉两终支。

舌动脉以舌骨舌肌为界可分为三段。第一段位于颈动脉三角上部。第二段在舌骨舌肌深面,沿舌骨上缘水平前行,位置较深,其表面除被覆舌骨舌肌外,尚有二腹肌中间腱、茎突舌骨肌止点及下颌下腺等结构,在此段发出舌背动脉迂曲走向舌根背侧,供应舌根部的肌肉和黏膜,其终支不超过界沟和舌正中线。舌动脉第二段行于舌骨舌肌深面,并隔舌骨舌肌与舌下神经伴行。舌动脉于舌骨舌肌前缘处为第三段的起始,最后分为舌下动脉和舌深动脉两终支。舌下动脉前行于颏舌肌与下颌舌骨肌之间,至舌下腺、口底黏膜及舌肌。舌深动脉为舌动脉的直接延续,于舌骨舌肌前缘转向上行,经舌神经内侧、颏舌肌与舌下纵肌间、舌系带两侧的黏膜下达舌尖部,分支供应舌肌和舌黏膜。舌深动脉的分支在黏膜下构成丰富的黏膜下动脉网,位置表浅,由血管支直接连于舌动脉干,血液来源直接,含氧量高,能较真实地反映机体循环状况,并对调节口腔内温度有重要作用。

舌静脉与舌动脉伴行,并收集舌动脉所分布区域的静脉血。

(5) 舌下神经(hypoglossal nerve):经二腹肌后腹深面先进入颈动脉三角,接着呈弓形跨过颈内、外动脉表面,于舌骨大角上方再次经二腹肌后腹深面进入下颌下三角,在下颌下腺内下方,行于舌骨舌肌浅面。

（6）下颌下神经节（submandibular ganglion）：位于下颌下腺深部上方，舌神经下方。此神经节为内脏运动神经节，上方连于舌神经，接受来自上泌涎核的节前纤维，在此处换元后，发出分支分布于下颌下腺和舌下腺，控制腺体分泌。

（7）下颌下淋巴结（submandibular lymph node）：主要分布于下颌下腺与下颌骨下缘之间或下颌下腺鞘内，有3～6个，其中有1个淋巴结位于腺体前极，另有2个淋巴结分别位于面动脉前面和后方。也有淋巴结潜居腺体内或腺鞘的浅面。由于此淋巴结与下颌下腺关系密切，故在口腔颌面部恶性肿瘤转移时，常将下颌下淋巴结连同下颌下腺一并切除。

（8）舌骨上肌群：包括成对的二腹肌、茎突舌骨肌、下颌舌骨肌和颏舌骨肌，位于舌骨、下颌骨和颅底之间。

①二腹肌（digastric muscle）：在下颌骨下方，分为前、后两腹。前腹起自下颌体内面二腹肌窝，后腹起自乳突内侧，斜向前下。两个肌腹以中间腱相连，并系于舌骨。当下颌骨固定时，二腹肌可上提舌骨；舌骨固定时，可向下牵拉下颌骨，协助咀嚼。二腹肌前腹由下颌神经的下颌舌骨肌神经支配，后腹由面神经的二腹肌支支配。

②下颌舌骨肌（mylohyoid muscle）：位于二腹肌前腹深部，为三角形扁肌。起自下颌骨内面内斜线，肌纤维行向内下方，最后部的肌纤维止于舌骨体前面下部，两侧前部和中部纤维在正中纤维缝处汇合，构成肌性与功能性口底，还具有上提舌骨和下降下颌骨的作用。在吞咽的第一阶段，下颌舌骨肌收缩可上提口底，将食物推入咽腔。该肌受下颌神经的下颌舌骨肌神经支配。

③颏舌骨肌（geniohyoid muscle）：位于中线两侧，舌下方和下颌舌骨肌上方。以短腱起自下颌骨的下颏棘，肌腹向后逐渐增宽，止于舌骨体前面上部。当下颌骨被固定时，颏舌骨肌牵引舌骨向前上；舌骨固定时，可牵引下颌骨向后下。该肌受第1颈神经并入舌下神经的分支支配。

④ 茎突舌骨肌（stylohyoid muscle）：肌束起自颞骨茎突，肌纤维斜向前下方，移行于肌腱，止于舌骨大角与舌骨体的结合处，在接近止点处二腹肌中间腱穿过该肌。该肌的主要功能是牵引舌骨向后上方，是颏舌骨肌拮抗肌，在发生上与二腹肌同源，因此也受面神经的二腹肌支支配。

舌骨上肌群的作用是当舌骨固定时，下颌舌骨肌、颏舌骨肌和二腹肌前腹均能拉下颌骨向下而张口。在吞咽时，下颌骨固定，舌骨上肌群收缩上提舌骨，使舌升高，推挤食团入咽，并关闭咽峡。

在下颌下三角内，舌神经、下颌下腺管及舌下神经均位于下颌下腺深面，于舌骨舌肌浅面，自后向前经下颌舌骨肌的后缘进入舌下区。在舌骨舌肌浅面，自上而下依次排列为舌神经、下颌下腺管及舌下神经。因此，手术分离下颌下腺下缘时，应注意避免损伤其深面的舌下神经。舌神经与下颌下腺管的关系密切，在舌骨舌肌表面，舌神经位于下颌下腺管的上方。若将下颌舌骨肌的后缘向前拉开，则可见舌下区的舌神经自外上勾绕下颌下腺管，经其下方转至其内侧和上方。

二、舌骨下区

舌骨下区指两侧胸锁乳突肌前缘之间、舌骨以下的区域，包括左、右颈动脉三角和肌三角。

（一）颈动脉三角（carotid triangle）

1. 境界 颈动脉三角由胸锁乳突肌上份前缘、肩胛舌骨肌上腹和二腹肌后腹围成。其浅面有皮肤、浅筋膜、颈筋膜浅层，深面是椎前筋膜，内侧为咽侧壁及其筋膜。

2. 内容 此三角内包含颈总动脉及其分支、颈内静脉及其属支、迷走神经及其分支、舌下神经及其降支、副神经和部分颈深淋巴结等（图2-8）。

（1）颈总动脉（common carotid artery）：头颈部的动脉主干，左侧起于主动脉弓，右侧发自头臂干。两侧的颈总动脉均经过胸锁关节后方向上，于斜角肌与颈长肌前方，沿食管、喉、气管和甲状腺的外侧上行，进入颈动脉三角，并与其外侧的颈内静脉和后外方的迷走神经一起被颈筋膜包

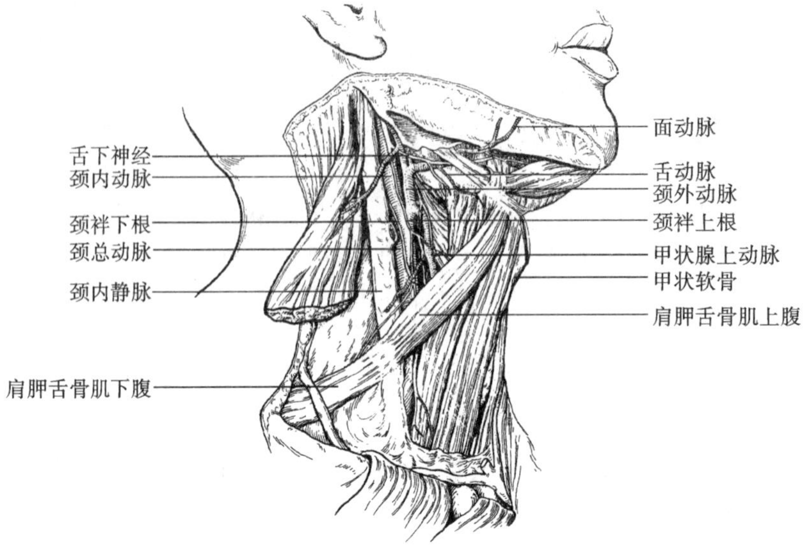

图 2-8　颈动脉三角内结构

裹在颈动脉鞘内。颈总动脉在颈动脉三角内的位置较表浅,前方仅有颈浅筋膜、颈阔肌和颈筋膜浅层覆盖,因此可触及动脉搏动。颈总动脉经过颈动脉结节的前方(第6颈椎横突前结节,适平环状软骨弓平面),可于该处将颈总动脉压向颈动脉结节达到暂时止血的目的。结扎颈总动脉可在颈动脉三角或肩胛舌骨肌上腹上方处进行,结扎一侧颈总动脉后,头颈部的血液供给,主要依靠两侧颈外动脉的吻合支或由对侧颈内动脉经脑部血管分流而来。

颈总动脉在甲状软骨上缘分为颈外动脉和颈内动脉,分支处有两个重要结构,即颈动脉窦和颈动脉小球。

①颈动脉窦(carotid sinus):位于颈总动脉末端或颈内动脉起始的膨大处,窦壁上有一种特殊的感觉神经末梢即压力感受器,能感受血液对血管壁的压力。当动脉管壁压力升高时,可引起窦壁扩张,反射性引起心跳减慢,末梢血管扩张,从而降低血压。临床上,在颈总动脉分叉处附近进行手术时,常用利多卡因进行局部封闭,以避免由于压迫颈总动脉或不慎累及颈动脉窦而导致心率减慢、血压降低,这一系列反应称为颈动脉窦综合征。

②颈动脉小球(carotid glomus):又称颈动脉小体,为一个红褐色的扁椭圆形小体,位于颈总动脉分叉处的后方,以结缔组织连于动脉壁上。其内有丰富的毛细血管网和感觉神经末梢,属于化学感受器,能感受血液中 CO_2 的含量。当血液中 CO_2 浓度升高时,可反射性引起呼吸加深、加快。

颈动脉窦和颈动脉小球的神经支配包括舌咽神经的分支——窦神经,以及迷走神经的分支。

(2)颈内动脉(internal carotid artery):在甲状软骨上缘平面由颈总动脉分出,先位于颈外动脉的后外侧,后转向其后内侧,于第3至第1颈椎横突前方上行,抵达颅底,接着穿颞骨岩部的颈动脉管入颅。通常颈内动脉在颈部无分支,入颅后发出分支分布于端脑顶枕沟以前的大部分端脑、眶内结构及额鼻部。偶见枕动脉发自颈内动脉。颈内动脉颈上部凸向咽侧壁,也可能紧贴腭扁桃体后方,因此在进行扁桃体摘除术时,应避免损伤颈内动脉。

(3)颈外动脉(external carotid artery):与颈内动脉一起在平对甲状软骨上缘处起于颈总动脉,起初位于颈内动脉的前内侧,继而略向前弯上行,越过颈内动脉前方,绕至其外侧,后经二腹肌后腹和茎突舌骨肌深面上行,穿经腮腺实质或其深面,在下颌颈处,分为颞浅动脉和上颌动脉两终支。颈外动脉在颈动脉三角处位置表浅,颈动脉三角是结扎颈外动脉的首选部位。在颈部,颈外动脉前壁自上而下发出面动脉、舌动脉和甲状腺上动脉;其后壁发出枕动脉;内侧壁发出咽升动脉。

Note

①甲状腺上动脉（superior thyroid artery）：于甲状软骨上缘即颈外动脉的起点处起自颈外动脉的前壁，继而呈弓形弯向前下方，沿甲状软骨外侧下行，至甲状腺侧叶上极分为前、后两支，分别沿甲状腺侧叶前、后缘下行，分布于侧叶前面和后面。甲状腺上动脉发出喉上动脉，喉上动脉与喉上神经内支一起穿甲状舌骨膜入喉，营养喉黏膜和喉肌。甲状腺上动脉与其后支的内侧，有喉上神经的外支伴行至甲状腺侧叶上极 0.5~1 cm 处，喉上神经外支离开甲状腺上动脉弯向内侧，发出肌支支配环甲肌和咽下缩肌。因此，甲状腺次全切除术结扎甲状腺上动脉时，应紧贴甲状腺侧叶上极，以免损伤喉上神经外支。甲状腺上动脉沿途发出胸锁乳突肌支、舌骨下肌支、环甲肌支，分布于舌骨下肌群和附近皮肤，在甲状腺内，甲状腺上动脉的分支与对侧同名动脉的分支和甲状腺下动脉的分支有丰富的交通。

临床上可选在甲状腺上动脉起始处，行颈外动脉逆行插管区域化疗或在该动脉与舌动脉之间行颈外动脉结扎术，因此甲状腺上动脉的起点是一个重要的解剖标志。

②舌动脉（lingual artery）：在甲状腺上动脉稍上方，平舌骨大角尖处，起于颈外动脉前壁，继而行向前内上方，经舌骨舌肌后缘深面入舌。发出分支营养舌肌、舌和口底黏膜、腭扁桃体、下颌牙龈和舌下腺等。

舌动脉以舌骨舌肌为标志分为三段：第一段位于颈动脉三角上部，位置表浅，易于暴露，临床上常选作游离瓣手术时血管吻合的受区动脉，或进行舌动脉结扎术以控制舌部手术和损伤时的出血；第二段在舌骨舌肌的深面，该段位置较深，舌动脉从此段发出舌背动脉供应舌根部的肌肉和黏膜；第三段于舌骨舌肌前缘处分出舌下动脉和舌深动脉两终支，舌下动脉供应舌下腺、口底黏膜及舌肌，舌深动脉是舌动脉的直接延续，主要供应舌肌和舌黏膜。

临床上将舌动脉起始部作为结扎颈外动脉的标志，也可通过舌动脉插管灌注化学药物以治疗舌部的恶性肿瘤。

③面动脉（facial artery）：又称颌外动脉，通常在舌骨大角稍上方起于颈外动脉的前壁，向前内上方，经二腹肌后腹与茎突舌骨肌深面，进入下颌下三角，穿下颌下腺鞘达腺体上缘，经腺体上面的沟或腺实质内急转向外，在咬肌附着处前缘呈弓形绕过下颌体的下缘，上行至面部。面动脉在下颌下三角内有腭升动脉、腺支、颏下动脉等重要分支分布于软腭、腭扁桃体、下颌下腺及其附近的肌肉、淋巴结和皮肤。其中，腭升动脉起自面动脉起始部，沿咽上缩肌与翼内肌之间上行至颅底，分布于软腭及腭扁桃体等处。腺支在下颌下腺鞘中发出 3~4 支，分布于下颌下腺及其附近的肌肉、淋巴结和皮肤。颏下动脉在面动脉即将转至面部时发出，位于下颌体下方，沿下颌舌骨肌浅面前行至颏部，发出分支分布于舌下腺、颏部各肌肉和皮肤、舌骨上区前部，并与舌下动脉、下唇动脉及颏动脉之间形成吻合。

临床上，颈阔肌皮瓣在舌骨上区部分的血供来源于面动脉的分支——颏下动脉。有文献报道，以颏下动脉为蒂的岛状肌皮瓣修复唇颊和口底缺损已取得良好效果。因此，面动脉在临床上经常作为吻合各种游离组织瓣的受区供给动脉。

④枕动脉（occipital artery）：与面动脉同高度起于颈外动脉后外壁，沿二腹肌后腹下缘向后上行，经乳突根部内侧向后，在斜方肌起点与胸锁乳突肌止点之间穿出筋膜至枕部皮下。在行经乳突下方时，发出胸锁乳突肌支分布于该肌，并发出浅、深二支，浅支和深支向下分别与颈横动脉升支和颈深动脉吻合。临床上制作肌蒂位于上方的胸锁乳突肌皮瓣时，应注意枕动脉走行及与吻合支之间的关系，避免损伤枕动脉及其分支，以保证皮瓣的血供。

⑤咽升动脉（ascending pharyngeal artery）：从颈外动脉起始处的内侧壁发出，沿咽侧壁上行至颅底，分支分布于咽、软腭、腭扁桃体和颈深肌群。

两侧颈外动脉的许多分支之间有非常丰富的吻合。因此，当一侧颈外动脉被结扎后，颈外动脉的血流可来自对侧颈外动脉的吻合支。

（4）颈内静脉（internal jugular vein）：头颈部最粗大的静脉干，为头面部血液回流的主要静脉。上端起于颅内颈静脉孔的乙状窦,在颈部与迷走神经、颈内动脉(上段)和颈总动脉(下段)一起被包于颈动脉鞘内。颈内静脉起始部的膨大处称颈静脉上球,颈动脉鞘的上段位于颈内动脉背侧,邻近咽外侧壁;下段沿颈总动脉外侧下行,至锁骨的胸骨端深面,与同侧锁骨下静脉汇合成头臂静脉。两者汇合处外上方形成的夹角称为颈静脉角,是淋巴导管注入的部位。颈内静脉下端也膨大,形成颈静脉下球,球内上方有一对瓣膜,有时下方也有一对瓣膜,这些瓣膜的作用是防止血液逆流。颈内静脉壁附着于颈动脉鞘内壁,并借此鞘与颈深筋膜中层及肩胛舌骨肌的中间腱相连,肌肉收缩和牵拉可使管腔常处于开放状态,有利于血液回流。因此,当颈内静脉损伤时,管腔不易闭锁,同时由于胸膜腔负压对静脉血的吸引,可能引发空气栓塞。

颈内静脉周围的解剖关系较为复杂,手术时应仔细辨认,避免损伤周围的血管和神经。颈深淋巴结群与其紧密相连,在施行口腔颌面颈部恶性肿瘤手术时,往往需要切除一侧或双侧颈内静脉,此时颅内静脉血回流要依靠其颅内、外静脉的交通来代偿。

颈内静脉颅外属支主要包括面总静脉(由下颌后静脉前支与面静脉汇合而成)、舌静脉、甲状腺上静脉、甲状腺中静脉及咽静脉等。这些属支多在舌骨大角附近汇入颈内静脉。舌静脉、咽静脉和甲状腺上静脉也可直接汇入面总静脉,再汇入颈内静脉。

①面静脉:又称面前静脉。起始于内眦静脉,收集面部的静脉血,在面部与面动脉伴行,在下颌角稍下方,接受下颌后静脉前支的汇入,然后跨过舌动脉、舌下神经、颈内动脉、颈外动脉等结构,并于舌骨大角附近注入颈内静脉。

②下颌后静脉:也称面后静脉。由颞浅静脉和上颌静脉在腮腺内于下颌颈处汇合而成,下行至腮腺下端,分为前、后两支。前支向前汇入面静脉,后支穿颈筋膜与耳后静脉汇合成颈外静脉。

③咽静脉:起于咽壁外面的静脉丛,位置较高、较深。

④舌静脉:收集舌的静脉血,与舌动脉伴行,从舌骨舌肌后缘穿出,于舌骨大角处,汇入颈内静脉。

⑤甲状腺上、中静脉(参见肌三角中甲状腺的血管)。

(5) 迷走神经(vagus nerve):自颈静脉孔出颅,在神经干上有上神经节和下神经节,分别位于颈静脉孔处及孔下方。在颈部,迷走神经位于颈动脉鞘内,垂直下行于颈内静脉与颈内动脉(或颈总动脉)之间的后方,而后经胸廓上口入胸腔。迷走神经在颈部的主要分支如下。

①喉上神经(superior laryngeal nerve):起于迷走神经出颅处,在颈内动脉内侧下行,至舌骨大角水平分成内、外两支。外支较细小,含特殊内脏运动纤维,伴甲状腺上动脉下行,支配环甲肌和咽下缩肌;内支为感觉纤维,伴喉上动脉并穿甲状舌骨膜入喉腔,分布于咽、会厌、舌根及声门裂以上的喉黏膜,传导一般内脏感觉及味觉。

②耳支:发自上神经节,含躯体感觉纤维,分布于耳廓后面及外耳道的皮肤,传导一般躯体感觉。

③咽支:发自迷走神经下神经节,含一般内脏感觉和特殊内脏运动纤维,与舌咽神经、交感神经的咽支于咽后壁共同构成咽丛,分布于咽缩肌、软腭的肌肉及咽部黏膜。

④颈心支:分为颈上、颈下心支,经喉和气管两侧下行入胸腔,与颈交感神经节发出的颈心支交织形成心丛,调节心的活动。其中,颈上心支有一分支称为主动脉神经或减压神经,分布于主动脉弓壁内的压力感受器和化学感受器,感受血压变化和血液中二氧化碳浓度变化。

⑤脑膜支:发自迷走神经上神经节,分布于颅后窝硬脑膜,传导一般躯体感觉。

(6) 副神经(accessory nerve):由延髓疑核和颈髓第 1~5 节脊髓前角的副神经核发出的纤维分别形成副神经的延髓根和脊髓根。脊髓根经枕骨大孔入颅,与延髓根汇合后,又经颈静脉孔出颅,出颅后分为内、外侧两支。内侧支,即延髓根的纤维,在迷走神经下神经节上方并入迷走神经咽支支配咽肌(除茎突咽肌由舌咽神经支配外)及软腭肌(除腭帆张肌由三叉神经的下颌神经支配外)。外侧支则为脊髓根的纤维,出颅后称为脊副神经,在颈动脉三角内,该神经向后外行,经颈内静脉的后方，在茎突、茎突舌骨肌及二腹肌后腹深面下行，于乳突下方约 3.5 cm 处穿入胸锁乳突肌上部的深面，发出分支支配该肌。

颈静脉孔为副神经、迷走神经和舌咽神经共同出颅的部位。因此，当颈静脉孔周围出现肿瘤或外伤导致颅底骨折而波及此区域时，临床上可同时出现上述三神经的损伤症状（颈静脉孔综合征），表现为呛咳、声音嘶哑及耸肩困难。

(7) 舌下神经(hypoglossal nerve)：为躯体运动纤维，发自舌下神经核，穿舌下神经管出颅，于颈内动、静脉之间下行至下颌角水平，呈弓形弯曲向前，越过颈内、外动脉的浅面，经二腹肌后腹及茎突舌骨肌深面进入下颌下三角，在舌骨舌肌浅面前行，发出分支支配舌内肌和舌外肌。当一侧舌下神经损伤时，患侧舌肌会出现瘫痪、萎缩，伸舌时舌尖会偏向患侧。若两侧舌下神经受损，会导致舌肌完全性麻痹，舌在口腔内无法活动、发音不清晰、饮食困难，舌可向后缩入咽腔导致呼吸困难，常需行气管切开术。

(8) 颈深淋巴结：颈深淋巴结数量较多，沿颈内静脉排列，上自颅底，下达颈根部。颈深淋巴结以肩胛舌骨肌和颈内静脉的交叉点为界可分为上、下两群。颈动脉三角内的淋巴结为颈深上淋巴结，收纳颈浅部、腮腺、下颌下、颏下等淋巴结群的输出淋巴管，且咽、喉、食管和腭扁桃体的淋巴管亦注入这些淋巴结。颈深上淋巴结的输出淋巴管汇入颈深下淋巴结或直接合成颈淋巴干，伴颈内静脉下行，左颈干注入胸导管，右颈干汇入右淋巴导管。颈深淋巴结在二腹肌后腹下方，面静脉汇入颈内静脉的交角处，在临床上称为颈内静脉二腹肌淋巴结，又称角淋巴结，为鼻咽癌、腭扁桃体癌及舌根癌转移首先累及的淋巴结群(图 2-9)。

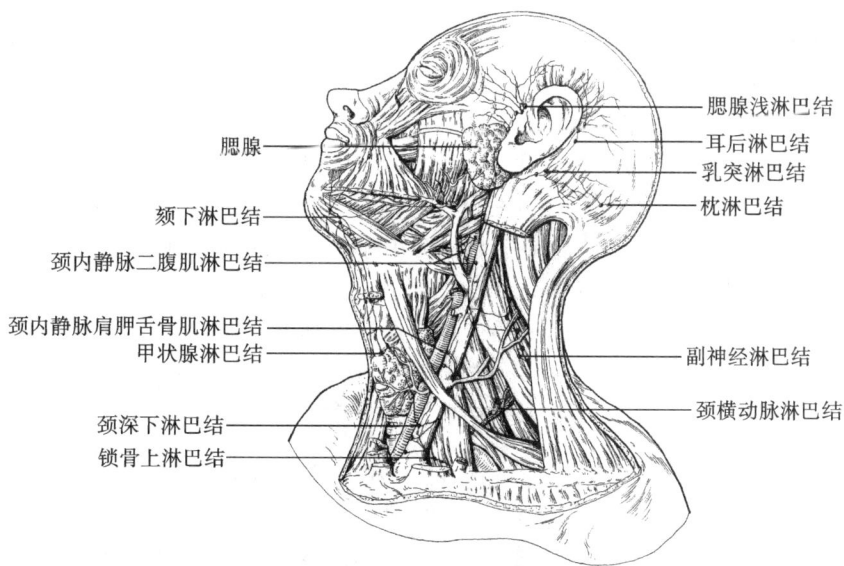

图 2-9 颈深淋巴结群

(9) 二腹肌后腹：颈动脉三角与下颌下三角的分界标志，也是颈部及颌面部手术的主要标志。其表面有面神经颈支、耳大神经及下颌后静脉；深面有颈内动脉、颈内静脉、颈外动脉和后三对脑神经（即迷走神经、副神经和舌下神经）以及颈交感干；上缘有耳后动脉、面神经及舌咽神经；下缘有枕动脉和舌下神经。

(二) 肌三角(muscular triangle)

1. 境界 肌三角位于胸锁乳突肌前缘、颈前正中线、肩胛舌骨肌上腹之间。该三角由浅入深依次是皮肤、浅筋膜、颈阔肌、颈前静脉、皮神经和封套筋膜，其深面为椎前筋膜。

2. 内容 肌三角内有颈筋膜中层浅面的舌骨下肌群以及位于其深部的甲状腺、甲状旁腺、气管颈部和食管颈部等器官。

（1）甲状腺（thyroid gland）：为内分泌器官，分泌的激素主要促进机体新陈代谢，维持机体正常生长发育，尤其对骨骼和神经系统的发育至关重要。

①形态和位置：呈红褐色，似"H"形，犹如盾甲，因此得名。男性甲状腺的平均重量为 26.71 g，女性为 25.34 g，其左、右侧叶以中间峡部相连。侧叶呈锥体形，贴于喉和气管的侧面，左、右侧叶可分为前、后两缘，上、下两端，外侧和内侧两面；侧叶上端达甲状软骨中部，下端达第 6 气管软骨，后方平对第 5～7 颈椎，长约 5 cm，宽约 2.4 cm。有的侧叶下极可伸入胸骨后间隙，称为胸骨后甲状腺。峡部位于第 2～4 气管软骨环前方，有的人峡部不发达，有的则从峡部向上伸出一锥状叶，锥状叶长短大小各异，长者可达舌骨。

甲状腺的浅面由浅入深的结构有皮肤、浅筋膜、封套筋膜、舌骨下肌群、气管前筋膜（形成甲状腺鞘）。侧叶后内侧有喉、气管、咽、食管及喉返神经；后外侧有颈动脉鞘和颈交感干等。当甲状腺肿大时，可向后内侧压迫喉与气管，可能出现呼吸困难、吞咽困难和声音嘶哑；如向后外侧压迫颈交感干，则可能出现霍纳综合征，表现为面部潮红、无汗、瞳孔缩小、眼裂变窄、上睑下垂、眼球内陷等症状。

②甲状腺的被膜：气管前筋膜包裹甲状腺形成甲状腺鞘，又称甲状腺假被膜。甲状腺表面由结缔组织构成的纤维囊称为真被膜，两层被膜之间的间隙称为甲状腺囊鞘间隙，内含甲状旁腺、血管、神经和疏松结缔组织。假被膜后部明显增厚形成甲状腺悬韧带，将甲状腺侧叶和峡部连于后方的甲状软骨、环状软骨和气管软骨环，从而将甲状腺固定于喉与气管壁上。吞咽时，甲状腺可随喉的活动而上、下移动，临床上可通过这一点来鉴定颈部包块与甲状腺的关系。

③甲状腺的血管和神经：甲状腺的血液供给极为丰富，有成对的甲状腺上、下动脉，有时还有甲状腺最下动脉（出现率约为 10%）。此外，气管和食管动脉也有小分支分布于腺体。各动脉的分支在腺体内互相吻合（图 2-10、图 2-11）。

a.甲状腺上血管和喉上神经：甲状腺上动脉（superior thyroid artery）平甲状软骨上缘起自颈外动脉前壁，或起于高位分叉的颈总动脉，偶见由甲状腺上动脉与舌动脉共干（甲舌动脉干）发出者。该动脉起始后沿甲状软骨外侧下行，在甲状腺侧叶上极附近分为前、后两支，分别沿侧叶前、后缘下行，分布于侧叶前、后面。前支有分支沿甲状腺峡的上缘与对侧支吻合，后支则与甲状腺下动脉的升支吻合。甲状腺上静脉（superior thyroid vein）与同名动脉伴行，汇入颈内静脉。

喉上神经（superior laryngeal nerve）是迷走神经在颈部发出的分支，在舌骨大角处分为内、外

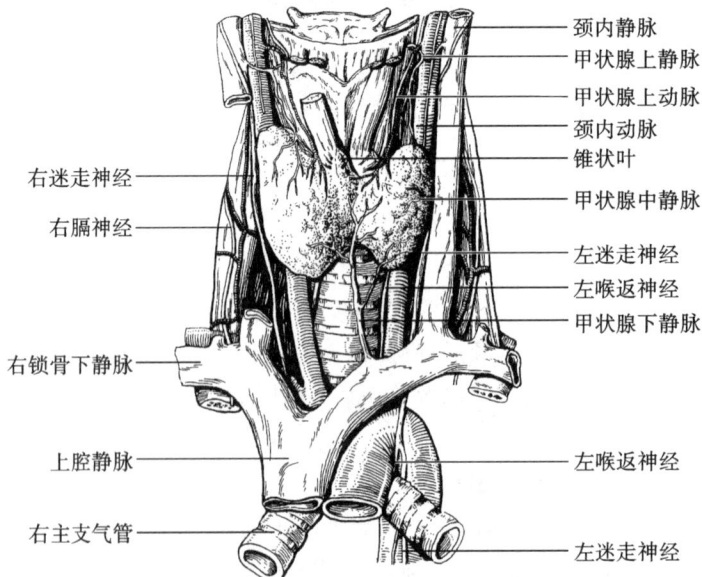

图 2-10　甲状腺的静脉（前面观）

Note

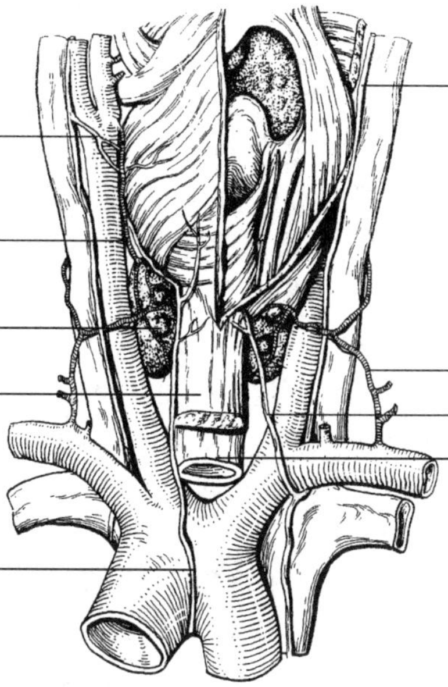

图 2-11 甲状腺的动脉及喉的神经(后面观)

两支。内支伴喉上动脉穿甲状舌骨膜入喉,分布于声门裂以上的喉黏膜、会厌和舌根等处;外支伴甲状腺上动脉向前下方行至侧叶上极 0.5～1 cm 处,离开甲状腺上动脉弯向内侧。因此,在进行甲状腺次全切除术结扎甲状腺上动脉时,应紧贴甲状腺侧叶上极,避免损伤喉上神经外支而致声音低钝、呛咳等。

b. 甲状腺下血管和喉返神经:甲状腺下动脉(inferior thyroid artery)由锁骨下动脉分支的甲状颈干在前斜角肌内侧缘分出,上升至第 6 颈椎平面后,行于颈动脉鞘与椎血管之间,后弯向内下至侧叶后面分为上、下两支,分布于甲状腺、甲状旁腺、气管和食管等处。甲状腺下动脉在甲状腺内均与甲状腺上动脉的分支发生吻合。

甲状腺下静脉自甲状腺侧叶下极穿出,经气管前方下行,汇入头臂静脉。两侧甲状腺下静脉在气管前与峡部属支吻合,形成甲状腺奇静脉丛。在进行低位气管切开或甲状腺手术时,应注意及时止血。

喉返神经(recurrent laryngeal nerve)为迷走神经于胸部发出的分支。左喉返神经勾绕主动脉弓,右喉返神经勾绕右锁骨下动脉,两者均沿气管与食管之间的沟上行,至环甲关节后方入喉,称为喉下神经。其运动支支配除环甲肌以外的所有喉肌,感觉支分布于声门裂以下的喉黏膜。左喉返神经位置较深、行程较长,多位于甲状腺下动脉的后方;右喉返神经位置较浅、行程较短,多行于甲状腺下动脉的前方。甲状腺下动脉与喉返神经约在侧叶中、下 1/3 交界处的后方相交,但它们在甲状腺侧叶下极附近的关系较为复杂。因此,在施行甲状腺次全切除术结扎甲状腺下血管时,应远离甲状腺侧叶下极,以免损伤喉返神经而致声音嘶哑,如果两侧喉返神经都受损则易引起窒息。两侧喉返神经入喉前均经环甲关节后方,故甲状软骨下角可作为寻找喉返神经的标志。

c. 甲状腺最下动脉(arteria thyroidea ima):出现率约为 10%。该动脉较小,可起自头臂干、主动脉弓、右颈总动脉或胸廓内动脉等处。沿气管前方上升,达甲状腺峡部,并与甲状腺动脉之间有吻合。在进行低位气管切开或甲状腺手术时,应特别注意。

d. 甲状腺中静脉(middle thyroid vein):自甲状腺侧叶外侧缘穿出,横过颈总动脉前方,汇入颈内静脉。该静脉短而粗、管壁薄,通常为单支,有时亦可为 2～3 支或缺如。行甲状腺次全切除术时,必须仔细结扎该静脉,以免引起出血或空气栓塞。

支配甲状腺的神经包括交感神经和副交感神经。交感神经来自颈中神经节,伴甲状腺上动脉进入腺体,主要作用是使血管收缩;副交感神经则是迷走神经的分支。

(2)甲状旁腺(parathyroid gland):为棕黄色或淡红色的扁椭圆形腺体。其表面光滑,分为上、下两对,每个重量为35～50 mg,位于甲状腺的囊鞘间隙、甲状腺实质内或在假被膜之外的气管周围结缔组织中。上甲状旁腺的位置相对恒定,位于甲状腺侧叶上、中1/3交界处的后方;而下甲状旁腺的位置变异较大,多位于侧叶后缘靠近甲状腺下动脉附近。

甲状旁腺的主要作用是调节体内钙和磷的代谢。在行甲状腺次全切除术时,若甲状旁腺被误摘,可能会引起血钙降低,导致机体发生酸中毒,进而引起中枢神经和肌肉的功能紊乱。因此,甲状腺手术时常需保留侧叶后面一薄层楔形腺体以免切下甲状旁腺,但若在切下的腺组织中发现甲状旁腺,需将其移植于周围的肌肉和筋膜中,以保证机体的正常钙、磷代谢。

甲状旁腺的血液供给和神经支配与甲状腺相同。

(3)气管颈部(cervical part of trachea):由6～8个气管软骨环和气管膜壁构成,横径为1.5～2.5 cm,于第6颈椎下缘接喉,经颈静脉切迹处入胸,移行为气管胸部。气管的前方有皮肤、浅筋膜、封套筋膜、胸骨上间隙及其内的颈静脉弓、舌骨下肌群、气管前筋膜和气管前间隙。甲状腺峡部平第2～4气管软骨环前方;上端两侧为甲状腺侧叶;后方为食管;后外侧有颈交感干及颈动脉鞘。此外,幼儿的胸腺、左头臂静脉和头臂干等可能高出胸骨颈静脉切迹,达气管颈部前面,因此在对幼儿行气管切开术时,应注意不低于第5气管软骨环,以免损伤上述结构。气管周围有疏松结缔组织包绕,活动性较大。仰头或低头时,气管可上、下移动1.5 cm。头转向一侧时,气管随之转向该侧,而食管移向对侧。气管颈部上段位置表浅,下段位置较深,距离皮肤约4 cm。因此,在行常规气管切开术时,需严格保持头部处于正中位并尽量后仰,使气管接近体表,以免损伤食管和周围的血管、神经。

气管颈部的血液供应来自甲状腺下动脉;其静脉血注入甲状腺下静脉;淋巴由颈深淋巴结收纳;气管颈部的神经支配包括交感神经和副交感神经,分别来自颈中神经节和迷走神经。

(4)食管颈部(cervical part of esophagus):在环状软骨弓平面与咽相接,下行至颈静脉切迹处,移行为胸部。食管与咽相续的起始处,为食管的第一狭窄处,距离上颌中切牙约15 cm。

食管的毗邻:前方为气管颈部,但食管位置稍偏左侧,故食管颈部手术入路以左侧为宜;食管与气管之间的沟内有喉返神经;后方隔椎前筋膜与颈长肌、脊柱颈段相邻;外侧有颈动脉鞘及甲状腺侧叶;后外侧为颈交感干。

食管颈部由甲状腺下动脉供血,静脉血回流至甲状腺下静脉。迷走神经的分支与交感神经交织构成食管丛。食管颈部的淋巴回流至颈深淋巴结。

(5)舌骨下肌群:位于舌骨下方、颈正中线两侧、封套筋膜与气管前筋膜之间,其深面为喉、气管、甲状腺等器官。该肌群可分为浅、深两层,浅层自外向内为肩胛舌骨肌和胸骨舌骨肌,深层自下而上为胸骨甲状肌和甲状舌骨肌。

①肩胛舌骨肌(omohyoid):为细长的带状肌,位于颈阔肌深面、胸骨舌骨肌外侧,分为上腹和下腹。下腹起自肩胛骨和肩胛横韧带,肌纤维斜向内上方,在环状软骨平面以下移行于中间腱。上腹自中间腱斜向内上方,并列于胸骨舌骨肌外侧,止于舌骨体外侧部的下缘,中间腱借气管前筋膜连于锁骨。该肌上腹由颈袢上根(C1)的分支支配,下腹由颈袢下根(C2、C3)的分支支配。

②胸骨舌骨肌(sternohyoid):为窄的带状肌,位于颈前正中线两侧、肩胛舌骨肌内侧。起自胸骨柄和锁骨胸骨端的后面,肌纤维在颈正中线两侧垂直上行,止于舌骨体内侧部的下缘。由颈袢(C1～C3)的分支支配。

③胸骨甲状肌(sternothyroid):为长带状肌,上窄下宽,较胸骨舌骨肌短而宽,位于胸骨舌骨肌深面并被其覆盖。下端起自胸骨柄的后面及第一肋软骨,肌纤维斜向外上方,止于甲状软骨斜线。由颈袢(C1～C3)的分支支配。

④甲状舌骨肌(thyrohyoid)：为短小的长方肌，是胸骨甲状肌向上的延续，位于胸骨舌骨肌深面。起自甲状软骨斜线，肌纤维斜向外上方，止于舌骨体外侧部及舌骨大角。该肌受舌下神经分支支配。

舌骨下肌群的共同作用是下降舌骨和喉。甲状舌骨肌在吞咽时可提喉使之靠近舌骨。舌骨上、下肌群共同收缩，能固定舌骨，有助于附着在舌骨的诸肌活动。

第四节 胸锁乳突肌区及颈根部

一、胸锁乳突肌区

(一) 境界

胸锁乳突肌区指胸锁乳肌所在的区域。上界为乳突和上项线外侧 1/3，下界为胸骨和锁骨胸骨端的上缘，前、后缘分别为胸锁乳突肌的前缘和后缘。

胸锁乳突肌的起点有两个头，分别为胸骨头和锁骨头。胸骨头起自胸骨柄前面，锁骨头起自锁骨内侧 1/3 段的上缘，两头汇合后向后外上终于乳突外面及上项线外侧 1/3 段。胸骨头和锁骨头之间的三角形间隙称为锁骨上小窝。该肌的血液供应来自甲状腺上动脉和枕动脉的分支，由副神经和第 2、3 颈神经前支支配。

(二) 内容

胸锁乳突肌浅面为皮肤、浅筋膜、封套筋膜，包裹胸锁乳突肌形成胸锁乳突肌鞘；深面有颈袢、颈动脉鞘、颈丛和颈交感干。

1. 颈袢(ansa cervicalis) 由第 1～3 颈神经前支(C1～C3)的分支构成。第 1 颈神经前支(C1)形成颈袢上根，部分纤维先随舌下神经走行，至颈动脉三角内离开舌下神经，沿颈内动脉和颈总动脉的浅面下行，称为舌下神经降支，又称颈袢上根。第 2、3 颈神经前支(C2～C3)构成颈袢下根，在颈动脉鞘表面下行，至肩胛舌骨肌中间腱的上缘附近。颈袢上、下根于环状软骨弓水平汇合，形成环状的颈袢。颈袢发出分支支配除甲状舌骨肌以外的舌骨下肌群(包括浅层的肩胛舌骨肌、胸骨舌骨肌及深层的胸骨甲状肌)。故施行甲状腺手术时，多在平环状软骨处切断舌骨下诸肌，以避免损伤颈袢的肌支。

2. 颈动脉鞘及其内容 颈筋膜浅、中、深层融合，包裹颈内静脉、颈总动脉、颈内动脉和迷走神经形成颈动脉鞘，上起自颅底，下续纵隔。颈动脉鞘的全长有颈内静脉和迷走神经，颈内动脉位于颈动脉鞘的上部，颈总动脉居其下部。它们在颈动脉鞘内的位置关系如下：在颈动脉鞘的上部，颈内动脉居于前内侧，颈内静脉位于后外侧，迷走神经居于两者的后内方；在颈动脉鞘的下部，颈总动脉位于后内侧，颈内静脉位于前外侧，迷走神经位于两者的后方。

颈动脉鞘浅面有胸锁乳突肌、胸骨舌骨肌、胸骨甲状肌、肩胛舌骨肌下腹、颈袢、甲状腺上静脉、甲状腺中静脉；颈动脉鞘深面有甲状腺下动脉横过(左侧还有胸导管弓)，并与颈交感干、椎前肌和颈椎横突等隔椎前筋膜相邻；颈动脉鞘内侧有喉返神经、甲状腺侧叶、喉、气管、咽和食管等；颈动脉鞘外侧有膈神经。

3. 颈丛(cervical plexus) 位于胸锁乳突肌上部深面，中斜角肌和肩胛提肌起始端的前方。由第 1～4 颈神经前支组成，分支有皮支、肌支和其他神经连接的交通支。

颈丛皮神经在第二章第二节已进行叙述。

膈神经由前斜角肌上端外侧浅出，并沿该肌前面下降至内侧，在锁骨下动、静脉之间经胸廓上口进入胸腔。

国人中出现率约为48%的副膈神经,常见于一侧。该神经发出部位变化较大,多发自第4、5颈神经。发出后先在膈神经外侧下行,于锁骨下静脉上方或下方加入膈神经。

颈丛分支与舌下神经之间交通组成颈袢(也称舌下神经袢)。

4. 颈交感干(cervical sympathetic trunk) 在第1肋颈前方续于胸交感干,上至颅底,位于颈动脉鞘后方,并被椎前筋膜所覆盖。颈交感干由颈上神经节、颈中神经节、颈下神经节以及连接它们的节间支构成。三个神经节的节前纤维来源于上胸段脊髓,经上部胸神经及其白交通支至交感干,在交感干内上行到颈部上、中、下神经节内换元后,节后纤维分布于头颈和上肢的血管、汗腺、立毛肌等。

(1)颈上神经节(superior cervical ganglion):最大,呈梭形,长约2.5 cm,位于第2、3颈椎横突前方、颈动脉鞘与头长肌之间、迷走神经上神经节下部后方,发出的分支有血管支、灰交通支、心上神经和咽支。

①血管支:有数支颈内动脉神经和颈外动脉神经,分别缠绕两动脉构成颈内动脉丛和颈外动脉丛,随血管的分支分布于头颈部腺体、血管壁、皮肤汗腺和立毛肌等。

②灰交通支:穿头长肌至第1~4颈神经,随第1~4颈神经的分支分布。

③心上神经:有2~3条,于颈总动脉与颈长肌之间下行,经甲状腺下动脉和喉返神经前方,并与之交叉后,与交感干其他心神经或迷走神经心支连接或合并一起下行,入胸腔形成心丛。其中,右侧心上神经经锁骨下动脉后下行,从主动脉弓后方入心深丛;左侧心上神经经左颈总动脉的前方下行至胸腔,从主动脉弓前方入心浅丛。

④咽支:与迷走神经、舌咽神经的分支在咽壁组成咽丛。

另外,颈上神经节发出一些分支与迷走神经下节、舌下神经和舌咽神经相交通。

(2)颈中神经节(middle cervical ganglion):三个颈交感神经节中最小的一个,有时缺如。常平第6颈椎横突,位于颈总动脉与甲状腺下动脉之间。颈中神经节的分支包括灰交通支、甲状腺支和心中神经。

①灰交通支:经颈中神经节换元后,发出纤维向后外随第5、6颈神经分布。

②甲状腺支:与甲状腺下动脉伴行,并与喉上神经外支、喉返神经相连,分布于甲状腺与甲状旁腺。

③心中神经:交感神经最大的心支,可起自颈中神经节、颈下神经节之间的交感干。右侧的心中神经在颈总动脉后方,经锁骨下动脉前面或后面沿气管下降,左侧在颈总动脉和锁骨下动脉之间入胸腔,两侧心中神经均加入心深丛。

颈中神经节与颈下神经节之间有两条节间支,其中一支勾绕锁骨下动脉,形成锁骨下袢。

(3)颈下神经节(inferior cervical ganglion):形态不规则,位于第7颈椎横突根部和第1肋骨颈之间,常与第1胸神经节合并称为星状神经节。颈下神经节的分支包括灰交通支、血管支和心下神经。

①灰交通支:分布于第7、8颈神经和第1胸神经。

②血管支:缠绕锁骨下动脉及其分支形成神经丛,随锁骨下动脉的分支分布。

③心下神经:经锁骨下动脉后方入胸腔,沿气管前面下行加入心深丛(图2-12、图2-13)。

二、颈根部

(一)境界

颈根部指颈部、胸部及腋区之间的接壤部位,由进出胸廓上口的诸结构占据。前界为胸骨柄,两侧为第1肋,后界为第1胸椎体。

图 2-12 颈根部(左侧观)

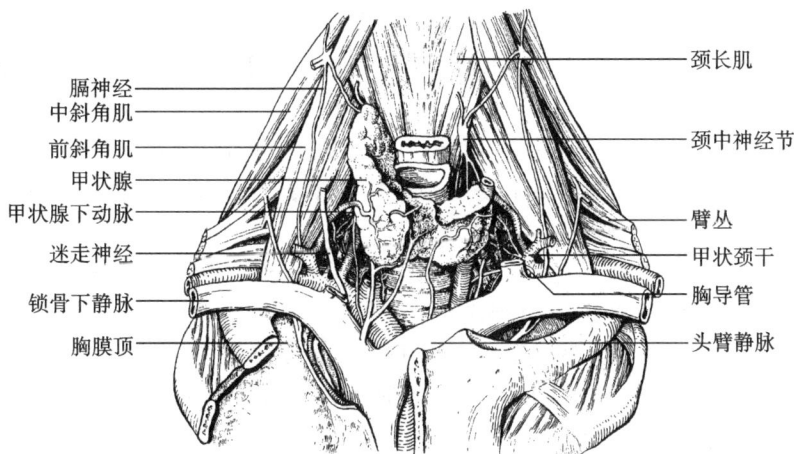

甲状腺上动脉
迷走神经
甲状腺
甲状腺下静脉
胸小肌

颈丛
膈神经
臂丛
前斜角肌
锁骨下静脉

图 2-13 颈根部(前面观)

膈神经
中斜角肌
前斜角肌
甲状腺
甲状腺下动脉
迷走神经
锁骨下静脉
胸膜顶

颈长肌
颈中神经节
臂丛
甲状颈干
胸导管
头臂静脉

前斜角肌是颈根部的重要标志,其前内侧为往来于颈部和胸部之间的纵行结构如颈总动脉、颈内静脉、迷走神经、膈神经、颈交感干、胸导管和胸膜顶等;前方、后方和外侧有胸、颈部与上肢之间的横行神经和血管如锁骨下动脉、锁骨下静脉和臂丛等。

(二)内容

颈根部的结构有胸膜顶、肺尖、锁骨下动脉及其分支、锁骨下静脉及其属支、胸导管、右淋巴导管、膈神经、迷走神经等。

1. 胸膜顶(cupula of pleura)及肺尖 肺尖即肺的上端,呈钝圆形,经胸廓上口突入颈根部,达锁骨内侧 1/3 段上方 2~2.5 cm。胸膜顶是覆盖肺尖部的壁胸膜,由肋胸膜和纵隔胸膜向上延续,与肺尖表面的脏胸膜相邻。在胸锁关节与锁骨中、内 1/3 交界处之间,胸膜顶高出锁骨上方 2.5~3 cm,相当于第 7 颈椎高度。胸膜顶前方有锁骨下动脉及其分支、前斜角肌、锁骨下静脉、膈神经和迷走神经;左侧还有胸导管颈部跨越注入左静脉角;后方有颈交感干和第 1 胸神经前支;外侧有中斜角肌和臂丛;内侧相邻结构左右不同,左侧是锁骨下静脉和左头臂静脉,右侧为头臂干、右头臂静脉和气管;后方从第 7 颈椎横突、第 1 肋颈和第 1 胸椎体连至胸膜顶的筋膜称为胸膜上膜(suprapleural membrane),又称 Sibson 筋膜,具有悬吊作用,因此在行肺萎陷手术时必须

Note

43

切断该筋膜，以使肺尖塌陷。

2. 锁骨下动脉（subclavian artery） 左、右锁骨下动脉分别起自主动脉弓和头臂干，后经胸膜顶前上方呈弓形向外侧，穿斜角肌间隙至第1肋外缘，续于腋动脉。锁骨下动脉以前斜角肌为标志可分为三段，第1段居于胸膜顶前上方，第2段位于前斜角肌后方，第3段从前斜角肌外侧至第1肋上面。锁骨下动脉的主要分支如下。

（1）椎动脉（vertebral artery）：起自锁骨下动脉第1段，沿前斜角肌内侧上行，依次穿过第6至第1颈椎横突孔，经寰椎的椎动脉沟，继而穿枕骨大孔入颅，沿途发出分支分布于脊髓、脑和内耳。临床上，由于颈椎骨质增生或退行性病变等原因压迫横突孔内穿过的椎动脉，可能引起椎基底动脉循环障碍、脑供血不足，表现为头痛、头晕等颈椎病症状。

（2）胸廓内动脉（internal thoracic artery）：起自锁骨下动脉第1段，椎动脉起点的相对侧，在锁骨下动脉和胸膜顶之间下行入胸腔，发出分支分布于胸前壁、心包、膈和乳房等处。

（3）甲状颈干（thyrocervical trunk）：在椎动脉外侧、前斜角肌内侧缘处起自锁骨下动脉，为一动脉短干，起始后立即分为甲状腺下动脉、肩胛上动脉等分支，分布于甲状腺、咽、食管、喉、气管、肩部肌、脊髓及其被膜等处。

（4）肋颈干（costocervical trunk）：发起位置不定，常起自锁骨下动脉第1段或第2段后壁，很快分为颈深动脉和最上肋间动脉，分布至颈深肌和第1、2肋间隙后部。

有时，锁骨下动脉的第3段会发出肩胛上动脉或颈横动脉。

3. 锁骨下静脉（subclavian vein） 在第1肋外缘处续于腋静脉，在腋动脉的前下方走行，至胸锁关节后方与同侧颈内静脉汇合成头臂静脉。锁骨下静脉的主要属支有颈外静脉和腋静脉。此静脉的管壁与第1肋骨膜、锁骨下肌和前斜角肌表面的筋膜紧密结合，损伤后容易形成空气栓塞。临床上，可在锁骨的胸骨端与第1肋之间或锁骨上施行锁骨下静脉穿刺术，以进行长期输液、心导管插入和中心静脉压测定等。

4. 淋巴导管 淋巴导管由淋巴干汇合而成，左侧的淋巴导管又称胸导管，左、右两侧的淋巴导管分别注入左、右静脉角。少数淋巴管注入盆腔静脉、肾静脉、肾上腺静脉和下腔静脉等。

（1）胸导管（thoracic duct）：全身最大的淋巴管，平第12胸椎下缘起自乳糜池，沿食管左侧上行，穿胸廓上口进入颈根部，至第7颈椎高度形成胸导管弓，经颈动脉鞘后方、椎血管和颈交感干等结构的前方，向下注入左静脉角。注入静脉角前，胸导管常接受左颈干、左锁骨下干和左支气管纵隔干的淋巴，上述三条淋巴干也可单独注入静脉角。胸导管在注入静脉角处有一对瓣膜，可防止血液逆流入胸导管。胸导管前方为颈动脉鞘；后方有椎动脉、椎静脉、颈交感干、甲状颈干、膈神经和锁骨下动脉等。

（2）右淋巴导管（right lymphatic duct）：长1~1.5 cm，由右颈干、右锁骨下干和右支气管纵隔干汇合而成，居右颈根部，注入右静脉角。右淋巴导管引流右上肢、右胸部和右头颈部的淋巴，与胸导管之间存在交通。但右淋巴导管的出现率仅为20%左右，故各淋巴干有时也可直接注入右锁骨下静脉或右颈内静脉。

在进行颈根部手术时，应注意不要损伤淋巴导管，以避免形成乳糜漏或淋巴漏。临床上，可行胸导管逆行造影、引流术或颈内静脉吻合术等。

5. 膈神经（phrenic nerve）和副膈神经 膈神经由第3~5颈神经前支组成，从胸锁乳突肌深面，沿前斜角肌前面，椎前筋膜深面斜降而下，在颈根部经胸膜顶前内侧、迷走神经外侧，穿锁骨下动、静脉之间入胸腔。膈神经前方有胸锁乳突肌、肩胛舌骨肌中间腱、颈内静脉、颈横动脉和肩胛上动脉；内侧有颈升动脉；左侧前方邻接胸导管弓。因颈淋巴结清扫术系在椎前筋膜浅面进行，故一般不易伤及膈神经，但在切断由深面穿出的颈丛分支时，应小心避免损伤颈交感干。

副膈神经出现率约为48%，常发生于膈神经起始部，行于膈神经外侧，经锁骨下静脉后方进入胸腔。约57%的副膈神经在锁骨下静脉下方与膈神经结合。

Note

6. 迷走神经(vagus nerve) 在颈总动脉与颈内静脉之间下行入胸腔。右迷走神经行经右锁骨下动脉第 1 段前面时发出喉返神经,绕过右锁骨下动脉返回颈部。左迷走神经经主动脉弓的前方,在其下方发出喉返神经,左喉返神经勾绕主动脉弓返回颈部。

7. 前斜角肌(scalenus anterior) 位于胸锁乳突肌下部深面,是颈根部的重要标志。在胸锁乳突肌与前斜角肌之间有颈内静脉及膈神经等。前斜角肌下半部的浅面自上而下有颈横动脉、肩胛上动脉及锁骨下静脉横行跨越;其内侧有锁骨下动脉第 1 段;其左侧有胸导管;其后方有臂丛及锁骨下动脉第 2 段;其外侧有臂丛及锁骨下动脉第 3 段;其后内侧有胸膜顶(图 2-13)。

8. 椎动脉三角 椎动脉三角为颈根部的一个重要局部结构。

(1)境界:内侧界为颈长肌,外侧界为前斜角肌,下界为锁骨下动脉第 1 段,尖为第 6 颈椎横突前结节。

(2)内容:椎动脉三角内的主要结构有胸膜顶、椎动脉、椎静脉、甲状颈干、甲状腺下动脉、颈交感干和颈胸神经节(又称星状神经节)等。

(3)毗邻:椎动脉三角的前方有迷走神经、颈动脉鞘、膈神经及胸导管弓(左侧)等;后方有第 7 颈椎横突、第 8 颈神经前支及第 1 肋颈。

第五节 颈外侧区

颈外侧区又称颈后三角,由胸锁乳突肌后缘、斜方肌前缘和锁骨中 1/3 上缘围成。由中间穿行的肩胛舌骨肌下腹将颈后三角分为上方的枕三角和下方的锁骨上三角(又称锁骨上大窝)。

一、枕三角

(一)境界

枕三角位于胸锁乳突肌后缘、斜方肌前缘和肩胛舌骨肌下腹上缘之间,也称为肩胛舌骨肌斜方肌三角。浅层的皮肤、浅筋膜和封套筋膜构成枕三角的顶,深面的椎前筋膜和深层肌(头夹肌、肩胛提肌、前斜角肌、中斜角肌、后斜角肌)构成枕三角的底。

(二)内容

枕三角内的主要内容包括副神经及其周围的颈深淋巴结,以及颈丛皮神经等(图 2-14)。

1. 副神经(accessory nerve) 从颈静脉孔伴随颈内静脉、舌咽神经和迷走神经穿出颅底,经二腹肌后腹深面,颈内静脉前外侧,在胸锁乳突肌上部前缘穿入并发出肌支支配该肌。其本干在胸锁乳突肌后缘中、上 1/3 交点处穿出胸锁乳突肌进入枕三角,穿出处被颈丛皮神经的枕小神经勾绕,作为确定副神经的标志性结构。在枕三角内,副神经沿肩胛提肌表面,经枕三角中份,在斜方肌前缘中、下 1/3 交界处进入该肌深面,并支配该肌。副神经的此段位置表浅,周围有淋巴结排列,在行颈部淋巴结清扫时应避免损伤。枕三角以副神经为界,副神经上方无重要结构,是安全区;副神经下方是血管神经密集区,为"危险区"。

2. 副神经淋巴结 在枕三角内,沿副神经周围分布的淋巴结称为副神经淋巴结,收纳耳后的淋巴,其输出淋巴管注入颈外侧下深淋巴结,或直接注入颈干。

3. 颈丛(cervical plexus) 颈丛皮神经在胸锁乳突肌后缘中点穿封套筋膜浅出,分布于头部、颈部、胸前上部及肩上部的皮肤。包括枕小神经、耳大神经、颈横神经以及锁骨上神经。

4. 臂丛(brachial plexus)的分支 臂丛的分支包括肩胛背神经、肩胛上神经和胸长神经等。

(1)肩胛背神经(dorsal scapular nerve):由第 5 颈神经前支发出,位于副神经与臂丛上缘之

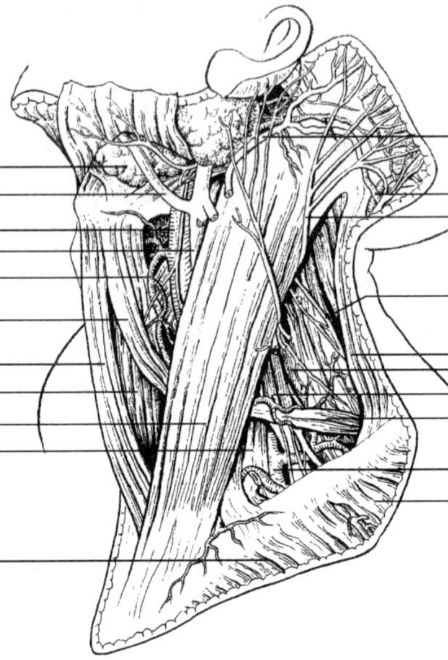

图2-14　颈外侧区（枕三角）

间，略与副神经平行，居于椎前筋膜深面（以此与副神经区分），经中斜角肌与肩胛提肌之间，向后分布于肩胛提肌和大、小菱形肌等。

（2）肩胛上神经（suprascapular nerve）：由臂丛上干分出，向外与同名血管伴行，经肩胛上切迹至冈上窝，绕肩胛冈外侧缘至冈下窝，分布于冈上肌、冈下肌和肩关节等。在肩胛上切迹处，该神经易损伤，损伤后表现为冈上、下肌无力以及肩关节疼痛等症状。

（3）胸长神经（long thoracic nerve）：由第5～7颈神经前支发出，伴随胸外侧动脉沿前锯肌表面下行，分布于前锯肌和乳房外侧。损伤后可致前锯肌瘫痪，出现"翼状肩"畸形。

二、锁骨上三角

（一）境界

锁骨上三角位于锁骨上方，由胸锁乳突肌后缘下段、肩胛舌骨肌下腹以及锁骨中1/3上缘围成，在体表呈明显的凹陷，又称为锁骨上大窝。其浅层依次为皮肤、浅腹膜和封套筋膜，深面为斜角肌下份及椎前筋膜。

（二）内容

锁骨上三角内包含锁骨下静脉、锁骨下动脉、臂丛等结构（图2-15）。

1. 锁骨下静脉（subclavian vein）　于第1肋外缘续于腋静脉，有颈外静脉和肩胛背静脉注入。在该三角内，锁骨下静脉经锁骨下动脉第3段的前下方，行于膈神经和前斜角肌下端的前面，达胸膜顶前方，在前斜角肌内侧与同侧颈内静脉汇合成头臂静脉（又称无名静脉）。

2. 锁骨下动脉（subclavian artery）　与臂丛伴行，经斜角肌间隙进入锁骨上三角，走向腋窝。在此三角内的是锁骨下动脉的第3段，其下方为第1肋，后上方有臂丛，前下方为同名静脉。在此三角内，还可见锁骨下动脉的直接或间接分支：肩胛背动脉、颈横动脉、肩胛上动脉等，至斜方肌及肩胛区。

3. 臂丛　由第5～8颈神经前支和第1胸神经前支的一部分组成。各神经出椎间孔后，前支形成臂丛的5个根，然后组成上、中、下干，即第5、6颈神经前支合为上干，第7颈神经前支为中干，第8颈神经前支和第1胸神经一部分前支合成下干。各干在锁骨中点上方分为前、后两股，上干和中干的前股汇合成外侧束，下干的前股自成内侧束，三个干的后股汇合成后束，分别位于

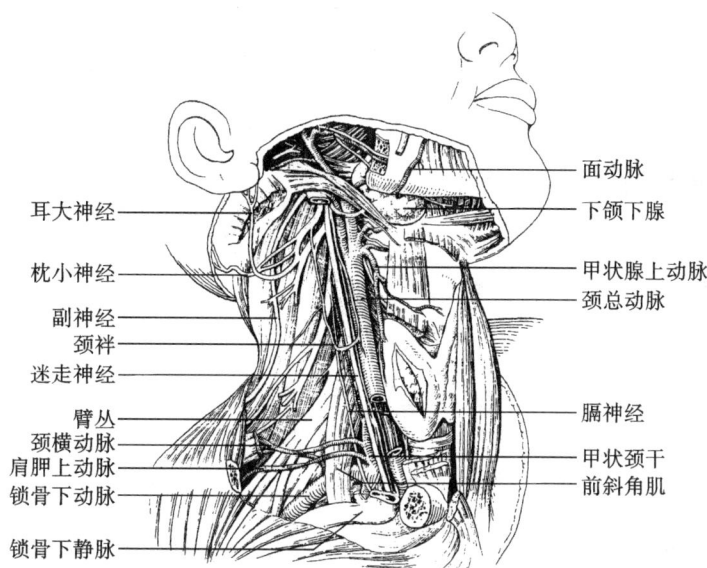

图 2-15 颈外侧区（锁骨上三角）

腋动脉的外侧、内侧和后方。椎前筋膜向外下延续，包绕臂丛和锁骨下动、静脉形成腋鞘。臂丛在锁骨中点上方 2 cm 处比较集中且位置表浅，常作为臂丛阻滞麻醉的部位。但应注意臂丛内侧有胸膜顶，内下方有锁骨下动脉等重要结构，切勿损伤。

第六节 颈部淋巴结

颈部淋巴结数目较多，不仅收纳头部、颈部的淋巴，还收纳胸部及上肢的部分淋巴。

一、颈上部淋巴结

颈上部淋巴结沿头部、颈部交界处排列，从前向后可分为五组：颏下淋巴结、下颌下淋巴结、腮腺淋巴结、乳突淋巴结和枕淋巴结。

（一）颏下淋巴结

颏下淋巴结（submental lymph node）位于颏下三角内，有 1～3 个。收纳颏部、下唇中部、口底及舌尖等处的淋巴，注入下颌下淋巴结及颈内静脉二腹肌淋巴结。

（二）下颌下淋巴结

下颌下淋巴结（submandibular lymph node）在下颌下三角内，位于下颌下腺附近和下颌下腺实质内。收纳眼、鼻、唇、牙、舌及口底的淋巴，汇入颈外侧上、下深淋巴结。

（三）腮腺淋巴结

腮腺淋巴结（parotid lymph node）分为浅、深两群，分别位于腮腺表面和实质内，收纳额部、颅顶、颞区、腮腺、耳廓、外耳道等处的淋巴，注入颈外侧浅淋巴结及颈外侧上深淋巴结。

（四）乳突淋巴结

乳突淋巴结（mastoid lymph node）位于耳后，胸锁乳突肌止点浅面，又称耳后淋巴结，收纳耳廓、颅顶部、颞区的淋巴。

Note

（五）枕淋巴结

枕淋巴结（occipital lymph node）分为浅、深两群，分别位于斜方肌起点表面和头夹肌深面，收纳枕部和项部的淋巴。

二、颈前区淋巴结

颈前区淋巴结位于颈前正中部，舌骨下方，两侧胸锁乳突肌和颈动脉鞘之间，又称颈前淋巴结，分为颈前浅淋巴结和颈前深淋巴结。

（一）颈前浅淋巴结

沿颈前静脉排列，收纳舌骨下区的浅淋巴，其输出淋巴管注入颈外侧下深淋巴结或锁骨上淋巴结。

（二）颈前深淋巴结

分布于喉、甲状腺和气管颈部的前方及两侧，包括喉前淋巴结、甲状腺淋巴结、气管前淋巴结和气管旁淋巴结，收纳甲状腺、喉、气管颈部、食管颈部等处的淋巴，其输出淋巴管注入颈外侧上、下深淋巴结。

三、颈外侧区淋巴结

颈外侧区淋巴结即颈外侧淋巴结，以颈筋膜浅层为界，分为颈外侧浅淋巴结和颈外侧深淋巴结。

（一）颈外侧浅淋巴结

沿颈外静脉排列，引流颈外侧浅层结构的淋巴，并收纳枕淋巴结、乳突淋巴结和腮腺淋巴结的输出淋巴管，其输出淋巴管注入颈外侧深淋巴结。

（二）颈外侧深淋巴结

主要沿颈内静脉排列，部分淋巴结沿副神经和颈横血管排列。以肩胛舌骨肌为界，分为颈外侧上深淋巴结和颈外侧下深淋巴结。

1. 颈外侧上深淋巴结　位于胸锁乳突肌深面，主要沿颈内静脉上段排列。其中，位于面静脉、颈内静脉和二腹肌后腹之间的淋巴结称为颈内静脉二腹肌淋巴结，引流鼻咽部、腭扁桃体和舌根的淋巴，鼻咽癌和舌根癌常首先转移至该淋巴结。位于颈内静脉与肩胛舌骨肌交叉处的淋巴结称为颈内静脉肩胛舌骨肌淋巴结，引流舌尖的淋巴，舌尖癌常首先转移至该淋巴结。沿副神经排列的淋巴结称为副神经淋巴结。颈外侧上深淋巴结引流鼻、舌、咽、喉、甲状腺、气管、食管、枕部、项部和肩部等处的淋巴，并收纳枕、耳后、腮腺、下颌下、颏下和颈外侧浅淋巴结等的输出淋巴管，其输出淋巴管注入颈外侧下深淋巴结，或直接注入颈干。

2. 颈外侧下深淋巴结　主要沿颈内静脉下段排列。其中，沿颈横血管分布的淋巴结称为锁骨上淋巴结，位于前斜角肌前方的淋巴结称为斜角肌淋巴结，左侧的斜角肌淋巴结又称为Virchow淋巴结。若患有胸、腹、盆部的肿瘤，尤其是食管腹段肿瘤和胃癌，癌细胞栓子可经胸导管转移至该淋巴结，常可在胸锁乳突肌后缘与锁骨上形成的夹角处触摸到肿大的淋巴结。颈外侧下深淋巴结引流颈根部、胸壁上部和乳房上部的淋巴，并收纳颈前淋巴结、颈外侧浅淋巴结和颈外侧上深淋巴结的输出淋巴管，其输出淋巴管合成颈干，其中左侧的颈干注入胸导管，右侧的颈干注入右淋巴导管。

第七节 颈部解剖操作

一、皮肤切口与翻皮

（1）用木枕将肩部垫高或让头部下垂于操作台的边缘，使头部尽量后仰，伸展颈部。

（2）摸认体表标志，包括下颌骨下缘、下颌角、乳突、舌骨、甲状软骨、喉结（男性）、颈静脉切迹、锁骨和肩峰等。

（3）切口。

①从颏下中点向下做正中切口至颈静脉切迹。

②自正中切口的上端，向左、右两侧沿下颌骨下缘切至乳突。

③从颈部正中切口的下端，向左、右两侧沿锁骨切至肩峰。

④从正中切口的上端或下端提起皮片，逐渐向外侧翻起，显露颈阔肌。

二、层次解剖

（一）解剖颈部浅层结构

1. 解剖颈阔肌 观察颈阔肌的起止点和肌纤维走向，横断该肌中部，并将断端向上、下翻起。此肌深面有颈部的浅静脉（颈外静脉、颈前静脉及颈前静脉弓）、颈丛皮神经、面神经颈支和下颌缘支以及浅层淋巴结，注意不要损伤这些结构。

2. 解剖颈前静脉 在颈部正中线两侧的浅筋膜内寻找颈前静脉，向下追踪至胸骨上间隙处，沿途可见颈前淋巴结，观察后将其清除。

3. 解剖颈外静脉及颈丛皮神经 在下颌角的后下方，从胸锁乳突肌表面分离出颈外静脉。此静脉下端在锁骨上方穿入深筋膜。沿该静脉向下可见颈外侧浅淋巴结，观察后将其清除。从胸锁乳突肌后缘中点处找出并修整从该肌表面上行的耳大神经、从后缘深面行向后上的枕小神经、从中份表面前行的颈横神经和向下跨越锁骨上方的锁骨上神经的三个分支（分别位于锁骨内侧端、中份和外侧）。

（二）解剖舌骨上区

1. 解剖颏下三角 清除颏下深筋膜浅层及颏下淋巴结，辨认颏下三角。该三角由左、右两侧二腹肌的前腹与舌骨体围成，三角的深面为下颌舌骨肌。

2. 解剖下颌下三角 下颌下三角由二腹肌前、后腹和下颌骨下缘围成。修洁二腹肌后，确认下颌下三角的境界，切开颈深筋膜浅层形成的下颌下腺鞘，清除下颌下三角内的下颌下淋巴结，观察下颌下三角内的结构。

（1）解剖面动脉、面静脉：在下颌下腺与下颌骨之间找出面动脉，追踪至面部；在下颌下腺表面找出面静脉。

（2）解剖下颌舌骨肌及神经：将下颌下腺翻向上方，修洁二腹肌后腹和茎突舌骨肌，紧贴下颌骨切断二腹肌的前腹，向后翻开。修洁下颌舌骨肌，在该肌表面找出下颌舌骨肌神经。

（3）解剖舌骨舌肌浅面的结构：紧贴舌骨切断下颌舌骨肌，翻向前方，显露并修洁深面的舌骨舌肌。舌骨舌肌浅面的结构有下颌下腺深部前缘、下颌下腺管、舌神经、舌下神经（其后有颈袢上根）、舌动脉及其伴行的同名静脉。在下颌下腺深部前缘及舌骨舌肌表面找出下颌下腺管和舌神经、下颌下神经节。舌神经先在下颌下腺管的后上方，后转向该管的外侧，勾绕该管至其内侧，分

Note

布于舌及舌下腺。沿二腹肌后腹下缘找出舌下神经,向后上方追踪找出颈袢上根。在舌骨大角上方与舌下神经之间寻找舌动脉及其伴行的舌静脉。舌动脉在舌骨舌肌的后缘穿舌骨舌肌进入其深面,并发出分支,后于舌骨舌肌的前缘分成舌下动脉和舌深动脉两终支。

（三）解剖舌骨下区

清除舌骨下区浅筋膜,修洁舌骨下肌群和胸锁乳突肌（保留颈外静脉、颈前浅静脉及静脉弓和颈丛皮神经）。

1. 解剖封套筋膜及颈静脉弓 清除浅筋膜,观察封套筋膜,封套筋膜环绕整个颈部,形成胸锁乳突肌鞘、斜方肌鞘、下颌下腺鞘,直至面部形成腮腺咬肌筋膜。在胸骨柄上方构成胸骨上间隙,此间隙内连接左、右颈前静脉的颈静脉弓。

2. 解剖胸锁乳突肌 切断胸锁乳突肌的起点（起自胸骨柄和锁骨的胸骨端）,向上翻起,找出支配该肌的副神经和颈外动脉的分支,这些血管神经在此肌的上份深面进入该肌,副神经继续行向后下,进入枕三角。

3. 解剖气管前筋膜及颈袢 修洁舌骨下肌群,在各肌外侧缘筋膜中,剖出颈袢至各肌的分支。沿分支向上追踪颈袢至颈动脉鞘,平胸骨柄上缘切断胸骨舌骨肌,翻向上方。修洁胸骨甲状肌和甲状舌骨肌。切断胸骨甲状肌的下端并翻起,暴露气管前方,注意包裹甲状腺的假被膜,观察气管前间隙内的内容。在颈动脉鞘前方找出颈袢的上、下两根,观察上根与舌下神经的关系,下根与上根在颈动脉鞘的表层形成颈袢。

4. 解剖颈动脉鞘 纵向切开颈动脉鞘,辨认颈总动脉、颈内动脉、颈内静脉和迷走神经,观察它们的位置关系。解剖颈内静脉,仔细清理并观察该静脉下部的毗邻关系:前方为锁骨和锁骨下肌;后方为前斜角肌及其表面的膈神经、胸膜顶及下方的肺尖;后下方紧贴第1肋;后上方为从斜角肌间隙内穿过的锁骨下动脉和臂丛。观察颈内静脉与锁骨下静脉形成的静脉角,尽量识别颈内静脉的各属支（面总静脉、舌静脉、甲状腺上静脉、甲状腺中静脉）,若影响对其他结构的观察,可将颈内静脉剪断。在颈总动脉、颈内动脉和颈内静脉的后面寻找迷走神经。在喉的两侧找到喉上神经,追溯至迷走神经。

5. 解剖颈外侧深淋巴结 沿颈动脉鞘寻找颈深淋巴结群。该淋巴结群以肩胛舌骨肌中间腱为界,分为上、下两组。

6. 解剖颈动脉三角 清除舌骨下区深筋膜浅层,观察颈动脉三角,该三角由胸锁乳突肌上份的前缘、肩胛舌骨肌上腹和二腹肌后腹构成。

（1）观察颈总动脉的分支:颈总动脉分为颈内动脉和颈外动脉,观察两者的位置关系,用手指触摸辨认颈总动脉末端和颈内动脉起始处的颈动脉窦。在颈内、外动脉分叉处的后方,寻找颈动脉小球以及进入小球的神经（颈动脉窦支）,向上修洁颈内、颈外动脉。

（2）解剖颈外动脉的分支及邻近的神经:从颈外动脉的起始部,向上依次寻找甲状腺上动脉、舌动脉、面动脉和枕动脉,或者先找到舌骨大角,平舌骨大角颈外动脉发出舌动脉,舌动脉在舌骨大角的前上方潜入口腔底部。在舌动脉下方,自甲状软骨上缘高度的颈外动脉前壁,发出甲状腺上动脉朝前下方走行,伴行喉上神经的外支,在接近甲状腺侧叶上极约1 cm处,喉上神经弯向内侧离开甲状腺上动脉,甲状腺上动脉进入甲状腺侧叶分布于喉和甲状腺。在舌动脉上方,面动脉从颈外动脉前壁发出,通过二腹肌后腹与茎突舌骨肌深面入下颌下三角。在颈外动脉后外壁上,舌动脉上方,颈外动脉发出枕动脉,沿二腹肌后腹下缘行向后上,经乳突根部内侧向后,在斜方肌与胸锁乳突肌附着点之间穿出筋膜至枕部皮下。在二腹肌后腹下方,颈外动脉和颈内动脉的浅面再次确认舌下神经,向前上方经二腹肌后腹深面,追踪至下颌下三角。

7. 解剖肌三角 肌三角的内侧界是颈前正中线,外下界为胸锁乳突肌的前缘,外上界为肩胛舌骨肌的上腹。

（1）解剖甲状腺：清除颈深筋膜中层的筋膜，暴露出甲状腺。观察甲状腺侧叶、峡部和（或）锥状叶。

（2）解剖甲状腺中静脉及甲状腺上静脉：在甲状腺中部的两侧剖出甲状腺中静脉；在甲状腺上极附近剖出甲状腺上静脉。

（3）解剖甲状腺侧叶上极的血管及神经：在甲状腺上极附近剖出甲状腺上动脉及伴行的喉上神经外支。

（4）解剖甲状腺下动脉及喉返神经：将甲状腺侧叶从后向前翻起，在甲状腺下极处寻找甲状腺下动脉，追踪至甲状颈干。在气管、食管旁沟内寻找喉返神经，观察该神经与甲状腺下动脉的交叉关系。

（5）解剖甲状腺被膜：在暴露甲状腺和邻近器官时，观察气管前筋膜包裹甲状腺形成的甲状腺假被膜，又称为甲状腺鞘。切开甲状腺鞘进入囊鞘间隙，再切开甲状腺的真被膜，即甲状腺外膜或纤维囊，以暴露甲状腺实质。

（6）观察甲状旁腺：在甲状腺侧叶后面上、中交点和中、下 1/3 的腺实质内或结缔组织中，寻找上、下甲状旁腺。

（四）解剖颈外侧区（颈后三角）

1. 境界 清除胸锁乳突肌表面的筋膜，暴露胸锁乳突肌及颈后三角内的颈深筋膜中层。清除颈深筋膜中层，暴露颈后三角内的肩胛舌骨肌下腹，由此肌将颈后三角分为上方的枕三角和下方的锁骨上三角。

2. 解剖层次 清除颈外侧区的浅筋膜，在枕三角内清除颈深筋膜浅层（封套筋膜）。

在起点处切断胸锁乳突肌并向上翻，寻找副神经，暴露肩胛舌骨肌下腹深面的颈深筋膜深层，剥离并清除颈深筋膜深层，观察其深面的颈丛和臂丛根部。

（1）解剖副神经：副神经穿颈静脉孔后进入颈动脉三角，然后向后穿胸锁乳突肌并发出肌支支配该肌，接着从胸锁乳突肌后缘上、中 1/3 交界处穿出胸锁乳突肌并行向外下方，至斜方肌前缘中、下 1/3 交界处进入斜方肌深面。修洁副神经，并找出沿副神经排列的淋巴结。在副神经下方约一指处有第 3、4 颈神经前支的分支与副神经并行，进入斜方肌深面，无须进行深入解剖。观察副神经以上区域，无任何血管和神经，是安全的局部。

（2）解剖颈丛：将颈内静脉和颈总动脉拉向内侧，清出颈丛的各神经根，再次确认其分支，即耳大神经、颈横神经、锁骨上神经和枕小神经（注意其与副神经的关系）。颈丛深面为肩胛提肌和中斜角肌，颈丛下方为前斜角肌。在前斜角肌表面找出膈神经，可见该神经从前斜角肌上份的外侧缘向内下沿该肌表面下行进入胸腔。

（3）解剖臂丛及其分支：在前斜角肌深面，找出第 5 颈神经至第 1 胸神经的前支，其中第 5、6 颈神经的前支合并成上干；第 7 颈神经前支延续为中干；第 8 颈神经和第 1 胸神经前支合成下干。各干向外下斜经锁骨上三角深部和锁骨后方进入腋腔。沿第 5 颈神经根追寻肩胛背神经，向后分布至肩背部（不必继续追寻）；沿臂丛的上干或上干的后股找出肩胛上神经至肩背部支配冈上肌和冈下肌；在臂丛和中斜角肌之间找出由第 5、6、7 颈神经根的分支形成的胸长神经，此神经在第 1 肋外侧缘跨越前锯肌上缘进入腋腔。

（4）观察前斜角肌及其周围各结构：在前斜角肌前方寻找锁骨下静脉及其属支，在静脉角处有淋巴导管注入，左侧为胸导管，右侧为右淋巴导管；在其表面寻找膈神经；在其后方寻找上方的臂丛和下方的锁骨下动脉及其分支。

（5）解剖锁骨下动脉：在前斜角肌内侧，清理锁骨下动脉第 1 段及其分支。在锁骨下动脉第 1 段的上壁，找出内侧的椎动脉和外侧的甲状颈干；在锁骨下动脉第 1 段的下壁与椎动脉起点相对处找出胸廓内动脉；在锁骨下动脉后壁找出肋颈干；在斜角肌间隙内清理被前斜角肌覆盖的锁骨下动脉第 2 段；在斜角肌的外侧，修洁锁骨下动脉第 3 段，此段可发出颈横动脉或肩胛上动脉。

（6）解剖锁骨下静脉：清理锁骨下动脉前方的锁骨下静脉。该静脉沿前斜角肌前方向内侧与颈内静脉汇合成静脉角，末端收集颈外静脉。

（五）解剖颈根部

颈根部为颈部、胸部和上肢之间的交接区，由进出胸廓上口的诸结构占据。

1. 境界和内容 前界为胸骨柄，后界为第 1 胸椎体，两侧为第 1 肋。中心标志为前斜角肌，此肌前内侧有颈总动脉、颈内静脉、迷走神经、膈神经、颈交感干、胸导管和胸膜顶等；其前、后方及外侧有锁骨下动脉、锁骨下静脉和臂丛等。

2. 解剖椎动脉三角 分离胸锁关节，在锁骨中、外 1/3 交界处锯断锁骨。紧贴其后分离锁骨下肌，取下断离的锁骨。清除颈外侧区深筋膜，观察椎动脉三角。该三角的内侧界为颈长肌外侧缘，外侧界为前斜角肌内侧缘，下界为锁骨下动脉第 1 段，后壁为第 7 颈椎横突、第 1 肋骨颈和第 8 颈神经前支。观察三角内的主要结构，包括椎动脉、椎静脉、甲状颈干的分支——甲状腺下动脉。

（六）解剖其他结构

1. 解剖淋巴导管 胸导管横过颈动脉鞘后方，再转向前下，跨越左锁骨下动脉前方，注入静脉角。因此在左静脉角或颈内静脉末端仔细寻找胸导管，其形状类似于小静脉，壁薄呈串珠状，直径为 1.0～5.0 mm。经颈动脉鞘后方向内下追踪胸导管至胸廓上口，在右静脉角处仔细寻找右淋巴导管，其长度为 1.0～1.5 cm，有时可缺如。寻找胸导管和淋巴导管时，注意辨认同侧的颈干、锁骨下干和支气管纵隔干。

2. 解剖迷走神经及右喉返神经 右迷走神经经颈内静脉后方、锁骨下动脉第 1 段前方进入胸腔，左迷走神经在左颈总动脉和左锁骨下动脉之间进入胸腔，位于主动脉弓前方。右迷走神经在右锁骨下动脉的下方发出右喉返神经，勾绕右锁骨下动脉返回颈部；左迷走神经在主动脉弓的下方发出左喉返神经，返回颈部。两侧喉返神经经甲状腺侧叶下极进入甲状腺，并在甲状腺实质内与甲状腺下动脉交织在一起。

3. 解剖锁骨上淋巴结及膈神经 锁骨上淋巴结位于锁骨上大窝。这些淋巴结沿颈内静脉和颈横血管排列，其输出淋巴管集合成颈干，左侧注入胸导管，右侧注入右淋巴导管或直接注入静脉角。其中，位于左颈根部静脉角处的淋巴结称为 Virchow 淋巴结。在锁骨下静脉后方寻找膈神经，该神经经前斜角肌表面进入胸腔。

4. 解剖甲状颈干 修洁锁骨下动脉第 1 段，在椎动脉的外侧寻找甲状颈干，观察甲状颈干的两个分支：甲状腺下动脉和颈升动脉。有时肩胛下动脉和颈横动脉也发自甲状颈干。

5. 解剖椎动脉 再次确认锁骨下动脉第 1 段上壁上方的椎动脉。椎动脉在锁骨下动脉第 1 段的上壁发出后，进入椎动脉三角，然后穿第 6 颈椎横突孔。

6. 解剖胸廓内动脉 在锁骨下动脉第 1 段椎动脉起点对应的下壁处找到胸廓内动脉，可见其下行入胸腔。

7. 解剖颈交感干 于颈动脉鞘后方、迷走神经内侧寻找颈交感干。沿颈交感干向上、下清理，可剖出颈上、颈中神经节。颈上神经节较大，呈梭形，易于辨认；颈中神经节则不太明显；颈下神经节可沿颈交感干向下追踪至胸膜顶后方进行识别。

8. 观察锁骨下动脉的行径与毗邻 在前斜角肌内侧，修洁锁骨下动脉第 1 段。该段动脉的前方，右侧有右迷走神经，左侧有左膈神经；前下方有锁骨下静脉与其伴行；后方为胸膜顶。清理被前斜角肌覆盖的锁骨下动脉第 2 段。在前斜角肌的外侧修洁锁骨下动脉第 3 段，臂丛的下干位于该段动脉的后方。在锁骨下动脉后方探查胸膜顶。

知识拓展

Note

案例分析

案例一 患者,女,18岁,未婚未育,以"发现右侧颈前肿物3周"为主诉入院,无声音嘶哑、吞咽困难。儿童时期无放射性接触史。询问家族史,发现其母亲在40岁时发现"甲状腺乳头状癌",目前术后5年,情况良好。阳性体征:双侧甲状腺无肿大,右侧甲状腺扪及一2.0 cm×2.0 cm肿物,质韧偏硬,边界欠清,稍固定,可随咽上、下活动,左侧甲状腺未扪及明显肿块;右侧颈部可扪及数枚肿大的淋巴结,较大者约为2.0 cm×1.0 cm,质韧,边界清晰。彩超提示:右侧甲状腺中下极可见一2.0 cm×2.0 cm低回声结节,形态不规则,边界欠清,可见多发细小点状强回声,右侧颈部大血管旁探及多个低回声结节,部分见点状强回声。左侧甲状腺未见明显异常。根据患者临床表现及检查结果,初步诊断为甲状腺癌。

临床解剖学问题:

(1)肿块位于甲状腺内,随吞咽上、下移动的解剖学基础是什么?

(2)甲状腺肿块有可能压迫哪些器官,并引起哪些症状,原因是什么?

(3)若行外科手术治疗应做何种切口?经过颈部哪些层次方可显露甲状腺?

(4)手术中应注意避免损伤哪些结构?为什么?

(5)术后患者出现声音嘶哑的可能原因是什么?

案例二 王某,女,21岁,因1天前无明显诱因下出现咳嗽咳痰,痰量较多,为黄脓痰,伴呼吸困难,满头大汗,无咯血、胸痛、恶心呕吐,来院急诊。就诊时生命体征:T 37.5 ℃,HR 139次/分,R 20次/分,BP 135/99 mmHg,SpO_2 95%。患者自述咽痛。血常规:WBC $13.2×10^9$/L,中性粒细胞占比80.4%,CRP 2.7 mg/L。胸部CT平扫:两肺散在感染,建议治疗后复查,前纵隔片团影,考虑胸腺增生,请结合临床。初步诊断为上呼吸道感染,予左氧氟沙星100 mL×2袋静脉滴注抗感染。患者在抢救室门口输注第二袋左氧氟沙星时液体外渗,护士予以拔针,并劝其回输液室输液,并安排靠窗位置。后听家属呼喊,护士立即前往查看,发现患者突发胸闷、呼吸困难、神志不清、呼之不应,立即测量生命体征:T 37.7 ℃,HR 130次/分,R 23次/分,BP 187/90 mmHg,SpO_2 15%。当班医生及护士立即抢救患者,予以呼吸球囊辅助通气、心电监护,抢救医生借助可视喉镜观察患者咽喉部黏膜肿胀,考虑为喉头水肿。

临床解剖学问题:

(1)请结合以上病史,分析患者出现喉头水肿的原因可能是什么?

(2)如果是严重的急性喉头水肿需要进行气管切开吗?为什么?

(3)气管切开时患者应采取何体位?为什么?

(4)气管切开时应做何种切口?需经过哪些层次方可显露气管?在何部位切开气管?

(5)气管切开时应避免损伤哪些结构?

案例三 李某,女,1个月零3天。主诉:发现颈部肿物10余天。查体:右侧颈部触及一肿物,大小约3.0 cm×2.0 cm,表面隆起,可活动,边界清楚,质软,表面光滑,局部皮肤无红肿,无疼痛,无破溃,浅表静脉无曲张,无明显压痛。超声所见:右侧胸锁乳突肌中下部梭形增粗呈肿块样,大小约3.1 cm×1.2 cm,边界欠清,内回声稍增强,可见少许血流信号。超声提示:右侧胸锁乳突肌中下部梭形增粗呈肿块样,考虑先天性肌性斜颈可能。入院后给予手术矫正。

临床解剖学问题:

(1)试述胸锁乳突肌的起止点、功能以及神经支配。

(2)先天性肌性斜颈的病因是什么?

Note

(3)手术治疗时应注意勿损伤哪些结构?

案例四 患者,男,55岁,数月来吞咽困难,起初仅在吞咽较硬食物时感到困难,但最近吞咽柔软食物和液体也感到困难,近2个月体重明显减轻,体检发现其颈部在胸锁乳突肌前缘的深面有一个较大且固定的坚硬肿块。肿块活检显示为食管颈部的恶性肿瘤,并且已经向食管周围组织转移。

临床解剖学问题:

(1)患者吞咽困难的原因可能是什么?

(2)食管颈部的淋巴引流方向是什么?

(3)癌细胞可能浸润到食管周围的哪些组织?可能出现哪些症状?

案例五 患者,男,59岁,因右侧颈部恶性肿瘤接受切除术,同时进行根治性淋巴结清扫术切除右侧枕三角内的淋巴结。术后患者难以提起右肩,并且脸转向左侧困难。

临床解剖学问题:

(1)手术切除了什么淋巴结?

(2)癌细胞从这些淋巴结继而会转移到什么淋巴结?

(3)在手术切除淋巴结时,可能损伤了什么神经?

案例六 患者,女,30岁,在晚餐吃鱼时突然咳嗽、呼吸急促,感觉有鱼刺嵌顿在咽喉。送院经喉镜检查未发现鱼刺;后通过内镜检查咽喉,医生找到了鱼刺并取出。

临床解剖学问题:

(1)鱼刺可能嵌顿在哪个部位?

(2)如果鱼刺刺破黏膜,可能损伤什么结构?损伤该结构后可能出现什么后果?

案例七 患者,男,25岁,因右颈部后外侧中间部位被割伤入院。检查发现此患者伤口达斜方肌中部的前缘,经止血及缝合伤口后,患者感觉同侧颈前部皮肤麻木,头部向左侧倾斜,用右手梳头时感到困难。

临床解剖学问题:

(1)哪条血管可能受到了损伤?

(2)可能损伤了什么神经?这些神经的走行如何?

(3)为什么患者感到梳头困难及头部向左侧倾斜?

案例分析答案

重点名词中英文

颈动脉结节 (carotid tubercle)

胸锁乳突肌 (sternocleidomastoid)

颈总动脉 (common carotid artery)

颈筋膜 (cervical fascia)

椎前筋膜 (prevertebral fascia)

颈动脉鞘 (carotid sheath)

颏下三角 (submental triangle)

下颌下三角 (submandibular triangle)

颈动脉三角 (carotid triangle)

肌三角 (muscular triangle)

甲状腺 (thyroid gland)

参 考 文 献

[1] 王春，赵曦，谭雪梅，等. 带蒂颏下动脉岛状瓣修复颌面部恶性肿瘤术后软组织缺损[J].组织工程与重建外科,2021,17(5):383-385.

[2] 杨涛，王艳，魏建华，等. 带蒂颏下动脉岛状瓣在头颈癌术后缺损修复中的临床应用[J].实用口腔医学杂志,2020,36(6):901-905.

（吴红年）

Note

第三章 胸 部

第一节 概 述

胸部是人体的第二大体腔,它位于颈部与腹部之间,其上部两侧与上肢相连。胸部由胸壁、胸腔及其胸腔内各器官组成。胸壁由胸廓和软组织构成,参与呼吸运动。胸壁与膈共同围成胸腔,其内含有呼吸系统和循环系统的主要器官。胸腔中部为纵隔,纵隔中有心及出入心的大血管、食管、气管和神经等重要脏器和结构,胸腔两侧为肺和胸膜腔。

一、境界与分区

(一)境界

胸部的上界为颈部下界,以颈静脉切迹、胸锁关节、锁骨上缘、肩峰至第 7 颈椎棘突的连线与颈、项部分界。下界为骨性胸廓下口,以剑突、肋弓、第 11 肋前端、第 12 肋下缘和第 12 胸椎棘突的连线与腹部分界。外侧界以三角肌前、后缘上份和腋前、后襞下缘与胸壁相交处的连线与上肢分界。胸部结构与颈、腹部结构重叠,如胸膜顶、肺尖及小儿胸腺向上突入颈根部,故在颈根部操作时应注意保护这些结构。由于膈呈凸向上的穹窿形,故胸部表面的界线与胸腔的范围并不一致,肝、脾、肾等腹腔器官被胸壁下部所遮盖,因此胸壁外伤时可能会累及这些器官。

(二)分区

1. 胸壁 分为胸前区、胸外侧区和胸背区。胸前区(胸前部)位于前正中线与腋前线之间,胸外侧区(胸侧部)位于腋前线和腋后线之间,胸背区是脊柱区的一部分,位于腋后线和后正中线之间(其层次结构详见第六章)。

Note

2. 胸腔 由胸壁和膈围成,分为三部分,纵隔占据中部,两侧为容纳肺和胸膜腔的左、右两部。

二、表面解剖

(一)体表标志

1. 颈静脉切迹(jugular notch) 胸骨柄上缘中份凹陷,后方平对第 2、3 胸椎之间的椎间盘,临床上常以此切迹检查气管是否偏移。

2. 胸骨角(sternal angle) 胸骨柄与胸骨体连接处稍向前突起的角,两侧平对第 2 肋软骨,是计数肋和肋间隙的标志。胸骨角平面是上、下纵隔的分界平面,亦平对主动脉弓起止处、气管权、食管第 2 处狭窄以及第 4 胸椎体下缘。

3. 剑突(xiphoid process) 胸骨下端的薄骨片,与胸骨体连接处称剑胸结合,平第 9 胸椎。

4. 锁骨(clavicle)和锁骨下窝(infraclavicular fossa) 锁骨全长均可触及。锁骨下窝位于锁骨中、外 1/3 交界处的下方。在锁骨下窝的稍外侧和锁骨下方一横指处可摸到肩胛骨喙突。锁骨下窝深处有腋血管和臂丛神经通过。

5. 肋(rib)和肋间隙(intercostal space) 第 1 肋位置较高,大部分位于锁骨后方,平常难以触及。肋和肋间隙可作为胸和腹腔脏器的定位标志,如心尖搏动部位一般位于第 5 肋间左锁骨中线内 1~2 cm 处。

6. 肋弓(costal arch)和胸骨下角(infrasternal angle) 肋弓由第 7、8、9、10 肋软骨相连而成,是肝、脾的触诊标志。两侧肋弓与剑胸结合共同构成胸骨下角。剑突与肋弓构成剑肋角,左剑肋角是心包穿刺常用的进针部位。

7. 乳头 男性乳头一般在锁骨中线与第 4 肋间隙交界处,女性乳头的位置变化较大。

(二)标志线(图 3-1)

1. 前正中线(anterior median line) 通过胸骨正中所作的垂直线。

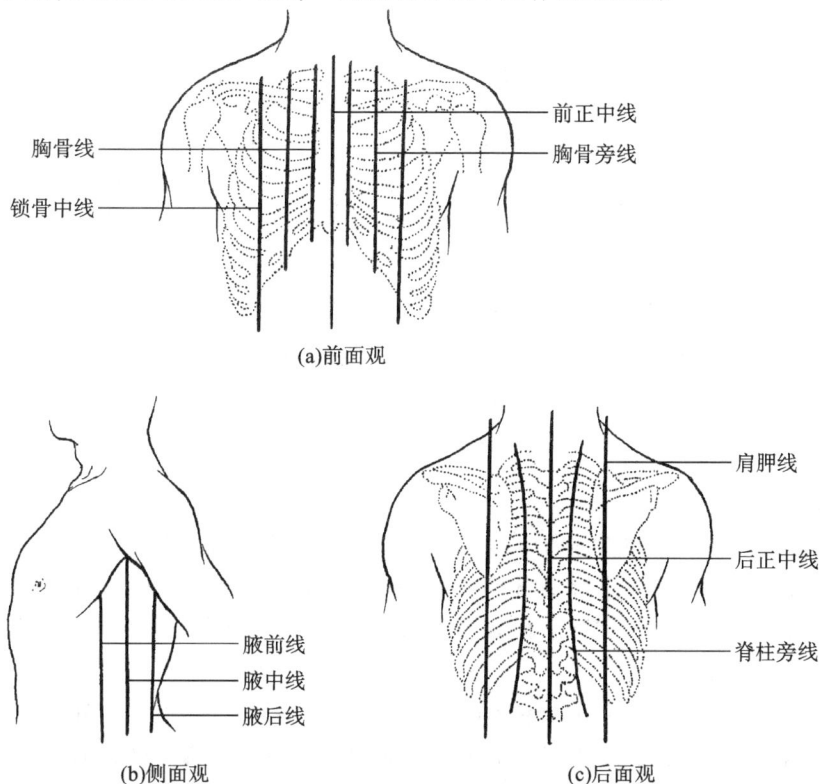

图 3-1 胸部标志线

2. 胸骨线(sternal line) 通过胸骨外侧缘最宽处所作的垂直线。

3. 锁骨中线(midclavicular line) 通过锁骨肩峰端与胸骨端的中点所作的垂直线。

4. 胸骨旁线(parasternal line) 通过胸骨线与锁骨中线连线中点所作的垂直线。

5. 腋前线(anterior axillary line)和腋后线(posterior axillary line) 分别通过腋前襞、腋后襞与胸壁相交处所作的垂直线。

6. 腋中线(midaxillary line) 通过腋前线和腋后线之间的中点所作的垂直线。

7. 肩胛线(scapular line) 两臂下垂时,通过肩胛骨下角所作的垂直线。

8. 后正中线(posterior median line) 通过各椎骨棘突所作的垂直线。

第二节 胸 壁

胸壁以胸廓为支架,由皮肤、筋膜、胸廓外肌层、肋间肌和胸内筋膜等构成。胸壁分为胸前区、胸外侧区和胸背区三部分。

一、浅层结构

(一) 皮肤

胸前区和胸外侧区的皮肤较薄,胸骨前面皮肤的活动性较小,其他区的皮肤有较大的活动性。

(二) 浅筋膜

胸骨前面的浅筋膜较薄,其余部分的浅筋膜较厚。浅筋膜内含有脂肪、浅血管、皮神经和乳腺等(图 3-2)。

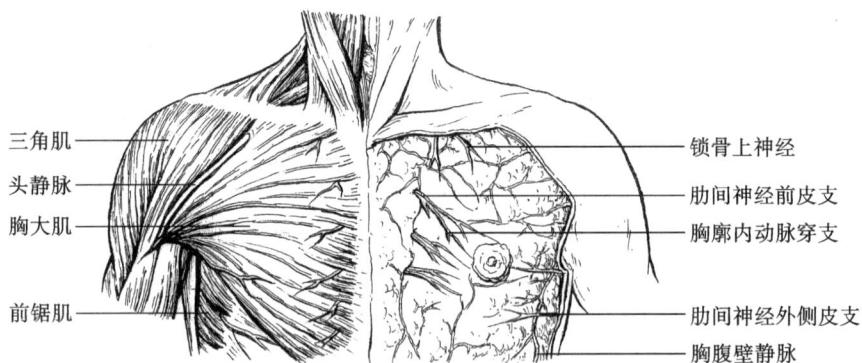

图 3-2 胸前区、胸外侧区的浅层结构

1. 浅血管

(1)动脉:胸廓内动脉起于锁骨下动脉,沿途发出穿支,穿支在距胸骨外侧缘约 1 cm 处穿出,于皮下组织浅层朝向乳头方向走行,分布于胸前区内侧部。肋间后动脉的外侧穿支、胸肩峰动脉和胸外侧动脉的分支也分布于胸壁。胸廓内动脉的第 2~6 穿支和肋间后动脉的第 3~7 穿支还分布于乳房。

(2)静脉:胸腹壁静脉(thoracoepigastric vein)起自脐周静脉网,沿腹前外侧壁上行至胸前外侧壁,经胸外侧静脉,注入腋静脉。其收集腹壁上部和胸壁浅层结构的静脉血,是沟通上、下腔静脉的重要通道之一。

2. 皮神经　胸前区和胸外侧区的皮神经来源于颈丛和肋间神经。锁骨上神经（supraclavicular nerve）是颈丛的皮支，有2～4支，从颈丛发出后向下越过锁骨前面，分布于胸前区上份和肩部皮肤。肋间神经穿肋间内肌前行，在胸腹壁侧面腋前线附近发出外侧皮支，分布于胸腹侧壁的皮肤；在胸骨外侧缘处发出前皮支，分布于胸腹前壁的皮肤。第2～4肋间神经的前皮支和第4～6肋间神经的外侧皮支还分布于女性乳房。

（三）乳房

1. 位置和形态结构　乳房是皮肤特殊分化的器官，男性乳房不发达，但乳头位置较为恒定，多位于第4肋间隙与锁骨中线交界处，常作为定位标志。成年女性（未产妇）的乳房呈半球形，位于胸肌筋膜前面，胸骨旁线与腋中线之间，平对第2～6肋。乳房与胸肌筋膜之间的间隙，称为乳房后间隙，内有疏松结缔组织和淋巴管，可使乳房轻度移动。患乳腺癌时，乳房可被固定在胸大肌上。

乳房主要由乳腺和脂肪构成。乳房表面中央有乳头，乳头周围有色泽较深的乳晕（areola of breast），其深面有乳晕腺。乳腺（mammary gland）被结缔组织分隔为15～20个乳腺叶，每个乳腺叶内又分若干乳腺小叶。每个乳腺叶有一输乳管，以乳头为中心呈放射状排列，注入输乳管窦，开口于乳头，故乳房脓肿需切开引流时宜做放射状切口。乳房结缔组织中有许多纤维束，一端连于胸肌筋膜，另一端连于乳腺皮肤称为乳房悬韧带，也称Cooper韧带（图3-3），它们对乳房起支持和固定作用。患乳腺癌时，癌变组织累及该韧带可使其缩短，致使相应部位的皮肤凹陷，形成特征性的"酒窝征"。

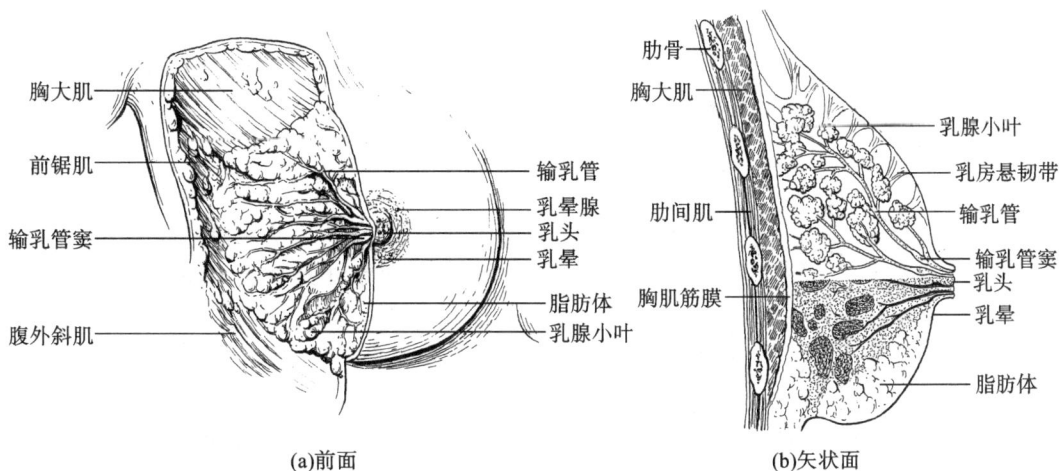

(a)前面　　　　　　　　　(b)矢状面

图 3-3　女性乳房

2. 血管　乳房的动脉来源主要有胸廓内动脉、胸外侧动脉和肋间后动脉。胸廓内动脉的穿支为乳腺内侧提供血液；胸外侧动脉沿胸大肌的外侧缘走行，给乳腺外侧供应营养；第3～5肋间后动脉的前支与胸廓内动脉、胸外侧动脉的分支相互吻合，为乳房下部提供血液供应。乳房的静脉借助胸廓内静脉、胸外侧静脉和肋间后静脉回流至腋静脉和头臂静脉。行乳腺癌根治术时应注意结扎这些血管。

3. 淋巴引流　乳房的淋巴管分为浅、深两组，两组间有丰富的交通。乳房的淋巴引流主要注入腋淋巴结，大致有以下5条途径（图3-4）：①乳房外侧部和中央部的淋巴管注入胸肌淋巴结，是乳房淋巴引流的主要途径。②乳房上部的淋巴管注入尖淋巴结和锁骨上淋巴结。③乳房内侧部的淋巴管通过肋间淋巴管流向胸骨旁淋巴结，并与对侧乳房淋巴管吻合。④乳房内下部的淋巴管与腹前壁上部淋巴管、膈下淋巴管和肝淋巴管交通。⑤乳房深部淋巴管穿胸大肌和胸小肌，注入胸肌淋巴结或尖淋巴结。当乳腺癌累及浅淋巴管时，可导致所收集范围的淋巴引流受阻，发生淋巴水肿，使局部皮肤出现点状凹陷，呈"橘皮样"改变，这是乳腺癌的重要体征。

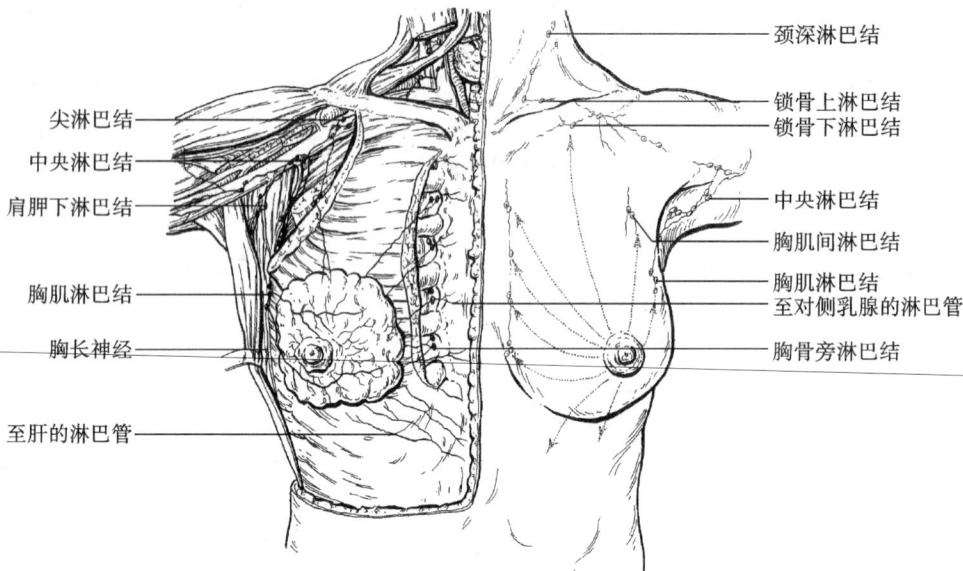

图 3-4　乳房的淋巴引流

二、深层结构

（一）深筋膜

深筋膜分浅、深两层。浅层覆盖胸大肌和前锯肌表面，较为薄弱，其上缘附着于锁骨，向下与腹外斜肌表面的筋膜相移行，内侧与胸骨骨膜相连，外侧在胸外侧壁处增厚，向后接胸背部深筋膜浅层。

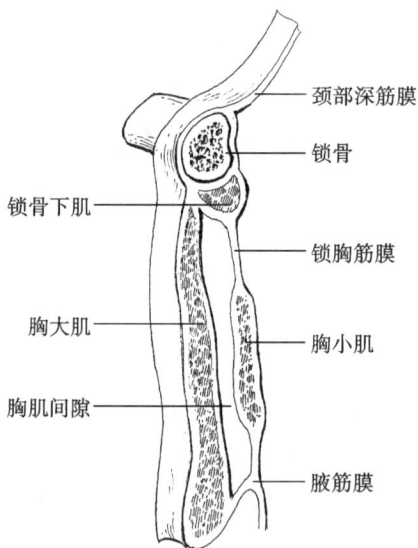

图 3-5　锁胸筋膜（矢状面）

深层位于胸大肌深面，上端附着于锁骨，向下包裹锁骨下肌和胸小肌，在胸小肌下缘与浅层汇合，并与腋筋膜相延续，其中位于喙突、锁骨下肌和胸小肌上缘的部分称锁胸筋膜（clavipectoral fascia）（图 3-5）。锁胸筋膜深面有胸肩峰动脉的分支和胸外侧神经穿出至胸大肌、胸小肌，头静脉和淋巴管也穿经此筋膜入腋腔。手术分离锁胸筋膜时应注意保护胸外侧神经和头静脉，以免损伤而导致胸大肌、胸小肌瘫痪和血管损伤。

（二）胸廓外肌层

胸廓外肌层由胸肌和部分腹肌组成（图 3-6）。由外向内大致分为四层：第一层为胸大肌、腹外斜肌和腹直肌的上部；第二层为锁骨下肌、胸小肌和前锯肌；第三层为肋间肌；第四层为胸横肌。胸大肌和胸小肌之间的间隙称胸肌间隙，内含疏松结缔组织和

2～3 个胸肌间淋巴结。

（三）胸廓和肋间隙

胸廓（thoracic cage）由 12 块胸椎、12 对肋骨、1 块胸骨以及连接它们的关节和韧带构成，近似圆锥形。胸廓的形态和健康状况有关。如：肺气肿患者的胸廓前后径与横径都增大，肋间隙加宽，胸廓呈桶状，称桶状胸；婴幼儿缺钙而患佝偻病时，骨骼变形，胸骨显著前突，胸廓前后径增

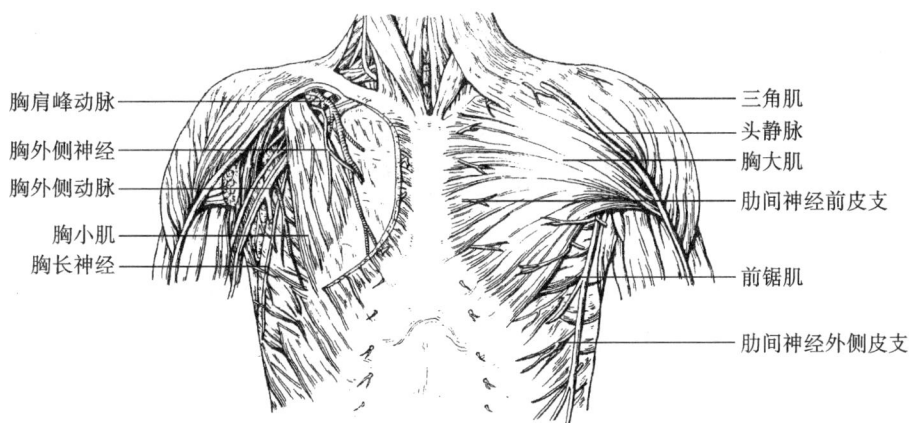

图 3-6 胸肌

大,形成鸡胸。

　　肋与肋之间的间隙称肋间隙,隙内有肋间肌、血管、神经和结缔组织等。肋间肌包括肋间内肌、肋间外肌和肋间最内肌。吸气时,肋间外肌提肋;呼气时,肋间内肌和肋间最内肌降肋。

　　1. 肋间后血管　第 1、2 肋间隙的动脉来自肋颈干发出的最上肋间动脉,第 3~11 肋间隙的动脉来自胸主动脉的肋间后动脉(posterior intercostal artery),肋间后动脉及肋下动脉与同名静脉和肋间神经伴行(图 3-7)。在肋角处,肋间后动脉和肋间神经的主干各发出一个小分支,沿下位肋骨上缘前行,主干则沿上位肋骨的肋沟向前行。血管神经在肋沟内的排列顺序自上而下为静脉、动脉和神经。根据肋间血管神经的行程,临床上常选择肩胛线或腋后线第 7、8 肋间隙中部做胸膜腔穿刺,以避免损伤肋间血管和神经(图 3-8、图 3-9)。

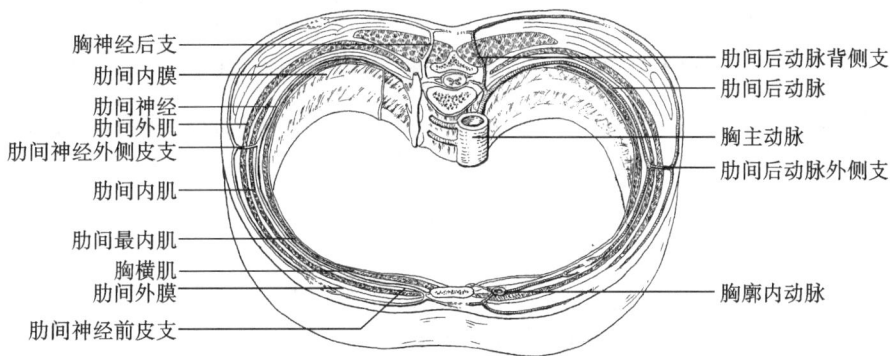

图 3-7 肋间后动脉和肋间神经

　　肋间后静脉与同名动脉伴行。第 1~3 肋间后静脉形成肋间最上静脉,注入头臂静脉,余者向前与胸廓内静脉交通,向后汇入奇静脉、半奇静脉或副半奇静脉。

　　2. 肋间神经(intercostal nerve)　肋间神经共 11 对,由胸神经前支形成(图 3-7 至图3-9)。第 2 肋间神经的外侧皮支较粗大,称肋间臂神经,该神经行走于腋静脉下方的脂肪组织中,斜穿腋窝底至上臂内侧,分布于腋窝底和臂上部内侧皮肤,在乳腺癌根治术时应注意保护此神经。上 6 对肋间神经穿肋间内、外肌和胸大肌,到达胸骨侧缘处穿至皮下。下 5 对肋间神经和肋下神经斜向内下方,行于腹内斜肌与腹横肌之间,并进入腹直肌鞘,在腹白线附近穿腹直肌鞘的前层浅出。因此在进行肋弓附近手术时应注意保护这些神经。

　　(四) 胸廓内血管

　　胸廓内动脉(internal thoracic artery)起于锁骨下动脉,沿胸骨外侧缘约 1.25 cm 处贴胸壁内

Note

图 3-8　肋间后血管、肋间神经和胸交感干（右侧）

肋间后静脉
肋间神经
　上支
　下支

交感干
肋间后动脉
交通支
交感神经节

肋间后静脉
肋间后动脉
肋间神经
肋间后动脉分支
肋间神经分支

胸壁外侧部（肩胛线外侧）　　　　胸壁后部（肩胛线内侧）

图 3-9　胸壁层次及胸膜腔穿刺部位（图中箭头处）

面垂直下降，至第 6 肋间隙处分为腹壁上动脉和肌膈动脉。胸廓内动脉平第 1 肋水平发出心包膈动脉与膈神经伴行，分布至心包和膈肌上面的前部。胸廓内静脉（internal thoracic vein）有两条且与同名动脉伴行，注入头臂静脉（图 3-10）。

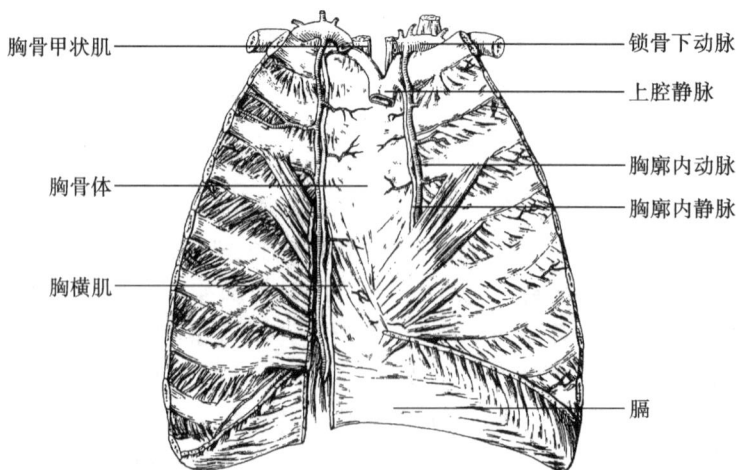

胸骨甲状肌
胸骨体
胸横肌

锁骨下动脉
上腔静脉
胸廓内动脉
胸廓内静脉
膈

图 3-10　胸前壁（内面观）

胸骨旁淋巴结（parasternal lymph node）位于胸骨侧缘外约 3 cm 处，在第 1～6 肋间隙内，引流乳房内侧部和腹前壁等处的淋巴,并收纳膈上淋巴结的输出淋巴管,参与合成支气管纵隔干。

(五)胸横肌和胸内筋膜

胸横肌(transversus thoracis)位于胸骨体和肋软骨后面。起自胸骨下部,纤维呈扇形向上外,止于第2～6肋的内面,主要作用是降肋助呼气。胸内筋膜(endothoracic fascia)为衬在胸廓(包括胸横肌)内面、胸椎前面和膈上面的一层薄而致密的结缔组织膜。胸内筋膜覆盖在胸骨、肋和肋间肌内面的部分较厚,脊柱两侧的较薄。在胸腔底覆于膈上面的胸内筋膜,称为膈上筋膜;覆于胸膜顶上面的胸内筋膜,称为胸膜上膜(Sibson筋膜)。

第三节 膈

一、位置

膈为一向上隆凸的薄肌,位于胸腔与腹腔之间,呈穹窿形,封闭胸廓下口(图3-11)。膈位置的高低因年龄、体位、呼吸状态和腹腔器官充盈状态的不同而有所变化。膈穹窿右高左低,最高点常达第5肋间隙。小儿膈的位置较高,老年人的较低。坐立位时膈的位置较低,仰卧位时腹腔器官推向胸腔致膈的位置升高。膈的上面有膈上筋膜与胸膜腔、肺和心包腔相邻,下面有膈下筋膜与肝、胃、脾相邻。

二、分部

膈中央部较平坦,两侧部隆凸。平坦的中央部为腱膜结构,称中心腱(central tendon);周围为肌性结构,依据肌纤维附着部位的不同可分为胸骨部、肋部和腰部。胸骨部起自剑突的后面,肋部起自下6肋,腰部的内侧肌束以左、右膈脚起自上2～3个腰椎体,外侧肌束起自内侧弓状韧带和外侧弓状韧带。各部肌束向中央集中移行于中心腱。

三、薄弱区与裂孔

肌性结构的各部之间缺乏肌纤维,为膈的薄弱区,腹腔脏器有时可经此突入胸腔,形成膈疝。胸骨部与肋部之间的三角形小间隙称为胸肋三角(sternocostal triangle),有腹壁上血管以及来自腹壁和肝上面的淋巴管通过。在肋部与腰部之间的三角形小间隙称为腰肋三角(lumbocostal triangle),前方与肾相邻,后方有肋膈隐窝,故在进行肾手术时应注意保护胸膜,以免胸膜损伤而引起气胸。胸肋三角和腰肋三角是膈疝的好发部位。

膈有以下3个裂孔(图3-11)。

1. 腔静脉孔(vena caval foramen) 约平第8胸椎水平,在正中线右侧2～3 cm处,有下腔静脉通过。

2. 食管裂孔(esophageal hiatus) 约平第10胸椎水平,在正中线左侧2～3 cm处,有食管、迷走神经前干、迷走神经后干、胃左血管的食管支和肝后部的淋巴管通过,此裂孔也是膈疝好发部位之一。

3. 主动脉裂孔(aortic hiatus) 位于左、右膈脚与脊柱之间,平第12胸椎,正中线稍偏左,有主动脉和胸导管通过。奇静脉和半奇静脉也可通过主动脉裂孔。

Note

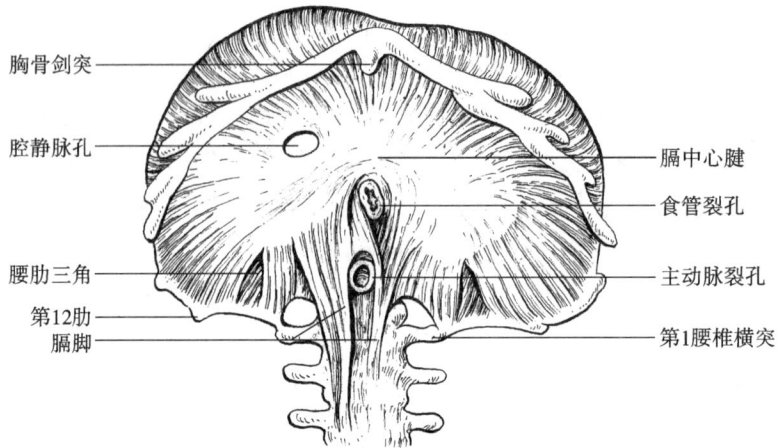

图 3-11　膈

四、血管、神经和淋巴引流

（一）血管

供应膈上面的血管有心包膈动脉、肌膈动脉、膈上动脉和下位肋间后动脉，供应膈下面的血管是膈下动脉，它们在膈内广泛吻合。静脉与同名动脉伴行，最终分别注入胸廓内静脉、肋间后静脉和下腔静脉等。

（二）神经

膈由膈神经（phrenic nerve）支配。膈神经由 C3～C5 颈神经前支组成，在前斜角肌外侧缘上份形成主干，沿前斜角肌表面下行，在锁骨下动、静脉之间经胸廓上口进入胸腔，经肺根前方，在纵隔胸膜与心包之间下行至膈。膈神经是混合性神经，其运动纤维支配膈肌，感觉纤维分布于胸膜、心包；右膈神经的感觉纤维还分布到肝、胆囊和胆道系统。膈神经受刺激时可出现呃逆。

膈神经的起始部常发生变异形成副膈神经，其出现率约为 48％。副膈神经在膈神经的外侧下行，经锁骨下静脉的后方进入胸腔上部，与膈神经汇合。

（三）淋巴引流

膈的淋巴管注入膈上、下淋巴结。膈上淋巴结（superior phrenic lymph node）在膈的上面，分为前、中、后组，分别位于剑突后方、膈神经穿膈处和主动脉裂孔附近，引流膈、心包下部和肝上面的淋巴，其输出淋巴管注入胸骨旁淋巴结和纵隔前、后淋巴结。膈下淋巴结（inferior phrenic lymph node）在膈的下面，沿膈下动脉排列，引流膈下面后部的淋巴，其输出淋巴管注入腰淋巴结。

第四节　胸膜与胸膜腔

一、胸膜

胸膜（pleura）是衬覆在胸壁内面和肺表面薄而光滑的浆膜，分为壁层和脏层。在肺根下方相互移行的双层胸膜称肺韧带（pulmonary ligament），肺韧带呈额状位，连于肺与纵隔之间，有固定肺的作用。

Note

1. 脏胸膜(visceral pleura) 衬覆于肺的表面,与肺组织紧密结合,并伸入叶间裂内,形成肺外膜。

2. 壁胸膜(parietal pleura) 贴附于胸腔内面、膈上面与纵隔两侧面,随衬覆部位的不同分为4个部分:①胸膜顶(cupula of pleura),紧贴肺尖上方,高出锁骨内侧 1/3 段上方 2～3 cm;②肋胸膜(costal pleura),借疏松结缔组织贴于肋部胸内筋膜内面,易于分离;③纵隔胸膜(mediastinal pleura),衬覆于纵隔两侧面;④膈胸膜(diaphragmatic pleura),紧密地覆盖于膈上面,不易剥离。在肺切除术中,若脏、壁胸膜粘连,可将壁胸膜与胸内筋膜分离,将壁胸膜连同肺一起切除。

二、胸膜腔

壁胸膜与脏胸膜之间形成的密闭潜在性腔隙,称胸膜腔(pleural cavity)。胸膜腔左、右各一,内为负压,含少量浆液,可减小呼吸时的摩擦力。在某些部位,壁胸膜相互返折形成的间隙称胸膜隐窝,即使在深吸气时,肺也不能深入其间,临床上常用的胸膜隐窝有肋膈隐窝和肋纵隔隐窝。

1. 肋膈隐窝(costodiaphragmatic recess) 肋胸膜和膈胸膜返折移行处,呈半环形,深吸气时也不能完全被肺充满,其深度可因呼吸而有所变化,是胸膜腔的最低部位,胸腔积液首先积聚于此。

2. 肋纵隔隐窝(costomediastinal recess) 在肺前缘的前方,纵隔胸膜与肋胸膜转折处。由于左肺心切迹的存在,左侧肋纵隔隐窝较右侧大。

三、胸膜返折线的体表投影

壁胸膜各部相互转折之处形成胸膜返折线。胸膜返折线在体表的投影位置,标志着胸膜腔的范围(图 3-12)。

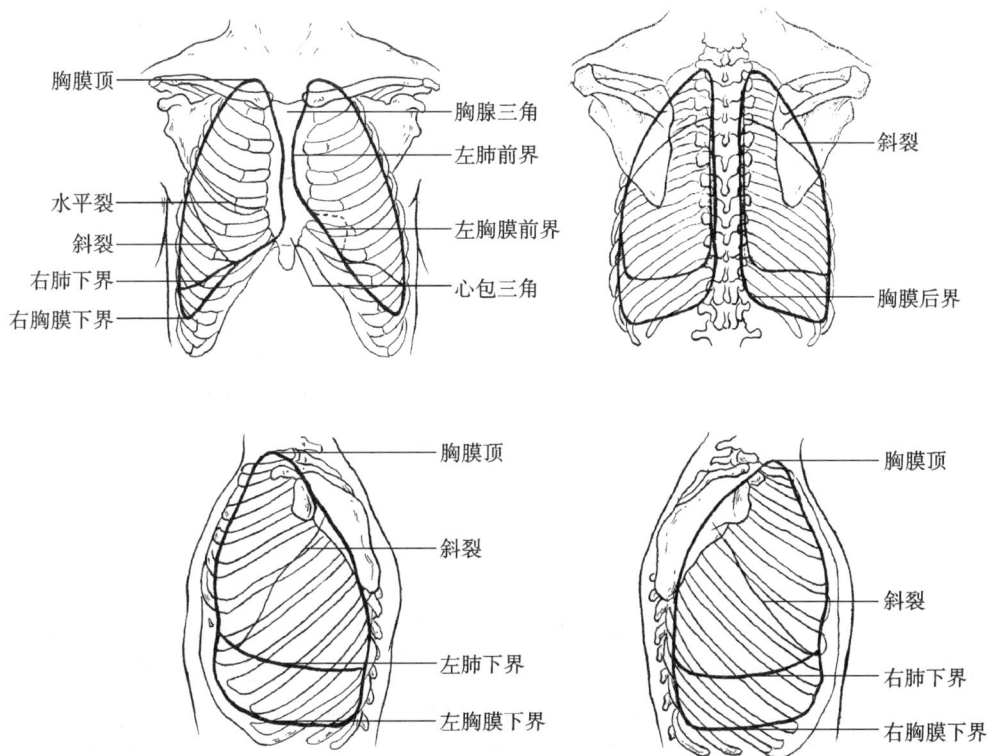

图 3-12 肺和胸膜的体表投影

1. 胸膜前界 肋胸膜转折为纵隔胸膜返折线,形成胸膜返折线的前界。两侧上端均起自锁骨内侧 1/3 段上方 2～3 cm 处,向下方经胸锁关节后面,至第 2 胸肋关节平面向两侧靠拢,并沿中线稍左垂直下行。右侧在第6胸肋关节处右转,移行为胸膜下返折线;左侧至第4胸肋关节处转向外下,沿胸骨侧缘外2~2.5 cm下行,至第6肋软骨中点处移行为胸膜下返折线。两侧胸膜前界在第2~4胸肋关节高度靠拢,上段、下段各自分开,形成两个无胸膜覆盖的三角形区域。上区称胸腺区(胸腺三角),儿童胸腺区较宽,内有胸腺;成人胸腺区较窄,有胸腺遗迹和结缔组织。下区称心包区(心包三角),内有心和心包。此区心包的前方没有胸膜遮盖,纤维性心包直接与胸前壁接触,故临床上可以选择该区做心内注射,心包积液时也可选择该区做穿刺。

2. 胸膜下界 肋胸膜与膈胸膜返折线为胸膜下界。左侧起自第6肋软骨中点处,右侧起自第6胸肋关节后方,两侧均行向外下方,在锁骨中线与第8肋相交,在腋中线与第10肋相交并转向后内侧,至肩胛线与第11肋相交,最终在后正中线两侧平对第12胸椎棘突。右侧胸膜下界略高于左侧胸膜下界。

四、胸膜的血管、淋巴引流和神经

1. 血管 脏胸膜由支气管动脉和肺动脉的分支供血。壁胸膜由肋间后动脉、胸廓内动脉、心包膈动脉的分支供血。静脉与同名动脉伴行,最终注入上腔静脉和肺静脉。

2. 淋巴引流 脏胸膜的淋巴管与肺的淋巴管吻合,注入肺门淋巴结。壁胸膜的淋巴管注入胸骨旁淋巴结、肋间淋巴结、膈上淋巴结、纵隔淋巴结和腋淋巴结。

3. 神经 脏胸膜的神经来自肺神经丛,对牵拉刺激敏感,对触摸和冷热等刺激不敏感。壁胸膜的感觉由脊神经的躯体感觉神经传导,对机械性刺激敏感,炎症时可引起明显疼痛。肋间神经分布于肋胸膜及膈胸膜周围部,膈神经分布于胸膜顶、纵隔胸膜及膈胸膜中央部,该处胸膜受刺激时,痛觉可沿膈神经向颈、肩部放射,出现牵涉痛。

第五节　肺

一、位置和体表投影

(一) 位置

肺(lung)位于胸腔内,膈的上方和纵隔两侧,左、右各一,左、右肺借肺根和肺韧带与纵隔相连。肺的肋面邻接肋和肋间肌,膈面邻接膈,纵隔面邻接纵隔。肺尖经胸廓上口突至颈根部。肺底与膈穹窿一致,借膈与腹腔脏器相邻。

(二) 体表投影

肺前界的体表投影与胸膜前界的体表投影大致相同,仅在左肺前缘第4胸肋关节处沿第4肋软骨转向外侧,至胸骨旁线稍内侧转向下至第6肋软骨中点后方移行为下界。肺下界较胸膜下界稍高;平静呼吸时,在锁骨中线与第6肋相交,在腋中线与第8肋相交,在肩胛线与第10肋相交,在脊柱旁终止于第10胸椎棘突平面(图3-12、表3-1)。小儿肺下界比成人约高1个肋。

表3-1　肺下界和胸膜下界的体表投影

结　　构	锁骨中线	腋中线	肩胛线	后正中线
肺下界	第6肋	第8肋	第10肋	第10胸椎棘突
胸膜下界	第8肋	第10肋	第11肋	第12胸椎棘突

Note

二、肺的主要结构

(一)肺叶

左肺借后上斜向前下的斜裂(oblique fissure)分为上、下两叶,右肺除斜裂外,还有一条接近水平方向的水平裂(horizontal fissure)将右肺分为上、中、下三叶。

(二)肺门和肺根

在肺纵隔面中部有一椭圆形的凹陷,称肺门(hilum of lung)(图 3-13),肺门是主支气管、肺动脉、肺静脉、神经和淋巴管等出入肺的部位,临床上又称第一肺门。各肺叶的叶支气管和肺叶动、静脉及淋巴管等进入肺叶的部位,称第二肺门。各肺段支气管及其伴行的血管、神经等出入肺段的部位,称第三肺门。

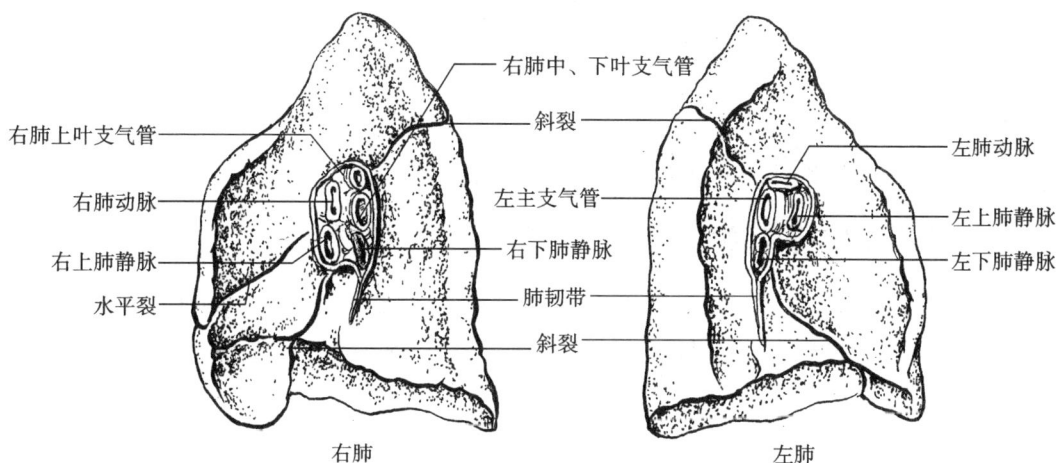

右肺中、下叶支气管
斜裂
右肺上叶支气管
右肺动脉
左主支气管
左肺动脉
右上肺静脉
右下肺静脉
左上肺静脉
水平裂
肺韧带
左下肺静脉
斜裂
右肺
左肺

图 3-13 肺门和肺根结构

出入肺门的结构被结缔组织包绕成束,称肺根(root of lung)(图 3-13)。肺根内结构从前向后依次为上肺静脉、肺动脉、主支气管和下肺静脉。从上至下,左肺根内各结构依次为左肺动脉、左主支气管、左上肺静脉和左下肺静脉,右肺根内各结构依次为右肺上叶支气管,右肺动脉,右肺中、下叶支气管,右上肺静脉和右下肺静脉。肺根前方为膈神经和心包膈血管,后方有迷走神经,下方连有肺韧带。左肺根上方有主动脉弓跨过,后方为胸主动脉;右肺根后上方有奇静脉弓勾绕,前方有上腔静脉、部分心包和右心房。当病变部位靠近肺根,无法游离出足够多的血管干时,或在肺癌患者肿大的淋巴结包绕肺门,血管无法显露时,可在心包内游离处理肺动、静脉,以提高切除率和手术的安全性,避免盲目解剖导致大出血。

此外,在肺门处有数个支气管肺门淋巴结,也称肺门淋巴结,一般呈黑色。肺结核或肿瘤引起肺门淋巴结肿大时,可压迫支气管,甚至引起肺不张。

(三)肺段

左、右主支气管在肺门处分出肺叶支气管(lobar bronchi),肺叶支气管在各肺叶内再发出的分支为肺段支气管;肺段支气管继续在肺内反复分成树枝状,称支气管树(bronchial tree)。每个肺段支气管及其分支和它所属的肺组织构成一个支气管肺段(bronchopulmonary segment),简称肺段(lung segment)。肺段呈圆锥形,尖朝向肺门,底朝向肺的表面。肺段内有肺段支气管、肺段动脉和肺段静脉走行。肺段间含有少量结缔组织和肺段间静脉,是肺段切除的标志(图 3-14)。

左、右肺通常分为 10 段。有时因左肺尖段和后段支气管、内侧底段和前底段支气管出现共干,左肺只有 8 个肺段,即上叶 4 段、下叶 4 段;右肺有 10 个肺段,即上叶 3 段、中叶 2 段、下叶 5

Note

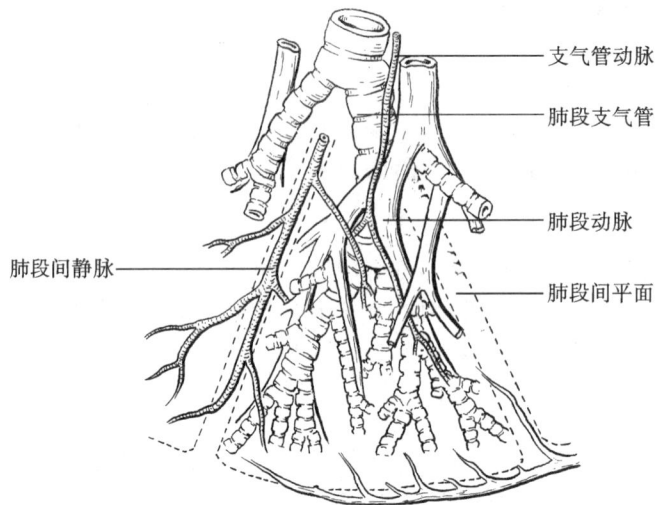

图 3-14　肺段内结构及肺段间静脉

段(图 3-15)。临床上常以肺段为单位进行定位诊断和行肺切除术。

三、血管、淋巴引流和神经

肺有两套血管系统,即功能性血管和营养性血管。功能性血管是组成肺循环的肺动脉和肺静脉,参与气体交换;营养性血管包括属于体循环的支气管动脉和支气管静脉,为肺提供营养物质和氧气。

(一)肺动脉

肺动脉(pulmonary artery)作为肺部的功能性血管,从右心室动脉圆锥发出后,至主动脉弓下方、平第 4 胸椎高度分为左、右肺动脉。左肺动脉较短,向左侧横过胸主动脉和左支气管的前方至左肺门;右肺动脉较长,向右侧经升主动脉和上腔静脉的后方,右支气管和食管的前方至右肺门。肺动脉在肺内随支气管反复发出分支,最后形成毛细血管网,包绕肺泡壁。

(二)肺静脉

肺静脉(pulmonary vein)是从肺输送动脉血至左心房的血管,左、右各一条,分别为上肺静脉和下肺静脉。它起自肺泡毛细血管网,在肺叶内,逐渐汇合成肺静脉,向内穿心包注入左心房后部的两侧。左上、下肺静脉分别收集左肺上叶、下叶的血液,右上肺静脉收集右肺上叶、中叶的血液,右下肺静脉收集右肺下叶的血液。

(三)支气管动脉和支气管静脉

支气管动脉(bronchial artery)比较细小,数目和起始部位不恒定,多数起自胸主动脉或右肋间后动脉,进入肺门后与支气管伴行,主要分布于各级支气管、肺动脉、肺静脉、肺淋巴结、肺实质和脏胸膜上。肺中的静脉分为两个部分:一部分汇入肺静脉的属支进入左心房,另一部分汇集成支气管静脉(bronchial vein),左侧经半奇静脉,右侧经奇静脉或上腔静脉到达右心房。

(四)淋巴引流

肺的淋巴管分浅、深两组。浅淋巴管行向支气管肺门淋巴结,收集脏胸膜深面的淋巴;深淋巴管围绕支气管和肺血管组成深淋巴丛,收集肺内支气管、肺血管壁及结缔组织的淋巴。深、浅两组淋巴管在肺门处相互吻合,注入支气管肺门淋巴结。肺的淋巴结包括支气管肺门淋巴结和位于肺内支气管周围的肺淋巴结。

Note

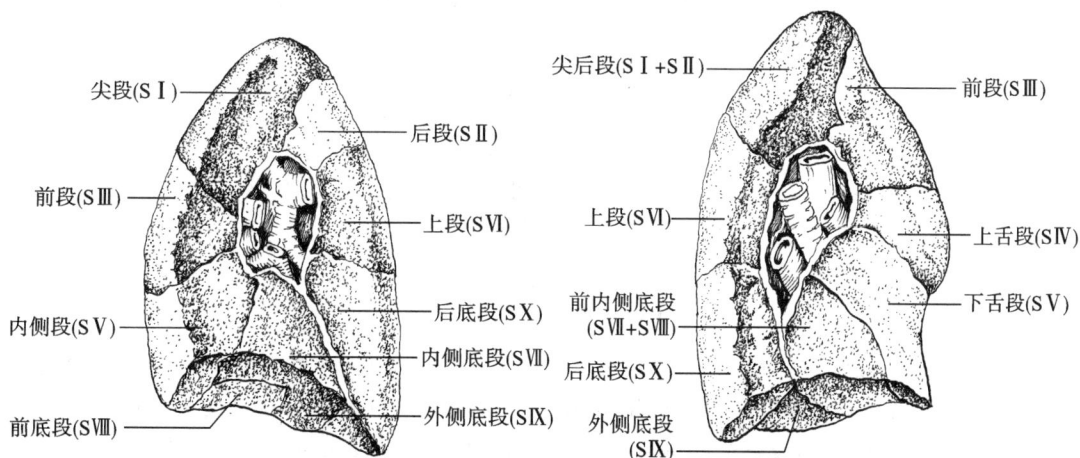

右肺	尖段(SⅠ)	上段(SⅥ)
	后段(SⅡ)	内侧底段(SⅦ)
	前段(SⅢ)	前底段(SⅧ)
	外侧段(SⅣ)	外侧底段(SⅨ)
	内侧段(SⅤ)	后底段(SⅩ)

左肺	尖后段(SⅠ+SⅡ)	内侧底段(SⅦ)	
	前段(SⅢ)	前底段(SⅧ)	前内侧底段(SⅦ+SⅧ)
	上舌段(SⅣ)	外侧底段(SⅨ)	
	下舌段(SⅤ)	后底段(SⅩ)	
	上段(SⅥ)		

图 3-15 肺段支气管和支气管肺段

（五）神经

肺由内脏神经支配,包括迷走神经的气管支和交感神经的分支,在肺根的前、后方形成肺丛（有肺前丛和肺后丛,丛内有副交感神经节）,肺丛再发出分支沿支气管树分布于肺组织。副交感神经兴奋引起支气管平滑肌收缩、血管扩张和腺体分泌,交感神经兴奋时的作用与副交感神经兴奋时相反。肺的神经还有内脏感觉神经纤维,分布于各级支气管的黏膜、肺泡和脏胸膜,随迷走神经传导至脑。

(陈　峡)

第六节　纵　隔

一、概述

(一)境界与位置

纵隔是左、右纵隔胸膜之间的所有器官、结构和结缔组织的总称,因心在出生后会发生左移,使得纵隔在胸中部偏左,上窄下宽、前短后长。纵隔前界为胸骨后缘,后界为脊柱胸段,两侧为纵隔胸膜,上为胸廓上口,下为膈。纵隔内的器官和结构包括心、出入心的大血管、食管、气管或胸腺等,它们之间由疏松结缔组织相连。

(二)分区

纵隔的分区有两种方法,分别是四分法和三分法。解剖学常用四分法(图 3-16),而临床上多采用三分法。

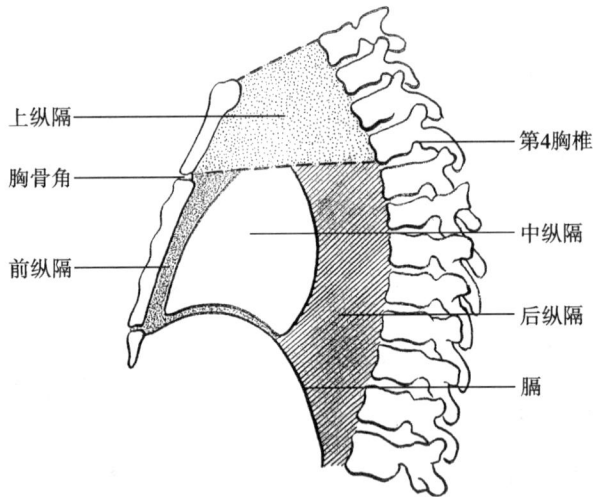

图 3-16　纵隔的分区(四分法)

1. 四分法　纵隔以胸骨角平面为界,被分为上纵隔和下纵隔,下纵隔又以心包为界分为前纵隔、中纵隔、后纵隔。胸骨和心包前壁间部分为前纵隔,心包、心和出入心的大血管根部所占据的区域为中纵隔,心包后壁与脊柱之间的部分为后纵隔。

2. 三分法　纵隔以气管、气管杈前壁和心包后壁的冠状面为界分为前、后纵隔,前纵隔又以胸骨角平面为界分为上纵隔和下纵隔。

(三)纵隔的整体观

1. 左侧面观　左肺根位于中部,其上方是由主动脉弓及其分支左颈总动脉和左锁骨下动脉构成的。左肺根的前下方,是由心包所形成的一个隆凸结构。而在其后方,紧邻的是胸主动脉,左交感干,内脏大神经,左肋间血管、神经,以及半奇静脉和副半奇静脉等重要结构。由左锁骨下动脉、主动脉弓与脊柱共同围成的空间,称为食管上三角,这里面包含胸导管和食管胸部的上段。而由胸主动脉、心包和膈所围成的空间,称为食管下三角,这里面包含食管胸部的下段。左膈神经和左迷走神经是在主动脉弓前面下行的。具体来说,左膈神经与心包膈动脉相伴而行,它会经过左肺根的前方,并沿着心包侧壁一路下行,最终到达膈。而左迷走神经,在主动脉弓下缘会发出左喉返神经,之后其主干会经过左肺根的后方,延伸至食管的前面(图 3-17)。

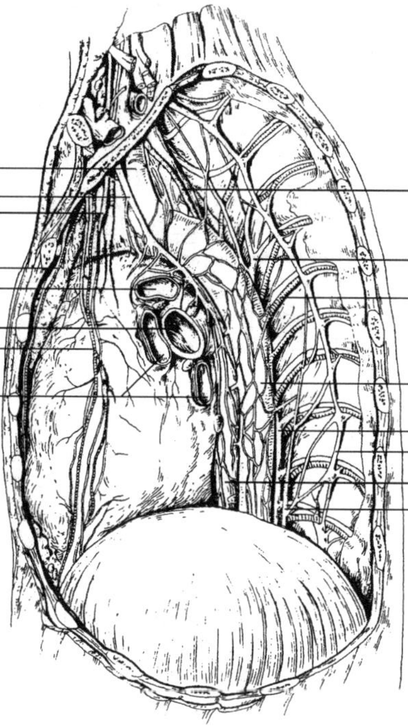

图 3-17 纵隔的左侧面观

2. 右侧面观 中部为右肺根,其上方汇聚了奇静脉弓、右头臂静脉、上腔静脉、食管和气管。前下方呈现出心包隆凸的形态,而下腔静脉位于其正下方。从后方看,紧挨着的是食管,奇静脉,右肋间血管、神经以及右交感干。右膈神经和心包膈动脉走行在上腔静脉的右侧,并穿过右肺根的前方,随后沿着心包侧壁一路下行,最终抵达膈。而右迷走神经在穿越右锁骨下动脉时会发出右喉返神经分支,该神经会返回颈部。右迷走神经的主干则继续沿着气管的右侧下行,穿过右肺根的后方,延伸至食管的后面(图 3-18)。

二、上纵隔

解剖学中,上纵隔(superior mediastinum)是纵隔的一个重要区域,该区域包含一系列重要的器官和结构,这些器官和结构从前到后大致可以分为前、中、后三层。前层即胸腺-静脉层,主要包括胸腺或胸腺遗迹、头臂静脉和上腔静脉;中层即动脉层,包含主动脉弓及其分支、膈神经和迷走神经;后层主要包括气管、食管、左喉返神经和胸导管等(图 3-19)。

(一)胸腺

胸腺(thymus)位于上纵隔前层的胸腺三角内,上端延伸至胸廓上口,下端深入前纵隔,其前方与胸骨紧密相连,后方与气管、头臂静脉、主动脉弓以及心包等结构相邻。胸腺肿大时,可压迫后方的气管、食管和大血管,致患者出现明显的呼吸困难、吞咽困难和发绀。

在小儿阶段,胸腺尤为发达,质地柔软,分为明显的左、右两叶,呈锥体状,其表面覆盖一层结缔组织膜。然而,随着年龄的增长,尤其是在青春期后,胸腺内的淋巴组织会逐渐经历萎缩和退化的过程,最终被结缔组织所取代,形成胸腺遗迹。胸腺既具有重要的细胞免疫功能,又具有内

Note

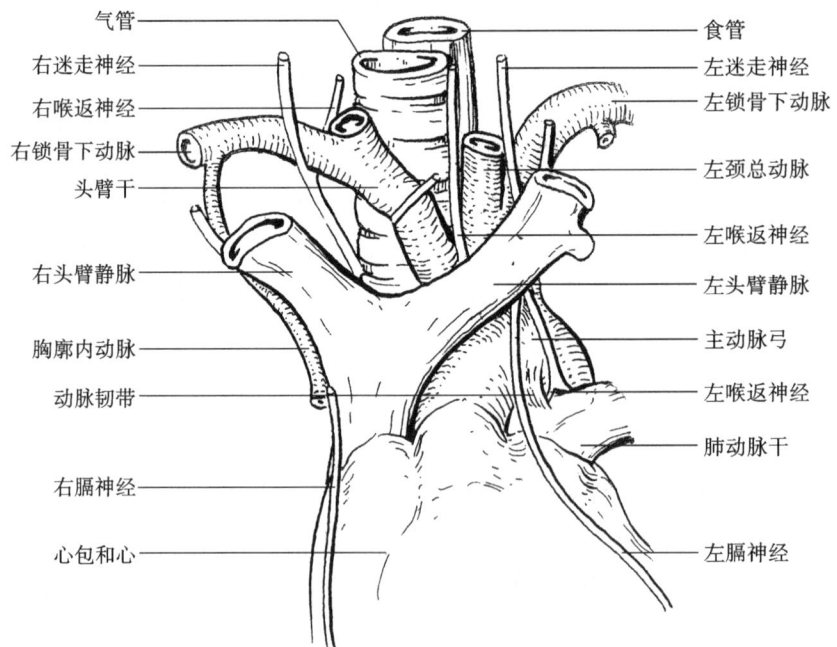

图3-18 纵隔的右侧面观

右迷走神经
右交感干
奇静脉
右肺中、下叶支气管
食管
内脏大神经
膈

右膈神经
上腔静脉
肺动脉
肺静脉
心包和心
心包膈动脉
下腔静脉

图3-19 上纵隔

气管
右迷走神经
右喉返神经
右锁骨下动脉
头臂干
右头臂静脉
胸廓内动脉
动脉韧带
右膈神经
心包和心

食管
左迷走神经
左锁骨下动脉
左颈总动脉
左喉返神经
左头臂静脉
主动脉弓
左喉返神经
肺动脉干
左膈神经

分泌功能。

　　胸腺的血液供应主要依赖于胸廓内动脉和甲状腺下动脉,其静脉血汇入胸廓内静脉或头臂静脉。胸腺的淋巴主要通过淋巴管回流至纵隔前淋巴结、气管支气管前淋巴结或胸骨旁淋巴结等区域。胸腺的神经来自迷走神经和颈交感干的分支。

（二）上腔静脉及其属支

1. 上腔静脉（superior vena cava） 位于上纵隔右前部，由左、右头臂静脉在右侧第 1 胸肋关节的后方汇合而成，长 5～7 cm，沿着升主动脉的右侧逐渐下行，于第 3 胸肋关节下缘水平注入右心房，该静脉前方为胸膜和肺，后方有气管、奇静脉和右迷走神经。左侧为升主动脉和头臂干起始部，右侧有右膈神经、心包膈血管和纵隔胸膜。右肺根位于上腔静脉的后方，奇静脉呈弓形越过右肺根上方注入上腔静脉。

2. 头臂静脉（brachiocephalic vein） 由同侧的锁骨下静脉和颈内静脉在胸锁关节后方汇合而成。左头臂静脉自左胸锁关节后方向右下斜行，经主动脉弓分支的前方，在右侧第 1 胸肋关节后方与右头臂静脉汇合。右头臂静脉右后方有右肺、右纵隔胸膜、右膈神经，左后方有头臂干和右迷走神经等。左头臂静脉有时高出胸骨柄，位于气管颈部前，以儿童多见，故气管切开时应注意高位的头臂静脉，以免损伤导致出血。

（三）膈神经和迷走神经

膈神经从前斜角肌上端的外侧穿出后，沿着该肌的前面下降达肌肉的内侧。在左侧，膈神经沿着锁骨下动脉的路径下行，直至主动脉弓区域。在这一区域，有 1 条肋间后静脉从第 2、3 肋间隙发出，并延伸至左头臂静脉，这条静脉为区分迷走神经与左膈神经提供了明显的标志。左、右两侧的膈神经继续从纵隔胸膜与心包之间下行至膈肌，在膈肌中心腱处穿入膈。

迷走神经（图 3-19）：左、右迷走神经在纵隔内走行不完全相同。左迷走神经起始后，于左颈总动脉与左锁骨下动脉之间向下延伸。随后越过主动脉弓的前方，进入下纵隔。经过左肺根的后方，然后抵达食管的前方并发出许多细支。右迷走神经在起始后，沿着右锁骨下动脉和右锁骨下静脉之间走行，紧贴气管的右侧，经过右肺根的后方，最终到达食管的后面。在这里，右迷走神经发出多个分支，这些分支进一步构成右肺丛和食管后丛。

（四）主动脉弓

1. 位置 主动脉弓（aortic arch）起自右侧第 2 胸肋关节后方的升主动脉，随后呈弓形弯曲向左后方延伸（图 3-19 至图 3-21）。在跨越左肺根的过程中，主动脉弓继续前行，直至在第 4 胸椎体下缘的左侧与胸主动脉相连。值得注意的是，主动脉弓在与胸主动脉的连接处，管径会略有缩小，这一区域被称为主动脉峡（aortic isthmus）。主动脉峡平对第 3 胸椎。

主动脉弓上缘与胸骨柄的中部大致平行，下缘与胸骨角平齐或在左胸骨角稍上方。小儿主动脉弓的位置通常相对较高，有时甚至可以达到胸骨柄的上缘。因此，在进行如气管切开术等手术时，必须特别注意这一解剖学特点，以避免可能的并发症发生。

2. 毗邻 主动脉弓的上缘，从右前方至左后方，依次发出三大分支，即头臂干、左颈总动脉和左锁骨下动脉。这三大分支的根部前方有左头臂静脉，下缘与多种重要结构相邻，包括肺动脉、动脉韧带、左喉返神经、左主支气管和心浅丛。主动脉弓的左前方有左纵隔胸膜、左肺、左膈神经、心包膈血管和左迷走神经等结构。左膈神经从后外侧向前内侧方向延伸，并在左迷走神经的前方与之交叉下降，而在主动脉弓的右后方，则紧邻气管、食管、左喉返神经、胸导管和心深丛等。由于主动脉弓具有上述毗邻关系，主动脉弓病变（如动脉瘤）可压迫气管、左主支气管、食管、左喉返神经，而使患者出现呼吸困难、吞咽困难和发音障碍表现。

（五）动脉导管三角

动脉导管三角位于主动脉弓的左前方，这个三角的前界为左膈神经，后界为左迷走神经，下界由左肺动脉所界定。动脉韧带、左喉返神经以及心浅丛等重要结构位于这个三角内。

动脉韧带为连接肺动脉干分叉处稍左侧与主动脉弓下缘之间的纤维结缔组织索，其长度通常为 0.3～3 cm，宽度为 0.3～0.6 cm，是胚胎时期动脉导管闭锁后留下的遗迹。动脉导管一般

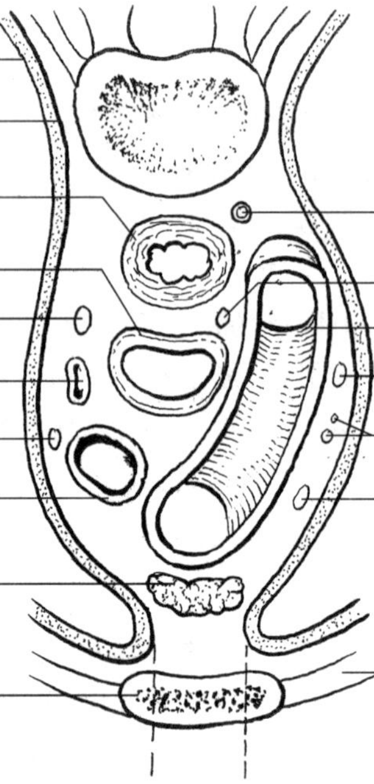

图 3-20　上纵隔横断面(平第 4 胸椎,上面观)

在出生后 2 个月内闭合,若超过 2 个月未闭合,则为动脉导管未闭,这是一种先天性心脏病。

由于左喉返神经紧贴动脉韧带(或动脉导管)的左侧并绕主动脉弓上行,在动脉导管未闭的手术治疗中,左喉返神经成了一个关键的解剖标志,进行手术时往往会以左喉返神经为参照,确保在动脉导管三角内准确地结扎动脉导管,以避免损伤其他重要结构。

(六) 气管胸部和主支气管

1. 位置　气管胸部位于上纵隔的中心区域。其上端在颈静脉切迹水平与气管颈部相连,下端在胸骨角平面处分为左、右主支气管,分叉处称为气管杈,其内面下缘形成的半月状嵴为气管隆嵴,是支气管镜检查时辨认左、右主支气管起始点的显著标志。

2. 毗邻　气管胸部在前方与多个重要结构相邻,包括胸骨柄、胸腺或胸腺遗迹、左头臂静脉、主动脉弓、头臂干、左颈总动脉以及心丛等。在其后方,气管胸部紧邻食管,并在其后外侧有喉返神经通过。在左侧,气管胸部与主动脉弓、左颈总动脉、左锁骨下动脉及左喉返神经相邻;在右侧,气管胸部与右头臂静脉、上腔静脉、奇静脉及右迷走神经相邻。

3. 主支气管　主支气管为气管杈和肺门之间的管道。左主支气管呈一种细长的形态,斜行走向,其长度为 4.5～4.8 cm。观察其横断面时,可以看到中段部位的内部直径大约为 1.1 cm。它与气管中心线的下方交界处形成了一个大约 37.5°的夹角。在解剖位置上,左主支气管前方毗邻左肺动脉,后方靠近胸主动脉,而其上方有主动脉弓横跨而过。它大约在人体第 6 胸椎的水平进入左肺门。由于左肺上叶支气管的开口位置相对较远,在进行左主支气管插管时,这个特定的开口不易发生阻塞,同时插管后也更容易保持稳定。

右主支气管的结构较为粗短且走向较为垂直,其长度为 1.9～2.1 cm。在其中部,内腔的横向直径大约为 1.5 cm。右主支气管下缘与气管中轴线的夹角较小,大约为 23°,这使得异物容易落入右主支气管。在其前方,有升主动脉、右肺动脉和上腔静脉相邻,后方和上方有奇静脉环绕。右主支气管大约在第 5 胸椎的水平进入右肺门。由于右肺上叶支气管的开口非常接近气管隆嵴,如果右主支气管插管过深,则可能会阻塞上叶支气管的开口,导致右肺上叶不张。因此,在进行右主支气管插管时,必须仔细调整导管的位置,以确保能够听到右肺上叶的呼吸音。

4. 血管、淋巴引流和神经　气管和主支气管的血液供应来自多个动脉,包括甲状腺下动脉、

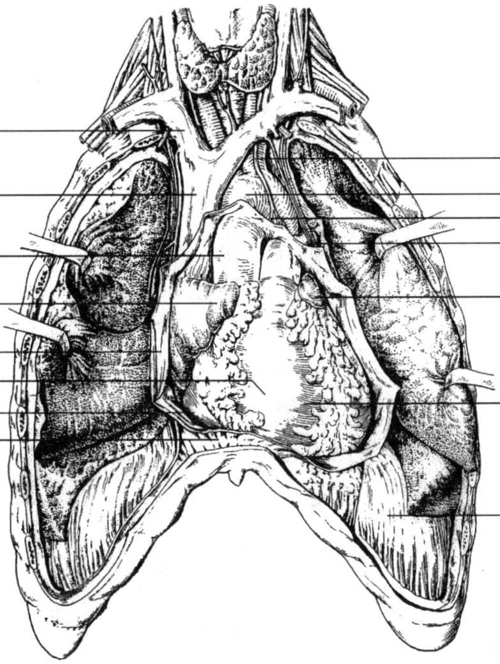

图 3-21　纵隔(前面观)

支气管动脉、肋间后动脉和胸廓内动脉。在静脉方面,血液通过甲状腺下静脉、头臂静脉和奇静脉回流。气管和主支气管的淋巴流入气管支气管淋巴结和气管旁淋巴结,气管和主支气管的黏膜和平滑肌受到迷走神经、喉返神经和交感神经的分支支配。

（七）食管和胸导管

食管胸部、胸导管位于上纵隔后部和后纵隔,在后纵隔部分描述。

三、下纵隔

下纵隔(inferior mediastinum)由前纵隔、中纵隔和后纵隔三部分组成。

（一）前纵隔

前纵隔(anterior mediastinum)是指心包前壁与胸骨体之间的狭窄空间。该区域有胸腺或胸腺退化后的残余部分、纵隔前淋巴结、胸廓内血管的分支以及一些疏松结缔组织。

（二）中纵隔

中纵隔(middle mediastinum)位于心包前、后壁之间的区域。该区域主要由心和心包占据,同时还有与心相连的大血管根部、膈神经、心包膈血管、心丛以及淋巴结等结构。

1. 心包(pericardium)　心包是一个封闭的纤维浆膜囊。它包裹着心及其大血管根部,并且可以分为内、外两层。外层称为纤维心包(fibrous pericardium),比较厚且坚韧,缺乏弹性,上方包裹心的主要血管根部,并与这些血管的外膜相连,下方附着于膈的中心腱。内层称为浆膜心包(serous pericardium),分为壁层和脏层,壁层与纤维心包紧密相连,脏层即心外膜。壁层和脏层在出入心的大血管根部相互过渡(图 3-22)。

（1）心包腔与心包窦:心包腔(pericardial cavity)是由浆膜心包的脏层和壁层相互贴合形成的狭窄且封闭的空腔,其中含有少量浆液。当心包腔积聚液体时,可能会因为内部压力的增加而对心产生压迫。在心包腔内,浆膜心包脏层和壁层折叠形成的间隙称为心包窦(pericardial sinus)。心包腔位于升主动脉、肺动脉干与上腔静脉、左心房之间的部分称为心包横窦

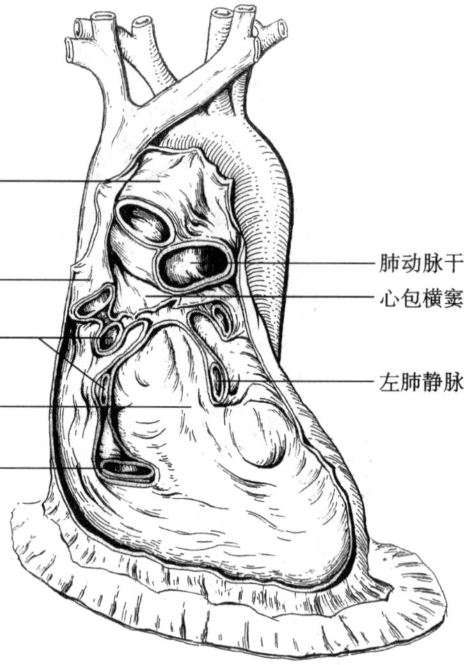

图 3-22　心包和心包窦

（transverse sinus of pericardium），其大小足以容纳一个手指，这里是心血管手术中阻断血流的重要位置。心包腔位于左肺静脉、右肺静脉、下腔静脉、左心房后壁与心包后壁之间的间隙称为心包斜窦（oblique sinus of pericardium）。此外，浆膜心包壁层前部与下部的过渡区域形成的间隙称为心包前下窦，其深度为 1～2 cm，位置较低，心包积液时常首先积聚于此，因此这里是心包穿刺抽液的理想部位。

（2）心包的毗邻：心包前方通过肺和胸膜与胸骨体以及第 2～6 肋软骨相邻，但在第 4～6 肋软骨水平，胸膜前界形成的心包三角使心包直接与左侧第 4～6 肋软骨的前端接触，这个区域被称为心包裸区，可以通过此处进行心包穿刺或心内注射。心包后方邻近胸主动脉、食管胸部、主支气管、奇静脉和半奇静脉。两侧紧贴纵隔胸膜，其间有膈神经和心包膈血管下行。上方有升主动脉、肺动脉干和上腔静脉。下方与膈和下腔静脉相邻，并与膈中心腱紧密相连。

心包的血液供应来自心包膈动脉、肌膈动脉和食管动脉等，相应的静脉回流至胸廓内静脉、奇静脉和半奇静脉。淋巴管汇入纵隔前、后淋巴结和膈上淋巴结。神经支配则来自膈神经、肋间神经、左喉返神经、心丛、肺丛和食管丛等。

2. 心包内的大血管　在心包内接近心底的地方，有几条主要的大血管进出心。升主动脉位于中心位置，其左侧前方是肺动脉干，右侧是上腔静脉，右侧后下方是下腔静脉。左上、下肺静脉从两侧向内穿过，经过胸主动脉前方汇入左心房。右上、下肺静脉位于右心房和上腔静脉的后方。

3. 心（heart）　心前、后略扁，似倒置的圆锥体，大小与本人拳头相似。心尖朝向左前方，心底朝向右后上方，表面被冠状沟、前室间沟、后室间沟和后房间沟分为左心房、左心室、右心房和右心室。

（1）位置与毗邻：心是一个中空的肌性纤维器官，被心包所包裹，位于胸腔的中纵隔内。它的大约 2/3 位于前正中线的左侧，1/3 位于前正中线的右侧。心的前方是胸骨体和第 2～6 肋软骨；后方与第 5～8 胸椎平齐，并且靠近支气管、食管、迷走神经和胸主动脉等结构；两侧隔心包被胸膜和肺覆盖，小部分隔心包与胸骨体下部和左侧第 4～6 肋软骨直接相邻，即心包三角，故心内注

Note

射可在胸骨左侧缘第 4 肋间隙进行。心的位置会随着体形、体位和呼吸发生变化。除上界外，心的毗邻关系和心包类似。

（2）血管：心的血供来自左、右冠状动脉及其分支，其静脉回流主要由冠状窦及其属支完成。

（3）神经：心的神经支配主要来自交感神经、副交感神经和内脏感觉神经，传入纤维主要来自迷走神经的心支和交感神经的心神经。

（4）体表投影：为了更准确地描述心在人体胸前壁的体表投影位置，通常采用四点连线法来确定。这一方法涉及以下 4 个关键点的定位。

①左上点：位于左侧第 2 肋软骨的下缘，距离胸骨左侧缘大约 1.2 cm。

②右上点：位于右侧第 3 肋软骨的上缘，距离胸骨右侧缘大约 1 cm。

③右下点：精确定位在右侧第 6 胸肋关节处。

④左下点：在左侧第 5 肋间隙与左锁骨中线内侧 1~2 cm 的交界处。它通常被认为是心尖的体表投影。

基于这 4 个关键点，可以描绘出心的边界。

①心上界：由左上点、右上点连线构成，它大致代表了心在体表的上部边界。

②心下界：由左下点、右下点连线形成，表示心在体表的下部边界。

③心右界：连接右上点和右下点，形成一个略微向右凸出的弧线，此线代表心在体表的右侧边界。

④心左界：连接左上点和左下点，形成一个略微向左凸出的弧线，此线代表心在体表的左侧边界。

值得注意的是，尽管这种方法可以帮助我们大致确定心的体表投影，但心瓣膜的体表投影位置与实际的听诊部位并不总是完全一致的（表 3-2、图 3-23）。

表 3-2　心瓣膜的体表投影与听诊部位

名　　　称	体　表　投　影	听　诊　部　位
二尖瓣	左侧第 4 胸肋关节处	左侧第 5 肋间隙、锁骨中线内侧 1~2 cm 处
三尖瓣	前正中线与第 4 肋间隙交点处	胸骨下端偏右
主动脉瓣	胸骨左侧缘第 3 肋间隙	胸骨右侧缘第 2 肋间隙
肺动脉瓣	左侧第 3 胸肋关节处	胸骨左侧缘第 2 肋间隙

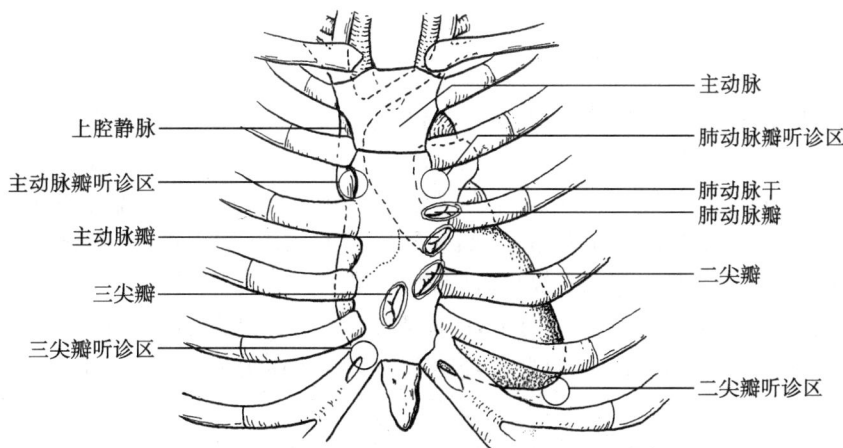

图 3-23　心的体表投影（部分）

（三）后纵隔

后纵隔在心包后壁与胸椎的下部之间,胸骨角平面的下方,膈肌的上方。这一区域有多个重要的组织和结构,如食管胸部、主支气管、胸主动脉、胸导管,以及奇静脉和半奇静脉等。此外,迷走神经和胸交感干等也分布在这一区域内。

1. 食管胸部(thoracic part of esophagus) 食管根据所在位置可以分为颈部、胸部和腹部。食管胸部长约18 cm,在胸廓上口接食管颈部,经上纵隔进入后纵隔下行至膈肌,穿食管裂孔延续为食管腹部。

（1）分部:食管胸部以气管权下缘为界分为胸上段和胸下段(图3-24)。

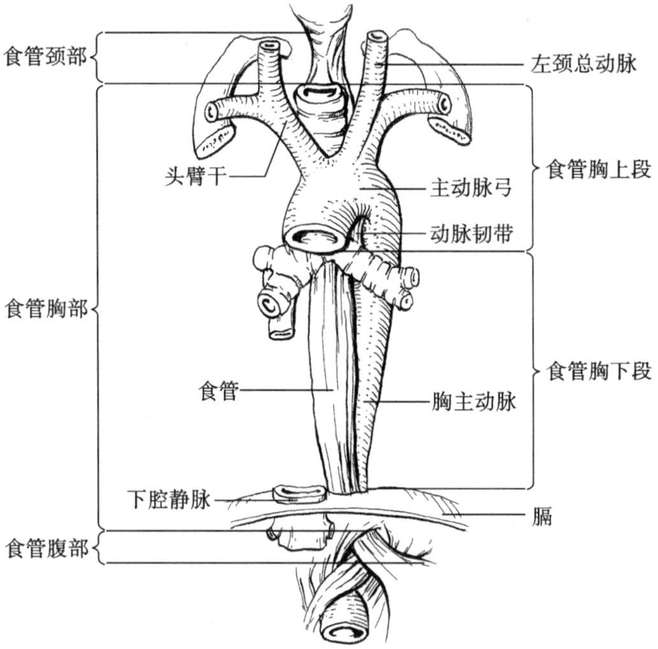

图3-24 食管与胸主动脉

（2）位置:食管胸部起自上纵隔的后部,位于气管与脊柱之间并稍偏向左侧。食管沿着这一路径下行,直至主动脉弓的末端右侧。随后食管胸部在胸主动脉的右侧继续下降,进入后纵隔。在沿心包后方下行的过程中,食管逐渐下行至第7胸椎的高度,并在此处开始向左侧偏斜,在胸主动脉的前方,向左前下方继续行进,达到第10胸椎体的高度时,穿过膈肌的食管裂孔,延续为食管腹部。

（3）毗邻:食管胸部在上纵隔和后纵隔走行过程中,与多个重要结构和组织相邻。从前方来看,它从上到下依次毗邻气管、气管权、左喉返神经、左主支气管、右肺动脉、心包、左心房,以及迷走神经食管前丛和膈。在其后方,食管与脊柱之间形成了一个被称为食管后间隙的区域,这里有奇静脉、半奇静脉、副半奇静脉、右肋间后动脉、胸导管和胸主动脉等重要血管和淋巴管。从左侧看,食管胸部邻近左颈总动脉、左锁骨下动脉、主动脉弓的末段、胸主动脉、胸导管的上段以及左纵隔胸膜。在右侧则有奇静脉弓和右纵隔胸膜相伴(图3-25)。

迷走神经在食管两侧沿肺根后方向下延伸,左、右迷走神经分别绕过食管到达其前方和后方,进而形成食管前丛和食管后丛。这些神经丛随后汇合成迷走神经的前干和后干,通过食管裂孔进入腹腔。

（4）血管、淋巴引流和神经:食管胸上段的动脉来自第1、2肋间后动脉,支气管动脉,甲状腺下动脉和肋颈干发出的食管支;食管胸下段的动脉来自胸主动脉发出的食管支和第3～7肋间后动脉的食管支。食管壁内含有丰富的静脉丛,如黏膜下静脉丛和食管周围静脉丛,回流的血液汇

Note

图 3-25 下纵隔横断面(平第 6 胸椎)

入食管静脉,注入奇静脉、半奇静脉和副半奇静脉,然后回流到上腔静脉(图 3-26)。食管胸上段的淋巴由淋巴管注入气管支气管淋巴结,胸下段的淋巴由淋巴管注入纵隔后淋巴结和胃左淋巴结。食管部分的淋巴可直接注入淋巴管。食管胸部的神经来自喉返神经、迷走神经和胸交感干,喉返神经支配食管的骨骼肌,交感神经和副交感神经支配食管的平滑肌。

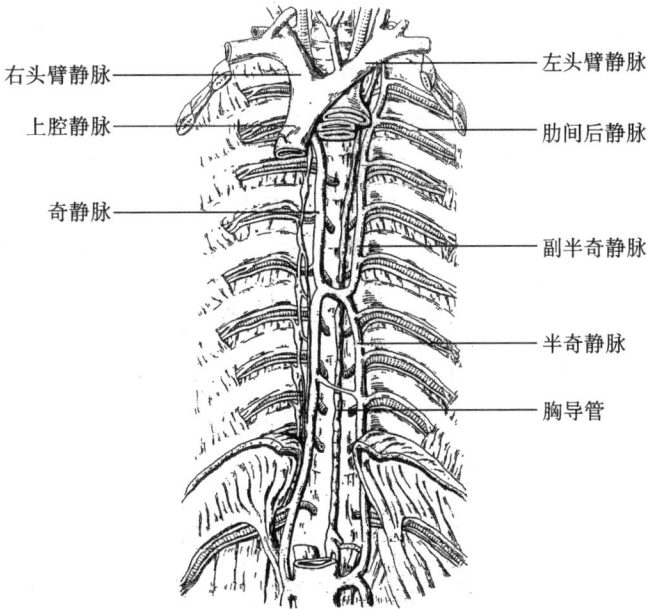

图 3-26 胸导管、奇静脉及其属支

2. 胸主动脉(thoracic aorta) 胸主动脉为主动脉弓的延续部分。它在脊柱的左前方、食管的左后方以及左肺根的后方开始向下延伸。随着其向下走行,胸主动脉逐渐向右下方倾斜,最终移至脊柱的正前方。在行进至第 8、9 胸椎水平时,胸主动脉位于食管的后方,并与之相交。到达第 12 胸椎水平时,胸主动脉穿过膈的主动脉裂孔,随后续为腹主动脉。在胸主动脉的前方,从上到下依次排列着左肺根、心包和食管等结构,后方则紧邻脊柱、半奇静脉和副半奇静脉。胸主动脉的左侧有左侧纵隔胸膜相伴,右侧则有奇静脉、胸导管和右纵隔胸膜相伴。

3. 胸导管 胸导管全长 30~40 cm,起自第 12 胸椎下缘的乳糜池,并通过主动脉裂孔进入胸腔。在胸腔内食管的后方,它沿着胸主动脉与奇静脉之间上行。当到达第 4、5 胸椎水平时,胸导管会稍微向左倾斜,并紧贴左纵隔胸膜,继续沿食管的左缘上升。最终,胸导管经过胸廓上口到达颈根部的左侧,并注入左静脉角。

在后纵隔中,胸导管的前方是食管,后方是右肋下动脉、右肋间后动脉和脊柱。其左侧紧邻胸主动脉,右侧有奇静脉和右纵隔胸膜相伴。由于胸导管的上段和下段分别与左、右纵隔胸膜相邻,胸导管的损伤可能导致左侧或右侧的乳糜胸。

4. 奇静脉、半奇静脉和副半奇静脉 奇静脉、半奇静脉和副半奇静脉收集肋下静脉、肋间后静脉和食管静脉等的血液。

(1)奇静脉:起源于右腰升静脉,在第 12 胸椎的前方穿过右膈脚后继续向上延伸。沿着食管的后方、胸导管的右侧以及胸主动脉的右侧上行,当到达第 4 胸椎水平时,它向前弯曲形成奇静脉弓,并跨过右肺根的上方,最终注入上腔静脉。在这条路径中,奇静脉沿途收集了大部分右肋间后静脉、半奇静脉、副半奇静脉以及食管胸部、心包、支气管的静脉血液。

(2)半奇静脉:由左腰升静脉向上穿过左膈脚后形成。它沿着胸椎体的左侧上行,直至第 7~10 胸椎体前方,然后向右横跨脊柱的前方,注入奇静脉。在这个过程中,半奇静脉收集左侧第 8~11 肋间后静脉和食管静脉的血液。

(3)副半奇静脉:主要负责收集左侧第 4~7 肋间后静脉的血液。它沿着脊柱的左侧下降,并在第 6、7 胸椎高度处注入半奇静脉,或者横跨脊柱汇入奇静脉。

5. 胸交感干 胸交感干位于脊柱的两侧,其上段通常位于肋间后血管的前方,随着向下延伸,逐渐内移至椎体的两侧。胸交感干通常由 10~12 个胸交感干神经节及它们之间的节间支所构成。第 1 胸交感干神经节经常与颈下神经节合并,形成一个特殊的神经结构,即颈胸神经节(或星状神经节)。

穿过第 6~9 胸交感干神经节的节前纤维汇聚形成内脏大神经。这条神经穿经膈脚,最终止于腹腔神经节。第 10~12 胸交感干神经节发出的节前纤维形成内脏小神经,它向内下方延伸,止于主动脉肾神经节。

6. 迷走神经 迷走神经和交感干的分支在人体内形成多个神经丛。这些分支在主动脉弓的前下方以及主动脉弓与气管杈之间,分别形成心浅丛和心深丛。而在肺根的周围,以及食管的前面和后面,则构成肺丛。

左、右迷走神经的分支在食管的不同位置也发挥着重要作用。它们在食管的前面和后面分别形成食管前丛和食管后丛。随后,这些分支向下汇合形成迷走神经前干和迷走神经后干,通过食管裂孔进入腹腔。

四、纵隔间隙

纵隔内各种器官和结构之间被丰富的疏松结缔组织所填充。这些疏松结缔组织在某些区域形成了特定的间隙,即纵隔间隙。这些间隙的存在对于器官的运动以及胸腔容积的变化至关重要。

纵隔间隙与颈部和腹部的间隙是相互连通的,这种连通性使得颈部的渗血和感染有可能向下蔓延至纵隔区域。同样地,由气胸引起的纵隔气肿中的气体也可以向上扩散至颈部。此外,纵隔内的渗血和感染也可能顺着这些间隙向下蔓延至腹部。

(一)胸骨后间隙

胸骨后间隙(retrosternal space)位于胸骨与胸内筋膜之间。这个间隙的炎症具有潜在的蔓延性,可以进一步扩展到膈肌,甚至穿越膈肌扩散至腹部的组织。

(二) 气管前间隙

气管前间隙(pretracheal space)位于上纵隔的气管及其分支与主动脉弓之间。此间隙与颈部的气管前间隙相通,为颈部与胸腔之间的一个关键通道。

(三) 食管后间隙

食管后间隙位于食管与脊柱胸段之间,内含多条重要的血管和淋巴管,如奇静脉、副半奇静脉和胸导管等。这个间隙向上与咽后间隙相通,向下通过膈肌的潜在性裂隙与腹膜后间隙相通。

五、纵隔淋巴结

纵隔淋巴结分布广泛且数量众多。淋巴结的大小变化显著,排列方式不规则,并且不同淋巴结群之间并没有明显的界限。主要有以下几群淋巴结。

(一) 纵隔前淋巴结

纵隔前淋巴结(anterior mediastinal lymph node)位于上纵隔的前部以及前纵隔内,主要分布于大血管、动脉韧带和心包的前方(图 3-27)。它们负责收集来自胸腺、心包、心等器官的淋巴,并通过其输出淋巴管参与构成支气管纵隔干。其中,纵隔前上淋巴结位于胸腺的后方,靠近大血管区域,可以进一步细分为左、右两群。

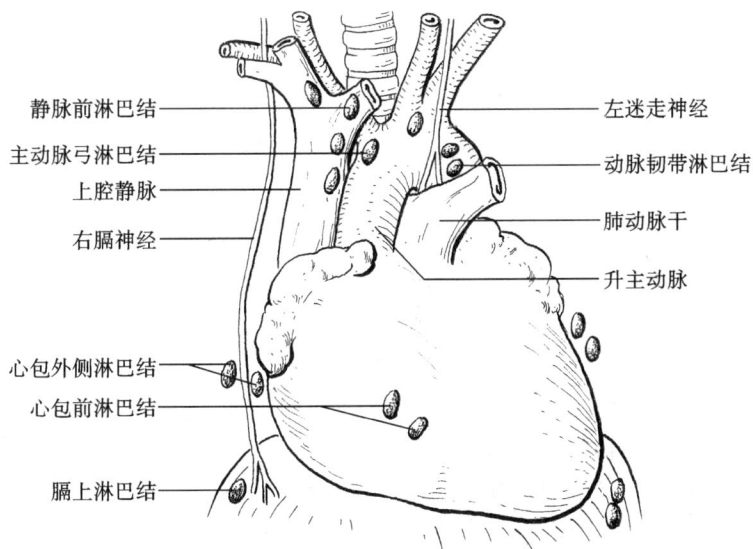

图 3-27 纵隔前淋巴结

左群淋巴结的数量一般为 3～6 个,但也可能多达 10 个。它们排列在主动脉弓的前上壁以及左颈总动脉和左锁骨下动脉的起始部前方,这部分淋巴结被称为主动脉弓淋巴结(lymph node of aortic arch)。位于动脉韧带左侧的淋巴结被称为动脉韧带淋巴结(lymph node of arterial ligament),这些淋巴结负责收集左肺上叶、气管、主支气管、心包以及心右半部分的淋巴,其输出淋巴管最终汇入左支气管纵隔干(left bronchomediastinal trunk),并有一部分淋巴直接注入颈外侧下深淋巴结(inferior deep lateral cervical lymph node)。由于主动脉弓淋巴结紧邻左迷走神经、左膈神经以及左喉返神经,该淋巴结肿大时,可能会压迫这些神经,导致膈肌活动异常及声音嘶哑等症状。鉴于左肺上叶肿瘤经常转移至主动脉弓淋巴结,在进行左肺上叶切除术时,这些淋巴结应一并切除。

右群淋巴结的数量则通常为 2～10 个。它们位于上腔静脉与左、右头臂静脉的交汇点前方,主要收集气管、主支气管、心包以及心右半部分的淋巴,其输出淋巴管最终汇入右支气管纵隔干。

心包前部的淋巴管主要注入纵隔下淋巴结(心包前淋巴结),前下部的淋巴管注入胸骨淋巴结。心包后部的淋巴回流至气管支气管下淋巴结和纵隔后淋巴结。心包侧部的淋巴管主要注入心包外侧淋巴结,部分淋巴直接回流到纵隔前上淋巴结。心包膈部的淋巴管注入气管支气管下淋巴结和纵隔前下淋巴结。

（二）纵隔后淋巴结

广义的纵隔后淋巴结,涵盖了上纵隔后部和后纵隔内的淋巴结群体,主要包括食管旁淋巴结、支气管肺门淋巴结、气管支气管下淋巴结、气管支气管上淋巴结和气管旁淋巴结等。这些淋巴结位于心包后方,沿着食管胸部、气管和胸主动脉两侧有序排列(图 3-28)。它们负责收集来自食管胸部、胸主动脉、心包和膈的淋巴,其输出淋巴管多数直接注入胸导管。

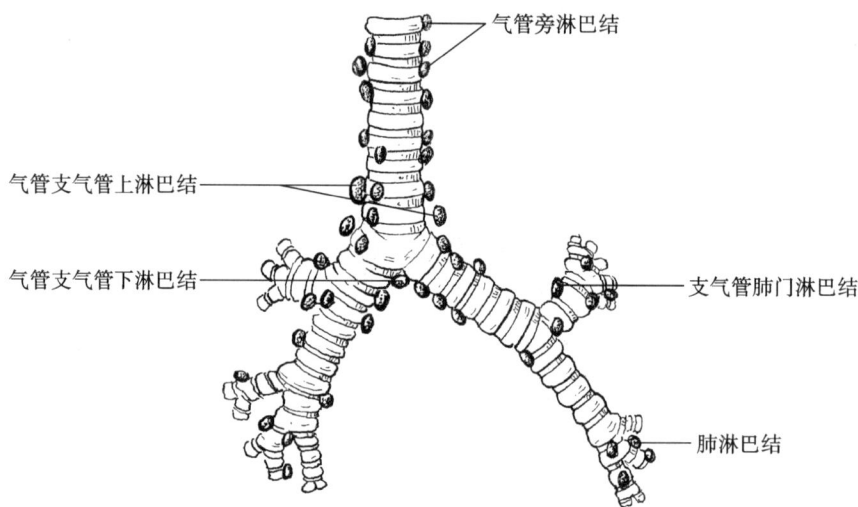

图 3-28　纵隔后淋巴结

1. 食管旁淋巴结　这些淋巴结沿着食管胸部的两侧排列,其左侧部分位于食管胸部与胸主动脉之间,常被称为纵隔后淋巴结。食管旁淋巴结通常有 8～12 个,它们收集食管胸部、心包、膈后部以及肝左叶的淋巴。其输出淋巴管多数注入胸导管,部分注入气管支气管淋巴结。

2. 支气管肺门淋巴结(肺门淋巴结)　位于肺门处,通常有 3～5 个淋巴结。它们负责收集肺部浅层和深层的淋巴,其输出淋巴管则注入气管支气管上、下淋巴结。

3. 气管支气管下淋巴结(气管权淋巴结)　位于气管权下方,左、右主支气管起始部之间,通常有 2～5 个淋巴结。它们收集右肺中、下叶和左肺上叶下部的淋巴,以及部分来自食管和心左半部分的淋巴。其输出淋巴管注入气管支气管上淋巴结,是左、右肺淋巴管交汇的重要部位。

4. 气管支气管上淋巴结　位于气管下部和左、右支气管的外侧,每侧均有 3～5 个淋巴结。它们接收来自支气管肺门淋巴结和气管支气管下淋巴结的淋巴,并收集右肺上叶和中叶的淋巴。其输出淋巴管汇入两侧的气管旁淋巴结。

5. 气管旁淋巴结　位于气管胸部两侧,左、右均有 3～5 个淋巴结。它们接收来自气管支气管上、下淋巴结的淋巴,并收集食管、咽、喉、甲状腺等处的淋巴。气管旁淋巴结的输出淋巴管沿气管两侧上行,参与构成支气管纵隔干。此外,在气管前面还存在一些小淋巴结,称为气管前淋巴结,它们与气管周围的其他淋巴结相互连接。

6. 肺淋巴结 沿着肺内的支气管和肺动脉分支排列,其输出淋巴管最终注入肺门处的支气管肺门淋巴结。

支气管、气管及肺的淋巴结数量众多,它们之间的淋巴引流方向呈现出清晰的层级关系:从肺的淋巴管开始,经过肺淋巴结,再到支气管肺门淋巴结,随后流入气管支气管上、下淋巴结,最后通过气管旁淋巴结汇入左、右支气管纵隔干,并最终进入胸导管和右淋巴导管。

第七节 胸部解剖操作

一、解剖胸壁、胸膜和肺

(一) 解剖胸壁

1. 解剖胸前外侧壁的浅层结构 在解剖过程中,首要步骤是细致地分离浅筋膜,进而辨识浅层的血管和神经。沿着胸骨旁线和腋前线,在每个肋间隙的中央,需要仔细查找肋间神经的前皮支和外侧皮支。这些神经的节段性分布特点十分显著,比如第 2 肋间神经的延伸范围可以达到胸骨角平面,第 4 肋间神经能触及乳头平面。随后,寻找并观察胸廓内动、静脉的穿支,以及肋间后动、静脉的分支。这些血管不仅为胸部提供了重要的血液循环,同时也展示了其复杂的解剖结构。

此外,应在解剖中观察和了解胸腹壁静脉这一重要的静脉系统。如果解剖的标本来自女尸,我们还需要额外关注乳房的解剖结构,包括乳房的位置、形态以及与周围组织的关系,从而更全面地了解女性胸部的解剖特征。

2. 解剖胸前外侧壁的深层结构 观察完胸壁的浅层结构后,保留几支关键的皮神经和浅血管的根部,随后剔除浅筋膜以便进一步探查。胸壁的深筋膜分为浅、深两层,逐层翻开观察,深层位于胸大肌的深面,向上附着于锁骨,同时包裹着锁骨下肌和胸小肌,并与腋筋膜相连。应特别注意,在胸小肌的上缘处,有一部分深筋膜连接着锁骨、胸小肌和喙突,这部分被称为锁胸筋膜。如果解剖的标本来自女尸,在乳房的深面使用刀柄轻轻贴着胸肌筋膜伸入其下方,进行钝性分离,以解剖并观察乳房后间隙的结构。这一步骤有助于更全面地了解女性胸部的深层解剖特点。

3. 解剖肋间隙 为了深入观察肋间外肌及其外膜的结构,我们首先要理解其基本的解剖特点。肋间外肌起自上位肋骨的下缘,肌纤维斜向内下方延伸,最终止于下位肋骨的上缘。在肋软骨之间的区域,肋间外肌被肋间内膜所替代。

为了更清晰地展示肋间外肌结构,可以选择沿第 3 肋或第 4 肋的下缘,使用解剖刀紧贴肋骨切开肋间外肌,并将其轻轻下翻。这样,我们就能观察到被暴露出来的肋间内肌。肋间内肌的起点是下位肋骨的上缘,肌纤维斜向内上方延伸,最终止于上位肋骨的下缘。在肋角的内侧,肋间内肌同样被肋间内膜所替代。

接下来,继续沿第 3 肋或第 4 肋的下缘,使用解剖刀紧贴肋骨切开肋间内肌,并再次下翻。这次,能够观察到肋间最内肌,以及在肋间内肌与肋间最内肌之间走行的肋间后动脉、肋间后静脉及肋间神经。这些神经和血管沿着肋间隙排列,为肋间肌提供必要的营养和神经支配。

最后,观察肋间隙中神经和血管的排列关系,了解它们之间的空间分布和相互联系,这对于我们深入理解胸部的解剖结构具有重要意义。

4. 开胸(注意不要损伤胸膜壁层) 为了获得观察胸腔内部结构的更好视野,首先需要离断两侧的胸锁关节。随后,从第 1 肋前斜角肌的止点外侧缘开始,沿着腋中线向下,逐步切断第 1~11 肋的肋骨以及它们之间的肋间肌。完成这些步骤后,可以轻柔地将胸壁整体向下翻起。

Note

在翻起胸壁的过程中,要特别注意仔细分离胸骨后方的组织。这一步骤需要谨慎操作,以避免损伤重要的血管、神经或软组织结构。确保胸骨后方的组织被充分分离后,我们可以继续对胸腔内部进行更深入的解剖和研究。

5. 解剖胸壁前面

（1）观察胸横肌:在胸前壁下部,透过胸内筋膜可见胸横肌附着于胸骨和肋软骨。

（2）解剖胸廓内血管和胸骨旁淋巴结:探查胸廓的血管系统时,胸廓内血管沿着前6个肋软骨的背面紧密排列,在距离胸骨侧缘大约1.25 cm处向下延伸。这些血管的上段后面被胸内筋膜所覆盖,下段被胸横肌和胸内筋膜共同保护。在胸廓内血管的两侧,我们能够发现胸骨旁淋巴结的存在。

胸廓内动脉的主要分支分布情况如下。

① 肋间前支:这些分支位于前6个肋间隙内,向外延伸,与肋间后动脉相互吻合,为肋骨间的组织提供血液。

② 心包膈动脉:这一分支在接近第1肋的位置发出,与膈神经并行,位于肺根的前方。它穿越心包与纵隔胸膜之间的空间,最终到达膈,为心包和膈提供必要的营养。

③ 肌膈动脉:位于肋弓的背面,肌膈动脉发出分支滋养肋间隙、膈肌以及腹壁上的肌肉。

④ 腹壁上动脉:这条动脉向下延伸,进入腹直肌鞘的后层与腹直肌之间,沿途发出分支滋养腹直肌,并在脐平面与腹壁下动脉吻合,为腹壁提供充足的血液供应。

（二）解剖探查胸膜腔

1. 胸膜解剖 沿着第2~7肋的锁骨中线处切开胸膜壁层,以便观察胸膜结构。胸膜壁层按其分布可分为4个主要部分:肋胸膜、纵隔胸膜、膈胸膜以及胸膜顶。这些部分共同构成了胸膜的完整壁层。

2. 胸膜隐窝的识别 在解剖过程中,需要特别关注胸膜隐窝。这些隐窝是胸膜在特定部位的凹陷区域。其中,肋膈隐窝、肋纵隔隐窝和膈纵隔隐窝是较为明显的部分。应特别注意,肋纵隔隐窝是肋胸膜和纵隔胸膜在交界处返折形成的,为临床提供了重要的解剖标志。

3. 肺韧带的观察 脏胸膜和壁胸膜在肺根下方相互移行,形成了肺韧带。当剖开肺韧带的上部时,可以观察到下肺静脉的存在。在临床操作中,切断肺韧带时应当特别小心,以保护下肺静脉不受损伤。肺韧带不仅在结构上非常重要,而且在功能上也非常重要,它能固定肺。

（三）解剖肺

1. 观察肺的位置和形态 在剖开胸前壁后,可观察到肺位于胸腔的纵隔两侧。由于纵隔的自然偏左位置和右侧膈顶相对较高,因此右肺呈现出宽而短的形态,而左肺则显得相对较窄且长。

2. 取肺,观察肺根结构 沿着肺的前缘,深入纵隔面,轻轻提起肺根。随后,谨慎地贴近肺门处切断肺根,确保操作精细以完整取出肺。一旦肺被取出,便可以细致地观察肺门内的结构（包括肺静脉、肺动脉以及左、右主支气管）,并了解它们之间的毗邻关系和空间布局。

3. 解剖支气管肺段 利用已离断的肺标本,从肺门处开始,沿着主支气管和叶支气管的走向,细致地分离出各段支气管及其伴行的肺段动脉。这一过程旨在清晰地展示各肺段的解剖结构。随后,可以逐一观察这些肺段,深入了解它们的形态、位置和毗邻关系。

二、解剖纵隔

（一）纵隔侧面观

1. 纵隔左侧面观 以肺根为中心展开观察。在肺根的前下方,可以看到由心包形成的明显隆凸。从此隆凸出发,向上延伸的是主动脉弓,它呈弧状骑跨在肺根的上方。主动脉弓向左后下方延伸,最终变为胸主动脉,胸主动脉走行在肺根和心包之后。在主动脉弓上,可以清晰地看到三大分支(头臂干、左颈总动脉和左锁骨下动脉)的起始处。在心包的下半部与胸主动脉之间,可以发现食管的存在。在主动脉弓的前方,有两条重要的神经下行:左迷走神经和左膈神经。内侧为左迷走神经,外侧为左膈神经。这两条神经在交叉后,分别沿着肺根的后方和前方继续下行。左膈神经沿着心包的侧后方走行,最终到达膈。左迷走神经与心包膈血管在心包前面伴行,并且在主动脉弓的下缘发出左喉返神经。

2. 纵隔右侧面观 在剥离纵隔胸膜后,右侧纵隔中部的肺根得以清晰暴露。右肺根的上方横亘着奇静脉弓,其前方是心包,心包之后是食管。食管继续向后延伸,其后方是胸导管这一重要结构。在右肺根的右后方,奇静脉与其外侧的右交感干、内脏大神经伴行。

进一步观察肺根的前上方,上腔静脉逐渐下降并融入心包之中。在上腔静脉的右侧,右膈神经从肺根的前方下行。在上腔静脉的后方,右迷走神经从奇静脉弓的深面沿肺根的后方下行,并在右锁骨下动脉的前方发出右喉返神经。

(二)解剖上纵隔

1. 解剖胸腺 成人的胸腺已经大部分由脂肪组织代替。观察胸腺的毗邻关系。

2. 解剖头臂静脉和上腔静脉

(1)头臂静脉:头臂静脉亦被称为无名静脉,其形成源于锁骨下静脉与颈内静脉在胸锁关节后方的交汇。这一交汇处所形成的角称为静脉角,其中左侧静脉角为胸导管注入点。左头臂静脉相对较长,它跨越主动脉弓分支的前方,斜向右下方延伸,最终在右侧第1肋软骨与胸骨结合处的后方和较短的右头臂静脉汇合,共同形成上腔静脉。右头臂静脉相对较短,几乎垂直下行,与左头臂静脉交汇。

(2)上腔静脉:上腔静脉是一条短粗的静脉干,其形成源于左、右头臂静脉的交汇。该静脉沿升主动脉的右缘垂直下降,并在与右侧第3胸肋关节下缘平齐的位置注入右心房。

上腔静脉的毗邻结构:前面上部为右肺和胸膜,下部则进入心包;后内侧上部有气管和右迷走神经;后外侧上部是胸膜的纵隔部,后外侧下部是右肺根;右侧有右膈神经及右胸膜,左侧是升主动脉。

3. 解剖主动脉弓及其分支 主动脉弓起自主动脉升部,位于胸骨柄下半部的后方,它先向上后左方走行,斜越气管、食管的前面到达它们左侧,然后向后延伸至第4胸椎体左侧并继续下行,直至下缘与主动脉降部相连。主动脉弓的解剖位置决定了其周围复杂的毗邻关系。其前方和左侧被胸膜所覆盖,在它们之间穿行的是左膈神经和左迷走神经。后方和右侧依次排列着气管、左喉返神经、食管、胸导管以及胸椎。在主动脉弓的上方,可以观察到头臂干、左颈总动脉和左锁骨下动脉的起始点。下方与肺动脉分叉处相邻。

为了更清晰地观察主动脉弓上发出的三大分支,我们需要剥除静脉间的结缔组织,并在血管的空隙中进行观察。

(1)头臂干(无名动脉):主动脉弓上缘右侧的动脉,长4~5 cm。它起始后,经气管前面向右后上方斜行,最终在右胸锁关节后方分为右锁骨下动脉和右颈总动脉。

(2)左颈总动脉:位于头臂干的左后方,从主动脉弓的上缘发出,向上穿过颈部直至头部。在胸段,其前方毗邻胸腺和左头臂静脉,后方是气管、左锁骨下动脉、食管、左喉返神经和胸导管,右侧为头臂干和气管,左侧是左迷走神经和左膈神经。

(3)左锁骨下动脉:从主动脉弓上缘的后外方发出,起始后,在锁骨的胸骨柄后方向上进入颈部,再呈弓状向外侧延伸到达上肢。在胸段,其前方毗邻左膈神经、左迷走神经及左头臂静脉,后方是左纵隔胸膜、胸导管和食管,左侧为胸膜,右侧是气管和左喉返神经。

4. 解剖气管和左、右主支气管

(1)气管:胸部气管前方可以看到胸骨柄、残余的胸腺结构、左头臂静脉、主动脉弓以及头臂干和左颈总动脉的起始部,后方有食管紧邻,右侧与奇静脉、右迷走神经和胸膜相邻,左侧是主动脉弓、左颈总动脉、左锁骨下动脉和胸膜。

(2) 主支气管:在清理气管杈后,可以观察到左、右主支气管的区别。

(三) 解剖中纵隔

1. 解剖膈神经和心包膈血管　观察可见,在肺根前方,膈神经与心包膈血管相伴而行,紧贴心包侧壁下行至膈,后打开纵隔胸膜,分离膈神经和心包膈血管。

2. 解剖心包

(1) 观察心包的位置、形态与分部:心包位于中纵隔内,是一个呈圆锥状的纤维浆膜性盲囊。它的上界高于心,下端与膈的中心腱紧密相连。

(2) 解剖心包的步骤。

①打开心包:首先,用镊子轻轻提起心包的两侧,然后纵向剪开或用刀切开心包。接着,在心包前方以十字形剪开,将四片心包翻开,从而暴露出心包腔。

②观察心包腔:浆膜性心包的脏层紧密地包裹着心的前面及下方。在心的背面,脏层心包在向下返折形成壁层之前,会在大血管根部相互返折处形成特定的心包窦。

(3) 心包窦的分类与观察。

①心包斜窦:位于 4 条肺静脉及下腔静脉之间,并向上延伸至左心房的后方。为了观察到这个窦,可以轻轻将心向上翻转,这样心包斜窦就会暴露出来。

②心包横窦:位于大血管根部的后方,具体来说,是在升主动脉和肺动脉的后方、上腔静脉的左侧以及左心房上方的间隙中。要找到这个窦,可以用手指伸入上述区域进行探索。

③心包前下窦:位于心包前壁与下壁的移行处。这是一个非常重要的解剖结构,因为它被视为进行心包穿刺的安全区域。在进行心包穿刺时,选择这个区域可以最大限度地降低潜在的风险。

3. 取心观察　剪断与心相连的大血管,取出心。观察心的外形、冠状动脉及其分支、冠状窦及其属支。

(四) 解剖后纵隔

后纵隔位于心包与脊柱之间,其内的血管、神经走行错综复杂。后纵隔内的主要结构如下。

1. 胸交感神经　胸交感神经分布于脊柱两侧。要观察这些神经,需剖开胸后壁的胸膜。胸部交感神经干与交感神经节位于肋颈前方,它们共有 10～12 个交感神经节。观察时,应特别注意白交通支、灰交通支、内脏大神经和内脏小神经的分布与连接。

2. 胸主动脉　胸主动脉是后纵隔内的主要血管之一。其毗邻结构丰富,前方自上而下依次为左肺根、心包后壁、食管和膈,后方是脊柱、副半奇静脉和半奇静脉,右侧是奇静脉、胸导管及胸膜,左侧为胸膜。胸主动脉的主要分支包括食管动脉、心包支、支气管动脉和肋间后动脉,这些分支为胸腔内的组织和器官提供必要的血液供应。

3. 奇静脉系　奇静脉从腹腔经膈的主动脉裂孔进入胸腔,在后纵隔内上升。它位于下 8 个胸椎及右肋间后动脉的前面,并在胸导管、主动脉、食管及气管等的右侧上行。至第 4 胸椎水平处,奇静脉呈弓状绕右肺根上方注入上腔静脉。在脊柱左侧,可以辨认出半奇静脉和副半奇静脉,它们与奇静脉共同构成奇静脉系。

4. 胸导管　胸导管是一条位于主动脉胸部和奇静脉之间的管状结构,其外观似静脉但管壁较薄,多为白色半透明状,上端有时呈链状。在解剖过程中,可以在左静脉角或左颈内静脉处寻找弓形的胸导管,它是淋巴系统的重要组成部分,负责将淋巴从胸腔和腹腔引流至左静脉角。

知识拓展

Note

案例分析

案例一 患者,女,46岁。因左乳房有一质硬而无痛的肿块入院检查。医生查体发现其左侧乳房外上象限有一包块,该区域皮肤增厚且表面呈橘皮样改变,左侧乳头位置明显高于右侧。腋窝触诊发现淋巴结增大、质硬。乳房钼靶斜位片显示:左乳外上象限可见边缘模糊的肿块,并可见多发性不规则钙化,邻近腺体分布较僵硬。乳房增强MRI显示:左侧乳房外上象限可见边界清楚的分叶状肿块,边缘呈毛刺样改变,病灶呈不规则强化表现。诊断:乳腺癌。

分析:

(1) 左侧乳房外上象限的乳腺癌细胞最易经淋巴向何处转移? 癌细胞通过淋巴扩散可能还会转移至何处的淋巴结?

(2) 病变区皮肤的橘皮样改变及乳头位置增高是如何形成的?

案例二 患者,男,60岁。咳嗽咳痰伴胸闷7天,入院检查后诊断为右侧胸腔积液,现拟行胸腔穿刺引流。

分析:

(1) 胸腔积液首先集聚于何部位?

(2) 简述肋间隙内血管和神经的走行、位置关系及胸腔穿刺最适宜的进针部位。

(3) 在肩胛下角附近行胸腔穿刺依次可经过哪些层次结构?

案例三 患者,男,12岁,活动后气急、疲乏、多汗、心悸。体格检查发现左侧胸部第2肋间近胸骨处有机械样杂音,收缩期末最响,触诊相同部位有连续震颤,经检查后诊断为动脉导管未闭。

分析:

(1) 什么是动脉导管? 它的位置与功能是什么?

(2) 手术中如何寻找动脉导管?

案例四 患者,男,52岁。因严重呼吸困难和吞咽困难而急诊入院。患者诉9个月来有进行性吞咽困难和疼痛,只能进流质食物,体重减轻。出现呼吸困难已半个月,且不时出现剧烈的阵发性咳嗽,伴血色痰,偶尔喷出血液约150 mL。患者近2周来声音嘶哑并发现左肩有一肿块,活动时疼痛。体格检查:患者十分消瘦,表情痛苦。脸呈暗紫色,呼吸困难。喉镜检查发现呼吸和发音时右侧声襞均处于半外展状态。脉搏快,体温38.3 ℃。胸部X线检查显示纵隔增宽,左肩肿块所在的左锁骨外侧半骨质被破坏。食管钡餐造影显示食管在气管杈平面有阻塞征象。诊断为食管癌侵及气管和锁骨。

分析:

(1) 食管癌为何引起呼吸困难和咳嗽?

(2) 声音为何会变嘶哑?

(3) 食管癌可能会累及纵隔的哪些器官?

(4) 简述食管癌的扩散途径。

案例五 患者,男,66岁。反复心悸、胸闷6个月,现突感胸前区疼痛并向左前臂内侧放射而急诊入院。患者诉6个月前无明显诱因出现心悸、胸闷现象,一直未服用药物。半小时前,爬楼后,前胸部出现疼痛并向左手内侧放射,持续3~5 min,休息15 min后疼痛才逐渐缓解。发病以来无发热及咳嗽,亦无反酸及嗳气,食欲好,睡眠不佳,易疲劳,二便正常。平素健康状况良好,无肝炎、结核病史,无药物过敏史,有多年高血压病史,无糖尿病病史,目前未服用任何药物。

分析:

(1) 患者前胸部及左手内侧疼痛可能由什么原因引起?

(2) 患者为何会感觉到左手内侧疼痛?

案例分析答案

Note

重点名词中英文

胸骨角（sternal angle）

剑突（xiphoid process）

肋弓（costal arch）

前正中线（anterior median line）

锁骨中线（midclavicular line）

腋中线（midaxillary line）

肩胛线（scapular line）

乳房悬韧带（suspensory ligament of breast）

锁胸筋膜（clavipectoral fascia）

肋间神经（intercostal nerves）

胸肋三角（sternocostal triangle）

腰肋三角（lumbocostal triangle）

腔静脉孔（vena caval foramen）

食管裂孔（esophageal hiatus）

主动脉裂孔（aortic hiatus）

肋膈隐窝（costodiaphragmatic recess）

肺门（hilum of lung）

肺根（root of lung）

肺韧带（pulmonary ligament）

支气管肺段（bronchopulmonary segment）

纵隔（mediastinum）

动脉导管三角（ductus arteriosus triangle）

胸主动脉（thoracic aorta）

胸导管（thoracic duct）

奇静脉（azygos vein）

参 考 文 献

［1］ 邵莉.基于案例的临床技能实训教程［M］.上海：上海交通大学出版社，2022.

［2］ 王振宇，张雪君.人体断层影像解剖学［M］.北京：人民卫生出版社，2022.

［3］ 吴苡婷."会消失的支架"让患者告别"金属心"［N］.上海科技报，2023-09-27.

［4］ 姜晓丹，贺林平."共和国勋章"获得者钟南山——大医精诚写大爱［N］.人民日报，2020-09-09.

（陈　峡　伍修宇）

Note

第四章 腹 部

知识目标：了解腹前外侧壁的境界，腹腔各个脏器的形态、位置、毗邻和与腹膜的关系。熟悉腹壁和腹腔脏器中血管、神经的分布，外科切口与腹壁局部层次的关系。掌握腹股沟区的境界与层次，腹股沟管的位置、结构和境界；结肠上区和结肠下区各个脏器的毗邻、血液供应、神经分布与淋巴引流；肝和胆囊的位置、体表投影及肝的分叶、分段及毗邻；腹膜后间隙的范围及内容物。

能力目标：①逻辑思维能力：引导学生由浅入深层层显露腹壁层次关系及重要局部。②临床病例分析能力：通过学习，能够对临床简单病例（如黄疸、胰腺癌、肝门静脉高压、胡桃夹综合征、急性阑尾炎等病例）进行初步分析，做到学以致用。③提升学生动手操作能力及小组成员间的协作能力。

素质目标：通过肝的学习，引导学生明白过量饮酒、乱服用药物（如减肥药等）、暴饮暴食等都会导致肝受损，做好预防肝疾病及宣传工作，培养学生的职业素养。通过讲述剖宫产过程中腹部切开层次，自然分娩过程中会阴撕裂伤的严重后果等，让学生深刻体会到母爱的伟大，教导学生百善孝为先。

第一节 概 述

腹部（abdomen）属于躯干组成部分，位于胸部和盆部之间，包括腹壁、腹腔及腹腔内容物等。腹壁除后方以脊柱为支架外，其余部分由肌和筋膜等软组织构成。腹壁所围成的内腔即腹腔（abdominal cavity），包括腹膜腔和腹腔脏器，其境界与腹部体表境界并不相同。广义的腹腔以小骨盆入口为界分为上方的固有腹腔和下方的盆腔，而一般临床上讲的腹腔是指固有腹腔，不包括盆腔。腹腔内有消化系统的大部分器官和泌尿系统的一部分器官，还有脾、肾上腺以及血管、神经、淋巴结和淋巴管等。腹腔大部分脏器的表面及腹壁内面均有腹膜覆盖。腹腔上界是向上膨隆的膈，顶部可达第4、5肋间隙水平，故胸下部的外伤可能同时伤及腹腔上部器官；腹腔下方通过骨盆上口可抵达骨盆腔，小肠等腹腔脏器也常位于骨盆腔内，故腹腔的实际范围远大于腹部体表的境界。在腹压增大（如腹腔积液（又称腹水）、肿瘤等）时，腹腔容积可明显增大。

一、境界与分区

腹部的上界是胸廓下口，自前向后由剑突、两侧肋弓下缘、第11肋前端、第12肋下缘至第12胸椎棘突的连线构成，下界由耻骨联合上缘、耻骨嵴、耻骨结节、腹股沟、髂前上棘、髂嵴和髂后上棘至第5腰椎棘突的连线构成，两侧以腋后线为界，分为前方的腹前外侧壁和后方的腹后壁。

Note

89

为了更好地描述和确定腹腔脏器的位置,临床上通常对腹部进行分区(图4-1)。常用以下两种划分方法:①四分法:通过脐中心分别作水平线和垂直线,将腹部划分为四个区,即左、右腹上区和左、右腹下区。②九分法:用两条水平线和两条垂直线将腹部分为九个区。两条水平线分别是经过两侧肋弓下缘最低点的连线和经过两侧髂结节的连线,即上横线和下横线,先把腹部分为腹上部、腹中部和腹下部三个部分;两条垂直线是分别经过左、右腹股沟韧带中点的垂直线,同时将腹上部分为左、右季肋区和中间的腹上区,腹中部分为左、右腹外侧区(腰区)和中间的脐区,腹下部分为左、右腹股沟区(髂区)和中间的腹下区(耻区)(图4-1)。

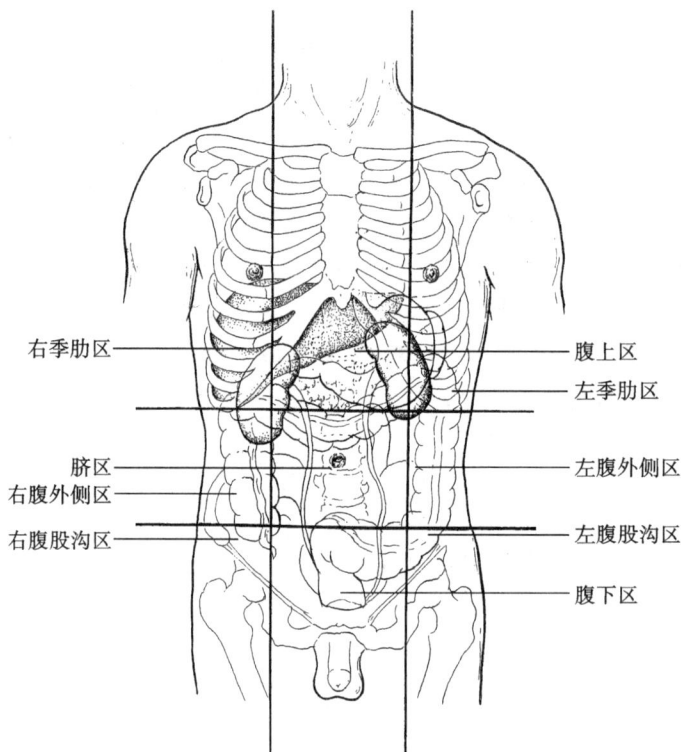

图4-1 腹前壁标志线和分区

二、表面解剖

（一）常用体表标志

1. 骨性标志

（1）髂嵴（iliac crest）:髂骨翼的上缘,两侧髂嵴最高点连线约平对第4腰椎体棘突,是计数椎骨的标志,腹主动脉在此平面分叉。

（2）髂前上棘（anterior superior iliac spine）:髂骨翼前端的骨突,为腹股沟韧带外侧的附着点。

（3）髂结节:髂嵴外侧缘距离髂前上棘5～7 cm处向外突出的部分,是临床上骨髓穿刺的常用部位。

（4）耻骨联合（pubic symphysis）:由两侧的耻骨联合面借纤维软骨构成的耻骨间盘连接而成。成人膀胱处于空虚状态时,一般不超过耻骨联合上缘。

（5）耻骨结节（pubic tubercle）:位于耻骨联合上缘外侧2～3 cm处,为腹股沟韧带内侧的附着点。

2．软组织标志

（1）脐（umbilicus）：位置不恒定。成人仰卧位时，脐常位于第3、4腰椎之间的椎间盘处。脐平面下方约2 cm平对肠系膜下动脉起始处。

（2）腹直肌（rectus abdominis）：位于腹白线的两侧。腹直肌的外侧缘称为半月线。

（3）半月线（linea semilunaris）：又称腹直肌线，是腹直肌外侧缘的连线。右侧半月线与肋弓相交处为胆囊底的体表投影，称Murphy点。

（4）腹股沟和腹股沟韧带（inguinal ligament）：髂前上棘与耻骨结节之间为腹股沟，其深面为腹股沟韧带。腹股沟是腹部和股部的体表分界。

（二）体表投影

腹腔脏器的位置并不是恒定的，可因年龄、体形、体位、器官的充盈状态及腹壁肌肉紧张程度等而异，一般情况下，成人腹腔内主要脏器在腹前壁的投影见图4-1和表4-1。

表4-1　腹腔主要脏器在体表的投影

分区（九分法）	主　要　脏　器
右季肋区	大部分右半肝、部分胆囊、结肠右曲、右肾上部
腹上区	小部分右半肝、大部分左半肝、部分胆囊、胆总管、肝动脉、肝门静脉、胃贲门、部分胃体、胃幽门部、大部分十二指肠、胰头、胰体、一部分两侧肾、两侧肾上腺、腹主动脉、下腔静脉
左季肋区	小部分左半肝、胃底、部分胃体、脾、胰尾、结肠左曲、左肾上部
右腰区	升结肠、部分回肠、右肾下部
脐区	胃大弯（胃充盈时），大网膜，横结肠，左、右输尿管，小部分十二指肠，大部分空、回肠，腹主动脉，下腔静脉
左腰区	降结肠、一部分空肠、左肾下部
右髂区	盲肠、阑尾、回肠末端
腹下区	一部分回肠，膀胱（充盈时），子宫（妊娠期），小部分乙状结肠，左、右输尿管
左髂区	大部分乙状结肠、一部分回肠

1．胃　在中等充盈时，大部分位于左季肋区，小部分位于腹上区，其贲门位于第11胸椎体左侧，幽门位于第1腰椎体右侧。

2．肝　大部分位于右季肋区和腹上区，小部分位于左季肋区，除位于腹上区的部分外，其余均被肋及肋软骨所覆盖。

3．胆囊　胆囊底稍突出于肝前缘的胆囊切迹，其体表投影相当于右锁骨中线或右腹直肌外侧缘与右肋弓的交点处。

4．脾　位于左季肋区第9～11肋深面，其后端位于左侧第9肋上缘、距后正中线4～5 cm处，前端达左侧第11肋与腋中线相交处，其长轴与左侧第10肋平行。

5．阑尾　位置变化较大，但是其根部位置相对固定，阑尾根部的体表投影在脐与右髂前上棘连线的中外1/3交界处，即麦氏点（McBurney点）。因为三条结肠带在阑尾根部汇聚，所以沿着结肠带向下追踪，是寻找阑尾的可靠方法。

第二节　腹前外侧壁

腹前外侧壁由浅入深依次为皮肤、浅筋膜、肌层、腹横筋膜、腹膜外筋膜和壁腹膜，不同部位的层次和结构差异很大。临床上绝大多数开腹手术需要经腹前外侧壁进行,熟悉腹前外侧壁各部层次结构尤为重要。

一、浅层结构

(一)皮肤

腹前外侧壁的皮肤薄,皮纹横向,富有弹性和延展性,与皮下组织连接疏松,除脐部外易与皮下组织分离。该区皮肤血供丰富,临床上常将此区作为游离皮瓣的供皮区。除腹股沟处皮肤移动性较小外,其他部位的皮肤移动性大,可适应腹压增大(如妊娠、腹腔积液或腹式呼吸等)时的腹部膨隆。

腹前外侧壁皮肤的感觉神经分布具有明显的节段性,但也有部分重叠现象:第 6 肋间神经分布于剑突平面,第 8 肋间神经分布于肋弓平面,第 10 肋间神经分布于脐平面,肋下神经分布于脐与耻骨联合连线中点平面,第 1 腰神经分布于腹股沟韧带的上方。临床上常借皮肤感觉的缺失平面来初步判定脊髓病变部位及所需麻醉平面。

(二)浅筋膜

腹前外侧壁浅筋膜主要由脂肪和疏松结缔组织构成,一般较厚,且厚度在不同个体有很大差异,内含有丰富的浅血管、浅淋巴管和皮神经。下腹部脐平面以下的浅筋膜分浅、深两层:浅层为脂肪层,称为 Camper 筋膜,富含脂肪组织,向下与股部和会阴部的浅筋膜相延续;深层为膜性层,称为 Scarpa 筋膜,富含弹性纤维,在腹前壁正中线附着于腹白线和耻骨联合,向下于腹股沟韧带下方约一横指处附着于股部的阔筋膜,但在耻骨联合及耻骨结节之间,越过耻骨联合向内下与会阴浅筋膜(Colles 筋膜)相延续;两侧附着于髂嵴。当尿道球部损伤致尿液外渗时,尿液经过会阴浅间隙可蔓延到同侧的腹前外侧壁,但不能越过中线至对侧(图 4-2)。脐平面以上的浅筋膜与胸部浅筋膜相延续,结构单一。

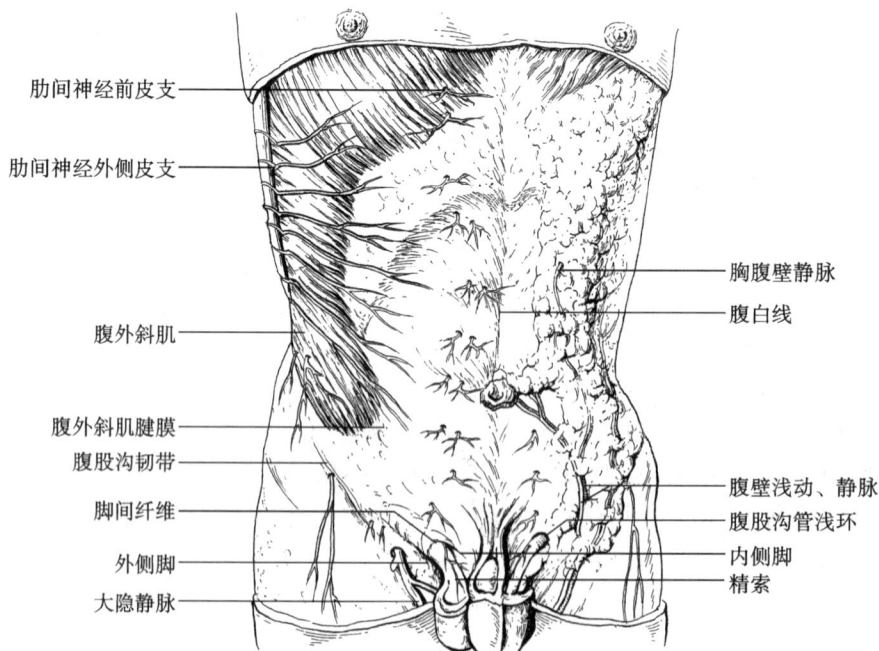

肋间神经前皮支
肋间神经外侧皮支
胸腹壁静脉
腹白线
腹外斜肌
腹外斜肌腱膜
腹股沟韧带
脚间纤维
外侧脚
大隐静脉
腹壁浅动、静脉
腹股沟管浅环
内侧脚
精索

图 4-2 腹前外侧壁的浅层结构

1. 浅动脉 腹前外侧壁上半部的浅动脉为来自肋间后动脉、肋下动脉和腰动脉的细小分支;腹前外侧壁正中线附近的浅动脉来自腹壁上动脉和腹壁下动脉的分支;腹前外侧壁下半部(脐以下)的 2 条浅动脉即腹壁浅动脉(superficial epigastric artery)和旋髂浅动脉(superficial iliac circumflex artery),它们均起自股动脉,前者常在腹股沟韧带中点下方 2.5 cm 处穿阔筋膜或筛筋膜浅出,过腹股沟韧带的中内 1/3 交界处,向脐部上行;后者行于浅筋膜的浅、深两层之间,走向髂前上棘。临床上,常取腹下部的带蒂皮瓣或游离皮瓣,用于修复前臂和手部的伤疤。

2. 浅静脉 腹壁的浅静脉比较丰富,相互吻合成网,尤其以脐区最发达。脐平面以上的浅静脉汇成胸腹壁静脉,直接或经胸外侧静脉向上汇入腋静脉;脐区的浅静脉细小,吻合形成脐周静脉网;脐平面以下的浅静脉大部分经腹壁浅静脉和旋髂浅静脉向下注入大隐静脉,小部分经深部的腹壁下静脉汇入髂外静脉,由此构成上、下腔静脉系之间的吻合。在脐区,浅静脉还与深部肝门静脉的属支——附脐静脉吻合,构成肝门静脉系与上、下腔静脉的交通。故在肝门静脉高压时,肝门静脉内的血液可经附脐静脉回流至脐周静脉网,从而引起以脐为中心的放射状静脉曲张(外观呈"海蛇头"征)。

3. 浅淋巴管 浅淋巴管与浅血管伴行,脐平面以上的浅淋巴管注入腋淋巴结,脐平面以下的浅淋巴管注入腹股沟淋巴结。通过肝圆韧带内的淋巴管,可使腹壁的淋巴管与肝门的淋巴管相交通。

二、深层结构

(一)深筋膜

腹前外侧壁的深筋膜共有四层,分隔腹前外侧壁的三层阔肌。浅部三层依次位于腹外斜肌、腹内斜肌和腹横肌的表面,向前在各肌移行为腱膜处与腱膜相连,最深一层贴在腹横肌的深面,称腹横筋膜。

(二)肌层

肌层包括位于前正中线两侧的腹直肌和锥状肌以及外侧的腹外斜肌、腹内斜肌和腹横肌(图 4-3、图 4-4)。三块阔肌纤维的方向各异,互相交叉排列,参与构成腹腔的前外侧壁。腹壁肌是腹壁的基础,有保护内脏、增大腹压、辅助呼吸、维持脏器位置以及参与脊柱运动的作用。

1. 腹直肌(rectus abdominis) 腹直肌位于前正中线的两侧,呈长条状,被包裹在腹直肌鞘内,为上宽下窄的长带状多腹肌。两侧腹直肌均被由致密结缔组织形成的 3~5 条腱划

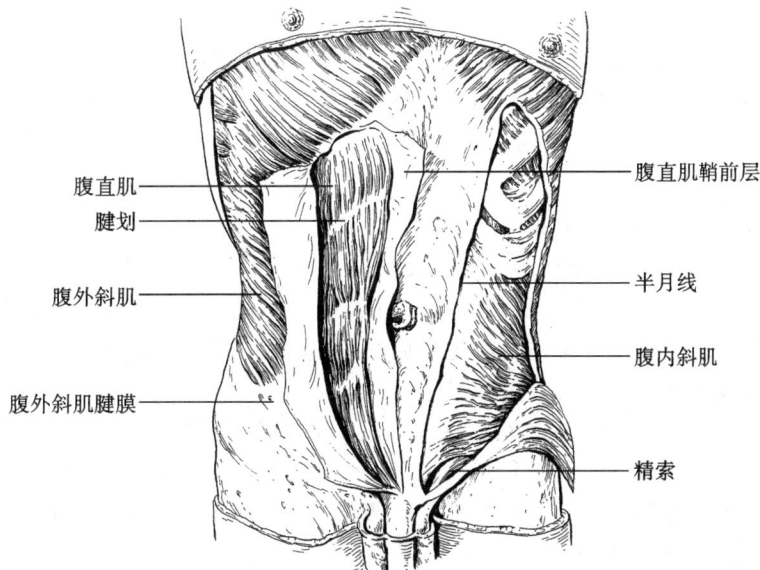

腹直肌
腱划
腹外斜肌
腹外斜肌腱膜
腹直肌鞘前层
半月线
腹内斜肌
精索

图 4-3 腹前外侧壁的肌肉

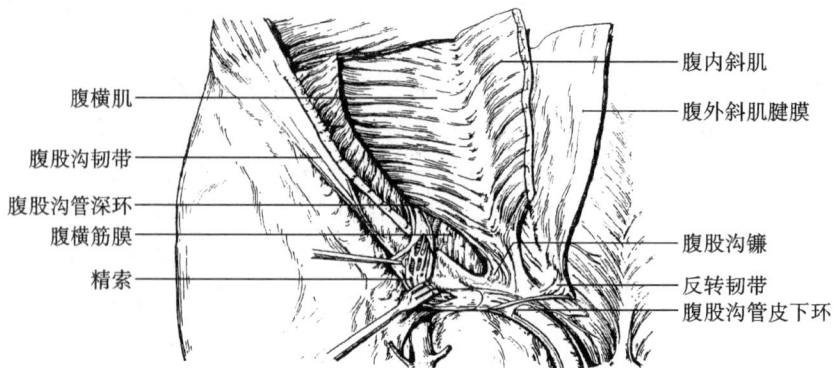

图4-4 腹股沟区的层次结构

(tendinous intersection)分成多个肌腹。腱划与腹直肌鞘前层结合紧密,剥离困难,但与腹直肌鞘后层易于分离。腱划处常有血管,手术切开腹直肌鞘及分离肌纤维时,腱划处应注意止血。腹直肌下端的前内方常有三角形的小扁肌——锥状肌(pyramidalis)。

2. 腹外斜肌(obliquus externus abdominis) 腹外斜肌呈锯齿状,起自下8对肋的外面和下缘,与前锯肌和背阔肌交错,肌纤维自外上斜向内下,约在第9肋软骨至髂前上棘的弧形线上移行为腱膜。腱膜参与构成腹直肌鞘前层,在正中线止于腹白线。腹外斜肌腱膜在耻骨结节外上方形成三角形裂隙,此处为腹股沟管浅环,即腹股沟管皮下环(superficial inguinal ring)(图4-4)。男性有精索通过,女性有子宫圆韧带通过。其外下缘部分为外侧脚(lateral crus),附着于耻骨结节,内上缘部分为内侧脚(medial crus),附着于耻骨联合。腹股沟管浅环底为耻骨嵴,裂隙外上方连接两脚之间的地方有脚间纤维(intercrural fiber)相互交织,有防止两脚分离的作用。外侧脚的部分纤维经精索的深面于内侧脚的后方向内上反折,附着于腹白线,称为反转韧带(reflected ligament)(图4-4),对其表面的腹股沟管浅环起加强作用。腹外斜肌腱膜浅面的深筋膜在腹股沟管浅环处继续向下,形成精索外筋膜。腹股沟斜疝绞窄常发生在腹股沟管浅环处。

腹外斜肌腱膜下缘附着于髂前上棘与耻骨结节之间,腱纤维卷曲增厚形成腹股沟韧带(inguinal ligament)。腹股沟韧带内侧端的一小部分纤维向下后方,并向外侧反折,形成三角形的腔隙韧带(lacunar ligament,又称陷窝韧带),附着于耻骨梳的部分构成耻骨梳韧带(pectineal ligament)。

3. 腹内斜肌(obliquus internus abdominis) 腹内斜肌位于腹外斜肌深面,起自胸腰筋膜、髂嵴及腹股沟韧带的外侧1/2,肌纤维呈扇形向内上方斜行,除后部纤维垂直上升止于下3对肋外,其余肌纤维到腹直肌外侧缘移行为腱膜,并分成两层分别参与构成腹直肌鞘的前、后层,包裹腹直肌,止于腹白线。

4. 腹横肌(transversus abdominis) 腹横肌位于腹内斜肌深面,肌纤维自后外向前内横行,起自下6对肋软骨的内面、胸腰筋膜、髂嵴及腹股沟韧带的外侧1/3,至腹直肌外侧移行为腱膜。弓状线以上的腱膜与腹内斜肌腱膜后层相互移行并经腹直肌的后方止于腹白线,参与构成腹直肌鞘后层;弓状线以下的腱膜则与腹内斜肌腱膜后层一起经腹直肌前面止于腹白线,参与构成腹直肌鞘前层,即弓状线以下,腹直肌鞘后层缺如。

腹内斜肌和腹横肌的下缘均呈弓状,越过精索的上内侧,在腹直肌外侧缘呈腱性融合,称腹股沟镰(inguinal falx),也称联合腱(conjoined tendon)。腹股沟镰绕至腹股沟管内侧部精索后方,止于耻骨梳韧带。在男性,腹内斜肌和腹横肌最下部的肌纤维,沿精索向下,包裹精索和睾丸,成为提睾肌,收缩时可上提睾丸。

(三)腹横筋膜

腹横筋膜(transverse fascia)位于腹横肌及其筋膜的深面,为腹内筋膜的一部分,向上连接膈下筋膜,向下移行为髂筋膜和盆筋膜,并在腹股沟韧带中点上方约 1.5 cm 处随精索突出形成腹股沟管深环(deep inguinal ring),随睾丸下降延续为精索内筋膜。腹横筋膜在上腹部较薄弱,向下逐渐增厚,近腹股沟韧带、腹直肌外侧缘和腹直肌鞘后层以及弓状线以下的部分较致密。腹横筋膜与腹横肌结合疏松,但与腹直肌鞘后层紧密结合,手术时常作为一层结构进行切开。腹股沟管深环内侧有时可见一些纵向纤维束加强腹横筋膜,称凹间韧带(interfoveolar ligament)(图 4-5)。

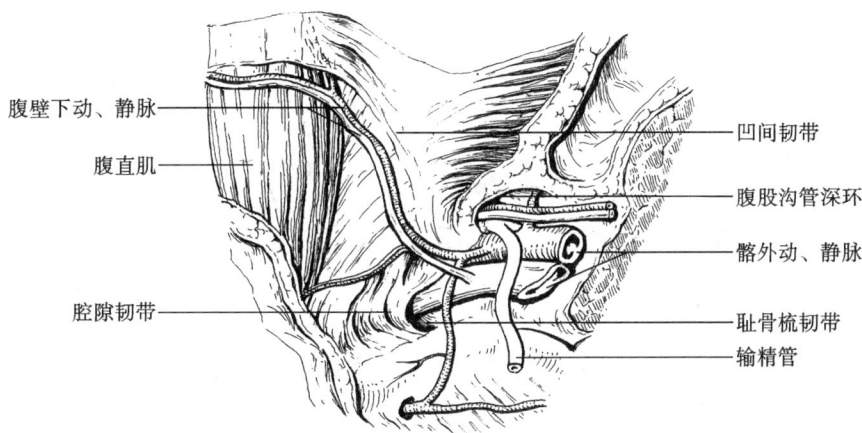

图 4-5 腹股沟区的解剖(后面观)

（四）腹膜外筋膜

腹膜外筋膜(extraperitoneal fascia)为腹横筋膜与壁腹膜之间的疏松结缔组织,又称腹膜下筋膜、腹膜外组织或腹膜外脂肪,分隔腹横筋膜与壁腹膜,形成潜在性间隙,称腹膜外间隙。临床上对子宫、膀胱和输尿管等进行手术时,一般不进入腹膜腔,而通过此间隙行腹膜外手术。腹膜外筋膜向后与腹膜后间隙的疏松结缔组织相连,向下与盆部腹膜外间隙(盆筋膜间隙)相延续。当机体出现炎症时,脓液可互相蔓延,向下方形成髂窝脓肿。上腹部的腹膜外筋膜薄弱,下腹部的腹膜外筋膜有较多的脂肪组织。

（五）壁腹膜

壁腹膜(parietal peritoneum)为腹前外侧壁的最内层,向上移行为膈下腹膜,向下延续为盆腔的腹膜。由于上腹部的腹横筋膜和腹膜外筋膜均较薄弱,故膈下腹膜与膈紧密附着,受膈运动的影响,张力较大,上腹部切口缝合时腹膜极易撕裂,宜连同腹直肌鞘的后层一起缝合;在脐以下,腹前外侧壁的腹膜形成 5 条皱襞(图 4-6):1 条脐正中襞位于正中线,由脐连至膀胱尖,内有脐尿管索,是胚胎时期脐尿管闭锁的遗迹;1 对脐内侧襞位于脐正中襞外侧,内含脐动脉索,是胚胎时期脐动脉闭锁后的遗迹;1 对脐外侧襞位于最外侧,也称腹壁下血管襞,内含腹壁下动、静脉。这5 条皱襞在腹股沟韧带的上方形成 3 对小凹。脐外侧襞的内侧和外侧,分别形成腹股沟内侧窝和腹股沟外侧窝。腹股沟内侧窝的位置相当于腹股沟三角,腹股沟外侧窝的尖端指向腹股沟管深环,二者均为腹前外侧壁的薄弱区,若腹腔内容物由此突出,则可分别形成腹股沟直疝和斜疝。脐正中襞外侧为膀胱上窝。

（六）腹前外侧壁深层的血管、淋巴引流和神经

1. 血管 腹壁深层动脉有下 5 对肋间后动脉、1 对肋下动脉和 4 对腰动脉穿行于腹内斜肌和腹横肌之间。腹上部还有腹壁上动脉(superior epigastric artery),腹壁上动脉起自胸廓内动脉,行于腹直肌和腹直肌鞘后层之间;腹下部还有在腹股沟韧带处起自髂外动脉的腹壁下动脉(inferior epigastric artery)和旋髂深动脉。腹壁下动脉在腹横筋膜和壁腹膜之间经腹股沟管深环

95

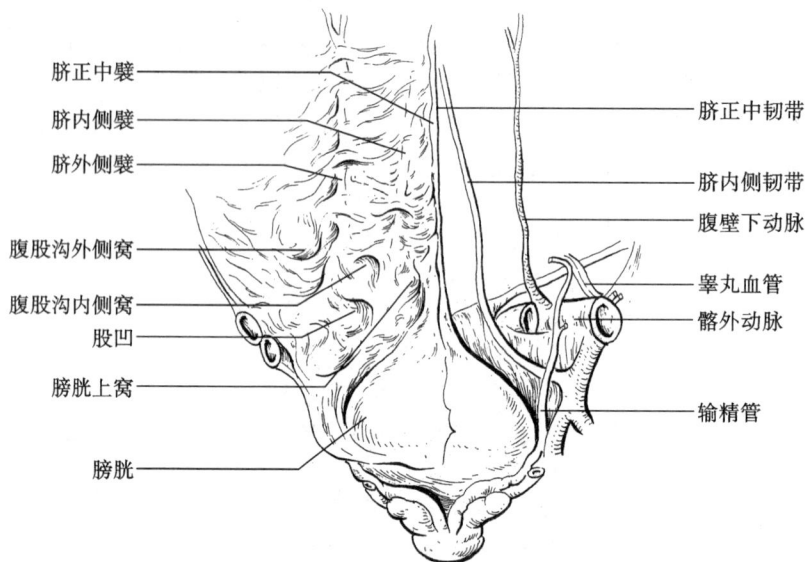

图 4-6　腹前壁的皱襞及陷凹（内面观）

的内侧斜向上行，在半环线附近穿腹横筋膜及腹直肌鞘行于腹直肌和腹直肌鞘后层之间，在脐附近与腹壁上动脉吻合。

2. 淋巴引流　腹壁上部的深淋巴注入肋间淋巴结或胸骨旁淋巴结，腹壁中部的淋巴注入腰淋巴结，腹壁下部的深淋巴注入髂外淋巴结。

3. 神经　第 7～12 胸神经前支斜向前下行于腹内斜肌和腹横肌之间，在腹直肌外侧缘处入腹直肌鞘，沿途发出肌支支配腹前外侧壁诸肌。其前皮支向前穿经腹直肌和腹直肌鞘前层，分布于其表面的皮肤，外侧皮支分布于腹外侧壁的皮肤（图 4-2）。

三、重要局部结构

（一）腹股沟三角

腹股沟三角（inguinal triangle）又称海氏三角（Hesselbach triangle），是由腹直肌外侧缘、腹壁下动脉和腹股沟韧带围成的三角形区域，也称腹股沟区。其内侧界为腹直肌外侧缘，外侧界为腹壁下动脉，下界为腹股沟韧带。腹外斜肌在此三角形区域移行为腹外斜肌腱膜，其下方还形成一裂口，即腹股沟管浅环；腹外斜肌腱膜与腹内斜肌、腹横肌及腹横筋膜间形成了一个潜在的间隙，即腹股沟管；腹内斜肌和腹横肌的下缘未达到腹股沟韧带的内侧部，因而该韧带内侧部的上方缺乏肌肉覆盖，所以腹股沟区非常薄弱。此外，当人体站立时，该区所承受的腹压比平卧时大约 3 倍，因而该区是临床上疝的好发部位。

腹股沟斜疝临床上较为常见，指肠管或大网膜等腹腔内容物从腹壁下动脉外侧经腹股沟管深环脱出，通过腹股沟管全程，出腹股沟管浅环后入阴囊，疝囊颈明显。腹股沟直疝是指肠管或大网膜等腹腔内容物从腹壁下动脉的内侧，通过腹股沟三角而未经腹股沟管深环突出，且无明显的疝囊颈。腹壁下动脉是腹股沟管深环与腹股沟三角的分界标志，也是腹股沟斜疝与直疝在手术中的鉴别标志。

（二）腹白线和脐环

1. 腹白线（linea alba）　腹白线位于腹前正中线上，由两侧腹前外侧壁的三层扁肌腱膜在前正中线上相互交织而成，在剑突和耻骨联合之间，上宽下窄，脐以上宽可达 1～2 cm。腹白线处血管较少，因此行上腹部正中切口时，出血少，进入腹腔快，但常因供血不足而影响切口愈合，且愈合后瘢痕不牢固。脐以下腹白线较窄且厚,行下腹部前正中切口时,因两侧腹直肌靠近,血供较充分,且有肌肉加强,故较少发生切口哆开或切口疝。

2. 脐环(umbilical ring) 脐环由腹白线的腱膜纤维环绕脐形成。若脐环薄弱、发育不良或残留有小裂隙等,则可形成脐疝,脐疝多发生于中年肥胖女性。

(三)腹直肌鞘

腹直肌鞘(sheath of rectus abdominis)分为前、后两层,由腹外斜肌、腹内斜肌和腹横筋膜包裹腹直肌而形成,两层在腹直肌外侧缘处相结合后呈半月形,凸向外侧,称半月线,内侧缘在中线处交织形成腹白线,将左、右腹直肌鞘完全分隔开(图4-7)。腹直肌鞘前层由腹外斜肌腱膜和腹内斜肌腱膜前层组成;腹直肌鞘后层由腹内斜肌腱膜后层和腹横筋膜组成。但腹直肌鞘后层在脐下4~5 cm处形成一突向上的弓形游离缘,称弓状线(arcuate line)或半环线。在弓状线以下,三块扁肌的腱膜均移行为腹直肌鞘前层,腹直肌鞘后层缺如,腹直肌后面直接与腹横筋膜相贴(图4-7)。

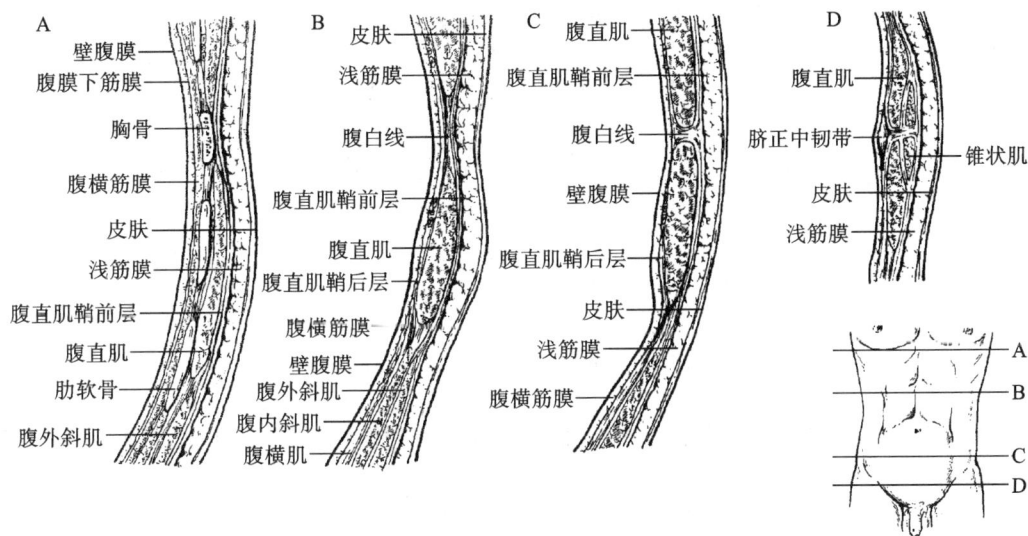

图4-7 腹直肌鞘(横断面)

(四)腹股沟管

腹股沟管(inguinal canal)位于腹股沟韧带内侧半的上方,与腹股沟韧带平行,长4~5 cm,是由外上斜行向内下的裂隙。

腹股沟管有两口和四壁。两口即外口和内口。外口是腹股沟管浅环,位置表浅,又称腹股沟管皮下环,是腹外斜肌腱膜在耻骨结节外上方形成的三角形裂隙;内口是腹股沟管深环,又称腹股沟管腹环,位于腹股沟韧带中点上方约1.5 cm处,腹壁下动脉外侧,是腹横筋膜向外突出形成的卵圆形孔。前壁由腹外斜肌腱膜和腹内斜肌构成,其中腹内斜肌的纤维只参与加强前壁的外侧1/3;后壁主要是腹横筋膜,内侧1/3有腹股沟镰(联合腱)加强;上壁是腹内斜肌和腹横肌下缘共同形成的弓状下缘;下壁是腹股沟韧带。

腹股沟管内通行结构:男性有精索及其被膜、髂腹股沟神经等;女性有子宫圆韧带及髂腹股沟神经等。精索由睾丸动脉,蔓状静脉丛,输精管及其血管、神经、淋巴管,以及腹膜鞘突的残余部分组成。其表面有三层被膜,由外向内依次是精索外筋膜、提睾肌、精索内筋膜,分别来自腹外斜肌腱膜、腹内斜肌和腹横肌弓状下缘、腹横筋膜。女性的子宫圆韧带常与腹股沟管壁融合而消失,也可出腹股沟管浅环,分散止于耻骨结节和大阴唇附近的皮下组织。

腹股沟管为一斜行的肌筋膜裂隙,故腹压增大时,腹股沟管的前、后壁会靠拢。腹壁扁肌收

Note

缩时,腹内斜肌和腹横肌的弓状缘与腹股沟韧带会靠近,使弓状缘下方的半月形缺口变小甚至消失;腹横肌收缩时,腹股沟管深环也会移向外上方,使环口缩小。

四、腹前外侧壁常用手术切口

腹前外侧壁是腹部手术常用切口部位,腹壁切口的选择要遵循以下原则:①切口位置要距离病变部位较近,以更好显露病变器官;②切口的长度要适宜,以利于手术操作;③切口要便于延长,不应由于解剖学关系而受到限制;④切开时要尽量将腹壁肌肉及其血管、神经的损伤减小到最低限度,避免发生切口疝;⑤避免切口愈合后的瘢痕变宽,尽可能与皮肤纹理走行一致。

腹前外侧壁常用手术切口如图 4-8 所示。

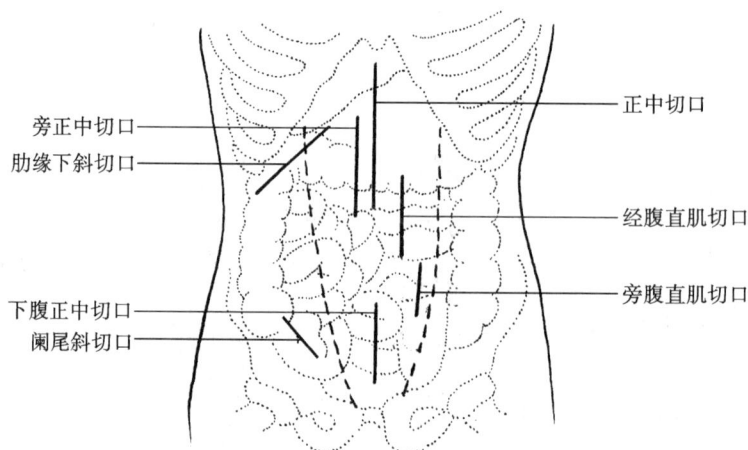

图 4-8　腹前外侧壁常用手术切口

1. 纵切口　纵切口位于腹直肌范围内,除正中切口经过腹白线外,其他切口均经过腹直肌及其肌鞘的前、后层。其优点是可以便于延长。

(1) 正中切口:在腹前正中线切开,由浅至深依次为皮肤、浅筋膜、腹白线、腹横筋膜、腹膜外筋膜和壁腹膜。正中切口的优点是血管、神经损伤少,层次简单;缺点是血液供应差,尤其是上腹部缺乏肌肉保护,术后容易发生切口疝或切口哆开。

(2) 旁正中切口:在前正中线外侧 1～2 cm 处纵向切开,由浅至深依次为皮肤、浅筋膜、腹直肌鞘前层、腹直肌、腹直肌鞘后层(弓状线以下无此层)、腹横筋膜、腹膜外筋膜和壁腹膜。旁正中切口的优点是术中损伤血管、神经和肌肉少,有肌肉保护切口,血液供应好。

(3) 经腹直肌切口:在腹直肌鞘中央纵向切开,除经腹直肌正中分开腹直肌外,其他解剖层次与旁正中切口相同。该切口的缺点是血管、神经和肌肉损伤较多。

(4) 旁腹直肌切口:切口层次同旁正中切口,但在半月线的内侧 2 cm 处切开腹直肌鞘前层,游离腹直肌外侧缘并拉向内侧。该切口的缺点是血管和神经受到损伤的概率较大。

2. 斜切口　常在腹前外侧壁的三层扁肌区进行。

(1) 肋缘下斜切口:沿肋弓下缘 2～3 cm 处斜行切开。此切口会损伤较多的肌肉、血管和神经。

(2) 阑尾斜切口:常用于阑尾切除术。在右髂前上棘与脐连线的中外 1/3 交点处(麦氏点)切开,切口与腹外斜肌纤维走行方向一致,至肌层时,顺肌纤维方向分开三层扁肌。该切口损伤的血管、神经和肌肉少,但手术视野显露范围小。

3. 横切口　常于肋弓和髂嵴之间的区域切开,顺皮纹方向切开两侧腹前外侧壁的所有肌肉。该方法手术视野显露范围大,适用于腹内巨大肿物的切除,而且缝合后张力小,切口不易哆开,但损伤肌肉较多。

4. 联合切口

（1）胸腹联合切口：在上述纵切口的基础上经肋和肋间隙切开胸壁和膈，该方法可以较好地暴露结肠上区的器官。但操作较复杂，损伤组织较多。

（2）腹壁会阴联合切口：多用于直肠癌根治术，将左下腹连同会阴部切开。

5. 腹腔镜切口 腹腔镜手术因切口小、疼痛轻、出血少、恢复快等优点被广大医生和患者所认可。腹腔镜切口多选择脐左旁或脐下 1 cm 进行，脐右旁特别是脐右上方避免选用，以防损伤肝圆韧带而出血。切口直径一般为 0.5～1.0 cm。脐左旁切口选择点有：①在脐平面左侧腹直肌外缘内侧 1～2 cm 处，此处腹直肌较厚，前后腹膜分界清楚，气腹针刺入时，有明显穿过腹膜的感觉；②在脐下及脐左各 3 cm 或 3 横指处；③在左侧腹直肌外缘或左侧锁骨中线与肋缘交点处，此处肋缘隆起，腹壁有较大阻力，气腹针容易刺入，但此进针点不适用于脾大者；④Morris 点（脐与右髂前上棘的连线和腹直肌外缘交汇点）或左侧相对称部位；⑤麦氏点，即脐与右髂前上棘连线的中外 1/3 交界处，距右髂前上棘 4～6 cm。

第三节　腹膜与腹膜腔

一、概述

腹膜（peritoneum）是衬贴于腹腔、盆腔壁内面以及腹、盆腔脏器表面的一层浆膜，由间皮细胞和结缔组织构成。依其衬贴部位的不同，腹膜可分为壁腹膜（parietal peritoneum）和脏腹膜（visceral peritoneum）。壁腹膜衬贴于腹、盆腔壁的内面，脏腹膜覆盖在腹、盆腔脏器的表面。

脏、壁两层腹膜相互移行围成的腔隙称为腹膜腔（peritoneal cavity）。正常状态下，腹膜腔内仅有少量浆液（100～200 mL），呈草黄色，起润滑作用，以减小脏器间的摩擦。男性腹膜腔是密闭的，女性腹膜腔借输卵管漏斗部末端的腹腔口，经输卵管、子宫腔和阴道与外界形成潜在性的通道，故女性腹膜腔感染的机会较男性大。

腹膜腔可分为大、小两个腔（图 4-9）。小腹膜腔即网膜囊，是位于小网膜和胃后方的间隙，大腹膜腔为网膜囊以外的腔隙，两者间借网膜孔相互交通。当胃后壁穿孔时，胃内容物可进入网膜囊，并沿网膜孔流入大腹膜腔。

二、腹膜形成的结构

腹膜在腹、盆腔壁与脏器或脏器之间移行的过程中，会形成网膜、系膜、韧带或皱襞等结构。这些结构不但对脏器起连接和固定作用，其内还穿行有血管、神经和淋巴管等。

（一）网膜（omentum）

网膜包括小网膜和大网膜（图 4-10），分别为连于胃小弯和胃大弯的腹膜。

1. 小网膜（lesser omentum） 小网膜为连于肝门与胃小弯及十二指肠上部之间的双层腹膜，其右缘游离。小网膜可分为右侧的肝十二指肠韧带和左侧的肝胃韧带。肝十二指肠韧带游离缘内包含右前方的胆总管、左前方的肝固有动脉和两者后方的肝门静脉，三者呈倒"品"字形。

2. 大网膜（greater omentum） 大网膜为连于胃大弯和十二指肠上部与横结肠之间的腹膜。胃前、后壁的脏腹膜，自胃大弯和十二指肠起始部向下延续形成大网膜的前两层，内含胃网膜左、右血管及脂肪组织，下垂一段距离后前两层同时反折转向上形成后两层，包绕横结肠并与横结肠

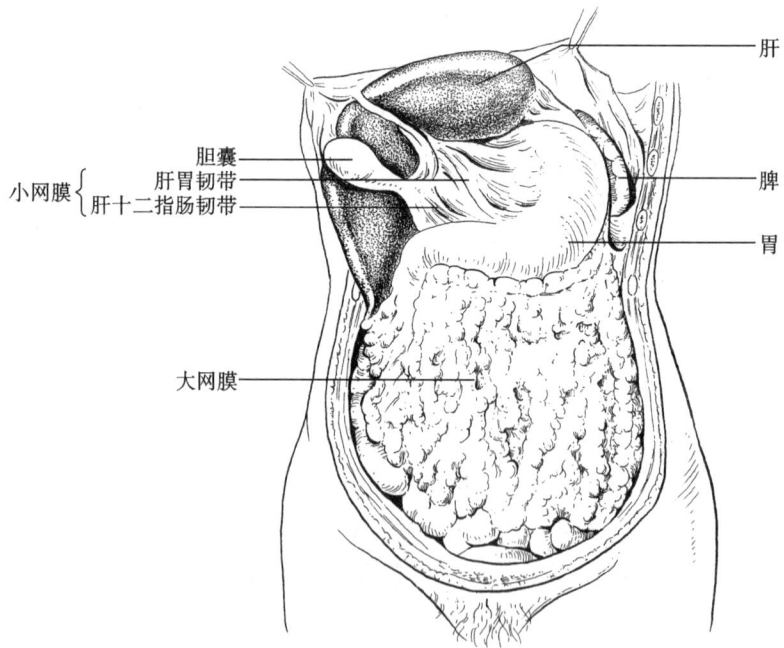

图 4-9　腹部正中矢状面上腹膜及腹膜腔示意图

图 4-10　网膜

系膜相延续,所以大网膜共四层。在成人,四层大网膜常完全愈合,自胃大弯向下延伸的前两层腹膜与横结肠附着,形成胃结肠韧带(gastrocolic ligament)。

3.网膜囊(omental bursa)　网膜囊又称小腹膜腔,位于小网膜和胃后方。上壁为衬贴于膈下面的腹膜;前壁由上至下依次为小网膜、胃后壁腹膜和大网膜前两层;下壁为大网膜前、后两层的反折处;后壁由下至上依次为大网膜后两层、横结肠及其系膜和覆盖在胰、左肾及右肾上腺等处的腹膜；左界为胃脾韧带、脾和脾肾韧带；右界为网膜孔，是网膜囊与大腹膜腔相通的唯一通道。网膜孔的前界为肝十二指肠韧带，上界为肝尾状叶，后界为覆盖下腔静脉的腹膜，下界为十二指肠上部，该孔一般可通过 1~2 横指。若网膜囊内感染或胃后壁穿孔等导致积液，量不大时常局限于网膜囊内，积液增多时，则可经网膜孔流入右肝下间隙，沿右结肠旁沟至右髂窝，也可向上扩展到右肝上间隙（图 4-11）。由于网膜囊位置较深，此处病变的早期诊断往往较困难。

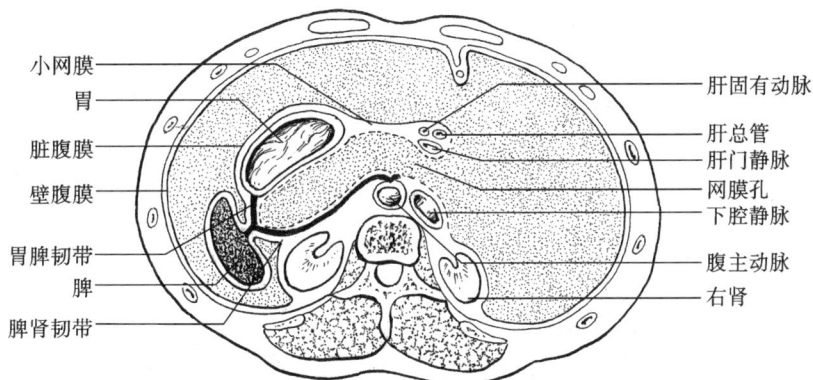

图 4-11 经网膜孔的横断面

（二）系膜

系膜由双层腹膜构成，两层之间有血管、淋巴管和神经走行。有系膜的脏器，活动度较大，容易形成疝的内容物（图 4-12）。

图 4-12 腹膜形成的结构

1. 肠系膜（mesentery） 肠系膜呈扇形，是将空肠、回肠连于腹后壁的双层腹膜结构。肠系膜附于腹后壁的部分称为肠系膜根（radix of mesentery），起自第 2 腰椎左侧，斜向右下，止于右骶髂关节前方，长约 15 cm，依次跨过十二指肠水平部、腹主动脉、下腔静脉、右输尿管和腰大肌。由于肠系膜根与小肠缘的长度差异悬殊，故肠系膜形成许多皱褶，越接近小肠缘，其皱褶越密集。肠系膜内有肠系膜上血管、淋巴结、神经和脂肪组织等。当肠系膜发生扭转时，其内的血运可被阻断从而导致小肠缺血性坏死。

2. 横结肠系膜（transverse mesocolon） 横结肠系膜是将横结肠悬吊于腹后壁的双层腹膜结构，其根部起自横结肠右曲，向左跨过右肾中部，止于结肠左曲。横结肠始末两处系膜较短，活动度小，中间处系膜较长，活动度大。横结肠系膜内含中结肠血管，左、右结肠血管的分支和属支，以及淋巴管、淋巴结和神经丛等结构。

3. 乙状结肠系膜（sigmoid mesocolon） 乙状结肠系膜是将乙状结肠连于腹后壁的双层腹膜结构，其内含有乙状结肠的血管、淋巴管、淋巴结、神经丛及直肠上血管等。

4. 阑尾系膜（mesoappendix） 阑尾系膜呈三角形，是连于阑尾和肠系膜下端之间的双层腹膜结构。阑尾的血管、淋巴管和神经于阑尾系膜的游离缘内走行。

（三）韧带

韧带为连于相邻脏器之间或脏器与腹壁之间的腹膜结构，主要起固定脏器的作用，有的韧带内还有血管、神经等穿行，常依其所连器官或形态命名。

1. 肝的韧带 镰状韧带（falciform ligament）、冠状韧带（coronary ligament）、三角韧带（triangular ligament）、肝胃韧带（hepatogastric ligament）、肝十二指肠韧带。

2. 胃的韧带 胃结肠韧带、胃膈韧带（gastrophrenic ligament）、胃脾韧带（gastrosplenic ligament）。

3. 脾的韧带 脾肾韧带（splenorenal ligament）、膈脾韧带（phrenicosplenic ligament）。

4. 其他 膈结肠韧带（phrenicocolic ligament）、十二指肠悬韧带（suspensory ligament of duodenum）。

（四）腹膜隐窝

腹膜隐窝是腹膜在腹膜皱襞间、皱襞与肠管间以及肠管与腹后壁腹膜间形成的一些隐窝。腹膜隐窝一般都浅小，常为腹腔积液的积存部位，若隐窝较深，则可成为腹内疝的发生部位。

1. 十二指肠上隐窝（superior duodenal recess）和十二指肠下隐窝（inferior duodenal recess） 十二指肠上、下隐窝位于十二指肠空肠曲的左侧，是在十二指肠上襞下方和十二指肠下襞上方的陷凹。

2. 回盲上、下隐窝 回盲上、下隐窝分别位于回肠与盲肠的连接处，回肠末段的上、下方。

3. 盲肠后隐窝（retrocecal recess） 盲肠后隐窝位于盲肠后方，成人较常见，其大小和深度差异较大。

4. 乙状结肠间隐窝 乙状结肠间隐窝位于乙状结肠系膜根的左侧，开口朝下，其深面有左输尿管穿行。

5. 肝肾隐窝（hepatorenal recess） 肝肾隐窝又称 Morison 囊或右肝下间隙，位于肝右叶脏面、右肾和结肠右曲之间。仰卧位时，肝肾隐窝是上腹部腹腔的最低部位，为脓液及渗出物易积存处。

（五）腹膜陷凹

腹膜陷凹主要位于盆腔内，由覆盖盆腔脏器的腹膜相互移行形成。男性膀胱与直肠之间有直肠膀胱陷凹（rectovesical pouch）；女性膀胱与子宫之间有膀胱子宫陷凹（vesicouterine pouch），直肠与子宫之间有直肠子宫陷凹（rectouterine pouch，又称 Douglas 腔）。坐位或半坐卧位时，直肠膀胱陷凹或直肠子宫陷凹是盆腔内最深的陷凹，腹膜腔内的渗出物或脓液常积聚于此。在女性，直肠子宫陷凹的底与阴道后穹紧密相邻，仅隔薄层阴道后壁和腹膜，此陷凹内积液或积脓时，可以从阴道后穹穿刺抽取。

三、腹膜与腹、盆腔脏器的关系

根据脏器被腹膜覆盖的程度大小不同,可将腹、盆腔脏器分为三类:①腹膜内位器官,是指表面几乎全部被腹膜覆盖的脏器,如胃、十二指肠上部、空肠、回肠、盲肠、阑尾、横结肠、乙状结肠、脾、卵巢、输卵管等;②腹膜间位器官,是指表面大部分(至少三面)被腹膜覆盖的脏器,如肝、胆囊、升结肠、降结肠、直肠上部、子宫和充盈的膀胱等;③腹膜外位器官,是指表面仅有一面被腹膜覆盖的脏器,如胰、肾、肾上腺、输尿管、空虚的膀胱等。

四、腹膜及腹膜腔的分部

腹膜腔常以横结肠及其系膜为界,分为结肠上区和结肠下区。因腹膜腔内仅有少量浆液,所有的腹、盆腔脏器均位于腹膜腔外,故真正意义上的结肠上、下区仅指下述的多种间隙,并不包含腹、盆腔各脏器。但临床上习惯以横结肠及其系膜为界,结合与腹膜的位置关系,把腹、盆腔内空间划分为结肠上区、结肠下区和腹膜后间隙三个部分。后续章节的描述则主要以临床上的应用进行划分。

(一)结肠上区

结肠上区位于膈与横结肠及其系膜之间,又称膈下间隙。此区又以肝为界分为肝上间隙和肝下间隙(图4-13)。如此区有脓肿发生,则称为膈下脓肿,其中以右肝上、下间隙脓肿较为多见。

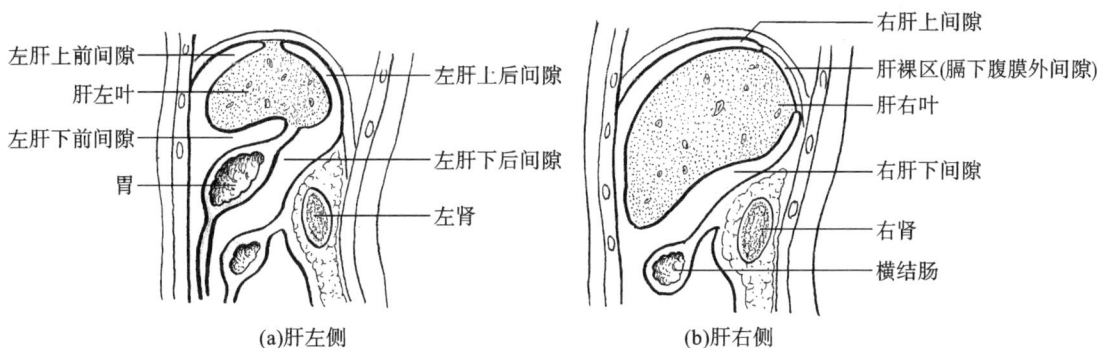

图 4-13　膈下间隙示意图(矢状面)

1. 肝上间隙　纵向的镰状韧带将肝上间隙分为右肝上间隙和左肝上间隙。镰状韧带右侧与右冠状韧带之间的间隙为右肝上间隙,镰状韧带左侧与左冠状韧带之间的间隙为左肝上间隙。左肝上间隙又被左冠状韧带分为前方的左肝上前间隙和后方的左肝上后间隙。由于右冠状韧带的前、后两层均位于右肝的后方,且韧带的后层距肝后缘很近,故右肝上间隙未被分隔。此外,冠状韧带在肝上缘前、后两层分开,两者之间为肝裸区(未被腹膜覆盖),不属于腹膜腔,又称膈下腹膜外间隙,此处肝脓肿可穿过膈扩散至胸腔。

2. 肝下间隙　肝下间隙位于肝和横结肠及其系膜之间。此间隙被肝圆韧带分为右肝下间隙和左肝下间隙。左肝下间隙又被小网膜和胃分为左肝下前间隙和左肝下后间隙(网膜囊)。右肝下间隙的后上部为肝肾隐窝,向上可达肝右叶后面与膈之间,向下通右结肠旁沟。

(二)结肠下区

结肠下区是横结肠及其系膜以下的部分。常以肠系膜根、升结肠和降结肠为标志分为4个间隙(图4-14)。

1. 右结肠旁沟(right paracolic sulcus)　位于升结肠右侧,上通肝肾隐窝,下达右髂窝与盆腔。阑尾炎导致穿孔时,脓液可沿此沟流至肝肾隐窝,甚至形成膈下脓肿。

Note

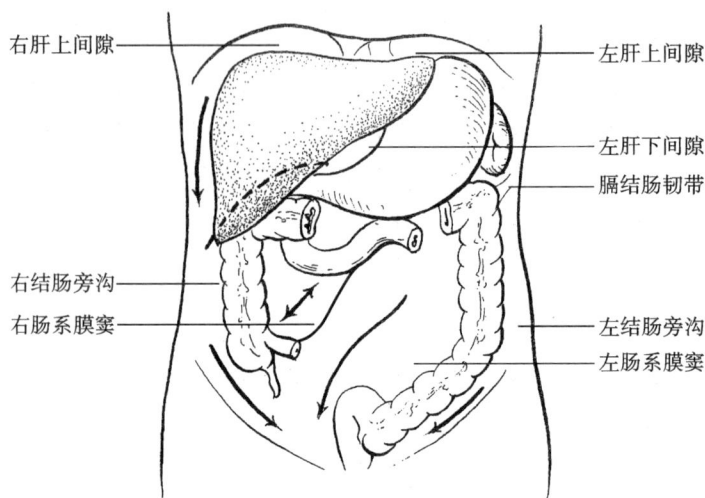

图 4-14　腹膜腔的交通

2. 左结肠旁沟(left paracolic sulcus)　位于降结肠左侧。此沟向上止于膈结肠韧带,向下与左髂窝和盆腔相通。

3. 右肠系膜窦(right mesenteric sinus)　位于肠系膜根右上方与升结肠之间,呈三角形。由于下方有回肠末端相隔,故此间隙有炎症时,渗出物常积存于此。

4. 左肠系膜窦(left mesenteric sinus)　位于肠系膜根左下方与降结肠之间,下端开放,与盆腔连通。

第四节　结肠上区

一、概述

结肠上区又称膈下间隙,介于膈与横结肠及其系膜之间,主要包括食管腹部、胃、肝、肝外胆道和脾等器官。十二指肠与胰的大部分结构虽位于腹膜后间隙,但为了叙述方便,在此一并介绍。

二、食管腹部

(一) 位置和毗邻

食管腹部(图 3-24)上端在第 10 胸椎水平续于食管胸部,全长 1~2 cm,临床上常将食管腹部划分为下胸段食管。于正中线左侧 2~3 cm 处通过食管裂孔进入腹腔,继而斜向左下后方走行,与胃贲门相连。这一行程使得食管腹部与食管胸部之间形成一显著的角度,插入食管镜时应予以注意。贲门切迹位于食管腹部左缘与胃底之间,常作为临床手术的定位标志,借此确认食管和胃的分界。食管腹部前面有迷走神经前干经过,与肝左叶相邻,后面有迷走神经后干经过,邻近左膈脚,前、后两面均有腹膜覆盖。

(二) 血管、神经和淋巴引流

胃左动脉和膈下动脉发出的食管支是食管腹部血液供应的主要来源。食管腹部的黏膜和黏膜下静脉广泛吻合形成食管静脉丛,经食管支汇入胃左静脉,故肝门静脉高压时,血液可经胃左静脉食管支引起食管下段静脉曲张,若曲张静脉破裂,则可致大量出血(呕血)。

由迷走神经前、后干发出的食管旁神经丛,对食管腹部的平滑肌起兴奋和抑制作用。支配食管腹部的交感神经起自第 5～10 胸节,主要参与调节腺体的分泌。

食管固有层、黏膜下层和肌层内有丰富的淋巴丛,食管腹部的淋巴主要向下引流至胃左淋巴结、贲门淋巴结和腹腔淋巴结,一部分可向上引流至纵隔后淋巴结和气管支气管下淋巴结,亦有少部分直接注入胸导管,借此途径,食管癌患者可出现癌细胞向上述器官转移。

三、胃

胃(stomach)是消化管道中一囊袋状器官,成人胃容量约 1500 mL,上连食管,下续十二指肠。除具有受纳食物和分泌胃液作用外,胃还具有内分泌功能。

(一)位置和毗邻

中度充盈时,胃大部分位于左季肋区,小部分位于腹上区。贲门位于第 11 胸椎左侧,幽门位于第 1 腰椎右侧。活体胃的位置常因呼吸、体位和充盈程度而变化,直立时胃大弯可降到脐水平或脐以下水平。

胃前壁右侧邻贴肝左叶下面,左侧与膈相邻,并被左肋弓所掩盖,膈肌将其与左胸膜、左肺底、心包等相隔。胃前壁中间部分位于剑突下方,直接与腹前壁相贴,是临床上触诊胃的部位。胃空虚时,横结肠也可靠近胃前面。胃后壁隔网膜囊与胰、左肾上腺、左肾、脾、横结肠及其系膜等相邻,这些结构共同形成胃床。胃后壁的癌症或溃疡可侵犯胰,多与胰粘连。胃底与膈和脾相邻。

(二)血管

1. 动脉 胃的动脉来源于腹腔干及其分支,分别沿胃大、小弯形成动脉弓,再由动脉弓发出分支至胃前、后壁(图 4-15、图 4-16),在胃壁内进一步分支,吻合成网。

(1)胃左动脉(left gastric artery):起自腹腔干,行向左上至贲门附近,而后转向前下,在肝胃韧带两层之间沿胃小弯行向右下,终支与胃右动脉吻合。胃左动脉在贲门处发出 2～3 支食管支营养食管,行经胃小弯时沿途发出 5～6 支至胃前、后壁。胃大部切除术常在胃小弯侧第 1、2 胃壁分支间切断胃小弯。偶有肝固有动脉左支或副肝左动脉(临床上称之为"迷走肝左动脉")起自胃左动脉,故胃手术需结扎胃左动脉时应仔细观察,切勿盲目结扎。

(2)胃右动脉(right gastric artery):常起自肝固有动脉,也可由肝固有动脉左支、胃十二指肠动脉或肝总动脉发出,下行至幽门上缘,继而沿胃小弯向左走行,终支与胃左动脉吻合。沿途发出多条分支至胃前、后壁。

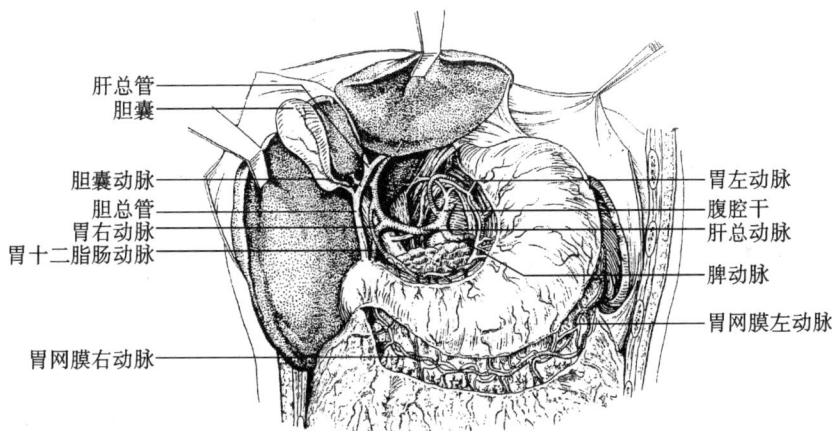

图 4-15 胃的动脉(前面)

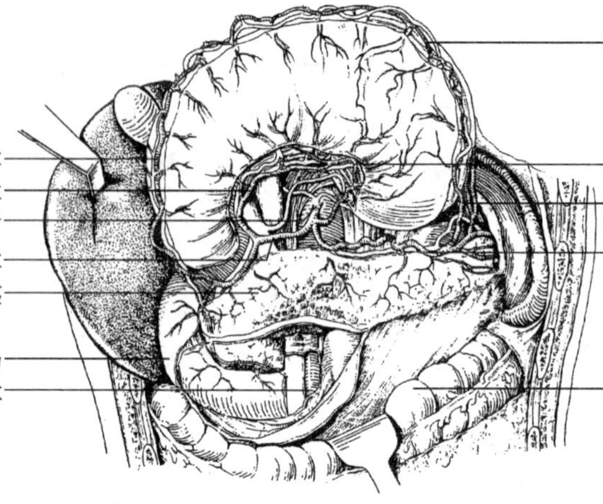

图 4-16　胃的动脉(后面)(用拉钩将肝和胃向后上牵拉后)

(3) 胃网膜左动脉(left gastroepiploic artery):在脾门附近起自脾动脉末端或其脾支,经胃脾韧带两层之间进入大网膜前两层之间,沿胃大弯行向右,与胃网膜右动脉吻合,形成胃大弯动脉弓,沿途发出分支至胃前、后壁和大网膜。胃大部切除术常以胃网膜左动脉第 1 胃壁支和胃短动脉之间作为胃大弯侧切断胃壁的标志。

(4) 胃网膜右动脉(right gastroepiploic artery):在十二指肠上部的后方、胰头的前方,起自胃十二指肠动脉,在中线处下行至幽门下方,继而经大网膜前两层之间沿胃大弯行向左,与胃网膜左动脉吻合。沿途发出分支至胃前、后壁和大网膜。

(5) 胃短动脉(short gastric artery):在脾门附近起自脾动脉或其分支,也可起自胃网膜左动脉近端,数目不定,多为 3~5 支,经过脾肾韧带或直接进入胃脾韧带,分布于胃底前、后壁。

(6) 胃后动脉(posterior gastric artery):出现率约为 72%,一般起自脾动脉或其分支,在网膜囊后面向上行,经胃膈韧带至胃后壁,分布于胃体上部后壁。

2. 静脉　胃的静脉多与同名动脉伴行,直接或间接汇入肝门静脉系。胃左静脉又称冠状静脉,沿胃小弯向左行,至贲门附近转向右下,注入肝门静脉或脾静脉。胃右静脉沿胃小弯内侧端向右行,注入肝门静脉。胃右静脉接受幽门前静脉(prepyloric vein)的血液,该静脉是手术时辨认幽门的标志。胃网膜左、右静脉分别沿胃大弯向左、右行,注入脾静脉和肠系膜上静脉。胃短静脉有 3~5 条,引流胃底和胃大弯上部的血液,经胃脾韧带注入脾静脉。多数人可出现 1 条或多条独立的胃后静脉,此静脉沿胃底后壁注入脾静脉。

(三) 淋巴引流

胃的淋巴管向胃大、小弯侧血管周围的淋巴结引流,最后汇入腹腔淋巴结(图 4-17)。胃各部淋巴引流虽大致有一定方向,但因胃的淋巴管在胃壁内有广泛吻合,故几乎任何一处的胃癌皆可侵及胃其他部位的淋巴结。此外,胃癌细胞还可通过食管的淋巴管和胸导管末段逆流至左锁骨上淋巴结。

1. 胃左、右淋巴结　分别沿同名血管排列,收集胃小弯侧胃壁相应区域的淋巴,输出淋巴管注入腹腔淋巴结。

2. 胃网膜左、右淋巴结　分别沿同名血管排列,收集胃大弯侧相应区域的淋巴,胃网膜左、右淋巴结的输出淋巴管分别注入脾淋巴结和幽门下淋巴结。

3. 贲门淋巴结　位于贲门附近,收集贲门周围的淋巴,输出淋巴管注入腹腔淋巴结。

4. 幽门淋巴结　包括幽门上、下淋巴结,分别位于幽门上、下缘处,收集幽门部的淋巴,输出淋巴管注入腹腔淋巴结。幽门下淋巴结还收集胃网膜右淋巴结、十二指肠上部和胰头的淋巴。

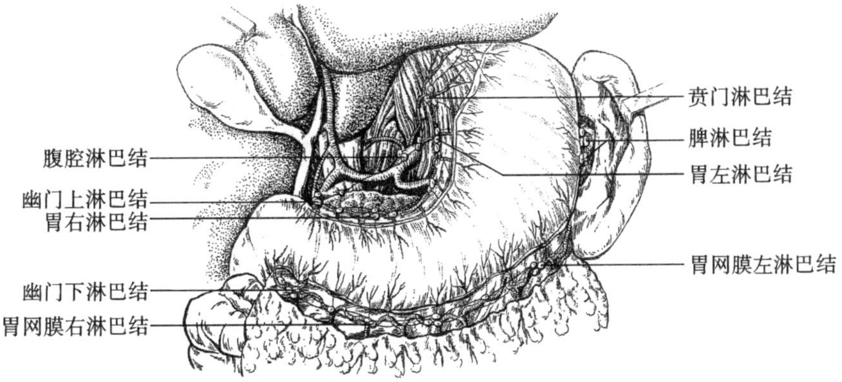

图 4-17 胃的淋巴引流

5. 脾淋巴结 位于脾门附近,收集胃底部和胃网膜左淋巴结的淋巴,输出淋巴管经胰上淋巴结最终汇入腹腔淋巴结。

6. 其他途径 胃的淋巴管与邻近器官的淋巴管亦有广泛联系,故胃癌细胞可向邻近器官转移,也可通过食管的淋巴管和胸导管末段逆流至左锁骨上淋巴结。

（四）神经

胃的运动神经是交感神经和副交感神经,感觉神经为内脏感觉神经(图 4-18)。

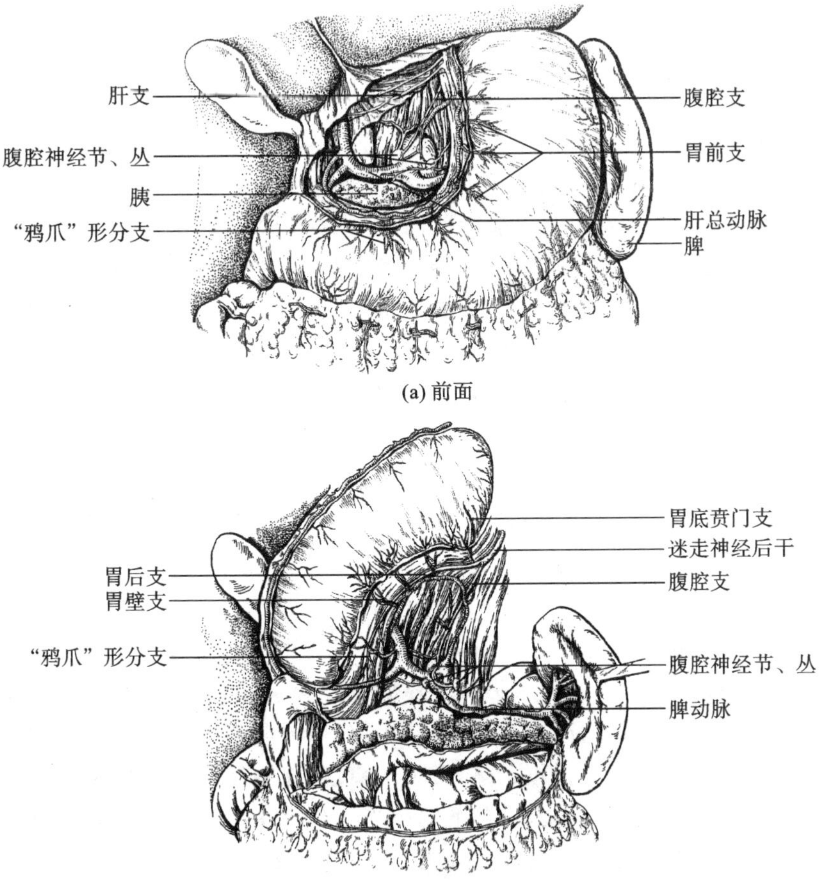

(a) 前面

(b) 后面（胃被拉起）

图 4-18 胃的神经

1. 交感神经 节前纤维来自第 5~10 胸节灰质侧角,经白交通支穿经交感干,经内脏大、小神经至腹腔神经丛内腹腔神经节,在节内交换神经元,发出节后纤维,随腹腔干的分支进入胃壁。

交感神经抑制胃的分泌和蠕动，增强幽门括约肌的张力，并使胃的血管收缩。

2. 副交感神经 节前纤维来自迷走神经背核。迷走神经前干走行于食管腹段右前方的浆膜深面，手术时可在此处切开浆膜寻找前干。前干下行至胃贲门附近分为肝支和胃前支。肝支有1～3支，在小网膜内向右行，参与组成肝丛。胃前支伴胃左动脉在小网膜内距胃小弯 1 cm 处向右行，沿途发出 4～6 条小支分布于小弯侧的胃前壁，最后在角切迹附近以"鸦爪"形分支，分布于幽门窦及幽门管的前壁。迷走神经后干贴食管腹段右后方下行，到贲门附近分为腹腔支和胃后支。腹腔支沿胃左动脉右行加入腹腔丛。胃后支沿胃小弯深面右行，沿途发出小支，伴胃左动脉的胃壁分支分布于胃小弯侧的胃后壁，最后在角切迹附近也呈"鸦爪"形分布于幽门窦及幽门管的后壁。迷走神经胃支在胃壁神经丛内交换神经元，发出节后神经纤维支配胃腺与胃壁平滑肌，加强平滑肌收缩，促进胃酸和胃蛋白酶的分泌，增强胃的运动。

临床上进行高选择性迷走神经切断术时保留肝支、腹腔支和胃前、后支主干与"鸦爪"形分支，只切断胃前、后支的胃壁支，目的是减少胃酸的分泌，治疗溃疡，同时保留胃排空功能，并且避免肝、胆、胰、肠的功能紊乱。

3. 内脏感觉神经 胃的感觉神经纤维分别伴交感神经进入脊髓、伴副交感神经进入延髓。痛觉冲动主要随交感神经通过腹腔神经丛和交感干传入第 5～10 胸节。胃手术时，封闭腹腔神经丛可阻滞痛觉的传入，如手术时可能因过度牵拉而强烈刺激迷走神经，引起心搏骤停，虽属偶发，但后果严重，应予以重视。

四、十二指肠

（一）位置、分部、结构特点及毗邻

十二指肠（duodenum）介于胃和空肠之间，是小肠上段的一部分，因总长约有 12 个手指的宽度（20～25 cm）而得名。上端始于幽门，下端至十二指肠空肠曲移行为空肠。十二指肠呈"C"形弯曲包绕胰头。十二指肠的大部分在腹膜后间隙（始末两端除外），紧贴腹后壁第 1～3 腰椎右前方。按其走向可将其分为四部，分别为十二指肠上部、降部、水平部和升部。

1. 上部（superior part） 长 4～5 cm，自幽门向右并稍向后上方走行，至肝门下方转而向下，形成十二指肠上曲，接续降部。上部起始处有大网膜及小网膜附着，位于腹膜内位，活动度较大；余部在腹膜外，几乎无活动性。上部常平对第 1 腰椎，直立时可稍下降。上部的前上方紧邻肝方叶（段Ⅳ）和胆囊，近幽门处小网膜右缘深部为网膜孔；下方紧邻胰头和胰颈；后方有胆总管、胃十二指肠动脉、肝门静脉及下腔静脉走行。

十二指肠上部又称十二指肠球部，此处黏膜平坦无皱襞，管径较粗，在钡餐 X 线片中呈三角形阴影，为溃疡好发处。前壁穿孔时可累及结肠上区的器官与间隙，后壁穿孔则累及网膜囊或腹膜后间隙。

2. 降部（descending part） 长 7～8 cm，始于十二指肠上曲，沿脊柱右侧下行至第 3 腰椎体，急转向左，形成十二指肠下曲，移行为水平部。降部位于腹膜外位，前方有横结肠及其系膜跨过，将此部分为上、下两段，分别与肝右前叶及小肠袢相邻；后方与右肾门、右输尿管的起始部和下腔静脉外侧缘等相邻；内侧紧贴胰头、胆总管的胰段及胰管；外侧有结肠右曲（图 4-19）。

降部后内侧壁上有十二指肠纵襞，纵襞下端相当于降部中下 1/3 交界处，可见十二指肠大乳头，其是肝胰壶腹的开口处。在十二指肠大乳头左上方 1～2 cm 处常见十二指肠小乳头，其为副胰管的开口处。十二指肠降部是小肠憩室最常发生的部位。小肠憩室多位于十二指肠大乳头附近或胆总管、胰管的开口处，常突入胰组织内。手术时应仔细操作，勿损伤胆总管、胰及胰管。

3. 水平部（horizontal part） 长约 10 cm，自十二指肠下曲向左上走行，横过第 3 腰椎体前方至其左侧，在下腔静脉和腹主动脉的前方移行为升部。十二指肠水平部也位于腹膜外位。水平

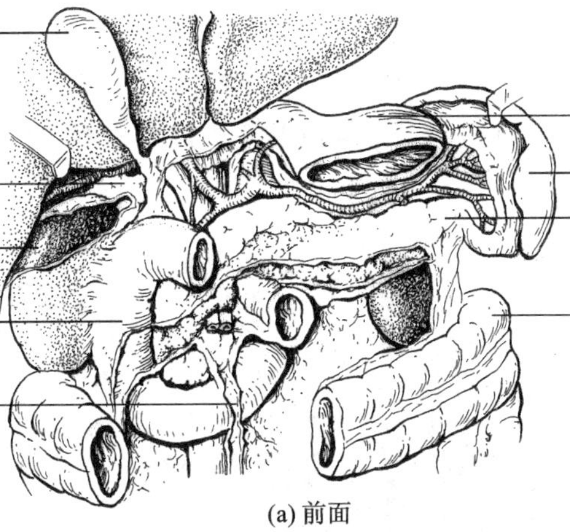

胆囊
右肾上腺
右肾
十二指肠降部
肠系膜根
胃底
脾
胰尾
结肠左曲

(a) 前面

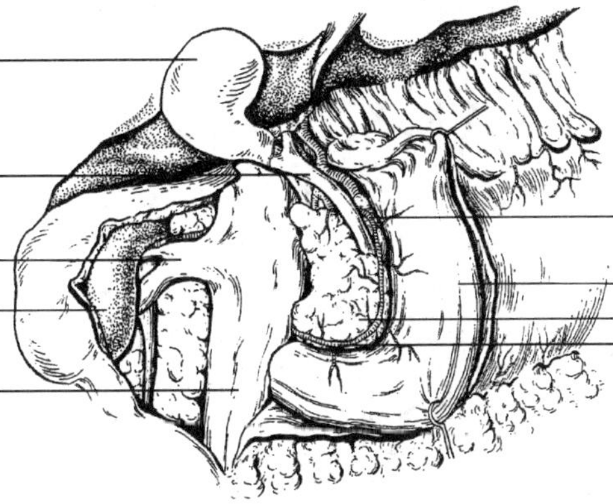

胆囊
胆总管
肾静脉
肾
下腔静脉
胰十二指肠上后动脉
十二指肠
胰头
胰十二指肠下后动脉

(b) 后面

图 4-19　十二指肠和胰

部上方紧贴胰头和钩突，下方有空肠袢和肠系膜，前方有横结肠、肠系膜根及肠系膜上血管穿过，后方与右输尿管、右生殖腺血管、下腔静脉、腹主动脉和肠系膜下动脉的起始部相邻。此部横穿肠系膜上动脉与腹主动脉的夹角处，当此夹角过小（如肠系膜上动脉起点过低）或狭窄时，水平部受到压迫，引起肠系膜上动脉压迫综合征（Wilkie 综合征），导致十二指肠肠腔淤积、扩大，甚至梗阻。

4. 升部（ascending part）　长 2～3 cm，由水平部斜向左上方，至第 2 腰椎左侧急转向左前下方，形成十二指肠空肠曲，后续于空肠。升部前方借横向穿过的横结肠及其系膜与胃隔开，后方有腹主动脉、左交感干、左肾血管、左生殖腺血管和肠系膜下静脉通过，左侧有左肾和左输尿管，右侧有肠系膜根，上缘紧贴胰体下缘。十二指肠空肠曲后上壁借十二指肠悬肌（suspensory muscle of duodenum）固定于右膈脚。十二指肠悬肌由肌纤维和结缔组织构成，与其表面包绕的腹膜皱襞共同构成十二指肠悬韧带（Treitz 韧带），此韧带是手术时识别空肠起始部的标志。

（二）血管

十二指肠血液供应（图 4-20）主要来自：① 胰十二指肠上前动脉（anterior superior pancreaticoduodenal artery），为胃十二指肠动脉的终末支，自十二指肠上部下缘处下行，经胰头前面或实质内行向十二指肠下曲；② 胰十二指肠上后动脉（posterior superior pancreaticoduodenal artery），在十二指肠上部上缘处起自胃十二指肠动脉，经胰头与十二指肠降部之间下行；③ 胰十二指肠下动脉（inferior pancreaticoduodenal artery），约在十二指肠水平部上缘起自肠系膜上动脉，经肠系膜上静脉的后方行向钩突，随即分为胰十二指肠下前动脉和胰十二指肠下后动脉，分别在

Note

胰头前、后面行向右上方,与胰十二指肠上前、后动脉吻合形成胰十二指肠前、后动脉弓,再由动脉弓发出分支营养十二指肠和胰头。此外,不恒定的十二指肠上动脉常起自胃十二指肠动脉、肝动脉或胃右动脉,分布于十二指肠上部。由胃十二指肠动脉或胰十二指肠上动脉发出的十二指肠后动脉也分布于十二指肠上部后壁。十二指肠上部后壁溃疡容易侵及胃十二指肠动脉或胰十二指肠上动脉,引起上消化道大出血。

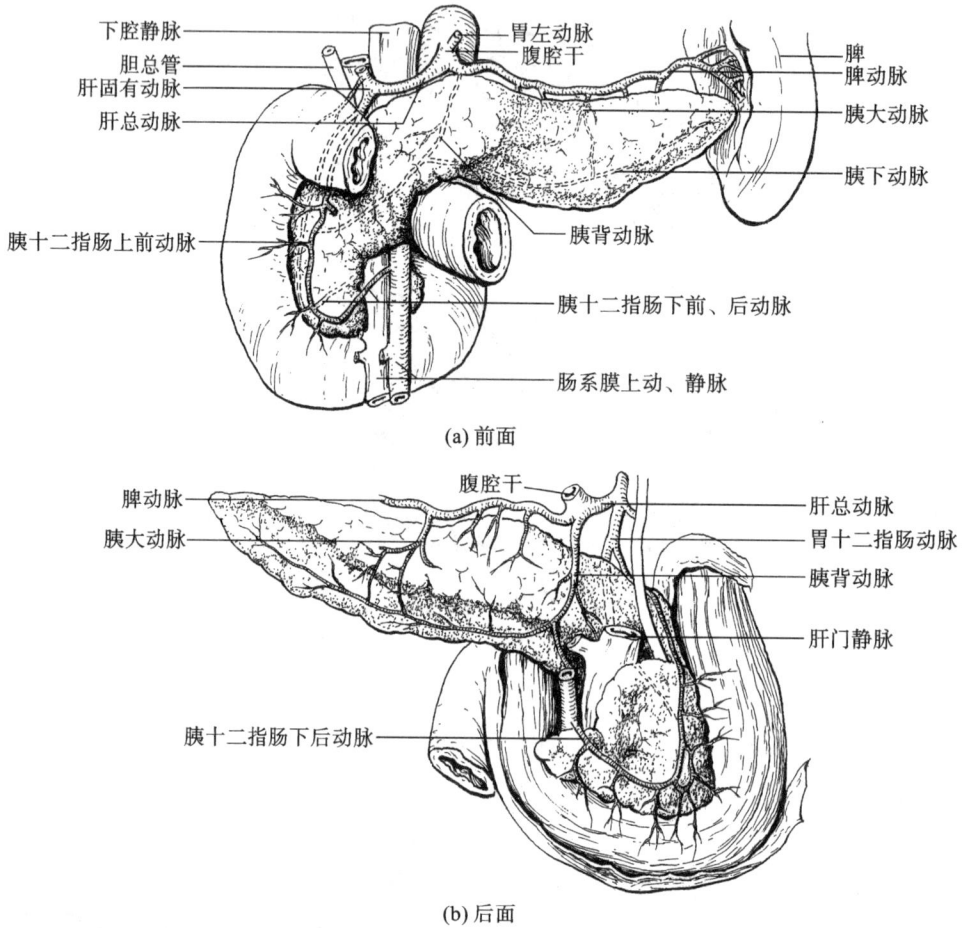

(a) 前面

(b) 后面

图 4-20　十二指肠、胰和脾的动脉

十二指肠的静脉多与同名动脉伴行,除胰十二指肠上后静脉直接注入肝门静脉外,其余静脉均汇入肠系膜上静脉(图 4-21)。

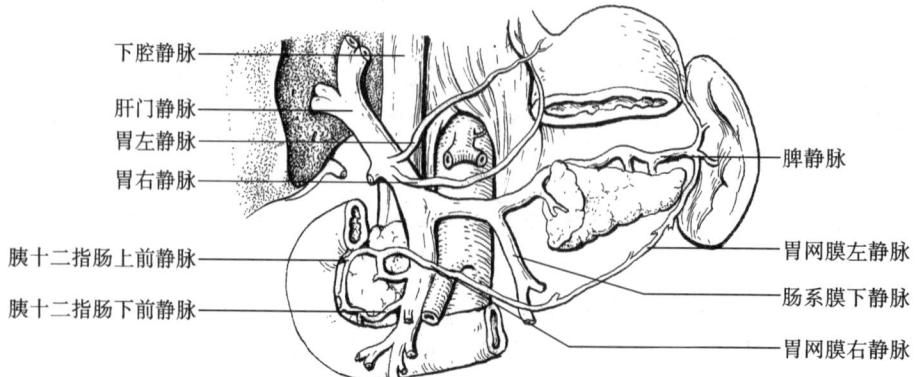

图 4-21　十二指肠、胰和脾的静脉

Note

（三）神经

十二指肠接受交感神经和副交感神经的支配。交感神经来自第5～12胸节,经腹腔神经丛随血管走行分布于十二指肠壁,可抑制肠蠕动,降低其张力,促进其血管收缩;副交感神经来自迷走神经,可促进肠黏膜的分泌,加强十二指肠肌收缩。

五、肝及肝外胆道

肝(liver)是人体内最大的实质性器官。新鲜的肝呈红褐色,质软而脆,暴力打击时容易破裂,可引起大出血。成人肝约占体重的1/50,胎儿和新生儿肝约占体重的1/20。

（一）位置、毗邻和体表投影

肝大部分位于右季肋区和腹上区,小部分位于左季肋区,左、右肋弓间的部分与腹前壁相贴。除位于腹上区的部分外,其余均被肋及肋软骨所覆盖。

肝上面与膈相贴,又称膈面,右半部借膈与右肋膈隐窝和右肺底相邻,肝脓肿可穿破膈溃入右胸膜腔,左半部借膈与心包和心膈面为邻,后缘近左侧纵沟处与食管相邻。肝下面凹凸不平,与腹腔脏器相邻,故称脏面,中部有"H"形的沟,即两条纵沟和一条横沟。横沟内有肝固有动脉左、右支,肝左、右管,肝门静脉左、右支以及神经和淋巴管等出入,故称肝门(porta hepatis)。出入肝门的这些结构被结缔组织包裹,合称肝蒂(hepatic pedicle)。右侧纵沟内容纳胆囊、下腔静脉肝后段等,左侧纵沟内容纳肝圆韧带和静脉韧带。此外,肝脏面还分别与结肠右曲、横结肠、右肾、右肾上腺、十二指肠上曲、胃贲门、胃前壁大部分、胃幽门和十二指肠上部相接触。

肝的上界与膈穹窿一致,在右锁骨中线上平第5肋,向左,肝上界经胸骨体与剑突结合处,最后止于左锁骨中线与第5肋间隙交点处。肝下界即肝前缘,右侧肝前缘与右肋弓大体一致,故正常情况下,成人在右肋弓下不能触及肝,但婴幼儿肝相对较大,下界可较右肋弓低2 cm左右。在正中线上左、右肋弓间,肝前缘可较剑突下低约3 cm,故在成人腹上区剑突下方可触及肝前缘。肝前缘的左侧与上界的左侧一致。肝的上、下界随呼吸运动而上下移动。肝的体表投影可用三点作为标志:第一点在右锁骨中线与第5肋交界处;第二点在右腋中线与第10肋交界下方1.5 cm处;第三点在前正中线左侧5 cm与第6肋软骨交界处。第一点和第三点的连线为肝上界,第二点和第三点的连线为肝下界,第一点和第二点的连线为肝右缘。

（二）分叶与分段

按照肝的外形,以镰状韧带为界可将肝分为左、右两叶,以"H"形沟为界可将肝分为左叶、右叶、方叶和尾状叶,这种简单的分叶方法与肝内管道配布特点不匹配,已不能满足临床上对肝进行部分切除的需求。肝内共有4套管道,形成2个系统,即肝静脉系统和Glisson系统。肝固有动脉、肝管与肝门静脉三者分支相伴而行,并包于纤维鞘内,组成Glisson系统(图4-22)。肝叶和肝段就是根据Glisson系统的分支与分布以及肝静脉的走行来划分的。

1. 肝裂 在腐蚀铸型标本上可见肝叶和肝段间存在一些缺少Glisson系统分布的裂隙,这些裂隙被称为肝裂(hepatic fissure)。这些裂隙内虽缺乏Glisson系统,但有肝静脉走行,可作为肝分叶、分段的分界线。

（1）正中裂(median fissure):又称主门裂或Cantlie线,在肝膈面为胆囊切迹中点至下腔静脉左壁之间的连线,在脏面为由胆囊窝中线向左上后方,与肝门交叉后至腔静脉沟左缘的连线。正中裂将肝分为左半肝和右半肝,裂内有肝中静脉走行。

（2）左叶间裂(left interlobar fissure):又称脐裂,在肝膈面为镰状韧带附着线左侧1 cm的平

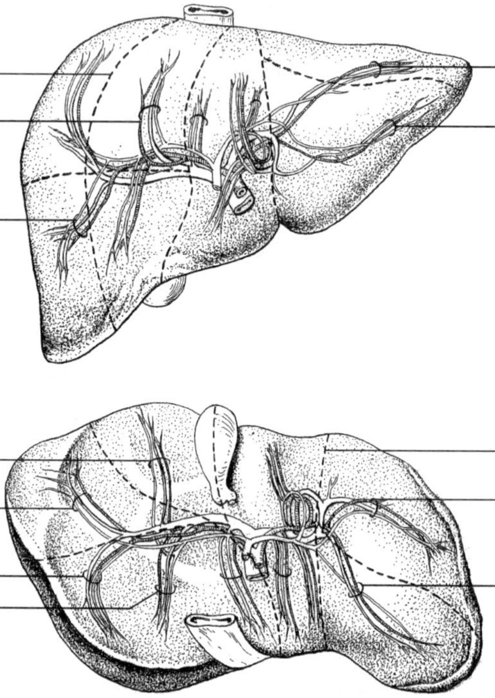

图 4-22　Glisson 系统在肝内的分布

面,在肝脏面以左侧纵沟为标志。左叶间裂将左半肝分为左内叶和左外叶,裂内有肝左叶间静脉和肝门静脉左支矢状部走行。

(3) 左段间裂(left intersegmental fissure):又称左门裂,在肝膈面为下腔静脉左壁至肝左缘中上 1/3 交点的连线。左段间裂将左外叶分为上段和下段,裂内有肝左静脉及其段间支走行。

(4) 右叶间裂(right interlobar fissure):又称右门裂,在肝膈面为由肝前缘右端与胆囊切迹中点的中外 1/3 交界处向左上后方斜至下腔静脉右壁的连线,转至肝脏面,连于肝门右端。右叶间裂将右半肝分为右前叶与右后叶,裂内有肝右静脉走行。

(5) 右段间裂(right intersegmental fissure):又称横裂,呈水平位,在肝脏面自横沟右端连至肝右侧缘中点,再转至膈面,向左连于正中裂。此裂相当于肝门静脉右支主干平面。右段间裂将右前叶和右后叶各分为上、下两段,即右前叶上段与右前叶下段、右后叶上段与右后叶下段。

(6) 背裂(dorsal fissure):从肝静脉出肝处(第二肝门)至肝门横沟(第一肝门)的弧形线,位于尾状叶前方,将尾状叶与右前叶和左内叶分开。

2. 肝段　目前国际上多采用 Couinaud 肝段划分法,该法以 Glisson 系统的分支分布和肝静脉的走行为基础,将肝分为 5 叶和 8 段(表 4-2、图 4-23)。以正中裂为界将肝分为左半肝和右半肝。左半肝以左叶间裂为界分为左外叶和左内叶(段Ⅳ),左外叶又以左段间裂为界分为左外叶上段(段Ⅱ)和左外叶下段(段Ⅲ)。右半肝以右叶间裂为界分为右前叶和右后叶,右前叶以右段间裂为界分为右前叶上段(段Ⅷ)和右前叶下段(段Ⅴ),右后叶又以右段间裂为界分为右后叶上段(段Ⅶ)和右后叶下段(段Ⅵ),尾状叶(段Ⅰ)位于背裂后方,尾状叶的前方是右前叶和左内叶,一般放在左半肝。临床上肝脏外科依据这种分叶、分段方式施行半肝、肝叶或肝段切除术。

表 4-2 肝内分叶和分段

$$
肝（正中裂）
\begin{cases}
左半肝 \\ （左叶间裂）
\begin{cases}
尾状叶（段 I） \\
左外叶 \\ （左段间裂）
\begin{cases}
左外叶上段（段 II） \\
左外叶下段（段 III）
\end{cases} \\
左内叶（段 IV）
\end{cases} \\
右半肝 \\ （右叶间裂）
\begin{cases}
右前叶 \\ （右段间裂）
\begin{cases}
右前叶上段（段 VIII） \\
右前叶下段（段 V）
\end{cases} \\
右后叶 \\ （右段间裂）
\begin{cases}
右后叶上段（段 VII） \\
右后叶下段（段 VI）
\end{cases}
\end{cases}
\end{cases}
$$

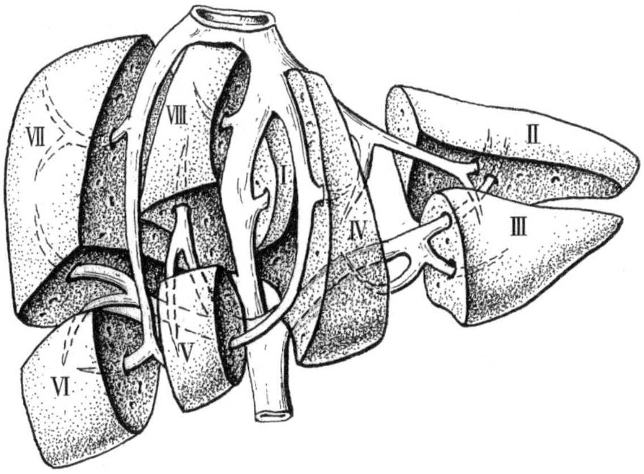

图 4-23 Couinaud 肝段划分法

（三）肝内管道

肝内管道包括 Glisson 系统和肝静脉系统。Glisson 系统由肝固有动脉、肝门静脉和肝管组成，在肝内，三者的走行和分支基本一致，且被共同的血管周围纤维囊包裹，其中肝门静脉管径较粗且恒定。

1. 肝固有动脉（proper hepatic artery）　肝固有动脉是肝总动脉的分支。肝固有动脉在近肝门处分为肝左动脉和肝右动脉，分别输送血液至左、右半肝。肝固有动脉经肝十二指肠韧带内上行，通常位于胆总管的左侧和肝门静脉的左前方。

肝左动脉（left hepatic artery）较短，走向肝门左侧，分出左内叶动脉和左外叶动脉。左外叶动脉在肝门静脉左支角部凸侧的深面或浅面发出左外上段支和左外下段支，伴相应肝管进入左外叶上、下段。左内叶动脉又称肝中动脉，多经肝门静脉左支横部浅面进入左内叶。

肝右动脉（right hepatic artery）自发出后行向肝门右侧，较长，入肝后发出右前叶动脉和右后叶动脉。右前叶动脉和右后叶动脉均发出上、下段支，分别进入右前叶上、下段和右后叶上、下段。肝右动脉在入肝之前还发出胆囊动脉。

有时可见肝中动脉取代左内叶动脉分布于左内叶。起自肝固有动脉以外动脉的肝动脉，称为迷走肝动脉（aberrant hepatic artery），其中，分布至左半肝的多由胃左动脉发出（约 25%），分布至右半肝的多来源于肠系膜上动脉（约 8.9%）。肝门区手术时，应注意迷走肝动脉的存在。

2. 肝门静脉（hepatic portal vein）　在肝横沟内稍偏右处，肝门静脉分为左支和右支，分别进入肝左、右叶，与肝动脉和肝管相伴行。

肝门静脉左支的分支相当恒定，一般分为横部、角部、矢状部和囊部四部分，分布于左半肝。横部走向左前上方，位于横沟内，至左侧纵沟处形成 90°～130° 角弯向前上方，继续向前下方形成矢状部，走行于肝圆韧带裂内，在距肝下缘 2 cm 处终止，末端扩大成囊状（称为囊部），并与肝圆

Note

韧带相连,横部与矢状部之间的转折处称为角部。肝门静脉左支的分支主要有:①左外上支,起于角部,分布于左外叶上段;②左外下支,多起于囊部,分布于左外叶下段;③左内支,起于囊部右壁,有 2～5 支不等,分布于左内叶。

肝门静脉右支粗而短,主干沿横沟右行,分为右前支和右后支,分布于右半肝。其发出的主要分支:①右前支,自右支前上缘发出,又分为腹侧扇状支和背侧扇状支,分布至右前叶上段和下段;②右后支,为右支主干的延续,分为右后叶上段和右后叶下段 2 支,分布至右后叶上段和下段。

3. 肝管(hepatic duct) 肝内胆管起自胆小管,经 Hering 管、小叶间胆管、段肝管、叶肝管和肝左、右管,在肝门横沟处汇合成肝总管。

左外叶肝管由左外上、下段肝管汇合而成,多经肝门静脉左支矢状部左半深面上行至角部深面。左内叶肝管大多沿肝门静脉左支矢状部右侧上行,至角部凹侧或深面与左外叶肝管汇合形成肝左管。肝左管一般沿肝门静脉左支横部靠方叶侧或右前上方向右行至肝门。

右前上、下段肝管和右后上、下段肝管分别汇合形成右前叶肝管和右后叶肝管。右前叶肝管大多穿经肝门静脉右前支根部左侧或深面,右后叶肝管位于肝门静脉右后支上方并越过肝门静脉右支分叉处或肝门静脉右前支起始部深面,二者在肝门静脉右支的前上方汇合形成肝右管。

尾状叶肝管可汇入肝左、右管及肝左、右管汇合处,以汇入肝左管为主。尾状叶胆汁的这种混合性引流特点,致使肝门区胆管癌常侵及尾状叶,故根治该区胆管癌时应常规切除尾状叶。

迷走肝管(aberrant hepatic duct)是指肝门区和胆囊窝部位以外的肝外肝管,常位于肝纤维膜下或肝周腹膜韧带中,以左三角韧带中多见。迷走肝管细小,不引流某一特定的肝区域,但它和肝内肝管是连续的,如手术中不慎切断,将有胆汁渗漏,导致胆汁性腹膜炎。

4. 肝静脉(hepatic vein)系统 肝静脉系统包括肝左静脉、肝中静脉、肝右静脉、若干肝小静脉(肝右后静脉和尾状叶静脉等),均经腔静脉沟出肝注入下腔静脉。肝静脉属支不与 Glisson 系统伴行,多行于叶间裂和段间裂内。肝静脉系统的特点是无静脉瓣,壁薄,且因被固定于肝实质内,管径不易收缩,故不仅在肝切面上或肝破裂时出血较多,而且也容易造成空气栓塞。

肝左静脉主干位于左段间裂内,主要接收来自肝左外叶(段Ⅱ、段Ⅲ)以及左内叶(段Ⅳ)的部分血液,多与肝左静脉汇合后注入下腔静脉。肝左静脉与左叶间裂成锐角交叉,肝左静脉的属支(左叶间静脉)位于左叶间裂内。

肝中静脉位于肝正中裂内,接收来自左内叶(段Ⅳ)大部分和右前叶(段Ⅴ、段Ⅷ)左半的血液,于正中裂中 1/3 偏上处合成,常与肝左静脉汇合后注入下腔静脉。有时,肝中静脉也接受来自右后叶下段的部分血液,因此,在劈离式肝移植时,将供肝切成两半,应该将肝中静脉保留给右半肝,以防止右肝淤血和右肝切面出血。

肝右静脉是肝静脉中最长、最粗的一条,位于肝右叶间裂内,主要收集来自肝右后叶(段Ⅵ、段Ⅶ)及右前叶(段Ⅴ、段Ⅷ)右半的血液,于叶间裂中 1/3 偏上处合成,经尾状叶上缘附近注入下腔静脉右壁。

另外,肝小静脉直接开口于下腔静脉,包括尾状叶静脉和肝右后静脉等。开口于下腔静脉左前壁的肝小静脉主要接收来自尾状叶左半的静脉回流,开口于右前壁的肝小静脉主要接收来自尾状叶右半(尾状突)和肝右后叶后部的静脉回流。其中,肝右后静脉常有 1～2 条,比较粗大,紧贴肝脏面,注入下腔静脉远端右前壁。

(四)淋巴引流

肝的淋巴管分浅、深两组,两者之间存在着丰富交通。

1. 浅组淋巴管 位于肝实质表面的浆膜下。肝膈面的浅淋巴管分为左、右、后三组,多经镰状韧带和冠状韧带注入膈上淋巴结、纵隔后淋巴结和肝淋巴结,部分淋巴管注入腹腔淋巴结和胃左淋巴结。肝脏面的浅淋巴管走向肝门并注入肝淋巴结。

2. 深组淋巴管 位于门管区和肝静脉及其属支的周围，形成升、降两干沿静脉走行，分别经第二肝门和第一肝门出肝，注入肝淋巴结、腹腔淋巴结、膈上淋巴结和纵隔后淋巴结。

（五）肝外胆道

肝外胆道由胆囊、肝左管、肝右管、肝总管和胆总管组成（图 4-24）。

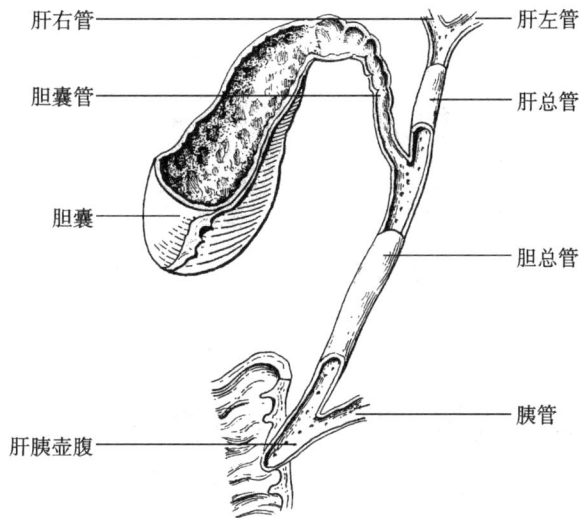

图 4-24 肝外胆道

1. 胆囊（gallbladder） 呈长梨形，通过胆囊管与胆总管相连，长 10～15 cm，宽 3～5 cm，容积为 40～60 mL，可储存和浓缩胆汁。胆囊位于肝脏面的胆囊窝内，上面借疏松结缔组织与肝相连，其余部分被腹膜覆盖。故可与肝一起随呼吸运动而上下移动，特别是在胆囊病态增大时，这种现象在查体时容易被发现。

胆囊可分为底、体、颈和管四个部分。胆囊底位于胆囊体的外侧端，与前腹壁相贴，常超出肝下缘，体表投影位于右侧腹直肌外侧缘或右锁骨中线与右肋弓相交处，称 Murphy 点。胆囊炎或胆结石时，此区可出现压痛和反跳痛，并可触及肿大的胆囊。胆囊体介于颈与底之间，位于横结肠右端和十二指肠降部的前方，左侧与胃幽门部相贴，右侧邻近结肠右曲。胆囊颈位于内侧端，靠近肝门，常借胆囊系膜附着于肝。胆囊颈的起始部膨大，形成 Hartmann 囊，胆囊结石多停留在此处。胆囊管一端连于胆囊颈，另一端成锐角与肝总管汇合形成胆总管，也可汇入肝右管或副肝右管。胆囊颈和近胆囊端的胆囊管内有螺旋状黏膜皱襞，即 Heister 瓣，Heister 瓣可使胆囊管不致过度膨大或缩小，有控制胆汁流动的作用。

胆囊由胆囊动脉（cystic artery）供血，胆囊动脉常位于由肝总管、胆囊管和肝脏面所围成的胆囊三角（Calot 三角）内，多起自肝右动脉，也有起自肝固有动脉或其左支、胃十二指肠动脉、肝左动脉、腹腔干等的变异情况（图 4-25）。胆囊动脉由肝右动脉发出后在胆囊三角内走行于肝总管后方和胆囊管上方，行至胆囊颈上面，发出分支进入胆囊。但变异胆囊动脉可能不经过胆囊三角，多经肝总管或胆总管的前方进入胆囊，胆囊或胆总管手术时应予以注意。胆囊的静脉比较分散，来自胆囊体和颈上面的静脉经胆囊的肝面进入肝实质，多在肝内汇入肝段肝门静脉分支，其他部分的静脉汇合成 1～2 条胆囊静脉汇入肝内肝门静脉分支，也有直接注入肝门静脉主干或肝门静脉右支者。

支配胆囊运动的神经包括交感神经和副交感神经。交感神经来自肝丛的分支，副交感神经来自右迷走神经。交感神经兴奋时胆囊舒张，肝胰壶腹括约肌收缩，促进胆汁进入胆囊储存；副交感神经兴奋时胆囊收缩，肝胰壶腹括约肌舒张，促进胆汁排入十二指肠。胆囊疾病时可出现右

Note

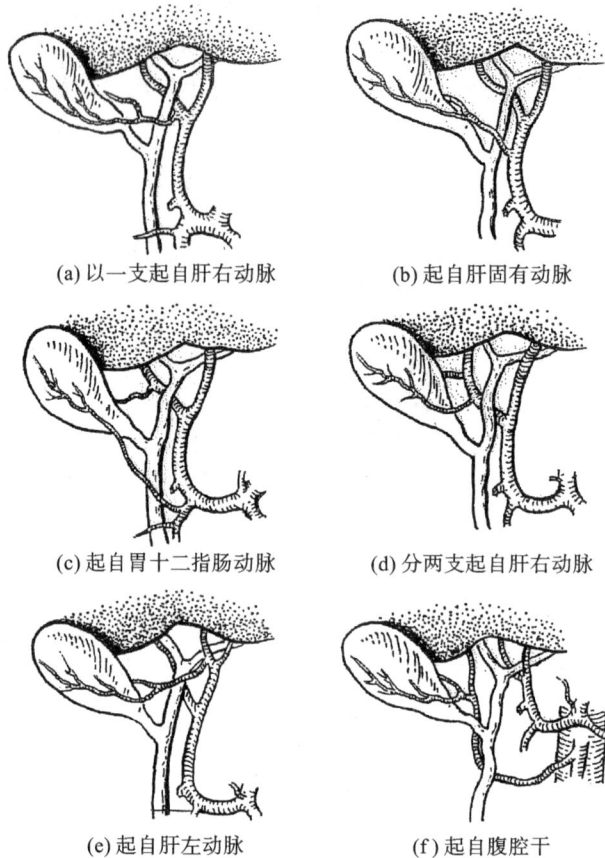

(a) 以一支起自肝右动脉　　　　　　(b) 起自肝固有动脉

(c) 起自胃十二指肠动脉　　　　　(d) 分两支起自肝右动脉

(e) 起自肝左动脉　　　　　　　(f) 起自腹腔干

图 4-25　胆囊动脉变异

肩部牵涉痛,是由于胆囊和胆道的感觉纤维随右膈神经走行。

2. 肝左、右管　来自左、右半肝内的肝管逐步汇合,分别形成肝左、右管,出肝后在肝门右端附近汇合成肝总管。肝左管较细长,肝右管粗短且走行接近垂直,肝总管的后方有肝固有动脉和肝门静脉的分支。肝左、右管分别引流左、右半肝的胆汁。肝内、外胆管的划分以肝左、右管汇合处为界,肝内胆管是指汇合处以上,而肝外胆管是指汇合处以下。

3. 肝总管(common hepatic duct)　长 3～5 cm,直径为 0.4～0.6 cm。其上端由肝左、右管汇合而成,下端以锐角与右侧的胆囊管汇合,形成胆总管。肝总管前方有时有肝右动脉或胆囊动脉越过,在肝和胆道手术时应予以注意。

4. 胆总管(common bile duct)　胆总管由胆囊管与肝总管汇合而成,成人胆总管长 4～8 cm,直径为 0.6～0.8 cm。若直径超过 1 cm,则可视为病理状态(如胆总管下端梗阻等)。在肝十二指肠韧带内,胆总管位于肝固有动脉的右侧、肝门静脉的右前方。按胆总管的位置可将其分为十二指肠上段、十二指肠后段、胰段和十二指肠壁段(图 4-26)。

胆总管的十二指肠上段位于肝十二指肠韧带内,自胆总管起始处至十二指肠上部的上缘,此段沿肝十二指肠韧带右缘走行。胆总管切开探查引流术在该段进行。

胆总管的十二指肠后段位于十二指肠上部后方,向下内方行于下腔静脉的前方,肝门静脉的右侧。此段胆总管前面常有胰十二指肠上后动脉下行,胆总管手术时应注意避免损伤该血管。

胆总管的胰段弯向外下方,在胰头和十二指肠之间的沟内下行。此段上部多从胰头后方经过,下部多被薄层的胰组织覆盖。胰头癌或慢性胰腺炎时,此段胆总管常受累从而导致梗阻性黄疸。

胆总管的十二指肠壁段斜穿十二指肠降部中段的后内侧壁,与胰管汇合后略膨大,形成肝胰

Note

图 4-26 肝外胆管

壶腹,又称 Vater 壶腹。肝胰壶腹周围有括约肌并向肠腔突出,使十二指肠黏膜隆起形成十二指肠大乳头。据统计,胆总管和胰管两者汇合后进入十二指肠者占 81% 以上,其余少数未与胰管汇合而单独开口于十二指肠腔(图 4-27)。在胆总管的末端有环形的胆总管括约肌包绕,收缩时可关闭胆总管下端;在胰管的末端也有不完全的胰管括约肌包绕,有时缺如;在肝胰壶腹周围有由十二指肠环形肌形成的肝胰壶腹括约肌包绕。上述三个部分括约肌统称为 Oddi 括约肌。此段胆总管是胆结石易嵌顿部位,也是术中检查结石时易忽略的部位。肝胰壶腹的开口部位绝大多数在十二指肠降部中下 1/3 交界处的后内侧壁、十二指肠纵襞的下端。依此标志,可在逆行性胰胆管造影术和壶腹切开术时寻找十二指肠大乳头。

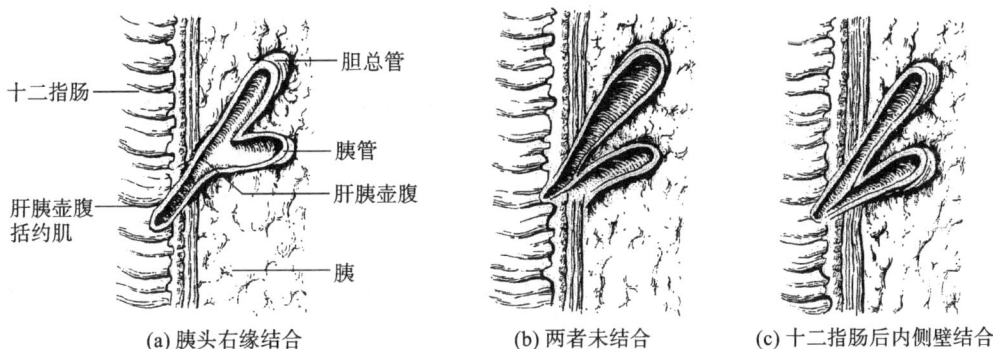

(a) 胰头右缘结合　　(b) 两者未结合　　(c) 十二指肠后内侧壁结合

图 4-27 胆总管、胰管结合处的变异

六、胰

(一) 位置和体表投影

胰(pancreas)位于腹上区和左季肋区,横跨第 1、2 腰椎前方,居网膜囊后面,组成胃床的大部分。胰绝大部分位于腹膜外位(胰尾除外),其右侧端较低,被十二指肠环绕;左侧端较高,靠近脾门。胰的位置可随体位、腹内脂肪含量和呼吸运动而发生一定的移动。

(二) 分部与毗邻

胰呈长条状,通常可分为头、颈、体、尾四部,但各部之间无明显界限(图 4-19)。

胰头位于第 2 腰椎右侧,是胰最宽的部分,被十二指肠从上方、右侧和下方呈"C"形环绕。因胰头紧贴十二指肠壁尤其是十二指肠大乳头部,故胰头癌可压迫十二指肠,引起肠梗阻。胰头左后下部的钩突围绕肠系膜上动、静脉的后方。胰头前面覆盖有腹膜并有横结肠系膜根横过,与空肠相邻,后面有下腔静脉、右肾静脉及胆总管下行,故肿大的胰头可压迫胆总管,导致梗阻性黄

Note

疽。胰头上方依次与胃幽门、十二指肠上部、肝固有动脉、肝门静脉和网膜孔相邻。

胰颈为胰头和胰体之间的狭窄部分，长 2.0～2.5 cm，位于胃幽门部的后下方。胰颈前面覆盖有腹膜，并与幽门和十二指肠起始部相邻。胰头和胰颈连接处前方有胰十二指肠上前动脉经过，后上方有胆总管、肝门静脉和肝总动脉进出肝十二指肠韧带。胰颈后面有肠系膜上静脉经过，并在此与脾静脉汇合形成肝门静脉（图 4-20）。肿大的胰头可压迫肝门静脉，导致肝门静脉回流受阻，从而引起大量腹腔积液。

胰体较长，平第 1 腰椎高度。胰体后面借疏松结缔组织与腹主动脉、腹腔干、肠系膜上动脉起始部、腹腔丛、左膈脚、左肾、左肾上腺和脾静脉相邻。胰体前面覆盖腹膜并有横结肠系膜根附着，前上方借小网膜与胃相邻，前下方与十二指肠升部、十二指肠空肠曲及空肠袢相邻。脾动脉位于胰体上缘后方，肠系膜上血管走行于胰体下缘后方。

胰尾狭细，走行于脾肾韧带两层之间，末端可达脾门。脾切除术时应避免损伤胰尾。

胰管（pancreatic duct）位于胰实质内，起自胰尾，行向胰头，纵贯胰全长，沿途收纳各小叶导管。与胆总管在胰头右缘汇合成肝胰壶腹，开口于十二指肠大乳头（图 4-26）。副胰管（accessory pancreatic duct）较短而细，开口于十二指肠小乳头，引流胰头前上部的胰液。副胰管在胰管梗阻时，可引流全部胰液。

（三）血管

胰由胃十二指肠动脉、肠系膜上动脉和脾动脉供血。胰十二指肠上前、后动脉由胃十二指肠动脉发出，与肠系膜上动脉发出的胰十二指肠下动脉，在胰头前、后面吻合成动脉弓，再由动脉弓发出分支分布于胰头和十二指肠。胰背动脉发自脾动脉起始处 2 cm 以内，向下至胰颈或胰体背面分为左支和右支，左支又称胰下动脉，左行于胰下缘背面。脾动脉沿途还发出 4～6 条胰支进入胰，胰尾动脉分布至胰尾，胰大动脉为脾动脉最大的分支。

胰的静脉多与同名动脉伴行，胰头和胰颈的静脉汇入胰十二指肠上、下静脉和肠系膜上静脉，胰体和胰尾的静脉血多经小静脉注入脾静脉（图 4-21）。胰的小静脉壁薄，静脉回流又十分丰富，且毗邻肠系膜上静脉或肝门静脉，因此手术时需十分小心，以免造成大出血。

（四）淋巴引流

胰的淋巴管非常丰富。胰的淋巴管起自腺泡周围的毛细淋巴管，注入胰上、下淋巴结和脾淋巴结，其输出淋巴管注入腹腔淋巴结（图 4-28）。

（五）神经

胰有大量自主神经分布，主要分布在胰头和胰颈，胰体和胰尾则较少。这些神经来源于腹腔丛、肝丛、脾丛及肠系膜上丛等神经丛的分支，神经分支到达胰前互相交织形成网状的胰神经丛。其中，抑制胰分泌的交感神经来源于第 5～10 胸节，加强胰分泌的副交感神经来自迷走神经。因胰富含神经组织，故胰腺癌易发生神经浸润，神经浸润率可达 50％～100％，神经浸润是胰腺癌有别于其他消化道肿瘤的重要生物学特征。

七、脾

（一）位置和体表投影

脾（spleen）位于左季肋区，胃底与膈之间，第 9～11 肋的深面，长轴与第 10 肋长轴一致。脾的前端较宽，朝向前外方，达腋中线；后端钝圆，朝向后内方，距离正中线 4～5 cm。脾的下缘不超过左侧肋弓，故正常时不能触及。由于脾与膈相贴，故其位置可随呼吸和体位的不同而变化。

（二）形态与毗邻

脾颜色暗红，质软而脆，外形不规则，大致可呈三角形、长圆形或圆形，有的甚至有分叶。脾

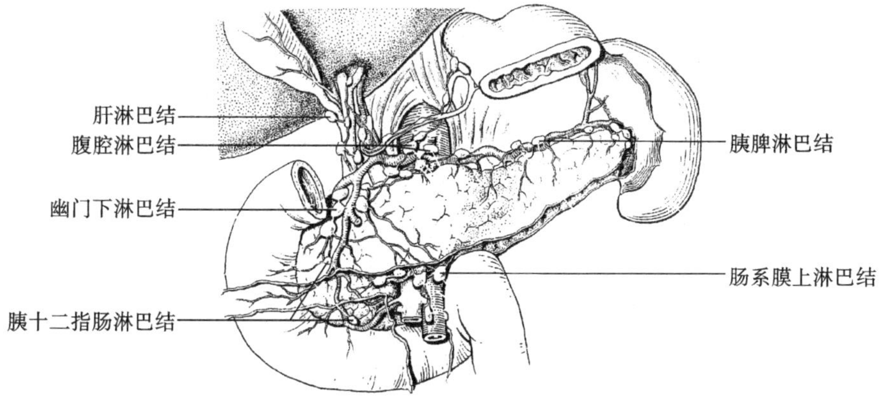

图 4-28 十二指肠、胰和脾的淋巴引流

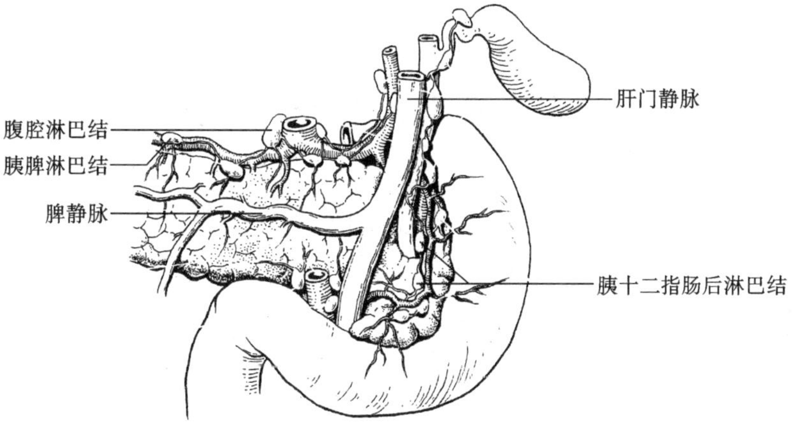

可分为脏、膈两面,前、后两端,上、下两缘。其中上缘有 2～3 个脾切迹,可作为触诊脾的标志。脾脏面凹陷,有脾门供脾血管、神经和淋巴管等出入。

脾膈面与膈相贴,借左膈顶下部与左肋膈隐窝、左肺下叶及第 10～12 肋相邻。脾脏面前部与胃底后部、胃体及胃大弯后壁相邻,后部与左肾、左肾上腺相邻,脾门邻近胰尾。脾下极与结肠左曲、膈结肠韧带相邻。

脾借 4 条韧带与邻近器官相连,即胃脾韧带、脾肾韧带、脾膈韧带、脾结肠韧带。

副脾(accessory spleen)出现率为 10％～40％,其色泽、硬度与脾一致,功能也与脾相同,但其位置、数目和大小等不恒定,多位于脾门、脾蒂、大网膜等处。通过脾切除治疗脾功能亢进时应将副脾一并切除。

(三)脾段

脾由 2～5 个独立的脾段构成,通常为 4 个,即上极段、上中段、下中段和下极段。正常情况下,脾段呈楔形,是一个相对独立的单位。每个脾段由一条独立的终末动脉支(段动脉)供血,并有一条同名静脉引流该脾段的静脉血,相邻脾段间有段间静脉相连。故当一个脾段充血时,过多的血液可经段间静脉流入相邻的脾段。脾段的结构特点为临床部分脾切除术或脾段切除术提供了可能。

(四)血管

1. 脾动脉(splenic artery) 起自腹腔干,沿胰后上缘行向左,越过左肾上部和胰尾,发出分支后经脾肾韧带进入脾门。

Note

2. 脾静脉(splenic vein) 在脾门处汇合而成。走行比较平直,管径较脾动脉粗,行于脾动脉下方、胰尾和胰体的后方,沿途接受胃短静脉、胃网膜左静脉、胃后静脉、肠系膜下静脉和来自胰的静脉,在胰颈后方与肠系膜上静脉汇合成肝门静脉(图4-20)。

(五)淋巴引流

脾是一个淋巴器官,没有输入淋巴管,但在脾门处可见输出淋巴管。脾的输出淋巴管注入脾门处的脾淋巴结,再沿脾动脉方向注入腹腔淋巴结。

(六)神经

支配脾的神经来自内脏运动神经,交感神经纤维主要来自腹腔神经丛,副交感神经纤维来自迷走神经,其中交感神经的支配作用占主导地位。这些神经纤维与脾血管伴行,交感神经主要分布于脾动脉及其分支。

第五节 结 肠 下 区

结肠下区位于腹腔内横结肠及其系膜与小骨盆上口之间,该区内主要脏器包括空肠、回肠、盲肠、阑尾和结肠等。

一、空肠与回肠

(一)位置与形态

空肠(jejunum)及回肠(ileum)属于腹膜内位器官,除系膜缘外,均被腹膜包裹并借助肠系膜根连于腹后壁,合称为系膜小肠,其周缘有结肠围绕,占据结肠下区的大部分空间。系膜小肠上段为空肠,于第2腰椎体左侧起自十二指肠空肠曲,约占系膜小肠近侧2/5,主要位于结肠下区左上部;系膜小肠下段为回肠,末端于右下腹部续接盲肠,并开口于盲肠与升结肠移行处的后内侧方,约占系膜小肠远侧3/5,主要位于结肠下区右下部,空肠和回肠形态上没有明显分界,其黏膜皱襞有明显移行痕迹。

空肠血供较为丰富,肠壁颜色较红,肠管管径一般较粗,大约为4 cm,肠壁较厚,系膜内血管弓的级数和脂肪均较少,肠壁的黏膜皱襞较粗大且较多,绒毛发育良好,但自系膜小肠中1/3段开始,黏膜皱襞变平、减少,此处可视为空肠与回肠的分界。空肠壁黏膜内可见散在的孤立淋巴滤泡(solitary lymphatic follicle),其呈米粒大小。回肠管径较细,直径约为3.5 cm,肠壁较薄,肠黏膜皱襞较细小且较少,在肠壁内除了孤立淋巴滤泡外,在沿肠系膜对侧缘的肠壁黏膜上还可见少量斑块状的集合淋巴滤泡(aggregated lymphatic follicle)。回肠血供较空肠差,肠管的颜色稍白,系膜的血管弓较多,血管周围的脂肪亦较多,其血供特点与其位于肠系膜上动脉远端有关,血管弓增量亦是保证血流量的结构基础。

(二)肠系膜

肠系膜(mesentery)由双层腹膜组成,呈扇形。肠系膜内有分布到肠袢的血管、神经、淋巴管、淋巴结、脂肪等,故在切除肠系膜中的肿瘤或囊肿时,应避免损伤血管而引起相应肠袢的坏死。肠系膜在腹后壁的附着处为肠系膜根,长约15 cm,从腹后壁第2腰椎左侧斜向右下方,跨越脊柱及十二指肠水平部、腹主动脉、下腔静脉、右输尿管、右腰大肌等,止于右骶髂关节前方。因肠管仅通过肠系膜根连于后腹壁,所以空肠和回肠在腹腔内有很大的活动性,容易向左上和右下摆动,也可因肠系膜增长或盆底肌的松弛而坠入小骨盆腔。肠系膜从根部到肠管的距离在小肠两端较短,为 3～5 cm,中份则较长,可达 15～25 cm,因此位于小肠中份的回肠中上段最容易进入腹股沟管或股管形成疝。空、回肠几乎全部被腹膜所包绕,但在系膜附着处(肠管的系膜缘)无腹膜覆盖,此处呈三角形的腔隙称为系膜三角(mesenteric triangle),在小肠切除吻合术时,应注意此处的缝合,以免发生肠瘘。吻合完毕后还应将两侧系膜的切缘对合缝合,以保持系膜完整,防止发生内疝(图 4-29)。

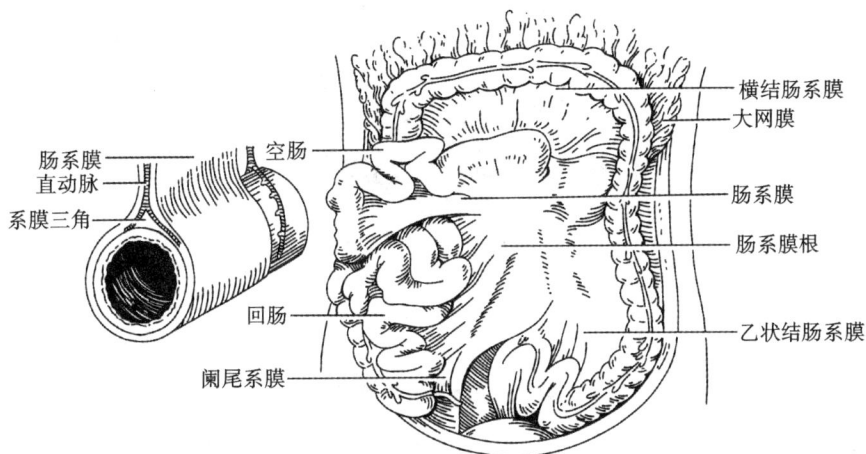

图 4-29 肠系膜

（三）血管

1. 动脉 空肠动脉(jejunal artery)和回肠动脉(ileal artery)均起自肠系膜上动脉(superior mesenteric artery)(图 4-30)。肠系膜上动脉在第 1 腰椎水平从腹主动脉的前壁发出,发出后在胰后方经胰钩突腹侧,下行至十二指肠水平部与胰体下缘之间,进入肠系膜根的双层腹膜中,呈突向左侧的弧形,走向右髂窝。弧形凹侧发出胰十二指肠下动脉、中结肠动脉、右结肠动脉及回结肠动脉,凸侧发出 12～18 条空、回肠动脉,各动脉分支彼此吻合成弓。上 1/4 段小肠只有一级弓,自此向下依次吻合成二级、三级血管弓(中 2/4 段)及四级弓(下 1/4 段),并由每段的最后一级弓的凸侧发出直动脉分布到肠壁。直动脉之间缺乏吻合,行肠切除吻合术时,要保证肠管的对侧系膜缘吻合口有充足的血供,避免术后因缺血坏死造成肠瘘。空肠的直动脉长 3～4 cm,而回肠的直动脉仅长 1～3 cm。肠系膜上动脉也可与腹腔干共同起自腹主动脉,或与肝总动脉、脾动脉共干,肠系膜上动脉常通过交通支(胃网膜左动脉、右结肠动脉的动脉弓)与脾动脉和肠系膜下动脉相交通。

2. 静脉 空肠静脉、回肠静脉分别与同名动脉伴行,最终汇入肠系膜上静脉(superior mesenteric vein)。肠系膜上静脉收集空肠、回肠、盲肠、阑尾、升结肠、横结肠以及胃、大网膜、十二指肠和胰等器官的血液,在肠系膜的两层间,走行于同名动脉的右前方,在胰颈后方与脾静脉汇合形成肝门静脉。

（四）淋巴引流

空、回肠的毛细淋巴管均起自小肠绒毛的乳糜管,与黏膜、肌层和浆膜的毛细淋巴管相互吻合成丛,由淋巴管丛发出集合淋巴管沿空肠动脉和回肠动脉的分支走行,注入肠系膜淋巴结(mesenteric lymph node)。肠系膜淋巴结位于双层肠系膜之间,有 100～200 个,可分为三组:第一组位于肠系膜缘,称为肠管旁淋巴结(juxtaintestinal lymph node);第二组位于空、回肠动脉分支所形成的血管弓之间;第三组位于肠系膜根部,沿空、回肠动脉的起始部排列。肠系膜淋巴结的输出淋巴管注入肠系膜上动脉根部周围的肠系膜上淋巴结(superior mesenteric lymph node)。

Note

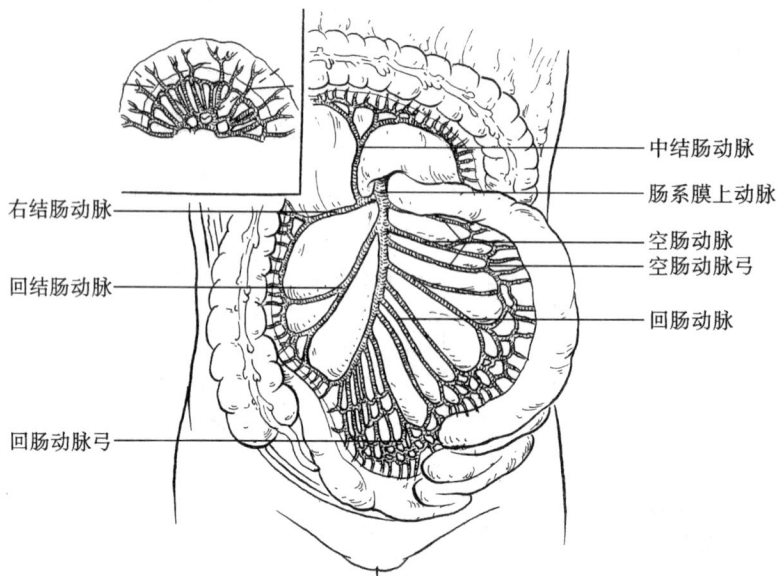

图 4-30 空、回肠的动脉

肠系膜上淋巴结的输出淋巴管注入腹腔干周围的腹腔淋巴结,最终汇成肠干注入乳糜池(cisterna chyli)。回肠末端的淋巴管还可以注入回结肠淋巴结(图 4-31)。

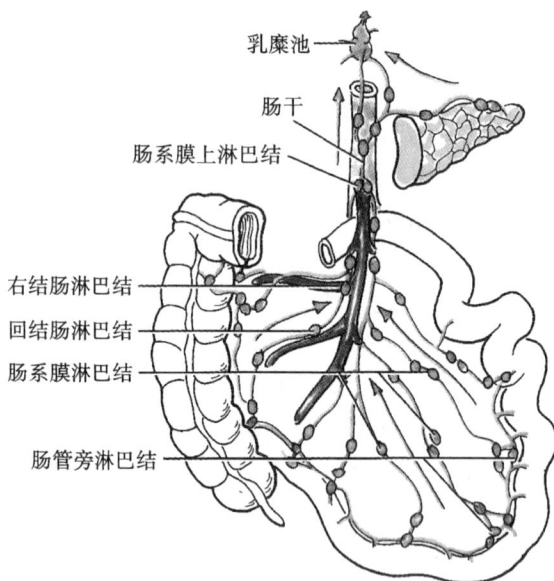

图 4-31 空、回肠的淋巴管和淋巴结

(五)神经

空、回肠接受交感神经和副交感神经的双重支配,同时有感觉神经分布。交感神经的节前纤维来自第 9~11 胸节,经交感干和内脏大、小神经至腹腔神经丛、肠系膜上丛,在腹腔神经节和肠系膜上神经节内换元后发出节后纤维,沿肠系膜上动脉及其分支分布到肠壁。

小肠的副交感神经节前纤维来自迷走神经后干,至肠壁内神经丛换元后发出节后纤维,支配肠管肌层和肠腺。交感神经兴奋时,肠管蠕动减弱,分泌减少,血管收缩;副交感神经兴奋时,肠管蠕动增强,腺体分泌增加。肠管的交感神经与副交感神经在健康状态下是处于动态平衡的,功能失衡后常会引起便秘、腹泻或肠痉挛,肠管被动按摩和腹部穴位(滑肉门穴)刺激有助于恢复无菌性肠蠕动异常,亦可通过相应节段的脊神经后支的机械性刺激,反射性地影响腹腔内脏神经的功能,从而改善脏器的不适感。

空、回肠的感觉纤维随交感神经和副交感神经传入第 9～12 胸节和延髓。痛觉冲动主要随交感神经传入第 9～12 胸节,故小肠疾病所产生的牵涉痛出现于剑突到脐之间(第 9～12 胸神经分布区)。小肠对切割、烧灼刺激不敏感,对膨胀性刺激较敏感,疼痛表现为痉挛性痛和绞痛(图 4-32)。

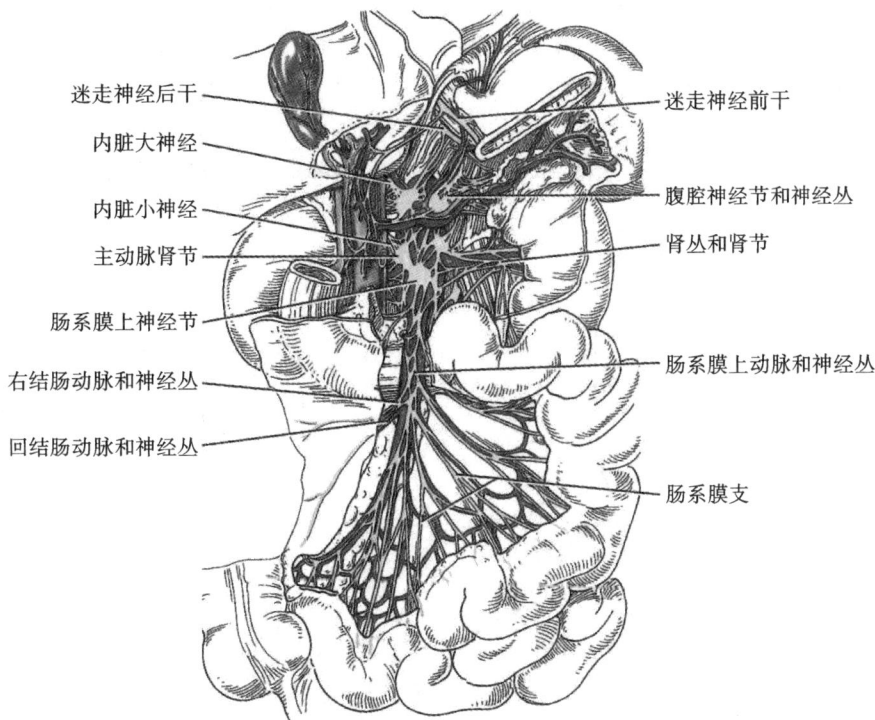

图 4-32 空、回肠的神经

二、盲肠与阑尾

(一) 位置与形态

1. 盲肠 盲肠(cecum)是大肠的起始部,以膨大的盲端起始,长 6～8 cm。盲肠位于右髂窝内,相当于右髂区。盲肠向上续于升结肠,左侧接回肠末端,后内侧壁有阑尾附着,右侧与腹壁间为右结肠旁沟,后邻右侧髂腰肌,前邻腹前壁,并常被大网膜覆盖。盲肠、回肠末端和阑尾合称为回盲部。一般情况下,盲肠的各面都有腹膜包裹,且可有部分系膜,所以盲肠属于腹膜内位器官,有一定程度的移动性。若系膜与升结肠系膜相连,则其活动度更大,称为移动性盲肠,可移至脊柱左缘或左髂窝,此时若患阑尾炎,可出现左侧腹部疼痛。在胚胎发育过程中,盲肠由右上腹部逐渐下降到右髂窝内,若遗留在右上腹肝的下面,则为高位盲肠,也有因下降过低而居于盆腔内者。此外,偶可见盲肠位于左髂窝或腹腔中部,这由胚胎发育时肠管的异位旋转所致。盲肠与结肠相似,表面也有三条结肠带,即结肠系膜带(mesocolic band)、网膜带(omental band)及独立带(free band)。它们向阑尾根部集中并与阑尾的肌层相延续,是术中寻找阑尾的重要标志。在盲肠和升结肠移行处的左后壁上,有回肠末端的开口,称回盲口(ileocecal orifice),其上、下缘各有一半月形的黏膜皱襞,称回盲瓣(ileocecal valve)。回盲瓣的形成与回肠末端的环形肌层在回盲口处增厚有关。回盲瓣不仅能防止大肠内容物反流回小肠,还可控制食糜不致过快地进入大肠,使食糜在小肠内得到充分的消化和吸收。由于回肠管径小于盲肠,二者连接处又接近直角,因此回盲部的肠套叠多见，化脓性阑尾炎术后亦可发生回盲部的粘连梗阻。

2. 阑尾 阑尾(vermiform appendix)是从盲肠下端的后内侧壁延伸出的一条蚓状盲管，故又名蚓突。阑尾为腹膜内位器官，包裹阑尾的腹膜沿其壁的一侧相遇而形成双层的三角形系膜，称阑尾系膜。阑尾在腹腔内为游离器官，位置不固定，但阑尾的基底部与盲肠的位置关系是比较固定的。阑尾的常见位置有以下五种(图 4-33)。①回肠前位(国人资料显示约占 28%)：位于回肠末端前方，尖端朝向左上，有时与腹前壁接触，故炎症时右下腹压痛明显。②盆位(约占 26%)：跨腰大肌前方入盆腔，尖端可靠近闭孔内肌或盆腔脏器，炎症时可出现闭孔内肌、腰大肌或盆腔脏器刺激征。③盲肠后位(约占 24%)：在盲肠后方、髂肌前方，有时可在壁腹膜后。此型阑尾炎因位置较深，体征不明显，易误诊，手术暴露和切除有一定难度。④回肠后位(约占 8%)：位于回肠末端后方，尖端常朝向左上。⑤盲肠下位(约占 6%)：位于盲肠下方，尖端朝向右下。关于阑尾位置类型及比例的资料，由于观察指标、人种、地域等因素影响，不同来源的研究报道的数值差异较大。

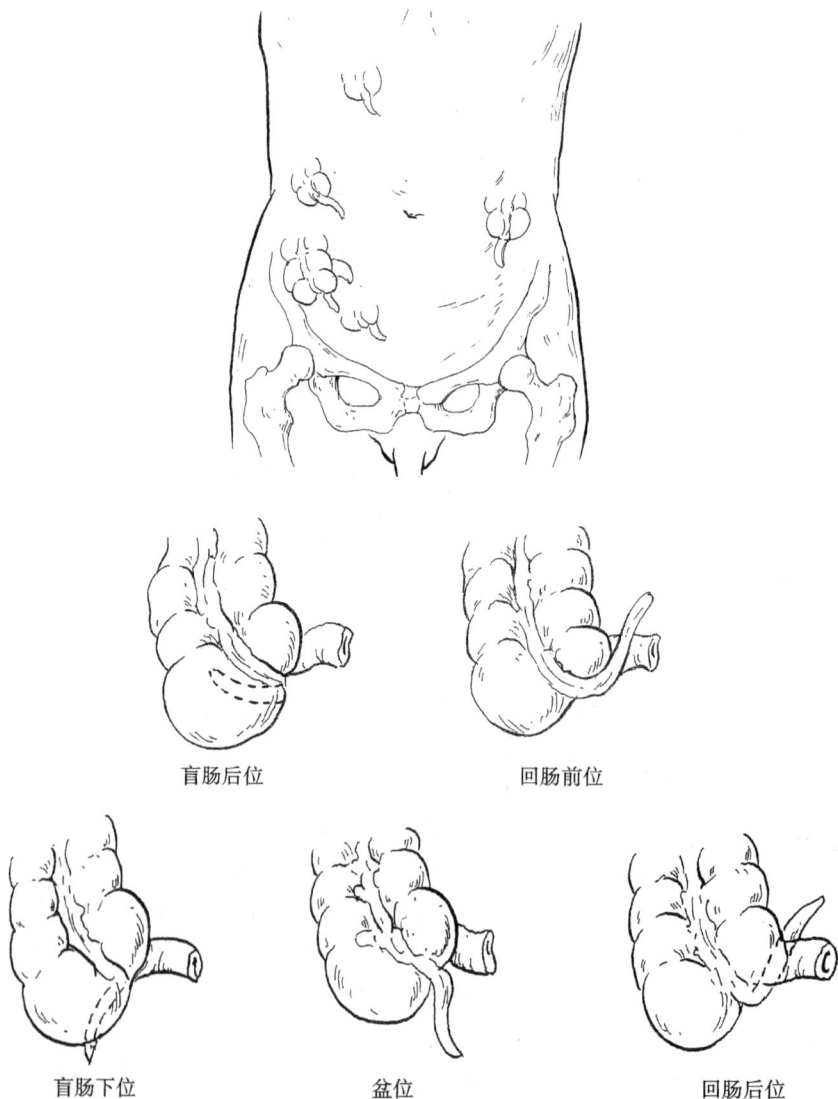

盲肠后位　　　　　　　回肠前位

盲肠下位　　　　　盆位　　　　　回肠后位

图 4-33　阑尾的常见位置

阑尾除上述位于右髂窝内的五种常见位置之外，随着异位盲肠的发生，还可有下列几种异常位置：①高位阑尾，多位于肝的下方；②低位阑尾，阑尾降入小骨盆腔内；③盲肠后腹膜外阑尾(腰部阑尾），阑尾全部或部分在腹后壁腹膜外，直接与髂腰肌、髂腹股沟神经和生殖股神经相邻；④阑尾位于左髂窝内或腹腔中部，其形成的主要原因是先天性内脏异位或先天性肠旋转不良。了解阑尾的各种异常位置，对临床表现不典型的异位阑尾炎的诊断非常重要，同时，有助于正确诊断异位急性阑尾炎，也有利于正确指导手术中切口的选择。

阑尾虽有多种位置，但阑尾根部的位置是基本固定的。阑尾根部的体表投影：①在脐至右髂前上棘连线的中外 1/3 交界处（距右髂前上棘 3.5～5 cm 处），称作 McBurney 点；②在左、右髂前上棘的连线中右 1/3 交界处，称为 Lanz 点。阑尾炎患者可在阑尾根部体表投影部位扪及压痛和反跳痛。

阑尾的大小、形态也因人而异。一般长 5～7 cm，偶有长达 20 cm 或短至 1 cm 者。由于系膜常较阑尾短，故阑尾多呈盘曲状。其管径最大者可达 1.5 cm，小者仅 0.2 cm，一般多在 0.5～1 cm 之间。管腔的远端为盲端，近端开口于盲肠下端的后内侧壁，回盲口的后下方约 2 cm 处，称阑尾口。在该口的下缘，有一不十分显著的半月形黏膜皱襞，称为阑尾瓣或 Gerlach 瓣，此瓣可防止粪便或异物坠入阑尾腔。如果该瓣缺如或功能不全，则粪便易进入阑尾腔内而引起梗阻性阑尾炎。小儿阑尾的开口较大，阑尾腔不易梗阻，但阑尾壁肌层薄，且不完整，炎症易导致穿孔；成人的阑尾腔较窄，开口亦较小，易被粪石梗阻，引发阑尾炎。阑尾壁内富含淋巴组织，参与 B 淋巴细胞的产生与成熟过程，但 30 岁后阑尾内的淋巴滤泡明显减少，不必夸大阑尾切除对机体免疫功能的影响。阑尾畸形较常见的有双阑尾及双盲肠双阑尾等，手术时应一并切除。

（二）血管、淋巴引流与神经

盲肠与阑尾的血供来自回结肠动脉（ileocolic artery）。回结肠动脉为肠系膜上动脉凹侧的最下一条分支，该动脉自发出后斜向右下至回结肠连接处附近发出盲肠前、后动脉和阑尾动脉。回结肠静脉（ileocolic vein）与同名动脉伴行，注入肠系膜上静脉。阑尾动脉（appcndicular artery）多为 1～2 支，可起自回结肠动脉或其分支——盲肠前、后支。阑尾动脉是上位动脉的终末分支且无交通支，血运发生障碍时，易导致阑尾缺血坏死。阑尾静脉（appendicular vein）与阑尾动脉伴行，为回结肠静脉终末属支之一，静脉血经回结肠静脉、肠系膜上静脉、肝门静脉入肝（图 4-34）。当患者发生化脓性阑尾炎时，细菌栓子可经上述途径入肝，引起肝脓肿，所以在阑尾切除术时，特别是化脓性或坏疽性阑尾切除术时，动作一定要轻柔，不可挤压阑尾，以免炎症扩散。盲肠与阑尾根部的淋巴管常分为前、后两组，经盲肠前、后淋巴结汇入沿回结肠血管及其分支排列的回结肠淋巴结（ileocolic lymph node），再回流至肠系膜上淋巴结。回盲部交感神经支配来自第 10～12 胸节，在肠系膜上神经节内换元后，节后纤维分布到肠壁；副交感神经节前纤维来自迷走神经后干，至肠壁内神经丛换元后，节后纤维支配肌层和肠腺。传导阑尾痛觉的内脏传入纤维伴随交感神经进入第 10、11 胸节。在急性阑尾炎早期，大部分患者的疼痛开始出现在上腹部或脐周，之后转为右下腹固定性疼痛。一般认为脐周疼痛属内脏神经的牵涉痛，当炎症波及壁腹膜时，会刺激躯体神经进而转为局部的固定性疼痛。

三、结肠

（一）分部、位置及毗邻

结肠（colon）是指从盲肠上端到直肠上端之间的一段大肠，围绕在空、回肠的四周，可分为升结肠、横结肠、降结肠和乙状结肠四个部分。结肠管径粗大，管壁较薄。其表面具有结肠带、结肠袋和肠脂垂三种结构，可通过这三种形态学特点将其与小肠进行鉴别。结肠带根据其与横结肠系膜及大网膜的位置关系，可分别称为结肠系膜带、网膜带和独立带，三条结肠带在盲肠处集中至阑尾根部，因此寻找阑尾时，可沿升结肠前面的独立带向下追踪；在做结肠切除端端吻合术时，结肠带还可作为判断肠轴未发生扭转、正常吻合的标志。相邻的结肠袋之间存在下陷的横沟，此

125

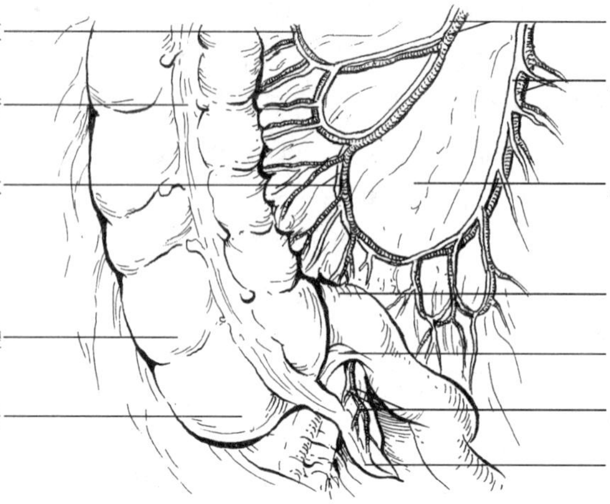

图 4-34　盲肠和阑尾的血管

处肠壁的环形肌增厚,并使肠壁黏膜突向肠腔,在钡剂灌肠的 X 线片上,可借结肠袋将其与小肠进行区分。营养肠壁的终末动脉的长支,多走行在肠脂垂的基底部,且发出分支进入肠脂垂,因此结肠手术中必须切断肠脂垂时,不要过度牵拉或轻易切断,以免损伤其基底部的动脉分支,影响肠壁的血液供应。

1. 升结肠(ascending colon)　长 15～20 cm,续于盲肠,沿腹腔右外侧区腹后壁前面上行,至肝右叶下方,转向左前下方移行为横结肠,所形成的弯曲称结肠右曲(right colic flexure)或肝曲(hepatic flexure)。结肠右曲后方紧邻右肾下极及腰方肌,借肾结肠韧带与右肾的肾前筋膜相连,右肾周围脓肿偶尔可破溃入结肠;前上方邻肝右叶和胆囊并借肝结肠韧带和胆囊结肠韧带与其相连;内侧稍上方为十二指肠;结肠右曲的外侧与膈之间形成的腹膜皱襞称右膈结肠韧带,此韧带位于右结肠旁沟的上端。多数人的右膈结肠韧带较薄弱,甚至缺如。故腹腔器官有穿孔时,内容物或脓液易沿右结肠旁沟向上、下蔓延。

升结肠属于腹膜间位器官,其后方借疏松结缔组织与腹后壁相邻,位置较为固定,疏松结缔组织内有右侧股外侧皮神经、腰动脉、髂腹下神经、髂腹股沟神经穿过。前面和两侧面均被腹膜覆盖,其外侧为右结肠旁沟,内侧为右肠系膜窦和回肠襻。少数人升结肠为腹膜内位器官,具有系膜和一定的活动度。

2. 横结肠(transverse colon)　长 40～50 cm,位于结肠右曲和结肠左曲之间,在右季肋区起自结肠右曲后,呈向下的弧形向左行,达左季肋区脾下端内侧处,转向下移行为降结肠,转折处称结肠左曲(left colic flexure)或脾曲(splenic flexure),其位置较结肠右曲高而深,形成结肠左曲外襻与降襻,相连成角,此处易积气。结肠左曲的上方与脾和胰尾相邻,借脾结肠韧带与脾相连;后方邻接胰尾;前方邻接胃大弯且被肋弓遮盖,因此,结肠左曲的肿瘤不易被扪及。结肠左曲内侧借横结肠系膜的左端与左肾相邻,向外借左膈结肠韧带连于膈。左膈结肠韧带位于左结肠旁沟的上端,通常发育良好,对结肠左曲和脾有固定、支持作用,并基本上封闭了左结肠旁沟的上口。当行左半结肠切除术时,需切断此韧带并应注意保护胰尾。

横结肠属于腹膜内位器官,借由腹膜形成的两端较短、中部较长的横结肠系膜连于腹后壁,系膜根附于十二指肠降部、胰与左肾的前面。横结肠及其系膜是结肠上、下区的分界标志。横结肠系膜还构成网膜囊的后下壁,系膜内有中结肠动、静脉,当行胃切除胃空肠吻合术分离横结肠系膜时,应注意防止损伤中结肠动脉,以免造成横结肠缺血坏死。横结肠上方有肝和胃,下方邻接空肠和回肠,其位置除因体位而变化外,还受胃、肠充盈程度的影响。

3. 降结肠（descending colon） 长 25～30 cm，在脾下端内侧续于结肠左曲，沿腹腔左外侧区贴腹后壁向下，行至左髂嵴处移行为乙状结肠。其前面和两侧面皆有腹膜覆盖，降结肠属于腹膜间位器官，位置较固定。降结肠后借疏松结缔组织与腹后壁相贴，疏松结缔组织内有左肋下血管和神经、髂腹下神经、髂腹股沟神经、第 4 腰动脉、股外侧皮神经、生殖股神经股支及生殖股神经生殖支等。降结肠外侧为左结肠旁沟，内侧为左肠系膜窦和空肠袢。由于左膈结肠韧带发育良好，故左结肠旁沟内的积液只能向下流入盆腔。

4. 乙状结肠（sigmoid colon） 长约 40 cm，为结肠的末段，上端在左髂嵴处续接降结肠，下端在第 3 骶椎上缘处续为直肠。乙状结肠前方常被空肠袢覆盖，充盈时也可靠近腹前壁。后方与左髂腰肌、髂外血管、生殖腺血管及左输尿管相邻。乙状结肠属于腹膜内位器官，借乙状结肠系膜连于骨盆后壁。因乙状结肠的系膜较长，活动度较大，故偶见右位乙状结肠和乙状结肠扭转。

结肠镜在多种结肠疾病的诊断与治疗中发挥了重要作用，临床应用非常广泛。操作过程中应特别注意各段结肠的位置与形态，特别是弯曲处、各部移行处，如乙状结肠降结肠移行部、结肠左曲固定部、横结肠下垂部及结肠右曲部，这些部位是结肠镜不易通过的部位。

（二）血管

1. 动脉 结肠主要由来自肠系膜上动脉的回结肠动脉、右结肠动脉、中结肠动脉及来自肠系膜下动脉的左结肠动脉、乙状结肠动脉供血（图 4-35）。

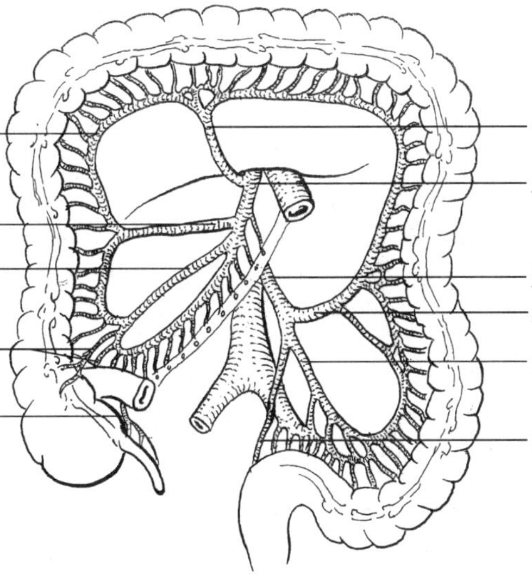

图 4-35　结肠的动脉

（1）回结肠动脉（ileocolic artery）：肠系膜上动脉凹侧的最下一条分支，发出后在肠系膜根内向右下方走行，在盲肠附近分出盲肠前、后动脉和阑尾动脉，分别供应盲肠和阑尾；升结肠支（升支），与右结肠动脉的降支吻合，供应升结肠下 1/3 段；回肠支（降支），与回肠动脉终末支吻合，供应回肠末段。回肠支与回肠动脉终末支之间的吻合并不充分，当回结肠动脉被阻断时，将导致回肠末段血供不良，故在右半结肠切除术时，需同时切除回肠末段 10～15 cm。

（2）右结肠动脉（right colic artery）：起自肠系膜上动脉，在回结肠动脉上方向右行，走行在壁腹膜深面，跨右生殖腺血管和右输尿管后，至升结肠内侧缘附近分为升支和降支，分别与中结肠动脉的分支和回结肠动脉的升结肠支形成吻合。升支、降支再发出分支供应升结肠上 2/3 和结肠右曲。

（3）中结肠动脉（middle colic artery）：在胰颈下缘处起自肠系膜上动脉，或与右结肠动脉主干共同发出，发出后立即进入横结肠系膜，偏右侧走向结肠右曲，在结肠右曲附近分为左支和右支。右支与右结肠动脉的升支吻合,供应横结肠右侧 1/3 段;左支走向左侧,在结肠左曲附近与左结肠动脉的升支吻合,供应横结肠左侧 2/3 段。在胰或胃手术中结扎大血管或切开横结肠系膜时,应注意保护中结肠动脉。中结肠动脉左支与左结肠动脉升支之间吻合较差,甚至缺乏吻合,如中结肠动脉左支受损,则可能引起横结肠左侧部坏死。约 10% 的人有副中结肠动脉,它起自肠系膜上动脉的左侧壁或肠系膜下动脉,行于横结肠系膜的左侧部,营养横结肠左半部及结肠左曲。中结肠动脉缺失者约占 5%,此时,横结肠由左结肠动脉的升支供血。临床操作时应注意中结肠动脉可能出现的上述变异。

(4) 左结肠动脉(left colic artery):左结肠动脉是肠系膜下动脉的最上一条分支,发出后行向左上方,越过左输尿管到降结肠上部附近分为升支、降支。升支在结肠左曲附近进入横结肠系膜与中结肠动脉的左支吻合,降支下行进入乙状结肠系膜与乙状结肠动脉的升支吻合。升结肠与降结肠的血管均从内侧走向肠管,因此,在升、降结肠手术中游离肠管时应从肠管外侧切开腹膜,避免损伤血管。

(5) 乙状结肠动脉(sigmoid artery):在左结肠动脉的下方起自肠系膜下动脉,可有 1~5 支,亦可与左结肠动脉吻合,经壁腹膜深面走向左下方,跨过左输尿管、左生殖腺血管和左腰大肌进入乙状结肠系膜,发出分支供应乙状结肠。

(6) 直肠上动脉(superior rectal artery):肠系膜下动脉向下的延续,经乙状结肠系膜两层之间下降,至第 3 骶椎高度分为 2 支,沿直肠两侧下行,与直肠下动脉的分支吻合。直肠上动脉进入盆腔后发出的分支称乙状结肠直肠动脉,分布于乙状结肠和直肠上段。

肠系膜上、下动脉发出的供应结肠的血管分支走行于系膜内,在靠近结肠的边缘处互相吻合,形成一个大的血管弓,称边缘动脉(marginal artery)。当出现肠系膜动脉阻塞时,边缘动脉扩张形成侧支循环。边缘动脉发出的许多终末支称为直动脉,后者又分为长支和短支。短支的数量较多,大部分起自长支或直接发自边缘动脉,在结肠系膜带处几乎与肠管纵轴垂直进入肠壁,分布于系膜侧 2/3 的肠壁。长支在浆膜下环绕肠管,在另外两条结肠带处发出分支入肠脂垂后穿入肠壁,分布于系膜对侧 1/3 的肠壁。边缘动脉的长、短支在进入肠壁前很少吻合,因此结肠手术需切开肠管时,应在系膜对侧缘,即独立带和网膜带之间做纵向切开,避免损伤终末动脉短支。分离、切除肠脂垂时,切勿过度牵拉,以免损伤长支,影响肠壁供血。

2. 静脉　结肠的静脉基本与同名动脉伴行,收集同名动脉分布区域的静脉血,最后汇入肝门静脉。结肠左曲以上的静脉血经回结肠静脉(ileocolic vein)、右结肠静脉(right colic vein)及中结肠静脉(middle colic vein)汇入肠系膜上静脉,继而回流入肝门静脉;结肠左曲以下的静脉血经左结肠静脉(left colic vein)、乙状结肠静脉(sigmoid vein)、直肠上静脉(superior rectal vein)汇入肠系膜下静脉(inferior mesenteric vein),肠系膜下静脉的走行与同名动脉略有不同,它跨过腰大肌后呈弧形上升,一般先注入脾静脉,最终亦汇入肝门静脉。

(三) 淋巴引流

结肠的淋巴管直接或间接汇入肠系膜上、下淋巴结。途经的淋巴结主要包括以下几组:①结肠壁上淋巴结(epicolic lymph node):位于结肠壁浆膜的深部,数量少,体积小,多分布于网膜带和独立带附近。②结肠旁淋巴结(paracolic lymph node):沿边缘动脉排列。③结肠中间淋巴结(intermediate colic lymph node):沿回结肠动脉、右结肠动脉、中结肠动脉、左结肠动脉和乙状结肠动脉排列,分别称为回结肠淋巴结、右结肠淋巴结、中结肠淋巴结、左结肠淋巴结和乙状结肠淋巴结。④肠系膜上、下淋巴结(superior and inferior mesenteric lymph nodes):位于各结肠动脉的根部和肠系膜上、下动脉的根部。其中,右半结肠的淋巴大部分经结肠中间淋巴结汇入肠系膜上淋巴结,左半结肠的淋巴经结肠中间淋巴结汇入肠系膜下淋巴结。结肠癌最主要的转移方式是淋巴转移,故结肠癌根治性手术除切除病变肠管外,还需行合理、规范的淋巴结清扫术,术后足够数量的淋巴结病理检查是结肠癌精确分期、术后治疗及预后判断的重要依据(图 4-36)。

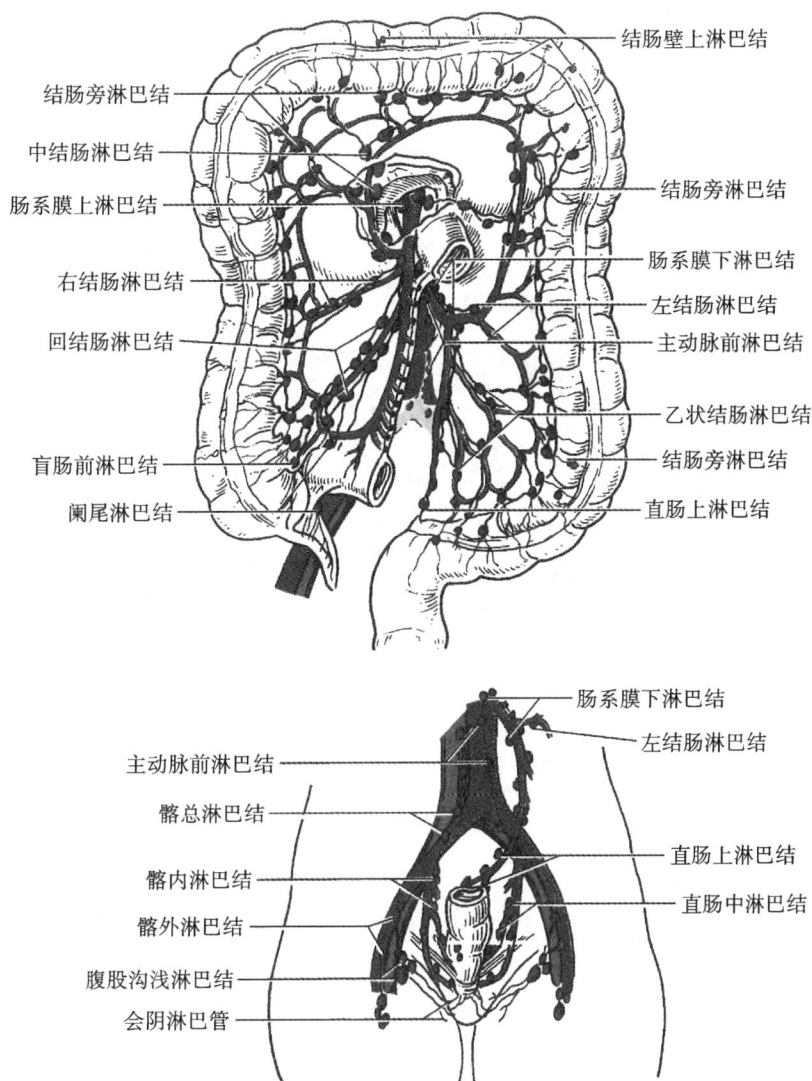

图 4-36 结肠的淋巴结

(四) 神经

升结肠和横结肠的神经支配来自肠系膜上丛,包括交感神经纤维和副交感神经纤维。降结肠及乙状结肠近侧部的交感神经,来自肠系膜下丛;副交感神经来自第 2~4 骶节,经两侧盆内脏神经、左下腹下丛,再上升分布到肠壁。交感神经主要抑制肠蠕动,减少分泌,增大括约肌张力;副交感神经促进肠蠕动,增加分泌,减小括约肌张力。结肠的痛觉分别经肠系膜上丛、肠系膜下丛、上腹下丛和盆丛的感觉纤维向胸腰骶部的脊神经传导。有研究表明,盲肠、阑尾、升结肠、横结肠右半部的痛觉纤维传至右侧脊神经;横结肠左半部、降结肠、乙状结肠的痛觉纤维传至左侧脊神经,故切除一侧的交感干或有关的交感神经丛可引发相应侧的痛觉丧失。

四、肝门静脉

肝门静脉(hepatic portal vein)是肝门静脉系的主干,长 6~8 cm,直径为 1.0~1.2 cm。肝门静脉系两端都是毛细血管,一端起自腹部消化道、脾、胰和胆囊的毛细血管,汇集形成肝门静脉后

Note

入肝,经反复分支后末端注入肝小叶内的肝血窦。肝门静脉的血液与肝动脉血液在肝血窦中汇合,还在肝小叶间汇管区交通、平衡,再由肝小叶中央静脉收集,经肝静脉注入下腔静脉。正常情况下,肝门静脉血流量占入肝血流总量的70%左右(图4-37)。

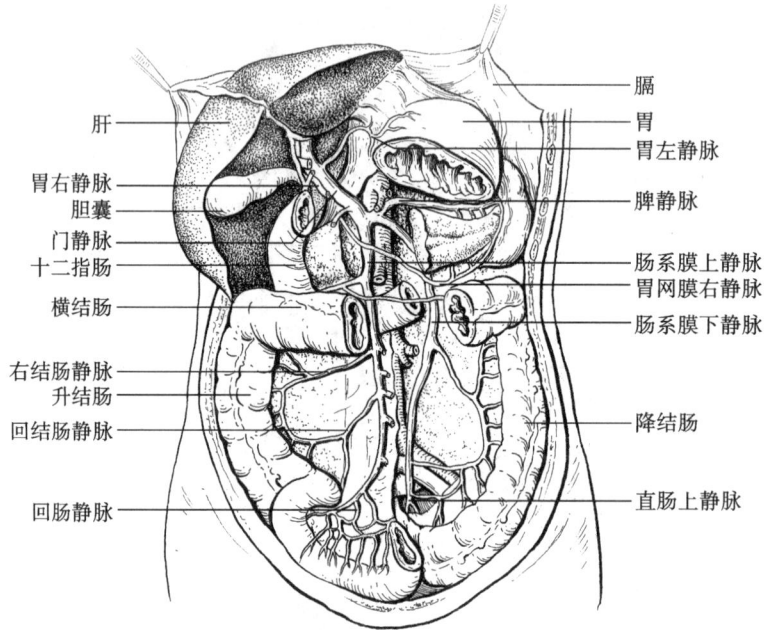

图4-37 肝门静脉及其属支

(一)组成

肝门静脉在第1～2腰椎高度、胰颈后方、下腔静脉前方,由肠系膜上静脉与脾静脉汇合而成,汇合处大多呈直角,称为肝门静脉角,或由肠系膜上静脉、脾静脉与肠系膜下静脉三者共同汇合而成。

(二)毗邻

肝门静脉自胰颈后方上行,向右上方经十二指肠上部深面进入肝十二指肠韧带,与胆总管(右前)和肝固有动脉(左前)一起呈倒"品"字形,后方隔网膜孔(Winslow孔)与下腔静脉相邻。肝门静脉上行至第一肝门处分为左、右两支。肝门静脉右支比左支短而粗,在进入右半肝以前,常收集胆囊静脉的血液;左支细而长,分出小支至肝左内叶及尾状叶,然后进入左半肝,在进入左半肝以前与附脐静脉和肝圆韧带相连。肝门静脉左支与下腔静脉之间以静脉韧带相连。

(三)属支

肝门静脉主要有七条属支,分别为肠系膜上静脉、脾静脉、胃左静脉(胃冠状静脉)、肠系膜下静脉、胃右静脉、附脐静脉和胆囊静脉,这些静脉一般与同名动脉伴行(胆囊静脉、附脐静脉除外)。成人的肝门静脉及其属支内多无静脉瓣,当肝门静脉高压时,易致血液逆流。

1. 肠系膜上静脉(superior mesenteric vein) 长8～10 cm,源于回肠末段、盲肠及阑尾等处的静脉,主要收集十二指肠至结肠左曲之间肠管、部分胃、胰和大网膜的静脉血。在肠系膜内伴行于同名动脉右侧前方,途经右输尿管、下腔静脉及十二指肠水平部前方,上行至胰颈后方与脾静脉汇合,形成肝门静脉。回结肠静脉与胃结肠干(又称Henle干,右结肠静脉和胃网膜右静脉的汇合支)之间的一段肠系膜上静脉被称为外科干,长3～4 cm,肝门静脉高压时,可在此段行肠-腔静脉分流术。

2. 脾静脉(splenic vein) 长 5.7～10 cm,管径为 1.1 cm,血流量占肝门静脉的 20%,在脾门处由 2～4 条脾内静脉汇合而成。脾静脉起初位于脾肾韧带内,与脾动脉和胰尾伴行,之后行向右下,位于脾动脉稍下方,跨左肾前方至胰颈后方与肠系膜上静脉汇合形成肝门静脉。肝门静脉与脾静脉之间的夹角称为门脾角,一般为 81°～130°。脾静脉沿途收集来自胰、脾及胃后静脉的血液。肝门静脉高压时,因血液逆流引起胃后静脉曲张,胃后静脉是造成食管胃底静脉曲张破裂的血管之一,胃后静脉多与胃短动脉伴行。

3. 胃左静脉(left gastric vein) 胃左静脉又称胃冠状静脉,收集胃小弯侧胃前、后壁的静脉血,与同名动脉伴行。在胃贲门附近的胃胰襞(gastropancreatic fold)处接纳多条食管静脉汇入。胃左静脉多直接汇入肝门静脉,也可汇入脾静脉或门脾角上部。

4. 肠系膜下静脉(inferior mesenteric vein) 收集左半结肠和直肠上部的静脉血,起自直肠静脉丛,多于胰后方注入脾静脉,也可汇入肠系膜上静脉或肠系膜上静脉与脾静脉的交角处。肠系膜上、下静脉可借结肠边缘静脉互相交通。

5. 胃右静脉(right gastric vein) 与胃右动脉伴行,最终汇入肝门静脉。胃右静脉较胃左静脉细,二者之间多有吻合支。

6. 附脐静脉(paraumbilical vein) 较细小,位于肝圆韧带及镰状韧带中,连于脐部的浅、深静脉丛与肝门静脉左支之间。肝门静脉高压时,血液逆流可致附脐静脉压力增高,引发脐周静脉网曲张,这被称为"海蛇头"征。

7. 胆囊静脉(cystic vein) 胆囊上部的静脉走行于胆囊与肝下面胆囊窝之间的疏松结缔组织中,直接汇入肝门静脉。其余部分小静脉汇合成 1～2 支胆囊静脉,在肝门静脉入肝右叶前汇入肝门静脉。

(四)肝门静脉系与腔静脉系之间的吻合

肝门静脉系与腔静脉系之间存在着较多吻合。正常时,这些吻合支均很细小,血液流向各自系统而呈分流状态。但当肝门静脉系内压力增高时,血液可逆流至腔静脉系,细小的吻合支开放、增粗甚至曲张,形成侧支回流,帮助肝门静脉系分流减压。但严重静脉曲张可使吻合处小静脉破裂而出血,加重病情甚至危及生命。肝门静脉系与腔静脉系间主要的侧支吻合部位如图4-38所示。

1. 食管下段、胃底 肝门静脉系的胃左静脉、胃短静脉、胃后静脉收集来自食管下段和胃底的静脉血,此处的小静脉又与腔静脉系的半奇静脉、奇静脉及上腔静脉的其他小属支相连。两组静脉在食管下段的黏膜下层中吻合,形成食管静脉丛。肝门静脉高压可引发食管静脉丛曲张,因此处静脉缺乏坚韧的结缔组织支持,曲张静脉易向食管内突出,当食团经过时,易引起曲张静脉破裂,发生大出血。

2. 脐周围 附脐静脉为肝门静脉属支之一,位于肝圆韧带和镰状韧带中,其连接于脐部皮下的腔静脉系属支(如胸腹壁静脉、腹壁上静脉、腹壁下静脉、腹壁浅静脉等),形成脐周静脉网。肝门静脉高压时,附脐静脉扩张,血液逆流,引发脐周围静脉网曲张,称"海蛇头"征。

3. 直肠下段 直肠上静脉经肠系膜下静脉汇入肝门静脉系;直肠中、下静脉经髂内静脉汇入下腔静脉。直肠上静脉与直肠中、下静脉在直肠下段吻合形成直肠静脉丛。肝门静脉高压时,因直肠静脉丛曲张而形成痔。对于由这种原因形成的痔,一般不宜手术切除,宜保留侧支循环。

4. 脏器裸区与体壁间 在十二指肠、胰、结肠及肝等脏器的无腹膜覆盖区,肝门静脉系小属支与腔静脉系的体壁小静脉(称 Retzius 静脉,如腰静脉、低位肋间后静脉及膈下静脉)相连,形成 Retzius 静脉丛。肝门静脉高压时,Retzius 静脉丛增粗、曲张,以缓解肝门静脉高压。

Note

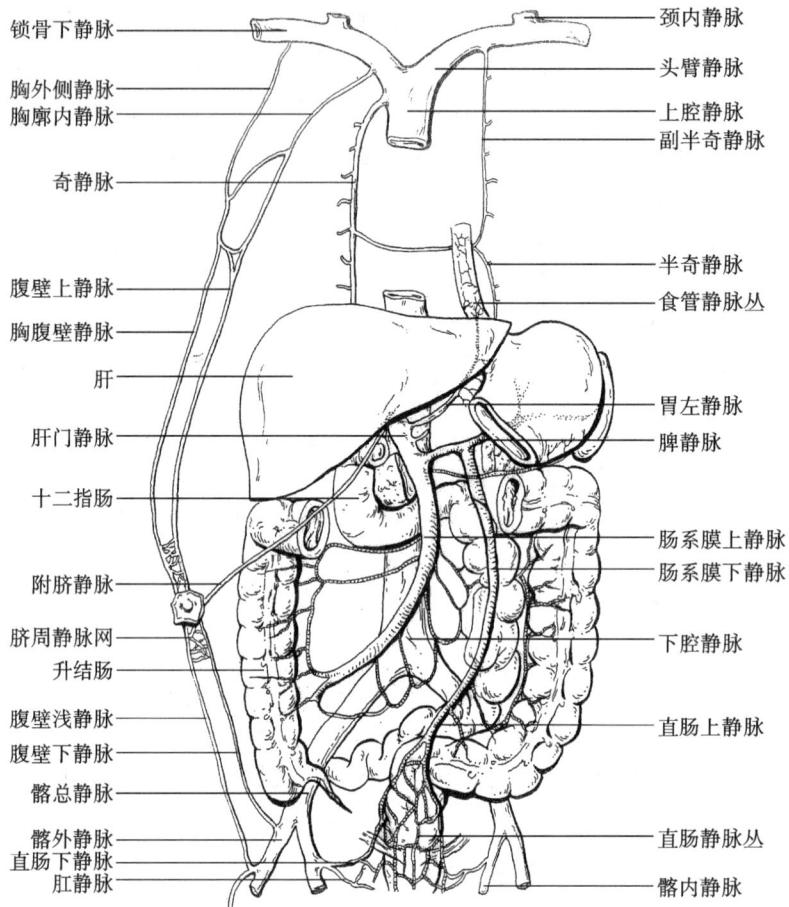

图 4-38　肝门静脉系与腔静脉系的侧支吻合

第六节　腹膜后间隙

　　腹膜后间隙（retroperitoneal space）位于腹后壁腹膜与腹内筋膜之间，此间隙上至膈并经腰肋三角与后纵隔相通，向下在骶岬平面与盆腔腹膜后间隙相延续，两侧向前连于腹前外侧壁的腹膜外组织。该间隙发生感染时，可向上、下扩散。腹膜后间隙内有胰、十二指肠的降部和水平部、肾、肾上腺、输尿管、腹主动脉、下腔静脉、淋巴结和神经等重要结构（图 4-39）。上述器官的手术多采用腰腹部斜切口经腹膜外入路。

一、肾

（一）位置与形态

　　肾（kidney）为腹膜外位器官，紧贴腹后壁脊柱腰段的两侧。右肾因上方受肝的影响，较左肾低 1～2 cm，其上端平第 12 胸椎上缘，下端平第 3 腰椎体上缘；左肾上端平第 11 胸椎体下缘，下端平第 2 腰椎体下缘。左、右第 12 肋分别横过左肾后面的中部与右肾后面的上部（图 4-40）。两肾长轴由内上向外下倾斜，两肾上端相距较近，距正中线 3.8 cm；下端相距较远，距正中线 7.2 cm。肾在站立位较平卧位可低约 2.5 cm，并可随呼吸运动有一定的升降。肾位置的变异虽不多

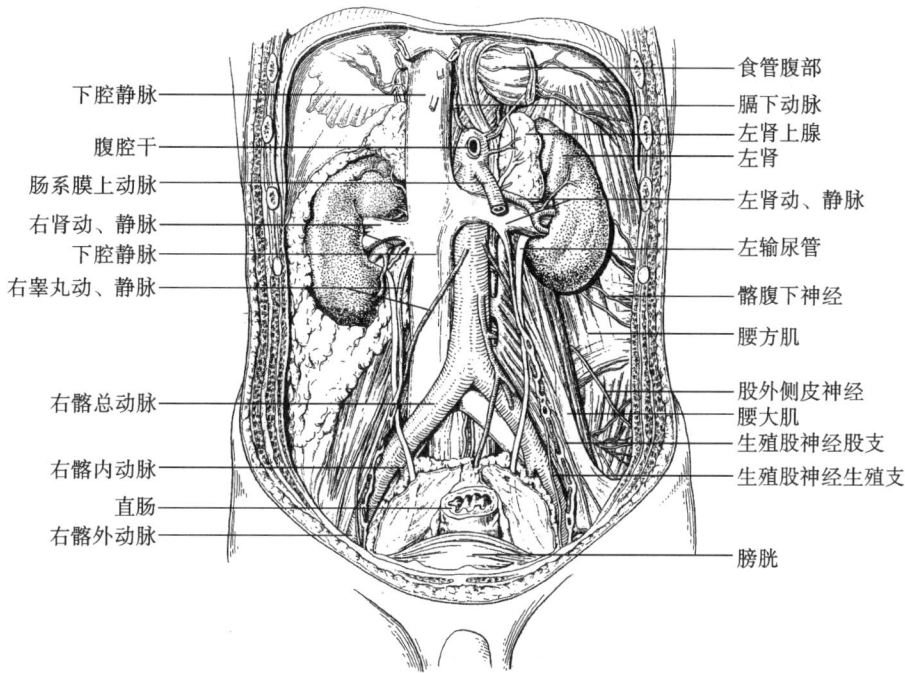

图 4-39 腹膜后间隙的结构

见,但亦有位于髂窝或盆腔的低位肾、跨越中线至对侧交叉的异位肾等。

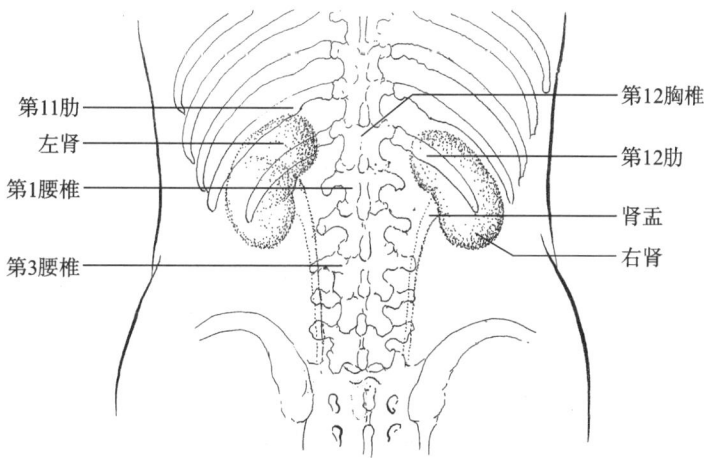

图 4-40 肾和输尿管的体表投影

腰背部第 12 肋下缘和竖脊肌外缘的交角处为肾角,也称肋脊角,当肾出现病变时,如以手指按压或用拳叩击该区,常可出现压痛或叩击痛。分别沿后正中线外侧(左、右两侧)2.5 cm、7.5～8.5 cm 作四条垂直线,通过第 11 胸椎和第 3 腰椎的棘突分别各作一条水平线。上述纵横标线所围成的左、右两个四边形,即两侧肾的体表投影(图 4-41)。

两肾上方隔疏松结缔组织与肾上腺相邻,内下方为肾盂和输尿管,内后方为腰交感干。左肾前上部有胃后壁,中部有胰尾和脾血管横越,前下部为结肠左曲和空肠,外侧缘上部与脾相邻,内侧是腹主动脉。右肾前上部有肝右叶,前下部为结肠右曲,内侧邻十二指肠降部和下腔静脉。进行左肾切除术时,需注意勿伤及胰尾部;进行右肾切除术时,由于十二指肠降部位于腹膜后位且比较固定,切不可误伤(图 4-42)。两肾的后面,第 12 肋以上部分,仅借膈与胸膜腔的肋膈隐窝相邻,在行肾切除术,尤其需切除第 12 肋时,不可伤及胸膜造成气胸;在第 12 肋以下部分,自内向

Note

133

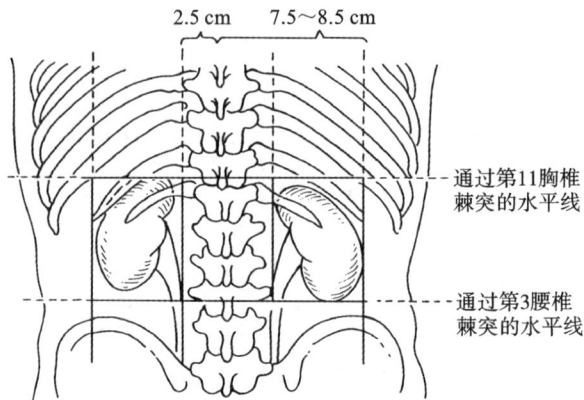

图 4-41　两侧肾的体表投影

外依次为腰大肌和腰方肌,当发生肾周围炎时,炎症可能刺激腰大肌和腰方肌。由于下腔静脉位于腹主动脉右侧,靠近右肾的肾门,故右肾的肾蒂较左肾短,在肾移植术中取肾时,一般多取左肾。若必须取右肾,则应尽量贴近肾静脉根部切取,保证受体吻合充分。

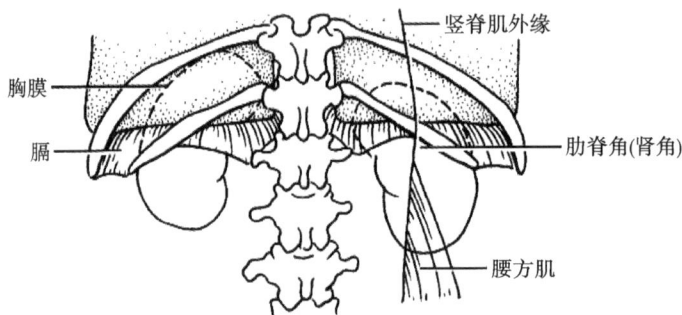

图 4-42　肾的毗邻

肾为实质性器官,形似蚕豆,正常成人肾长度平均为 9.9 cm(最长者可达 14 cm),宽度平均为 5.9 cm,厚度平均为 4 cm。肾内侧缘中部的凹陷部位称肾门(renal hilum),其为肾动脉、肾静脉、输尿管、神经和淋巴管等出入肾的门户。肾门向肾内凹陷形成的一个较大的腔隙,称肾窦(renal sinus),肾窦内有肾血管、肾小盏、肾大盏、肾盂和脂肪等。出入肾门的血管、肾盂、输尿管、淋巴管、神经等被结缔组织包裹后形成肾蒂(renal pedicle)。肾蒂中各结构的排列顺序由前向后依次为肾静脉、肾动脉和肾盂,由上向下依次为肾动脉、肾静脉和肾盂。

(二) 肾的被膜

肾的被膜共有三层。由浅入深依次为肾筋膜、脂肪囊及纤维囊(图 4-43)。

肾筋膜(renal fascia)又称 Gerota 筋膜,是一层致密的纤维结缔组织鞘,分为前、后两层。前层为肾前筋膜(prerenal fascia),后层为肾后筋膜(retrorenal fascia),两层筋膜从前、后方包绕肾和肾上腺。在肾的外侧缘,两层筋膜互相融合,向上与膈下筋膜延续,并与腹横筋膜相连。在肾的内侧,肾前筋膜越过腹主动脉和下腔静脉的前方与对侧的肾前筋膜相延续。肾后筋膜与腰方肌和腰大肌筋膜汇合后向内附于椎体筋膜。在肾的上方,前、后两层筋膜在肾上腺的上方互相融合,并与膈下筋膜相连。在肾的下方,肾前筋膜逐渐变薄,最终消失在髂窝的腹膜外筋膜中,肾后筋膜向下至髂嵴与髂腰筋膜相连。由肾筋膜发出许多结缔组织小束,穿过脂肪囊连至纤维囊,对肾起固定作用。但由于肾筋膜的下端开放,当腹壁肌力量减弱、肾周围脂肪减少,或有内脏下垂时,肾活动度增大,向下形成肾下垂或游走肾。当发生肾结核积脓时,脓液可沿肾筋膜直接向下蔓延达股骨小转子附近。

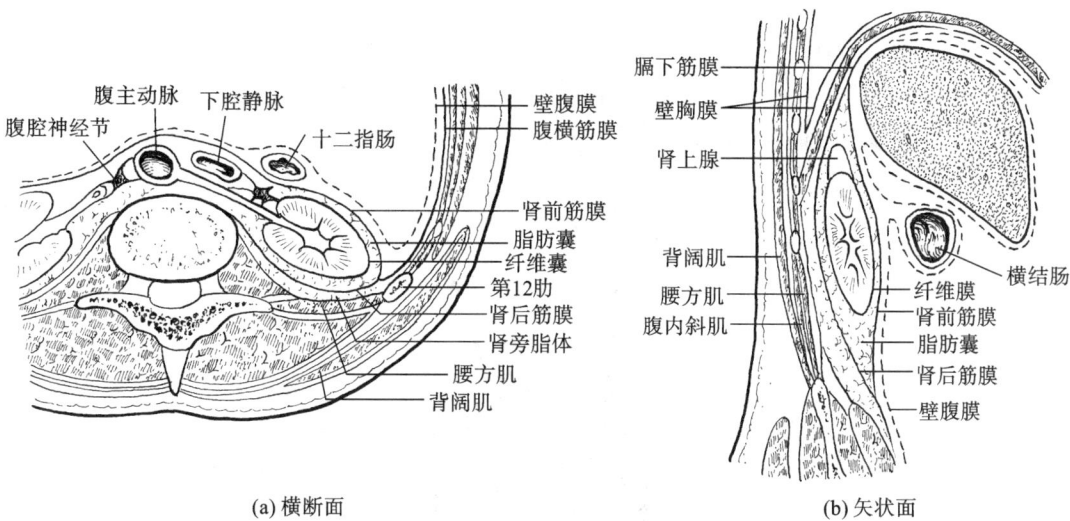

图 4-43 肾的被膜

脂肪囊(fatly renal capsule)亦称肾床,为囊状脂肪组织层,成人的厚度可达 2 cm,肾的边缘部位脂肪组织更为发达。脂肪囊具有支持和保护肾的作用,并经肾门伸入肾窦,充填于肾窦内各结构之间,使得肾窦内的手术操作,如肾血管分离等操作易于进行。临床进行肾囊封闭术时,即将药液注入此脂肪囊内,在改变体位的情况下,药物可沿肾前筋膜扩散到腹主动脉周围的腹腔神经丛,以起到阻滞该丛的作用。此外,因脂肪囊内脂肪组织发达,易透过 X 线,故在 X 线片上肾的轮廓清晰可见,这对肾疾病的诊断有一定意义。

纤维囊(fibrous capsule)又称肾纤维膜,为肾的固有被膜,由致密结缔组织及少量弹性纤维所构成,质薄而坚韧,紧贴于肾的表面,有保护肾的作用。当肾充血时,纤维膜可限制其肿胀,但也可能压迫肾实质。在正常情况下,肾纤维膜可从肾表面剥离下来,故利用这一特点,可将肾固定于第 12 肋或腰大肌上,以治疗肾下垂。如肾周围有广泛粘连,不能按通常的程序行肾切除术时,术中可利用该特点,行肾纤维膜下肾切除,以防损伤周围的重要结构。此外,在肾部分切除或肾外伤时也应缝合肾纤维膜,以防肾实质撕裂。虽然肾上腺与肾均由肾筋膜包绕,但肾上腺在肾纤维膜之外且两者之间隔以疏松结缔组织,所以当机体发生肾下垂时,肾上腺可不随肾下降。

（三）肾血管与肾段

1. 肾动脉(renal artery)与肾段 肾动脉多平第 1～2 腰椎椎间盘高度,起自腹主动脉侧壁,自肾静脉的后上方横行向外,经肾门入肾。由于腹主动脉位置偏左,故右肾动脉较左肾动脉长(图 4-44)。肾动脉不但是肾的滋养血管,而且是肾的功能血管,因此此动脉管径较大。两侧肾动脉起始部位外径的平均值均为 0.77 cm。肾动脉为 1 支者多见(约 85.80%),少见有 2 支(约 12.57%)或 3～5 支者(约 1.63%)。

肾动脉到达肾门附近,大多数先分为前、后两干。肾动脉前干通常又分上段、上前段、下前段、下段四支段动脉,其中上段动脉多与上前段动脉共干,下前段动脉多与下段动脉共干。肾动脉后干在进入肾门后,走行在肾盂后方,延续为后段动脉。每条肾段动脉在肾实质内均有相对独立的供血区域:上段动脉分布于肾上端前、后部;上前段动脉分布于肾前面中、上部及肾后面的外侧部;下前段动脉分布于肾前面中、下部;下段动脉分布于肾下端前、后部;后段动脉分布范围较广,负责供应肾后面中间的大部分。上述五条肾段动脉,在肾内的分布较为恒定,每一条肾段动脉分布的肾实质范围称肾段(renal segment),故一侧肾可分为上段、上前段、下前段、下段、后段 5 个肾段(图 4-45)。肾段动脉之间常缺少吻合,若某一肾段动脉血流受阻,则在该动脉分布范围内的肾段会发生缺血性坏死。肾段的划分为肾的区域性病变定位及肾段或肾部分外科手术定位提

Note

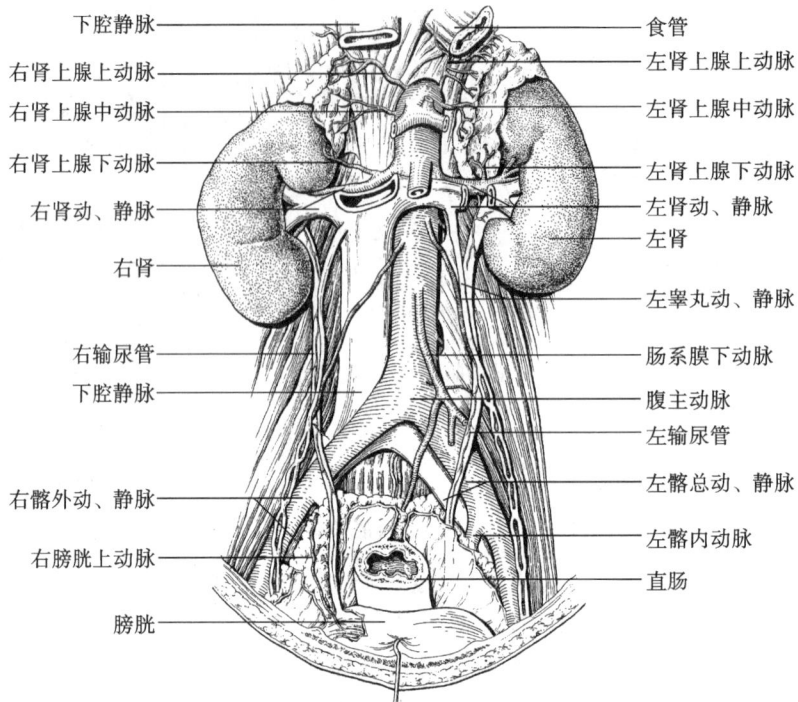

图 4-44　肾、肾上腺和输尿管的血管

供了解剖学基础。肾段动脉多在肾门之外分出,故各肾段动脉一般可在肾外见到,特别是上前段、下段、后段动脉的肾外可见率几乎达到 100%,这对肾段动脉结扎,或在肾窦内进行肾段动脉的显露、重建等均提供了有利条件。

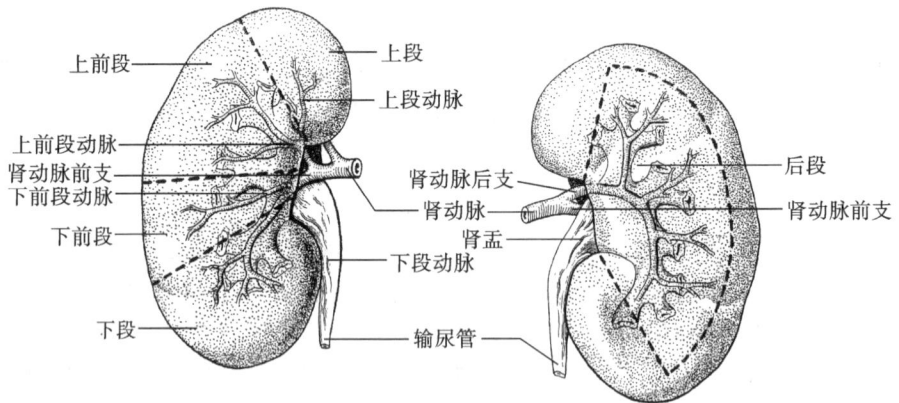

图 4-45　肾段动脉与肾段

　　凡不经肾门而在肾上、下端或肾门前、后方入肾的动脉均称为肾副动脉(accessory renal artery)或肾迷走动脉,多是起源于肾动脉或腹主动脉行程变异的肾段动脉。经肾上、下极入肾的动脉称为上极动脉(upper polar artery)或下极动脉(lower polar artery),出现率可达 28.7%,可起自肾动脉、腹主动脉或腹主动脉与肾动脉起始部的交角处等。上、下极动脉是起点变异的上、下段动脉,虽然供血范围仍然相对恒定,但由于其起点、行程及入肾部位的变化,在手术中不可损伤或误扎,以免造成所供血肾段缺血甚至坏死。

　　2. 肾静脉　肾内静脉与肾内动脉不同,存在广泛的吻合,无节段性,故结扎一支不致影响肾段的静脉回流。但若结扎管径较大的肾内静脉,可能使肾内静脉压增高,肾实质肿胀,甚至出现血尿和蛋白尿。肾内静脉常常在肾窦内汇成 2～3 支,出肾门后汇合为肾静脉,并位于肾动脉的前下方。肾静脉几乎以直角汇入下腔静脉。左右两肾的肾静脉支数略有不同,左肾静脉几乎均为 1 支,右肾静脉多为 1 支,但 2 支亦较为常见,甚至少数有 3 支。由于下腔静脉偏右,因此左侧肾静脉长于右侧。左侧肾静脉的外径大于右侧。右肾静脉通常无肾外属支,而左肾静脉属支较多,尚接受左肾上腺静脉、左生殖腺静脉、腰静脉汇入,且其属支与周围的静脉尚有吻合。当患者出现肝门静脉高压时,常利用此特点行大网膜包肾术,以建立门-腔静脉之间的侧支循环,降低肝门静脉压力。左睾丸静脉全部汇入左肾静脉,其汇入的形式多为直角,易致回流受阻,是左睾丸静脉易曲张的原因之一。有半数以上的左肾静脉均与一支左侧腰静脉相连(多为第 2 腰静脉),经腰静脉可与椎静脉丛、颅内静脉窦相通,故左肾、睾丸及卵巢的恶性肿瘤可经此途径转移至颅内。

(四)淋巴引流

肾内淋巴管分浅、深两组。浅组淋巴管位于肾纤维囊深面,引流肾被膜的淋巴;深组淋巴管位于肾内血管的周围,引流肾实质的淋巴。浅、深两组淋巴管相互吻合,在肾门处汇合成较粗的淋巴管,加入肾蒂,汇入各群腰淋巴结。其中右肾前部的集合淋巴管沿右肾静脉横行或斜向内下方,注入腔静脉前淋巴结、主动脉腔静脉间淋巴结及主动脉前淋巴结;右肾后部的集合淋巴管沿右肾动脉注入腔静脉后淋巴结;左肾前部的集合淋巴管沿左肾静脉注入主动脉前淋巴结及主动脉外侧淋巴结;左肾后部的集合淋巴管沿左肾动脉注入主动脉外侧淋巴结。肾癌时上述淋巴结可被累及(图 4-46)。

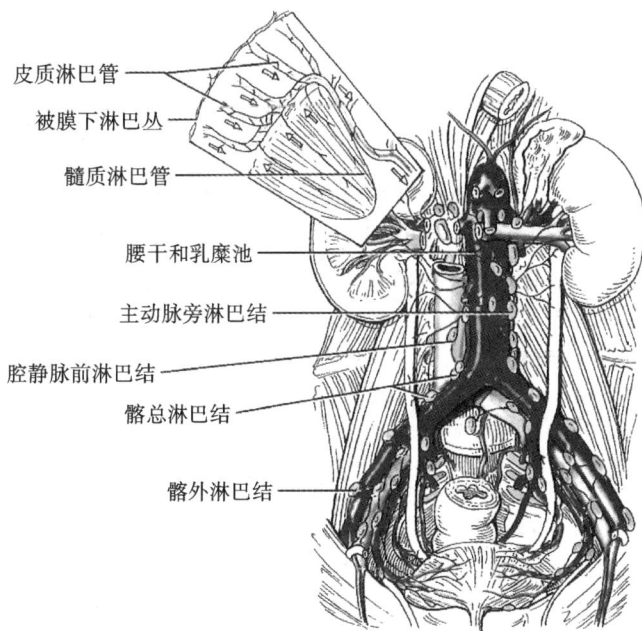

皮质淋巴管
被膜下淋巴丛
髓质淋巴管
腰干和乳糜池
主动脉旁淋巴结
腔静脉前淋巴结
髂总淋巴结
髂外淋巴结

图 4-46 肾、输尿管、膀胱的淋巴管和淋巴结

(五)神经

肾接受来自肾丛的交感神经和副交感神经的双重支配,同时有内脏感觉神经分布。肾丛位于肾动脉上方及周围,由来自腹腔丛、腹主动脉丛、内脏小神经及腰交感干的分支组成,也有迷走神经的分支加入其中。一般认为,分布于肾内的神经主要是交感神经,而副交感神经纤维可能终止于肾盂的平滑肌。交感神经的作用可使肾血管收缩,肾体积缩小,尿液生成减少或停止。若切断内脏神经,可引起肾血管舒张,暂时性尿量增加。

Note

肾的感觉神经伴迷走神经分支与交感神经纤维走行。迷走神经的感觉纤维与副交感神经纤维伴行,经腹腔丛和腹主动脉丛分布到肾,这种纤维将肾的感觉(痛觉除外)传导至延髓的孤束核,以实现非痛觉的内脏反射。脊神经的感觉纤维与交感神经伴行,也经腹腔丛、腹主动脉丛分布到肾,传递肾的感觉信息到第 11 胸节至第 2 腰节的后根节。在肾动脉根部上方有肾神经节和神经丛伴随动脉入肾门。

二、输尿管腹部

输尿管左右各一,位于脊柱两侧。根据行程,可将其分为三部分:输尿管腹部(abdominal part of ureter)(从与肾盂交界处至跨过髂血管处)、输尿管盆部(从跨髂血管处至膀胱壁)和输尿管壁内部(斜穿膀胱壁内段)。输尿管腹部为腹膜外位器官,长 13~14 cm。在相当于第 2 腰椎横突平面起自肾盂,沿腰大肌的前面向下内侧斜行,越过紧贴腰大肌的生殖股神经,在腰大肌中份偏下位于生殖腺血管的后方,在骨盆入口处移行为输尿管盆部。输尿管腹部的体表投影:在腹前壁与半月线相当,在腹后壁约与腰椎横突尖端间的连线一致。

左、右输尿管前面的毗邻关系不同:右侧输尿管前面是十二指肠降部、胰头部、升结肠血管、回结肠血管、右生殖腺血管及回肠末段,内侧为下腔静脉。右侧输尿管还与盲肠和阑尾相邻,故回肠后位的阑尾炎可能波及右侧输尿管,导致疼痛和血尿等。左输尿管前面有十二指肠空肠曲、降结肠血管、乙状结肠血管、左生殖腺血管等,内侧为腹主动脉,在左髂窝处还有乙状结肠越过。两侧输尿管到小骨盆上口时,右侧输尿管跨越髂外血管前方、左输尿管跨越髂总血管前方进入盆腔。

输尿管全长管径粗细不一致,平均为 5~6 mm,除在输尿管蠕动时出现某段瞬间的扩张及收缩外,正常输尿管有三处生理性狭窄:①肾盂输尿管连接处;②输尿管跨越髂血管处;③输尿管膀胱连接处。最狭窄处管径只有 2~3 mm。三个生理性狭窄之间形成两个输尿管扩张段,输尿管狭窄是输尿管结石容易滞留的部位。

输尿管的变异较少,偶见下腔静脉后输尿管和双输尿管。下腔静脉后输尿管易致梗阻;双输尿管若开口均在膀胱则无碍,若其中一条开口于膀胱以外,如女性开口于尿道外口旁或阴道,则常因无括约肌制约而出现持续性漏尿现象。

输尿管腹部上部血供源于肾动脉、肾下极动脉的分支;下部血供源于腹主动脉、生殖腺动脉、第 1 腰动脉、髂总动脉及髂内动脉的分支。这些分支的数目和走行都有一定的变异情况,各条供血动脉在输尿管壁上形成吻合支。输尿管腹部的静脉与动脉伴行,主要经肾静脉、生殖腺静脉及髂静脉回流。

输尿管上部的淋巴管与肾的淋巴管相连,注入腰淋巴结,其余部分的淋巴注入髂总淋巴结。

输尿管的神经支配主要来自肾丛、腹主动脉丛和腹下丛,这些神经丛发出的纤维组成输尿管丛。其中交感神经纤维抑制输尿管的蠕动,副交感神经纤维来自迷走神经(盆部以下来自盆内脏神经),促进其蠕动。内脏感觉神经纤维伴交感神经纤维、副交感神经纤维分别经第 11 胸神经、第 1~2 腰神经和迷走神经传入脊髓和延髓。输尿管结石造成的疼痛,可以引起与输尿管神经处于同一脊髓节段(第 11 胸节至第 2 腰节)所支配区域的放射痛,表现为疼痛从腰区向腹股沟区、阴囊或大阴唇处放射。

三、肾上腺

肾上腺(suprarenal gland)为成对的内分泌器官,位于腹膜后间隙内,脊柱的两侧,约平第 11 胸椎高度,紧贴两侧肾的上极。肾上腺肿瘤疾病时,可行腹膜后充气造影、断层摄片等进行肿瘤定位。肾上腺与肾共同被肾筋膜所包被,通常两者之间隔有脂肪组织间层,互不涉及。

左侧肾上腺呈半月形,右侧肾上腺似三角形。肾上腺高约 5 cm,宽约 3 cm,厚 0.5~1 cm,重

5～7 g。左、右两侧肾上腺的毗邻不同：左肾上腺前面的上部借网膜囊与胃后壁相邻；下部与胰尾及脾血管相邻；内侧缘接近腹主动脉。右肾上腺前面为肝右叶，前面的外上部与肝的裸区相邻；内侧缘紧邻下腔静脉。左、右肾上腺的后面均为膈。两侧肾上腺之间为腹腔神经节和腹腔丛。如行左肾上腺手术，特别是在分离腺体的前面时，应避免损伤胰尾与脾静脉；在行右肾上腺手术时，特别在分离腺体的内缘以显露右肾上腺静脉时，应注意保护下腔静脉。

肾上腺的体积虽小，但血供却十分丰富，每分钟流经肾上腺的血量，相当于其本身重量的 7 倍。肾上腺的动脉有上、中、下三支，分布于肾上腺的上、中、下三部（图 4-45）。肾上腺上动脉（superior suprarenal artery）来自膈下动脉，肾上腺中动脉（middle suprarenal artery）来自腹主动脉，肾上腺下动脉（inferior suprarenal artery）来自肾动脉。这些肾上腺动脉进入肾上腺后，在肾上腺被膜内形成丰富的吻合，并分出细小分支进入皮质和髓质。一部分在皮质和髓质内形成血窦，另一部分在细胞索间吻合成网。皮质与髓质的血窦集合成中央静脉，穿出肾上腺后形成肾上腺静脉。左侧肾上腺静脉长度和管径均大于右侧。左肾上腺静脉汇入左肾静脉，右肾上腺静脉汇入下腔静脉，但少数人右肾上腺静脉可汇入右肾静脉、肝右静脉或副肝右静脉。进行肝及右肾的手术操作时必须注意是否有右肾上腺静脉变异的情况。

肾上腺的集合淋巴管多斜向内下方，注入腹主动脉外侧淋巴结、下腔静脉外侧淋巴结及腰淋巴结。肾上腺上部的一部分淋巴管沿肾上腺上动脉走行，注入膈下淋巴结。

肾上腺的神经主要来自肾上腺丛。肾上腺丛由腹腔丛及内脏大、小神经的分支组成，位于肾上腺内侧。由肾上腺丛发出分支至肾上腺的血管，同时有许多交感神经节前纤维直达髓质内的嗜铬细胞。迷走神经后干的纤维经腹腔丛也分布于肾上腺。

四、腹主动脉

（一）位置、行程与毗邻

腹主动脉（abdominal aorta）为胸主动脉的延续，又称主动脉腹部。在第 12 胸椎下缘前方略偏左，经膈的主动脉裂孔进入腹膜后间隙，沿脊柱左前方下行，在第 4 腰椎下缘高度分为左、右髂总动脉。腹主动脉全长为 14～15 cm，周径为 2.9～3.0 cm。

腹主动脉在腹前壁的体表投影：一条宽约 2 cm 的带状区，从胸骨上端的颈静脉切迹到耻骨联合上缘连线的中点平面（幽门平面）以上约 2.5 cm 处开始，向下至脐的左下方 2 cm 处。腹主动脉下端在腹前壁体表投影相当于左、右髂嵴最高点连线的中点。体形消瘦、腹壁松弛者，在脐下方稍偏左可扪及腹主动脉的搏动。

腹主动脉的前方，自上而下依次邻接肝左叶、小网膜（间隔有网膜囊）、腹腔丛、食管下段、横结肠系膜及系膜根、脾静脉（或肝门静脉起始部）、胰、十二指肠水平部、左肾静脉和肠系膜根、主动脉丛、主动脉前淋巴结及小肠袢等。腹主动脉的后方为第 1～4 腰椎体及其椎间盘、前纵韧带及第 2～4 腰静脉。腹主动脉左侧邻接左膈脚、左腹腔神经节及左内脏大神经；在第 2 腰椎左侧与十二指肠空肠曲相邻；左交感干沿腹主动脉的左缘下行；肠系膜下血管沿腹主动脉下部左侧经过。腹主动脉右侧的上部邻接右膈脚、右腹腔神经节、右内脏大神经、乳糜池和胸导管的起始部；下腔静脉位于腹主动脉右侧，其上部隔右膈脚与腹主动脉相邻；下部直接与腹主动脉相贴。

（二）分支

腹主动脉的分支可以分为脏支和壁支，脏支又可以分为不成对脏支和成对脏支（图 4-47）。

1. 不成对脏支

（1）腹腔干（celiac trunk）：为一动脉短干，平均长约 2.45 cm，在膈主动脉裂孔的稍下方，约平第 12 胸椎至第 1 腰椎水平高度，发自腹主动脉前壁。腹腔干的常见分支为肝总动脉、脾动脉和胃左动脉。脾动脉常通过胃网膜左动脉与肠系膜上动脉相交通。

Note

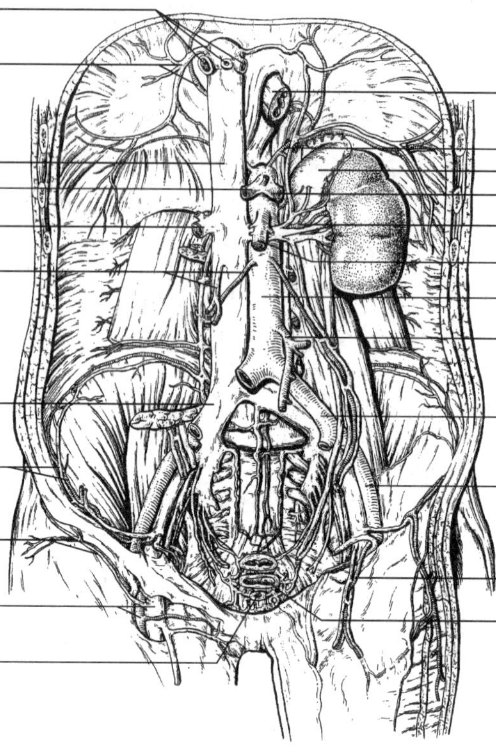

图 4-47　腹膜后间隙的大血管

（2）肠系膜上动脉（superior mesenteric artery）：在腹腔干的稍下方，起自腹主动脉前壁，起点多在第 1 腰椎水平。肠系膜上动脉根部在脾静脉与左肾静脉之间，自胰后方下行，经十二指肠水平部与胰下缘之间进入肠系膜根，向右下越过下腔静脉、右腰大肌、右输尿管前方至右髂窝。由于十二指肠水平部位于肠系膜上动脉和腹主动脉之间，当肠系膜上动脉和腹主动脉之间夹角过小，肠系膜上动脉的起点过低或腹腔粘连、内脏下垂而牵拉肠系膜时，肠系膜上动脉可压迫十二指肠水平部而引起消化道梗阻症状。同时也可以压迫左肾静脉而造成静脉血液回流障碍（称胡桃夹综合征），是儿童非肾性血尿和男性左侧精索静脉曲张的原因之一。

（3）肠系膜下动脉（inferior mesenteric artery）：约平第 3 腰椎水平高度起自腹主动脉下部的前壁，距腹主动脉分叉处 3～4 cm。在壁腹膜后方沿腹主动脉前面下行一段后又转到左侧，发出左肠系膜动脉、乙状结肠动脉后，越过左髂总动脉前方、左输尿管内侧，经乙状结肠系膜进入盆腔，其终支移行为直肠上动脉。

2. 成对脏支

（1）肾上腺中动脉（middle suprarenal artery）：左、右各 1 支，亦可见 1～3 支，多在肾动脉上方平第 1 腰椎高度起自腹主动脉侧壁，向外经膈的内侧脚至肾上腺中部。该动脉亦可起自膈下动脉、肾动脉或腹腔干。

（2）肾动脉（renal artery）：在第 1～2 腰椎间盘高度，肠系膜上动脉起点稍下方发自腹主动脉侧壁。因腹主动脉位于脊柱的偏左侧，故右肾动脉比左肾动脉长，并经下腔静脉的后方达右肾门。

（3）睾丸动脉（testicular artery）或卵巢动脉（ovarian artery）：生殖腺动脉，左、右各 1 支，在肾动、静脉的平面以下，起自腹主动脉的前外侧壁，向下走行于腰大肌及生殖股神经前方，上段越过输尿管前方，下端与髂外血管交叉。睾丸动脉与精索一起进入腹股沟管，至睾丸后缘上段分 2 支，沿睾丸内、外侧面下降，穿白膜分布于睾丸实质中。卵巢动脉则经卵巢悬韧带降至子宫阔韧带双层腹膜中,在输卵管下方与子宫动脉的卵巢支汇合成弓,从弓上发出分支分布于卵巢和子宫。

3. 壁支

(1) 膈下动脉(inferior phrenic artery):左、右各 1 支,在膈的主动脉裂孔处,发自腹主动脉。左膈下动脉经左膈脚前方、食管腹段后方至膈中心腱处,右膈下动脉经右膈脚后方、下腔静脉后方,到膈中心腱处,均分为前、后两支分布至膈。

(2) 腰动脉(lumbar artery):通常有 4 对,由腹主动脉后壁两侧发出,横越腰椎体的前面及侧面向外,与腰静脉伴行。腰动脉在腰大肌的内侧缘分出背侧支和腹侧支。背侧支分布于背部诸肌及其皮肤和脊柱;腹侧支分布于腹壁,并与腹前外侧壁的其他动脉吻合。由于腰动脉紧贴腰椎体横行,因此,行腰椎结核病灶清除术时,应注意结扎相关动脉,以防出血。

(3) 骶正中动脉(median sacral artery):为 1 支,多起自腹主动脉分叉处的后上方 0.2～0.3 cm 处,在第 4～5 腰椎、骶骨和尾骨前面下降入盆腔,向两侧发出腰最下动脉(又称第 5 腰动脉)、骶外侧支、直肠支等,供应临近组织。进行腰骶部结核病灶清除术时,应防止损伤骶正中动脉,以免造成不易控制的出血。

五、下腔静脉

(一) 位置、行程与毗邻

下腔静脉(inferior vena cava)是人体最大的静脉,收集下肢、腹部和盆部的静脉血(图 4-48)。下腔静脉由左、右髂总静脉汇合而成,其汇合部位多在第 5 腰椎水平(68.2%),少数平第 4 腰椎(31.8%)高度。下腔静脉沿脊柱的右前方上行,其左侧紧邻腹主动脉,经肝的腔静脉沟,向上穿过膈的腔静脉裂孔入胸腔后注入右心房。下腔静脉可出现双下腔静脉、左下腔静脉、下腔静脉肝后段缺如等变异。

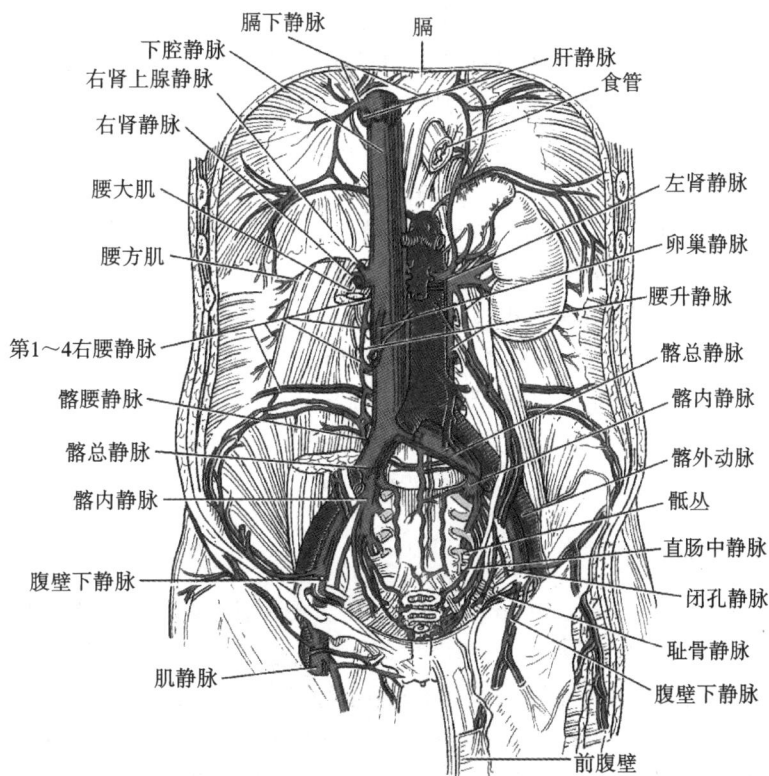

图 4-48 下腔静脉及其属支

141

下腔静脉与腹主动脉的位置关系并不恒定，上、下方略有不同。在下方（起始处）下腔静脉位于腹主动脉的稍右后方；至肾水平时完全位于腹主动脉右侧；在肾水平以上，又逐渐移行至腹主动脉右前方。发生变异时，下腔静脉的起始部可位于髂总动脉和腹主动脉的前方，而不在其后方。

下腔静脉前方邻肝、胰头、十二指肠水平部、右生殖腺动脉和肠系膜根；后方邻右膈脚、第1～4腰椎、右腰交感干和腹主动脉的壁支；右侧与右侧腰大肌、右肾上腺、右肾以及右输尿管相邻；左侧紧邻腹主动脉。在肾水平处，十二指肠降部和胰头与下腔静脉前壁密切相接，胰头部肿瘤常侵及下腔静脉的前壁，造成血行转移。由于下腔静脉靠近右肾，故右肾静脉短，行右肾切除时容易损伤下腔静脉的右侧壁，造成难以控制的大出血，术中应特别注意。

（二）属支

下腔静脉的属支有髂总静脉、右生殖腺静脉、肾静脉、右肾上腺静脉、膈下静脉、肝静脉和腰静脉，其中大部分属支与同名动脉伴行（图4-48）。

1. 膈下静脉（inferior phrenic vein） 与膈下动脉伴行，主要收集膈中央部的静脉血以及肾上腺的静脉血。

2. 生殖腺静脉 即睾丸静脉（testicular vein）或卵巢静脉（ovarian vein）。睾丸和附睾的小静脉在睾丸动脉周围汇合成蔓状静脉丛，于腹股沟管深环处汇集成为2条睾丸静脉，并在腹后壁壁腹膜深面与同名动脉伴行，之后沿腰大肌和输尿管腹侧上行，合为1支；右睾丸静脉斜行汇入下腔静脉，左睾丸静脉几乎垂直汇入左肾静脉。两侧卵巢静脉起自卵巢附近子宫阔韧带的双层腹膜间的蔓状静脉丛，自盆壁上行，与子宫阴道丛及卵巢系膜附近的静脉丛广泛交通，继而向上与同名动脉伴行，左右两侧汇入部位均与睾丸静脉相同。临床上精索静脉曲张（即睾丸静脉曲张），99％发生于左侧。这与左睾丸静脉的解剖结构特点密切相关：①左睾丸静脉几乎垂直上升，并以直角汇入左肾静脉，回流阻力较右侧大。②左睾丸静脉在走行过程中，被降结肠下部或乙状结肠跨过，当这部分肠管充满粪便时，尤其在便秘情况下，左睾丸静脉常受到压迫而使血液回流受阻。③左肾上腺静脉内的肾上腺素可弥散到左肾静脉，使左睾丸静脉的入口处出现收缩，不利于血液回流。④左肾静脉经肠系膜上动脉和腹主动脉所形成的夹角处汇入下腔静脉，当人体直立时，由于小肠袢向下牵引肠系膜上动脉，左肾静脉遭到压迫而使血液回流受阻，累及左睾丸静脉。

3. 腰静脉（lumbar vein） 共4对，均与同名动脉伴行，收集腰部组织的静脉血，直接汇入下腔静脉。腰静脉通过与椎内、外静脉丛的吻合支，间接引流脊柱和脊髓的部分静脉血。各腰静脉之间的纵行交通支为腰升静脉（ascending lumbar vein）。左、右侧腰升静脉向下与髂总静脉、髂腰静脉和髂内静脉相连；向上与肾静脉、肋下静脉和奇静脉相通。左、右侧腰升静脉分别经左、右膈脚到后纵隔，左侧延续为半奇静脉，右侧移行为奇静脉，最终汇入上腔静脉。故腰升静脉也是上、下腔静脉系静脉之间的联系通道。

其余属支已在相应部位描述。

六、腰交感干

腰交感干（lumbar sympathetic trunk）位于脊柱与腰大肌之间并被椎前筋膜所覆盖，通常由4～5对腰交感干神经节和节间支构成。其上方连于胸交感干，下方延续为骶交感干。两侧腰交感干之间通过横向的交通支相互联络，故行腰交感干神经节切除时，应将交通支一并切除。左腰交感干与腹主动脉左缘相邻，二者相距0.5～2 cm。右腰交感干被下腔静脉覆盖，有时可有1～2支腰静脉越过。左、右腰交感干的下部分别位于左、右髂总静脉的后方，外侧有生殖股神经下行。

腰神经节（lumbar ganglion）位于第12胸椎体下半至腰骶椎间盘的范围内，较胸神经节小，且位置与数目不恒定。第 1、2、5 腰神经节位于相应的椎体平面,第 3、4 腰神经节多高于相应的椎体位置;第 3 腰神经节多位于第 2～3 腰椎间盘平面,第 4 腰神经节多位于第 3～4 腰椎间盘平面(图 4-49)。

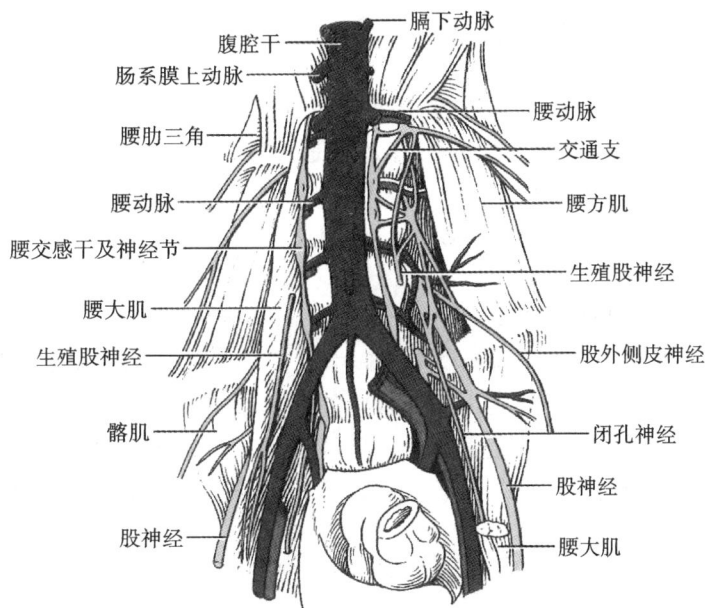

图 4-49 腰交感干

七、乳糜池

乳糜池(cisterna chyli)位于第 1 腰椎前方腹膜后间隙,下腔静脉和腹主动脉之间,呈梭形、星形或圆锥形。其上端延续为胸导管,向上经膈的主动脉裂孔进入胸腔。部分人无明显的乳糜池,由相互吻合的淋巴管代替。乳糜管的功能是运输淋巴,同时运输来自消化管吸收的乳糜。

第七节 腹部的解剖操作

一、解剖腹前外侧壁

(一) 尸位

尸体呈仰卧位。

(二) 活体触摸辨认体表标志

触摸辨认以下体表标志:剑突、肋弓、脐、半月线、耻骨联合上缘、耻骨结节、髂前上棘、腹股沟、髂嵴。

(三) 皮肤切口及翻皮

做如下切口:①从剑突向下经脐左侧绕脐至耻骨联合上缘的切口。②自剑突沿两侧肋弓至腋后线的切口。③从耻骨联合上缘沿腹股沟向外侧至髂前上棘的切口,并继续沿髂嵴切至腋后线的延长线。

自前正中线向外侧剥离皮肤,直至腋后线的延长线,显露浅筋膜。

（四）腹前外侧壁的层次解剖与观察

1. 解剖浅层结构

（1）解剖及辨认 Camper 筋膜和 Scarpa 筋膜：从髂前上棘水平向前正中线横向做一长约 10 cm 的水平切口，切开浅筋膜至腹外斜肌腱膜浅面，用刀柄钝性剥离浅筋膜与腹外斜肌腱膜，避免损伤腹外斜肌腱膜。

注意辨认 Camper 筋膜与 Scarpa 筋膜：浅面脂性组织即为 Camper 筋膜，深面一层膜样结构即为 Scarpa 筋膜。用刀柄向内侧方向推进，至不能通过腹白线时，以手指转向下探查，至腹股沟韧带下方 1.5 cm 水平时受阻，此处为 Scarpa 筋膜与大腿阔筋膜附着处。最后向耻骨嵴方向探查，手指可通过耻骨嵴表面进入阴囊肉膜深面，说明此处没有附着点，Scarpa 筋膜与阴囊肉膜和会阴浅筋膜相连续。

（2）寻找并观察腹前外侧壁的浅血管：清除 Camper 筋膜，在下腹部浅筋膜的浅、深两层之间找出腹壁的浅血管。在髂前上棘与耻骨结节连线中点下方 1.5 cm 附近，寻找由股动脉发出的旋髂浅动脉和腹壁浅动脉。前者沿腹股沟韧带斜向外上分布于髂前上棘附近，后者垂直上行至脐平面。在上述浅动脉外侧 1~2 cm 范围的浅筋膜浅层（Camper 筋膜）中可找到同名浅静脉。在脐周看到的静脉为脐周静脉网，其向上汇合成胸腹壁静脉，向下与腹壁浅静脉连接，注入大隐静脉。

（3）寻找肋间神经皮支：自剑突向两侧沿肋弓切开浅筋膜直至腋后线，注意切口不要太深，以免伤及深层结构；再沿腹前正中线切开浅筋膜，并从前正中线小心将浅筋膜全层向外侧翻转，在前正中线两侧腹直肌鞘前面的浅筋膜内可见有细小的神经伴随小血管自腹直肌鞘前层浅出，即为肋间神经。在前正中线旁找出 2~3 支肋间神经的前皮支，并在腋中线的附近找出 2~3 支肋间神经的外侧皮支。在耻骨联合的外上方找到髂腹下神经的皮支。以上结构观察完毕后，去除全部浅筋膜，显露腹前外侧壁肌层（尽可能保留神经和血管的分支）。

2. 解剖腹前外侧壁的肌肉、肌间血管和神经 修洁表面的浅筋膜，观察呈锯齿状的腹外斜肌肌纤维方向及移行为腱膜的位置。腹外斜肌腱膜向内至腹直肌的前面，参与构成腹直肌鞘的前层，至腹前正中线止于腹白线。注意腹外斜肌肌腹与腱膜的移行部位。修洁腱膜下缘，确认附于髂前上棘与耻骨结节之间的腹股沟韧带。

"开窗"显露腹壁三层扁肌：平肋缘和髂嵴做相互平行的横切口，在腋前线前适当部位切断腹外斜肌及腱膜，将此肌及腱膜翻向腋后线。逐层显露腹内斜肌和腹横肌，以同样的方法，切断腹内斜肌和腹横肌，翻向腋后线。观察腹内斜肌与腹横肌：两肌下缘纤维均呈弓状，越过精索上方走向内侧，在腹直肌外侧缘附近呈腱性融合，构成腹股沟镰。两肌下缘的部分纤维及其筋膜还沿精索向下延伸，共同形成提睾肌。约在髂前上棘内侧 2.5 cm，腹内斜肌表面，找出髂腹下神经，并修洁至其穿出腹外斜肌腱膜处。在腹股沟管内、精索的前上方找出髂腹股沟神经，它随精索穿出腹股沟管浅环。髂腹股沟神经纤细，注意不要损伤。

3. 解剖腹直肌鞘 从上向下修洁腹前正中线上的浅筋膜，显露腹白线。观察脐上、下的宽度差别；腹白线上部较宽，约 1 cm，自脐以下变窄呈线状。辨明腹白线两侧腹直肌鞘的范围。其外侧缘略呈弧形，称为半月线。

修洁腹直肌鞘前层表面的浅筋膜，沿一侧腹直肌鞘前层的中线自上而下做纵向切口或"工"形切口切开鞘的前层，分离前层与腹直肌并向两侧翻开前层，显露腹直肌。观察腱划：腱划与腹直肌鞘前层紧密地附着。手术切开腹直肌鞘前层时，必须仔细分离，在腱划处应注意止血。

翻开腹直肌鞘前层后，观察腹直肌的起、止点和肌纤维的走行。钝性游离腹直肌的内、外侧缘。提起肌的内侧缘，将腹直肌拉向外侧，注意腹直肌鞘的后层与腹直肌间没有腱划附着，仔细观察腹直肌鞘的后层及腹壁上、下血管。

平脐横断腹直肌并翻向上、下方,暴露腹直肌鞘后层,在腹直肌与腹直肌鞘的后层之间找出自上而下排列的腹壁上、下动脉及其伴行静脉,追踪它们的来源,注意它们相互之间的吻合。腹壁下动脉在近腹股沟韧带处起自髂外动脉,经腹股沟管深环内侧向内上方斜行,于腹直肌鞘后层的弓状线附近进入腹直肌鞘,体表投影在腹股沟韧带中点稍内方与脐的连线上。临床上做腹腔穿刺时,应在此连线的外上方进行,以避免损伤腹壁下动脉。在脐下 4～5 cm 处,辨认腹直肌鞘后层的游离下缘即弓状线,确认弓状线以下为增厚的腹横筋膜。

（五）腹股沟区(腹股沟管、腹股沟三角)解剖与观察

1. 观察腹外斜肌腱膜和腹股沟管前壁　修洁腹外斜肌腱膜表面的筋膜,观察腱膜的纤维走向,腱膜的下缘卷曲增厚,连于髂前上棘与耻骨结节之间,形成腹股沟韧带。在耻骨结节外上方解剖出腹外斜肌腱膜形成的腹股沟管浅环,腹外斜肌腱膜在此延续为精索外筋膜。在耻骨嵴外上方,修洁男性精索或女性子宫圆韧带穿出腹外斜肌腱膜处的腹股沟管浅环,观察其形态,内、外侧脚,以及脚间纤维。勿伤及腹股沟管浅环及精索,沿精索剥开部分精索外筋膜。提起精索,在后方观察外侧脚的纤维经过精索的深面向内上方加入腹直肌鞘前层而形成反转韧带。

2. 解剖腹股沟管前壁　在髂前上棘至腹直肌外侧缘做一水平切口,再沿腹直肌鞘外侧缘向下至腹股沟管浅环内侧脚的内侧切开腹外斜肌腱膜,注意不要破坏腹股沟管浅环,然后将三角形的腱膜片翻向外下方,打开腹股沟管前壁,显露管内的精索(男)或子宫圆韧带(女)。观察腹内斜肌的下部,该部通常起于腹股沟韧带外侧 1/2 或 2/3,如果腹内斜肌下部起于腹股沟韧带外侧2/3,则在精索外上部的前面有腹内斜肌覆盖。

3. 观察腹股沟管上壁　于精索稍上方找到髂腹下神经,沿精索前外侧寻找髂腹股沟神经。腹内斜肌与腹横肌下缘呈弓形跨过精索,构成腹股沟管上壁,仔细观察腹内斜肌有部分纤维沿精索延续形成提睾肌。

4. 观察腹股沟管下壁和后壁　游离并提起精索,可见构成腹股沟管下壁的腹股沟韧带和后壁的腹横筋膜。后壁的内侧份有腹内斜肌腱膜和腹横肌腱膜会合形成腹股沟镰,绕至精索或子宫圆韧带的后方,止于耻骨梳内侧份,成为加强后壁的一部分。

5. 探查腹股沟管深环　腹股沟管深环由腹横筋膜向外突出而成(其解剖在打开腹腔后完成),其体表投影点在腹股沟韧带中点上方约一横指处。提起精索,见精索自腹横筋膜深处顶出腹横筋膜而进入腹股沟管,此即腹股沟管深环。在腹股沟管深环处,一只手用刀柄向腹腔施压,另一只手的手指伸入腹腔,在腹前壁内面感受腹股沟管深环的位置,验证其正对着腹股沟外侧窝;翻开腹前壁,切开此窝周围的壁腹膜,暴露输精管及其伴行结构。小心清理腹股沟管深环口,观察其形态后,一只手用探针顺输精管插入精索(勿损伤腹横筋膜),另一只手在外面感受此探针在精索内的情况,验证腹横筋膜包裹的输精管及其伴行结构形成的精索内筋膜。

6. 确认腹股沟三角　腹壁下动脉与腹直肌外侧缘和腹股沟韧带内侧半围成的三角形区域即腹股沟三角。此三角的浅面为腹外斜肌腱膜,深面为腹股沟镰和腹横筋膜。

二、探查腹膜与腹膜腔

（一）切口

尸体仰卧。做如下切口:①自剑突沿腹前正中线向下、绕脐左侧直至耻骨联合上缘,切开腹壁深度达壁腹膜。做此切口时,不要切得过深,先在脐上方前正中线处将壁腹膜切一小口,用刀柄或手指探查,并向内推开腹腔脏器,然后将左手示指和中指伸入腹膜腔内,提起腹前外侧壁,将壁腹膜与内脏分开,再向上、下逐渐切开壁腹膜,使之与腹壁切口等长。②平脐下缘处,做一水平切口,切开腹前外侧壁各层结构,向外侧至腋后线的延长线附近。将切开的 4 个肌皮瓣连同腹膜壁层翻开,显露腹腔脏器。

Note

（二）观察腹膜与腹膜腔境界及原位脏器

打开腹膜腔后，可见贴附于腹内筋膜内面光滑的膜，即腹膜壁层。覆盖于脏器表面的光滑的浆膜为腹膜脏层。腹膜壁层与腹膜脏层、腹膜脏层与腹膜脏层之间的潜在腔隙即腹膜腔，正常情况下，腹膜腔内仅有少量浆液存在。探查腹腔及腹膜腔的上界（膈穹窿）。在两侧肋弓围成的胸骨下角内，可见到肝左叶。肋下缘与右锁骨中线相交处可见胆囊底。肝下缘与左肋弓之间可见到胃体及胃大弯的一部。自胃大弯向下垂有大网膜。将大网膜翻起，可见弯曲的小肠袢，小肠袢周围有居于右髂窝的盲肠和阑尾、右侧的升结肠、上方的横结肠、左侧的降结肠和左髂窝内的乙状结肠等围绕。另外在器官与器官之间或器官与腹壁之间有腹膜形成物（韧带、网膜、系膜）相连。将大网膜和小肠袢翻向上方，可见小骨盆上口，此即腹腔的下界，腹膜腔经此入盆腔。观察完毕，将各脏器恢复原位。

（三）观察并探查网膜和韧带

将肝推向右上方，并将胃拉向左下方，可见肝门与胃小弯和十二指肠上部间有薄而疏松的双层腹膜结构，即小网膜。其左侧部为肝胃韧带，连于肝门与胃小弯之间；右侧部为肝十二指肠韧带，连于肝门右侧端与十二指肠上部之间。

大网膜由四层腹膜折叠而成，形似围裙，覆盖于空肠、回肠和横结肠的前方，前两层自胃大弯垂下至脐平面稍下方，再向后上反折至横结肠形成后两层，将大网膜下缘提起，并将大网膜翻向上方，可见大网膜的后两层连于横结肠。沿胃大弯下方约 2 cm 处，剪开大网膜前 2 层，将右手示指自胃大弯下缘的切口伸入网膜囊内，依次探查囊的上、下壁，上壁为肝左叶和膈下面的腹膜，下壁即胃大弯切口处、大网膜前两层和后两层的附着部，左界为胃脾韧带和脾肾韧带，右界为小网膜游离右缘后方的网膜孔。再将左手示指伸入网膜孔，使左、右手示指在网膜囊内会合，证实网膜孔为网膜囊右侧的开口。探查网膜孔的四界：前界为小网膜（肝十二指肠韧带）的游离右缘；后界为覆盖下腔静脉的腹后壁腹膜；上界为肝尾叶；下界为十二指肠上部。

将右侧肋弓上提并将肝推向下方，可见镰状韧带呈上宽下窄的镰刀状。用手指搓捻感受其游离下缘内的肝圆韧带。将手指插入肝膈面与膈之间，指尖可触及肝镰状韧带两层分别向左、右侧分开，系于膈与肝上面之间，构成冠状韧带的前层；沿此层向左、右可探查到位于其两端的左、右三角韧带。绕过左三角韧带的游离缘可摸到冠状韧带的后层。

将右手示指从切口伸入胃后面的网膜囊，在胃底部和脾门之间，用拇指和示指探查胃脾韧带，再用左手沿脾与膈之间绕过脾后缘，与右手示指一起探查脾肾韧带。在脾的下方可见从结肠左曲连于膈的膈结肠韧带。在脾前端与结肠左曲之间检查脾结肠韧带。

将横结肠翻向上，观察位于十二指肠空肠曲左缘、横结肠系膜根下方、脊柱左侧的十二指肠空肠襞，其为手术中辨认空肠起始处的标志结构。

（四）观察系膜

将大网膜、横结肠及其系膜翻向上，小肠推向一侧，将肠系膜根舒展平整，观察肠系膜的形态，可见肠系膜整体呈扇形，是将空肠和回肠固定于腹后壁的双层腹膜结构。继而将小肠袢推向左侧，观察肠系膜根起自第 2 腰椎左侧，斜向右下至右骶髂关节前方。

将回肠末段推向左侧，循大肠走向依次观察阑尾系膜、横结肠系膜及乙状结肠系膜的附着部位，升、降结肠被覆腹膜的情况，以及升、降结肠外侧的结肠旁沟。触摸辨认横结肠系膜根和乙状结肠系膜根的附着情况。

（五）观察腹膜的陷窝和陷凹

将肝下缘与肋弓一并上提，将手伸至右肾的上方，探查右肾与肝之间的肝肾隐窝。此隐窝是平卧位时腹膜腔的最低点，故常有液体蓄积。在十二指肠空肠曲、盲肠和乙状结肠系膜根附近常形成隐窝,如在十二指肠空肠曲左侧的十二指肠空肠隐窝,在回肠与盲肠的连接处有位于回肠上、下方的回盲上、下隐窝和位于盲肠后方的盲肠后隐窝,在乙状结肠系膜根左侧的乙状结肠间隐窝等。在盆腔,腹前壁腹膜向腹后壁腹膜移行,男性在膀胱和直肠间形成直肠膀胱陷凹;女性则形成膀胱子宫陷凹和直肠子宫陷凹,后者较深,半坐卧位时是腹膜腔的最低点。

（六）观察腹前壁下部的皱襞及凹陷

观察腹前壁下部内表面,可见 5 条较明显的腹膜皱襞及 3 对浅凹。依次从正中线向两侧观察,分别为脐正中襞、成对的脐内侧襞和脐外侧襞(腹壁下动脉襞)及位于它们中间的成对的膀胱上窝、腹股沟内侧窝,以及位于脐外侧襞外侧的腹股沟外侧窝。

剥去腹前壁下部内表面的壁腹膜,可见脐正中襞内含脐正中韧带;脐内侧襞内含脐内侧韧带;脐外侧襞内含腹壁下动脉和静脉,故此襞又称腹壁下动脉襞;可见腹股沟内侧窝正对腹内斜肌和腹横肌弓状下缘,进一步体会此窝与腹股沟管浅环的位置相对应;腹股沟外侧窝正对腹股沟管深环,并可见精索或子宫圆韧带由此环通过。

（七）观察腹膜腔分区并探查膈下间隙

以横结肠及其系膜为界可将腹膜分成结肠上区、结肠下区。结肠上区位于膈与横结肠及其系膜之间,又称膈下间隙(包括肝上间隙和肝下间隙)。肝上间隙被肝镰状韧带分为右肝上间隙和左肝上间隙;右肝间隙又被肝冠状韧带分为较大的右肝上前间隙和较小的右肝上后间隙。肝下间隙借肝圆韧带划分为右肝下间隙(肝肾陷窝)和左肝下间隙;左肝下间隙又可被胃及小网膜分为左肝下前间隙和左肝下后间隙(网膜囊)。将手伸入肝和膈之间,分别探查上述间隙的范围、境界与连通情况。

结肠下区包括左、右结肠旁(外侧)沟和左、右肠系膜窦,分别在肠系膜根两侧及升、降结肠与腹侧壁之间探查它们的境界、范围与连通情况。

三、解剖结肠上区

（一）解剖胃的血管、淋巴结及神经

将肝前缘推向右上方,将胃向左下方拉,尽可能加大肝、胃之间距离,使肝胃韧带张紧。在胃小弯近贲门处撕去小网膜的前层,寻找胃左动脉及与之伴行的胃冠状静脉,继续沿胃小弯向左上方追踪胃冠状静脉及胃左动脉至贲门处,注意观察沿胃左动脉分布的淋巴结及贲门旁淋巴结。

沿胃小弯向右追踪胃右动脉及与之伴行的胃右静脉,观察胃左、右动脉向胃前、后壁发出的胃支及沿血管排列的淋巴结。

在贲门附近,寻找胃左动脉向左上方发出的食管支,再撕去腹后壁腹膜(网膜囊后壁),沿胃左动脉干追踪至其起始处(腹腔干)。在腹腔干前方仔细追踪胃冠状静脉(其与肝总动脉伴行,经网膜孔下方进入肝十二指肠韧带,注入肝门静脉)。

经幽门上缘继续追踪胃右动脉至其起始处(肝固有动脉)。在解剖胃左动脉时,注意观察并分离沿食管前面下行至胃小弯的迷走神经前干及其发出的胃前支。撕去大网膜(胃结肠韧带)第一层,寻找胃网膜右动脉,沿胃大弯向左追踪并观察其向胃和网膜发出的分支。

在胃大弯下方 1 cm 处,胃网膜右动脉下方剪开胃结肠韧带。胃短动脉在靠近脾门处发出,经胃脾韧带至胃,将胃脾韧带前层撕开即可看到。脾动脉在该处还发出胃网膜左动脉,行经胃脾韧带进入胃结肠韧带,沿胃大弯右行,末端与胃网膜右动脉吻合。途中向胃和网膜分别发出分支。注意观察胃短动脉和胃网膜左动脉胃支的走行方向。

（二）解剖肝十二指肠韧带

撕去肝十二指肠韧带前层的腹膜,寻找位于胆总管左侧的肝固有动脉,沿该动脉向左下方追

Note

踪,暴露肝总动脉。撕去网膜囊后壁的腹膜,继续向左追踪肝总动脉主干至其起于腹腔干处。在十二指肠上部剖验其分为肝固有动脉和胃十二指肠动脉2支。肝固有动脉在小网膜游离缘上升,至肝门分为左、右2支入肝。右支在胆囊三角处发出胆囊动脉至胆囊。注意观察胆囊动脉的支数和发出部位有无变异。

在肝十二指肠韧带游离缘内将前已解剖的肝固有动脉牵向左侧,将胆总管和肝总管推向右侧,在二者后方寻觅粗大的肝门静脉主干。沿主干向上追踪至肝门附近,可见其分为左支、右支入肝。胆囊静脉一般汇入右支。自主干向下追踪至胰,注意行程中有细小的胃左静脉和胃右静脉汇入。将胰头略向上方掀起,沿肠系膜上静脉向上追查,可见脾静脉与之汇合成肝门静脉。

（三）解剖胰、十二指肠和脾的血管

将胃向上翻起,暴露网膜后壁,注意勿损伤其深面的横结肠系膜。撕开腹后壁腹膜,在胰上缘处找到粗大迂曲的脾动脉。它沿胰上缘左行,经脾肾韧带到达脾门,分出几条脾支入脾,注意观察胰尾周围及脾门处的淋巴结。观察脾动脉发出脾支前在行程中向胰发出的胰支,其中较大者为胰背动脉和胰大动脉。在胰上缘的后方寻找与脾动脉伴行的脾静脉,追踪其至胰颈的后方,在此处脾静脉与肠系膜上静脉汇合成肝门静脉。注意保留可能注入脾静脉的肠系膜下静脉。

找出肝总动脉,清理出胃十二指肠动脉。它经十二指肠第一段后方,胆总管的左侧下行,至幽门下缘处,分为胃网膜右动脉和胰十二指肠上前动脉、胰十二指肠上后动脉。胰十二指肠上前动脉和胰十二指肠上后动脉分别行于胰和十二指肠前、后间沟内,可单独起始,也可共干起始。

（四）解剖肝

按以下步骤将肝取出:①平网膜孔处切断肝蒂;②将肝和肋弓上提,分别在腔静脉孔平面和尾状叶平面,从上、下方离断下腔静脉;③紧贴腹前壁内面和膈下面将肝圆韧带和镰状韧带切断,使韧带连于肝上;④将肝下拉,于肝上面与膈之间切断冠状韧带和左、右三角韧带,并仔细缓慢剥离肝裸区的结缔组织和右肾上腺,切断冠状韧带下层,将肝完整取出。

观察肝的外形及肝裂,解剖并观察第一肝门(肝左、右管,肝固有动脉左、右支,肝门静脉左、右支)。清理肝门诸结构,用镊子剥离Glisson系统(以肝门静脉系为主,注意观察肝门静脉、肝固有动脉和肝管三者的相互关系),追踪其在肝内的分布,直至各叶的分支。在第二肝门剥离肝右静脉、肝中静脉及肝左静脉,沿肝裂解剖并观察它们的主干行程与叶间结构的关系。

四、解剖结肠下区

（一）区分各段肠管

1. 区别大、小肠　寻找结肠的结肠带、结肠袋和肠脂垂,以此区别大肠和小肠。

2. 确认十二指肠空肠曲　将横结肠向上提起,摸到脊柱,小肠袢固定于脊柱处的肠管即为十二指肠空肠曲。将其拉紧,其与脊柱间的腹膜皱襞为十二指肠悬韧带。

3. 区分空肠和回肠　以位置、管径大小和血管弓的多少等来区别。

4. 辨别大肠各部　在右髂窝,回肠末端连于盲肠;沿着盲肠的结肠带向下追踪可找到阑尾。

5. 辨别横结肠和乙状结肠　两者除了在腹腔内的位置不同外,还可根据附着的系膜进行辨别,横结肠两侧有系膜,而乙状结肠只一侧有系膜,乙状结肠下接直肠、肛管。

（二）解剖肠系膜上血管

将横结肠向上翻起并将小肠袢推向左下方,暴露肠系膜根部,使肠系膜充分暴露于脊柱前方,可见自胰下缘行向回肠末端的凹向右上方的弧形隆线。沿隆线方向切开肠系膜,找到经胰与十二指肠水平部之间穿出的肠系膜上动脉及居于其右侧的肠系膜上静脉。在血管上端沿胰下缘横向切开腹后壁腹膜,将胰体略提起。清理肠系膜上动脉的根部,向上追踪至腹主动脉。注意观察肠系膜上动脉根部周围覆盖的腹腔神经丛和肠系膜上淋巴结。

解剖并观察肠系膜上动脉的分支。在肠系膜上动脉左缘寻找并解剖空、回肠动脉及其血管弓；沿肠系膜上动脉右缘自上而下寻找并解剖中结肠动脉、右结肠动脉及回结肠动脉，同时注意观察其伴行的静脉。观察阑尾动脉的起止及其与阑尾系膜的关系。注意观察淋巴结和神经丛与血管的关系。

从十二指肠水平部的上缘，寻找胰十二指肠下动脉的前、后支，观察其与胰十二指肠上动脉前、后支的吻合情况，并追踪至肠系膜上动脉发起处。

（三）解剖肠系膜下血管

将小肠袢推向右侧，向上追踪肠系膜下静脉（多数汇入脾静脉）。平第3腰椎处，在腹后壁左下方透过腹后壁腹膜可见一条弧形隆起，沿隆起切开腹后壁腹膜，即暴露出肠系膜下动脉主干。肠系膜下动脉主干上段无静脉伴行，根部周围有神经丛和淋巴结。在肠系膜下动脉左壁自上而下寻找并解剖左结肠动脉、乙状结肠动脉和直肠上动脉。切开乙状结肠系膜，追踪乙状结肠动脉及其伴行静脉。沿肠系膜下动脉主干向下追踪直肠上动脉至小骨盆入口处。

五、解剖腹膜后间隙

（一）一般观察

显露并观察腹膜后间隙的境界、交通、内容及各结构的排列关系。观察腹膜后间隙介于腹后壁腹膜与腹内筋膜之间；显露腹后壁的结构。在脊柱的两侧辨认肾、肾上腺、输尿管；在脊柱的前方辨认腹主动脉、下腔静脉、肾血管和神经丛。

（二）解剖腹后壁的血管和淋巴结

将肠系膜下动脉推向左侧，将十二指肠水平部推向上方，去除中线附近的肾筋膜，即可显露腹主动脉和下腔静脉。清理腹主动脉，向下追踪，可见其到平第4腰椎处分为左、右髂总动脉，在腹主动脉分叉处寻找骶正中动脉。清理左、右髂总静脉，二者在第5腰椎的右前方汇合成粗大的下腔静脉。在下腔静脉和腹主动脉周围，寻找腰淋巴结（呈大小不等的椭圆形）。在骶髂关节前方，寻找髂内、外动脉及其伴行静脉和周围的淋巴结。

将肠系膜翻向右上方，在肠系膜上动脉根部下方，平第2腰椎高度辨认肾动脉，追踪至肾门处。注意观察其发出的肾上腺下动脉，有无不经肾门而直接穿入肾实质的肾副动脉。在腰大肌前面寻找细长的睾丸（卵巢）静脉，并找出与之伴行的睾丸（卵巢）动脉，并向上、下追踪。

（三）解剖肾及其周围结构

沿肾前筋膜切口向上直至肾上腺稍上方，观察肾前、后筋膜和深面的脂肪囊，将手伸入肾前筋膜深面，探查肾前、后筋膜的附着关系。将肾筋膜和脂肪囊去除，即可暴露肾。按顺序观察其形态、位置和毗邻。

暴露肾上腺，观察左、右肾上腺的差异。寻找发自腹主动脉的肾上腺中动脉，于肾上腺前面找出肾上腺静脉，沿此追踪至其注入下腔静脉和左肾静脉处。

清理肾蒂，观察肾动脉、肾静脉和肾盂三者的排列关系。肾盂向下延续为输尿管。暴露输尿管直至小骨盆上口处。观察输尿管的走行、分部和毗邻。

（四）解剖腹腔神经丛、腰交感干和腰干

在腹腔干根部周围，小心清除疏松结缔组织，寻找并解剖腹腔神经节及内脏大、小神经。在腹主动脉周围进一步清理、解剖，并观察腹腔神经丛及其发出的副丛。在脊柱与腰大肌之间找到腰交感干，向上、下探查其延续，观察其行程与毗邻。在腹主动脉上部两侧的腰淋巴结中寻找并解剖出较大的淋巴管。将腹主动脉翻向左侧，沿淋巴管向上追查左、右腰干，在第1腰椎水平寻

找左、右腰干汇合形成的乳糜池，并向上追踪至胸导管连接处。在腹腔干和肠系膜上动脉根部周围的淋巴结中寻找并解剖肠干，追踪其至注入乳糜池处。

案例分析

案例一　患者，男性，63 岁。因右侧阴囊内发现肿块 1 年而入院。1 年前因腹部用力，右侧阴囊内出现一肿块，伴有轻度胀痛，平卧并用手挤按后肿块消失。此后，肿块常在站立、行走、咳嗽或劳动时出现，平卧休息后或用手将肿块向腹部挤按，则肿块可消失。检查发现患者右侧阴囊内有一肿块，质地软，扪之不痛，透光试验阴性；肿块回纳腹腔后将手指尖经阴囊皮肤伸入腹股沟管浅环，感觉腹股沟管浅环扩大，令患者咳嗽时指尖有冲击感。用手指紧压腹股沟管深环，患者站立或咳嗽时，肿块不再出现，但手指移开后，肿块由外上向内下方鼓出。其他检查均未见异常。诊断为右侧腹股沟斜疝。

分析：

（1）什么是腹股沟疝？

（2）如何区别腹股沟斜疝和腹股沟直疝？

案例二　患者，男性，46 岁。因上腹部突发性剧烈疼痛，伴恶心、呕吐 4 h 急诊入院。患者于 3 年前开始出现嗳气、反酸伴周期性上腹部疼痛，疼痛多在饭后半小时到 1 h 出现，持续 1～2 h 后可自行缓解。本次发病为饱餐后不久，突然感到上腹部剧烈疼痛，呈刀割样，伴恶心、呕吐，很快感到全腹疼痛。检查见患者取平卧姿态，表情痛苦，身体不敢翻动，面色苍白，出冷汗，肢体发冷，脉搏快而细弱，腹式呼吸减弱，不敢深吸气；腹肌紧张，呈"板状腹"，全腹有压痛和反跳痛，以上腹部最明显。X 线检查显示膈下可见半月形游离气体。诊断为胃溃疡并发急性穿孔。

分析：

（1）患者为什么出现板状腹、压痛、反跳痛和腹式呼吸减弱？

（2）若给患者施行胃大部切除时应结扎哪些动脉？这些动脉来自何处？走行于何处？

（3）手术时应注意保护哪些器官？

案例三　患者，男性，22 岁。自述平时身体健康，6 h 前觉上腹部疼痛，但不甚严重，呈阵发性；4 h 后疼痛转移至右下腹，呈持续性加重，伴恶心、呕吐，全身乏力，头痛。检查见患者仰卧位，右下肢屈曲，体温 38.6 ℃，脉搏 90 次/分，右下腹肌紧张，有压痛，麦氏点压痛明显，有轻度反跳痛。白细胞计数为 18×10^9/L，中性粒细胞占 85%，诊断为急性阑尾炎。

分析：

（1）急性阑尾炎发生右下腹压痛、反跳痛的原因是什么？患者为何取右下肢屈曲的姿势？

（2）手术切除阑尾时应做何切口？术中须经过哪些层次方可显露阑尾？

（3）术中如何寻找阑尾？过程中可能遇到哪些异常情况？在何处结扎阑尾动脉？

案例四　患者，男性，50 岁，因大量呕血而急诊入院。患者有 10 余年的乙型肝炎病史。近年来常有疲乏、无力、食欲不振等症状。上周起时有大便发黑、嗜睡、厌食，入院前 1 天突然大量呕血，血色鲜红，大便呈柏油样。检查见患者呈半昏迷状态，身体消瘦，脉搏快，细弱，脾脏明显肿大，肝脏肋下可触及，腹部膨隆，腹水征阳性，腹壁静脉曲张，呈"海蛇头"状；腹部超声检查显示明显腹水，肝密度异常，肝门静脉扩张，脾大。实验室检查显示肝功能严重损害。诊断为肝硬化合并肝门静脉高压。

分析：

（1）引起肝门静脉高压的原因有哪些？

（2）肝门静脉高压时，肝门静脉内的血液通过哪几条途径流往腔静脉系统？

（3）解释患者出现呕血、黑便、腹壁静脉曲张、脾大以及肝硬化腹水的原因。

（4）常用的肝门静脉分流术的解剖学基础是什么？

案例五 患者，男性，40岁，以突发左侧腹痛1h为主诉入院。1h前，患者休息时突发左侧腹部及腰背部疼痛，疼痛呈绞痛，向下腹部、大腿根部放射，伴面色苍白，恶心，呕吐2次，呕吐物为胃内容物，排小便1次，尿液颜色红，无咳嗽及咳痰，无胸闷及胸痛，无发热及腹泻，未使用药物治疗，急来我院就诊。查体：体温36.5℃，脉搏98次/分，呼吸20次/分，神志清，皮肤黏膜无黄染及出血点，心肺听诊未闻及明显异常，腹软，左侧腹部轻压痛，无反跳痛，左肾区叩击痛（＋）。床旁彩超提示：双肾大小、形态正常。左肾窦内可见强回声，大小约5.5 mm×2 mm。左输尿管上段内径7 mm，距肾门约19 mm处可见大小约13 mm×7 mm强回声。诊断：左肾结石；左输尿管结石。

分析：

（1）根据所学的解剖知识，解释患者症状和体征的原因。

（1）应采取怎样的治疗手段？

重点名词中英文

腹直肌（rectus abdominis）

腹外斜肌（obliquus externus abdominis）

腹内斜肌（obliquus internus abdominis）

腹横肌（transversus abdominis）

腹股沟韧带（inguinal ligament）

腔隙韧带（lacunar ligament）

耻骨梳韧带（pectineal ligament）

腹股沟镰（inguinal falx）

腹横筋膜（transverse fascia）

腹股沟三角（inguinal triangle）

脐环（umbilical ring）

腹直肌鞘（sheath of rectus abdominis）

腹股沟管（inguinal canal）

腹膜（peritoneum）

网膜（omentum）

镰状韧带（falciform ligament）

冠状韧带（coronary ligament）

肝管（hepatic duct）

肝总管（common hepatic duct）

胆总管（common bile duct）

肝门静脉（hepatic portal vein）

腹腔干（celiac trunk）

肠系膜上动脉（superior mesenteric artery）

肠系膜下动脉（inferior mesenteric artery）

下腔静脉（inferior vena cava）

乳糜池（cisterna chyli）

案例分析答案

Note

151

参 考 文 献

[1]　崔慧先,李瑞锡.局部解剖学[M].9 版.北京:人民卫生出版社,2018.

[2]　汪华侨,金昌洙,高艳.局部解剖学[M].2 版.北京:北京大学医学出版社,2018.

[3]　张绍祥,张雅芳.局部解剖学[M].3 版.北京:人民卫生出版社,2015.

（赵艳明　张铁山）

Note

第五章 盆部与会阴

教学目标

知识目标：了解腹部及会阴部皮肤及浅筋膜的特点。熟悉盆腹膜腔、盆筋膜间隙和盆筋膜下组织的构成、性质及主要结构，盆膈和尿生殖膈的位置关系，男、女性尿生殖区结构特点的差异性，尿生殖膈和会阴浅、深隙的构成及其与尿液外渗的关系。掌握会阴的境界、分区及临床意义，坐骨直肠窝的形成、内容及其临床意义，盆膈、尿生殖膈的层次结构及内容物，盆腔脏器的位置及毗邻，前列腺的分叶，子宫动脉的走行及其与输尿管的位置关系，阴囊的层次，精索的位置与组成，男性尿道生理弯曲、狭窄和扩张的部位，女性尿道的特点。

能力目标：①动手能力：熟练利用各种器械完成盆部及会阴部解剖操作，寻找并辨识相关知识结构。②团结协作能力：与小组其他成员之间密切配合，完成每节课的解剖任务。③临床应用能力：利用盆部和会阴的局部解剖知识为相关疾病（前列腺增生、尿道损伤、宫外孕、痔疮、肛瘘、会阴撕裂、直肠癌等）的诊断、治疗和临床操作（子宫切除等）奠定基础，加强基础学科与临床实践的联系，培养学生综合运用知识的能力。

素质目标：

1. 通过动手操作，培养学生不怕脏、不怕累的优秀品质，提高其职业素养。

2. 结合盆部、会阴部常见疾病及临床相关应用（如男性尿道断裂、产科所应用的体表标志及测量），激发学生的学习兴趣，同时培养他们为人民服务的意识与科学素养。

第一节 概 述

一、境界与分区

盆部(pelvis)：位于躯干的下部，由盆壁和盆腔内脏器组成。骨盆构成盆部的支架，其内面有盆壁肌及其筋膜，骨盆下口有盆底肌及其筋膜封闭，骨与肌围成盆腔。盆腔内有消化、泌尿和生殖系统的部分器官。

盆部的前面以耻骨联合上缘、耻骨结节、腹股沟和髂嵴前份的连线与腹部分界；后面以髂嵴后份和髂后上棘至尾骨尖的连线与腰区及骶尾区分界。

会阴(perineum)：广义上的会阴是指两股内侧之间，盆膈以下封闭小骨盆下口的全部软组织。狭义的会阴在女性是指阴道前庭后端与肛门之间的软组织，又称产科会阴；在男性是指阴囊根部与肛门之间的软组织。

会阴的境界略呈菱形，前为耻骨联合下缘及耻骨弓状韧带，两侧角为耻骨弓、坐骨结节和骶

Note

153

结节韧带,后为尾骨尖。以两侧坐骨结节之间的连线为界将会阴分为前后两个三角区,前方为尿生殖区(urogenital region),后方为肛区(anal region)(图5-1)。

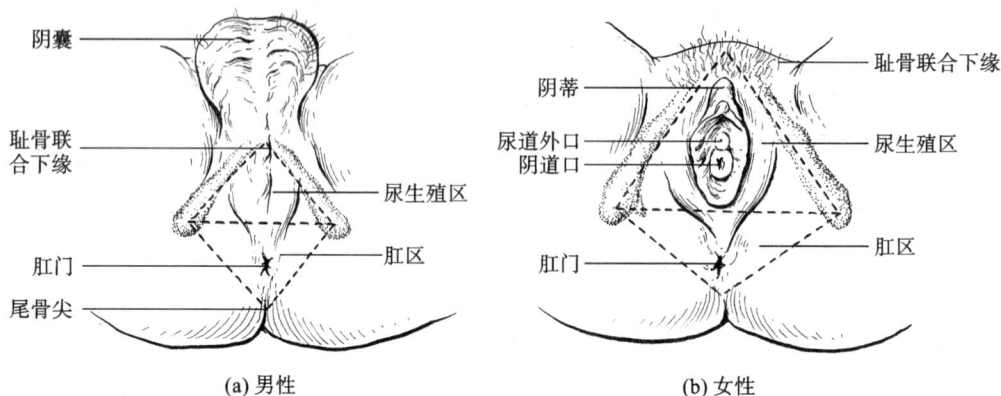

图5-1　会阴的境界与分区

二、表面解剖

临床常用的骨性标志有髂嵴(iliac crest)、髂结节(tubercle of iliac crest)、髂前上棘(anterior superior iliac spine)、髂前下棘(anterior inferior iliac spine)、髂后上棘(posterior superior iliac spine)、髂后下棘(posterior inferior iliac spine)、耻骨结节(pubic tubercle)和耻骨联合上缘等。两侧髂嵴最高点连线平第4腰椎棘突,不仅可作为腰椎穿刺定位的标志,还可作为计数腰椎的标志。此外,会阴部的耻骨弓(pubic arch)为两侧耻骨降支在耻骨联合下方形成的一接近直角结构。屈髋时,在臀部下方能触及坐骨结节(ischial tuberosity);大腿伸直时,坐骨结节被臀大肌下缘掩盖,需用力重按方可摸到。尾骨尖(apex of coccyx)是脊柱的末端,参与构成骨盆下口,在肛门后上方约4 cm处可触及。

第二节　盆　　部

一、骨盆整体观及盆壁

骨盆由两侧的髋骨、后方的骶骨和尾骨借助骨连接围成。界线(terminal line)由两侧的骶岬、弓状线、耻骨梳、耻骨结节、耻骨嵴和耻骨联合上缘共同构成。它将骨盆分为前上方的大骨盆(greater pelvis)和后下方的小骨盆(lesser pelvis)。大骨盆又称假骨盆,属腹腔的一部分。小骨盆又称真骨盆,其上界为骨盆上口(superior pelvic aperture)(界线),下界为骨盆下口(inferior pelvic aperture)(会阴的菱形周界)。骨盆上、下口之间的腔隙为骨盆腔,由前壁、后壁及外侧壁围成,骨盆的前壁为耻骨、耻骨支和耻骨联合,后壁由骶骨、尾骨及骶尾关节构成,两侧壁为髂骨、坐骨、骶结节韧带及骶棘韧带。坐骨大、小孔分别由骶棘韧带、骶结节韧带与坐骨大、小切迹共同围成。骨盆的前外侧有闭孔,其周缘附着一层结缔组织膜,仅其前上方留有一管状裂隙(称闭膜管)。

骨盆有明显的性别差异,女性骨盆宽而短,呈圆桶形,上口近似圆形,下口较宽大;而男性骨盆窄而长,呈漏斗形,上口为心形,下口窄小。

二、盆壁肌

覆盖骨性盆壁内面的肌有闭孔内肌及梨状肌(图 5-2)。闭孔内肌位于盆侧壁的前份,肌束汇集成腱,穿经坐骨小孔至臀区。梨状肌位于盆侧壁的后份,穿经坐骨大孔至臀区。在梨状肌上、下缘与坐骨大孔上、下缘之间的空隙分别称为梨状肌上孔和梨状肌下孔,孔内有神经、血管进出盆腔。

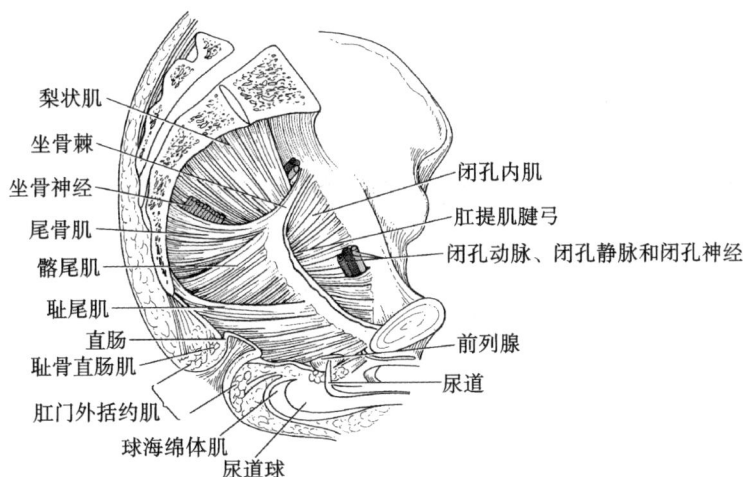

图 5-2 盆壁肌

三、盆底肌与盆膈

盆底肌由肛提肌和尾骨肌组成(图 5-3)。盆膈(pelvic diaphragm)由盆底肌(肛提肌和尾骨肌)及覆盖其上、下面的盆膈上筋膜和盆膈下筋膜构成。盆膈封闭骨盆下口的大部分,仅在其前方留有一狭窄裂隙,称为盆膈裂孔。该裂孔由盆膈前下方的尿生殖膈封闭。盆膈后部有肛管通过。盆膈具有支持和固定盆内脏器的作用,肌肉收缩时可增加腹压,协助排便和分娩。

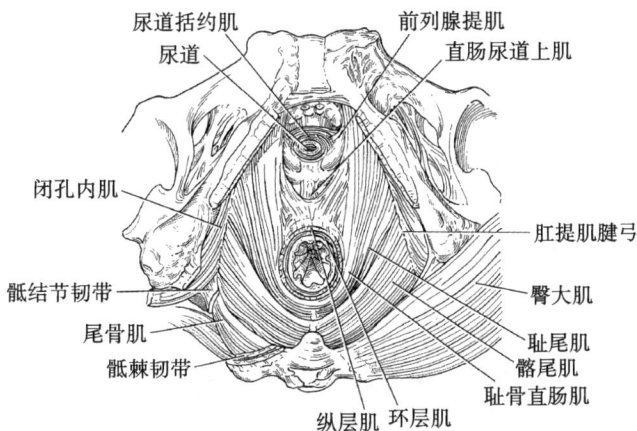

图 5-3 盆底肌

(一)肛提肌

肛提肌(levator ani)为一对左右对称的四边形的扁薄肌,起于耻骨后面与坐骨棘之间的肛提肌腱弓(tendinous arch of levator ani),肌纤维行向内下,止于会阴中心腱、直肠壁、尾骨和肛尾韧带,左右汇合成漏斗状。按肌纤维的起止与排列可将其分为四部分。

Note

1. 前列腺提肌（levator prostatae）　居内侧，起自耻骨盆面和肛提肌腱弓的前份，经前列腺两侧，止于会阴中心腱，有悬吊固定前列腺的作用。在女性为耻骨阴道肌（pubovaginalis），此肌的肌纤维沿尿道和阴道侧行，与尿道壁及阴道壁肌层交织，可牵引阴道后壁向前，协同阴道括约肌使阴道口缩小。

2. 耻骨直肠肌（puborectalis）　居中间，起自耻骨盆面和肛提肌腱弓的前份，肌纤维向后行经前列腺（女性经阴道）侧面、直肠与肛管交界处两侧，止于肛管侧壁、后壁及会阴中心腱。在直肠与肛管移行处，两侧肌束构成"U"形袢，是肛直肠环的主要组成部分。施行肛瘘的手术时，如切断肛直肠环，可导致大便失禁。

3. 耻尾肌（pubococcygeus）　居外侧，起自耻骨盆面和肛提肌腱弓中份，止于骶骨、尾骨尖和侧缘及肛尾韧带。

4. 髂尾肌（iliococcygeus）　居外侧，起自肛提肌腱弓的后份和坐骨棘盆面，止于尾骨侧缘及肛尾韧带。

（二）尾骨肌

尾骨肌（coccygeus）呈三角形，位于肛提肌的后方，紧贴骶棘韧带的上面，起自坐骨棘的盆面，止于尾骨及骶骨下部侧缘。

四、盆筋膜

盆筋膜（pelvic fascia）是腹内筋膜的直接延续，可分盆壁筋膜、盆脏筋膜和盆膈筋膜。

（一）盆壁筋膜

盆壁筋膜（parietal pelvic fascia）也称盆筋膜壁层，覆盖盆壁的内表面。位于骶骨前方的部分为骶前筋膜（presacral fascia）（又称 Waldeyer 筋膜），较为致密，是在 MRI 图像上可看见的一个结构。向上越过骶岬后与腹膜后组织相延续；向下延伸到直肠穿盆膈处，与盆膈上筋膜相延续；两侧与梨状肌、肛提肌上表面的筋膜相延续。左右腹下神经和下腹下丛位于它的表面。骶前筋膜与骶骨之间有骶正中动脉、骶外侧静脉和骶静脉丛。由于部分静脉外膜与筋膜融合，外科手术在骶前筋膜后方做解剖分离时可能伤及这些静脉，引起出血。如行直肠切除时，应在直肠筋膜鞘与骶前筋膜之间进行，而不应将骶前筋膜从骶骨前面剥离，否则极易撕破骶前静脉丛，引起难以控制的出血。覆盖梨状肌内表面的部分为梨状肌筋膜，而在闭孔内肌内表面的部分为闭孔筋膜。耻骨体盆面至坐骨棘的筋膜呈线形增厚，称肛提肌腱弓（tendinous arch of levator ani），为肛提肌及盆膈上、下筋膜提供起点和附着处。男性耻骨体后面的耻骨前列腺韧带张于耻骨体与前列腺鞘和膀胱颈之间；女性耻骨体后面的耻骨膀胱韧带张于耻骨体与膀胱颈和尿道之间，是维持膀胱、前列腺（男性）和尿道位置的重要结构。

（二）盆膈筋膜

盆膈上筋膜覆盖肛提肌和尾骨肌的上表面，前方和两侧附着于肛提肌腱弓。盆膈下筋膜贴于肛提肌和尾骨肌的下表面，前端附着于肛提肌腱弓，后端与肛门外括约肌的筋膜融合，构成坐骨直肠窝的内侧壁。

（三）盆脏筋膜

盆脏筋膜（visceral pelvic fascia）也称盆筋膜脏层，是包绕盆腔各脏器的结缔组织，为盆膈上筋膜向脏器表面的延续，并在脏器周围形成一些筋膜鞘、筋膜隔和韧带等，起支持、固定脏器位置的作用。盆脏筋膜增厚形成韧带，男性主要有耻骨前列腺韧带、膀胱外侧韧带，女性主要有耻骨膀胱韧带、子宫主韧带和子宫骶韧带等。这些韧带有维持脏器位置的作用。

筋膜在相邻两脏器间还形成筋膜隔，盆脏筋膜向下与盆膈上筋膜移行，在男性，直肠与膀胱、前列腺、精囊之间形成直肠膀胱隔（rectovesical septum）；在女性，直肠与阴道之间形成直肠阴道隔（rectovaginal septum）。此外，盆脏筋膜还伸入阴道与膀胱、尿道之间，分别形成膀胱阴道隔及尿道阴道隔。盆筋膜在血管和神经通过外，不但构成一些能通过的开口，而且与之相结合，形成脏器侧韧带或血管神经鞘。此特点对盆腔脓液的蔓延有很大的临床意义（图5-4）。

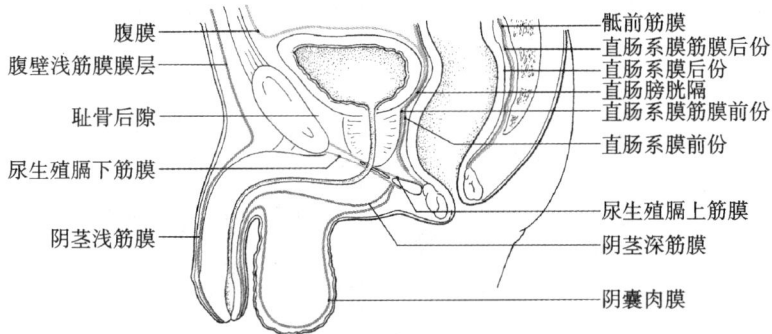

图 5-4 男性盆筋膜和盆筋膜间隙示意图

五、盆筋膜间隙

盆壁筋膜、盆脏筋膜与覆盖盆腔的腹膜之间形成许多盆筋膜间隙。这些间隙有利于手术分离脏器，但血液等也易于在间隙内聚集。具有重要临床意义的间隙有耻骨后间隙、骨盆直肠间隙和直肠后间隙。

（一）耻骨后间隙

耻骨后间隙也称膀胱前隙，前界为耻骨联合、耻骨上支及闭孔内肌筋膜。后界在男性为膀胱和前列腺，女性为膀胱。两侧界为脐内侧韧带。上界为壁腹膜至膀胱上面的反折部。下界在男性为盆膈和耻骨前列腺韧带，在女性为盆膈和耻骨膀胱韧带，间隙内为疏松结缔组织和静脉丛等。耻骨骨折引起的血肿和膀胱前壁损伤后尿外渗而常潴留此间隙内，可做耻骨上切口，在腹膜外进行处理。对于妊娠期女性，可切开此间隙达子宫下段，以完成腹膜外剖宫产。耻骨上腹膜外引流和膀胱、子宫下部等手术，均通过此间隙进行，此时应避免伤及腹膜。

（二）骨盆直肠间隙

骨盆直肠间隙（pelvirectal space）又称直肠旁隙，位于盆底腹膜与盆膈之间，在直肠周围，借直肠侧韧带分为前外侧部与后部。此间隙若有积脓，可通过直肠指检在直肠壶腹下部两侧触及。如引流不及时，脓液可沿分布于脏器的血管神经束蔓延至脏器周围的间隙。

（三）直肠后间隙

直肠后间隙（retrorectal space）又称骶前间隙，前界为直肠筋膜鞘，后界为骶前筋膜，两侧借直肠侧韧带与骨盆直肠间隙分开，上界为盆腹膜在骶骨前面的反折部，下界为盆膈上筋膜。直肠后间隙的炎症或积脓，向上可沿腹膜后间隙蔓延。临床也通过此间隙进行腹膜后间隙空气造影。

六、直肠系膜

直肠没有借由两层腹膜形成的系膜悬挂在骶骨上，而是紧贴骶骨前面，属腹膜间位和外位器官。直肠的周围存在大量的疏松结缔组织、脂肪、血管、神经、淋巴管和淋巴结。这些包裹直肠的组织和结构被临床外科称为直肠系膜（图5-5）。直肠系膜呈圆柱状，上达直肠与乙状结肠交界处，下达盆膈上表面。以直肠与骶骨之间的量最大，直肠两侧的次之，直肠前方的量最小。直肠系膜内有直肠上动脉及其分支、直肠上静脉及其属支、沿直肠上动脉行走和排列的淋巴管和淋巴结。直肠系膜外有一层无血管、呈网眼状的组织包裹直肠系膜，属直肠的脏筋膜，称直肠系膜筋膜（图5-6）。直肠后方的直肠系膜筋膜明显，与骶前筋膜相邻。直肠两侧的直肠系膜筋膜外表面有下腹下丛（盆丛）。而在直肠前方，直肠系膜筋膜与直肠膀胱隔（男性）或直肠阴道隔（女性）相延续。向上，直肠系膜筋膜与乙状结肠浆膜下的结缔组织相延续。向下，与盆膈表面的盆壁筋膜相延续。发自下腹下丛的内脏神经和细小的直肠中血管横行穿过直肠系膜筋膜、直肠系膜到达直肠，称直肠侧韧带。

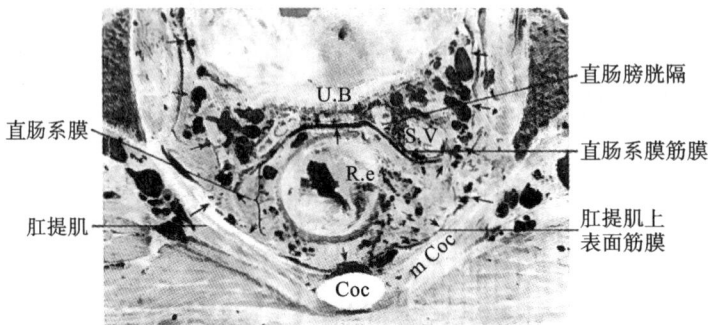

图 5-5　直肠系膜

U. B，膀胱；S.V，精囊腺；Coc，尾骨；R.e，直肠；mCoc，尾骨肌。

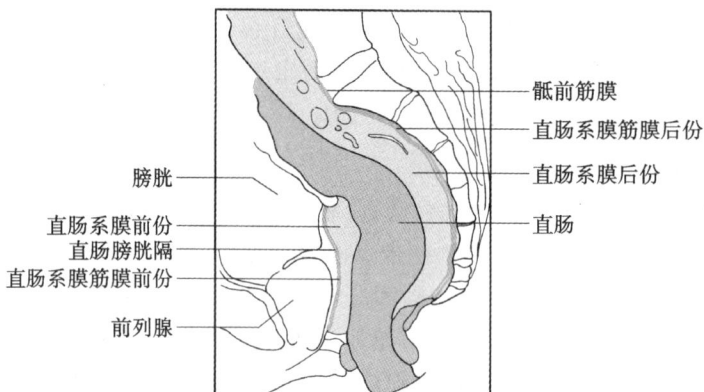

图 5-6　直肠系膜示意图

直肠癌外科手术力求将整个直肠系膜（包括其中的直肠）一起切除，直肠系膜筋膜为完整分离直肠系膜提供了切割平面。如直肠癌已波及直肠系膜筋膜，外科手术切除治疗的可能性不大。

七、盆部血管、淋巴引流与神经

（一）动脉

1. 髂总动脉（common iliac artery）　腹主动脉平第4腰椎下缘高度分为左、右髂总动脉。髂总动脉沿腰大肌内侧斜向外下斜行，至骶髂关节前方又分成髂内、外动脉。髂总动脉的后内方有髂总静脉。左、右髂总静脉在腹主动脉分叉处的右侧偏下处汇合成下腔静脉。

2. 髂外动脉（external iliac artery）　沿腰大肌内侧缘下行，经腹股沟韧带中点深部至股前部，移行为股动脉。在男性，髂外动脉外侧有睾丸血管和生殖股神经与之伴行，其末段前方有输精管越过。在女性，髂外动脉起始部的前方有卵巢动、静脉跨过，其末段的前上方有子宫圆韧带斜向跨过。髂外动脉在靠近腹股沟韧带处，发出腹壁下动脉和旋髂深动脉；髂外静脉伴行于同名动脉的内侧，后者向外上方髂窝走行，分布于髂肌和髂骨（图5-7）。

髂总动脉及髂外动脉的体表投影：从髂前上棘与耻骨联合连线的中点至脐下2 cm处，此线的上1/3为髂总动脉的投影，下2/3段为髂外动脉的投影，上、中1/3交界处即为髂内动脉起点。

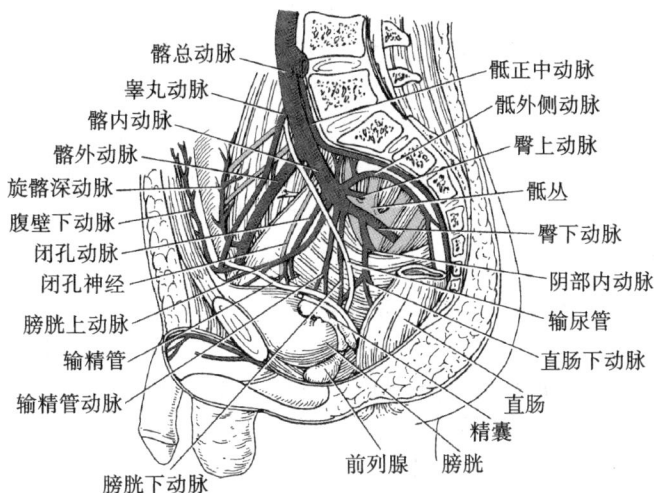

图 5-7 盆部的动脉(男性)

3. 髂内动脉(internal iliac artery) 为一短干,长约 4 cm,分出后斜向内下进入盆腔。其前方有输尿管,后方邻近腰骶干和闭孔神经并行于其内侧。干行至坐骨大孔上缘处一般分为前、后两干前,前干分为壁支和脏支,后干则全属壁支。

1)髂内动脉前干的分支

(1)壁支。

①闭孔动脉:沿盆侧壁行向前下,穿闭膜管至股部,有同名静脉、神经和淋巴管伴行。闭孔动脉的耻骨支常与腹壁下动脉的耻骨支吻合,有时吻合支很粗,而闭孔动脉很细。有时闭孔动脉缺如,则由该吻合支取代。此时,闭孔动脉则发自腹壁下动脉。这种异常的闭孔动脉恰位于腔隙韧带的深面,当嵌顿性股疝时,如切开腔隙韧带,应警惕存在异常闭孔动脉,切勿伤及。

②臀下动脉:经梨状肌下孔出盆腔至臀部。

(2)脏支。

①脐动脉:出生后其远侧段闭锁,形成脐内侧韧带,近侧段仍然畅通,自此段发出膀胱上动脉,有时可有数支。

②膀胱下动脉:可有 1～2 支,或缺如。

除脐动脉和膀胱下动脉外,还有子宫动脉、直肠下动脉和阴部内动脉。阴部内动脉穿梨状肌下孔,出盆腔进入臀部,再经坐骨小孔入会阴(图 5-7)。

2)髂内动脉后干的分支

(1)髂腰动脉(iliolumbar artery):发自髂内动脉后干,向后外方斜行分布于腰肌和腰方肌等。

(2)骶外侧动脉(lateral sacral artery):发自髂内动脉后干,沿骶前孔内侧下行,分布于梨状肌、尾骨肌和肛提肌等。

(3)臀上动脉(superior gluteal artery):髂内动脉后干的延续,向下穿梨状肌上孔至臀部。其中臀上动脉经梨状肌上孔出盆腔至臀部。

4. 骶正中动脉 在腹主动脉分叉处后壁发起,跨第 4、5 腰椎体前面下行入盆腔,在骶骨前面的骶前筋膜后下行,分支与骶外侧动脉吻合,并常发出分支至直肠壁。

(二)静脉

1. 髂内静脉(internal iliac vein) 盆腔内的静脉主干,伴行于同名动脉的内侧。髂内静脉亦可分为脏支和壁支,壁支的臀上、下静脉和闭孔静脉均起自骨盆外。骶外侧静脉位于骶骨前面,它们与同名动脉伴行。脏支起自盆内脏器周围的静脉丛,包括膀胱静脉丛、直肠静脉丛、男性的前列腺静脉丛(女性的子宫静脉丛和阴道静脉丛)。它们分别环绕在相应器官的周围,并各自汇合成干,注入髂内静脉。女性卵巢和输卵管附近的卵巢静脉丛汇集成卵巢静脉后,伴同名动脉上行注入左肾静脉和下腔静脉。

直肠静脉丛分为内、外两部分,位于直肠、肛管周围。直肠内静脉丛主要汇入直肠上静脉,经肠系膜下静脉注入肝门静脉;直肠外静脉丛向下经直肠下静脉和肛静脉回流入髂内静脉。内、外静脉丛之间有广泛的吻合,有利于血液的回流。

2. 髂外静脉(external iliac vein) 股静脉的直接延续。左髂外静脉沿髂外动脉的内侧上行,右髂外静脉先沿髂外动脉的内侧,后经动脉的后方上行。髂外静脉接受腹壁下静脉和旋髂深静脉。

3. 髂总静脉(common iliac vein) 两侧髂总静脉伴髂总动脉上行至第5腰椎体右侧汇合成下腔静脉,并接受髂腰静脉和骶外侧静脉。左髂总静脉还接受骶正中静脉。

骶前静脉丛位于骶骨前方与骶前筋膜之间,属椎外静脉丛的最低部分,收纳骶骨血液,两侧连接与骶外侧动脉伴行的骶外侧静脉,血液经骶外侧静脉回流至髂内静脉。手术中一旦损伤(如直肠手术),则出血严重,难以控制。

盆腔内静脉丛之间的吻合丰富,静脉腔内无瓣膜,可自由交通,有利于血液的回流。骶静脉丛可经椎内、外静脉丛与颅内静脉交通。某些盆腔的肿瘤,如前列腺癌、卵巢癌可经此路径,而不经肺循环扩散至颅内。

(三)淋巴引流

盆腔内淋巴结一般沿血管排列(图5-8),主要的淋巴结群如下。

1. 髂内淋巴结群(internal iliac lymph nodes) 沿髂内动、静脉排列。收纳盆内器官、会阴深部、髋部肌、股部内侧群肌等处的淋巴。输出淋巴管入髂总淋巴结。

2. 闭孔淋巴结(obturator lymph nodes) 属于髂内淋巴结群,沿闭孔动脉排列,收纳子宫体下部及子宫颈的淋巴。患子宫颈癌时可受累,手术时应一并清除。

3. 骶淋巴结(sacral lymph nodes) 沿骶正中和骶外侧血管排列。盆后壁、直肠、前列腺等的淋巴均可汇入骶淋巴结。其输出淋巴管汇入髂内及左、右腰淋巴结。

4. 髂外淋巴结(external lymph nodes) 位于盆腔上口处,沿髂外动脉排列。主要收纳腹股沟浅、深淋巴结的输出淋巴管,腹前壁下部的深淋巴管,以及膀胱、前列腺或子宫颈、阴道上段的部分淋巴管。输出淋巴管入髂总淋巴结。

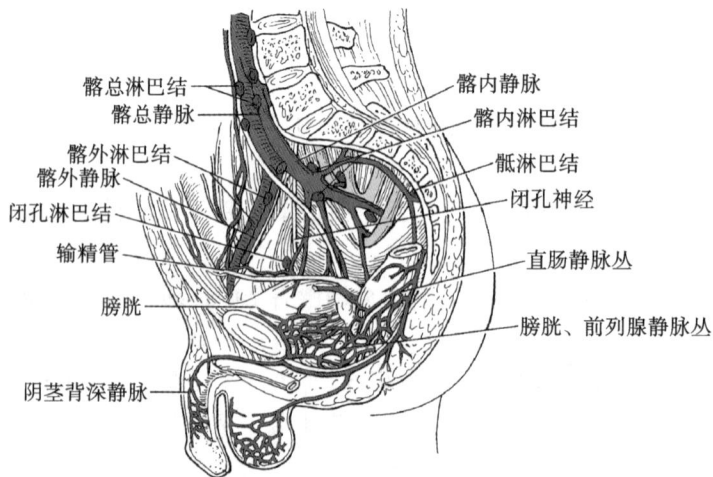

图5-8 盆部的静脉与淋巴结

5. 髂总淋巴结(common iliac lymph nodes) 沿髂总动脉排列收纳上述各群淋巴结,其输出淋巴管汇入左、右腰淋巴结。盆腔一些癌肿根治术需一并清除髂外、髂总淋巴结。

（四）神经

盆部的骶丛(sacral plexus)由腰骶干、第1~4骶神经前支组成,位于梨状肌前面,其分支经梨状肌上、下孔出盆腔,分布于臀部、会阴及下肢。第4、5骶神经前支和尾神经合成尾丛,位于尾骨肌的上面,主要发出肛尾神经,穿骶结节韧带后,分布于邻近的皮肤(图5-9)。

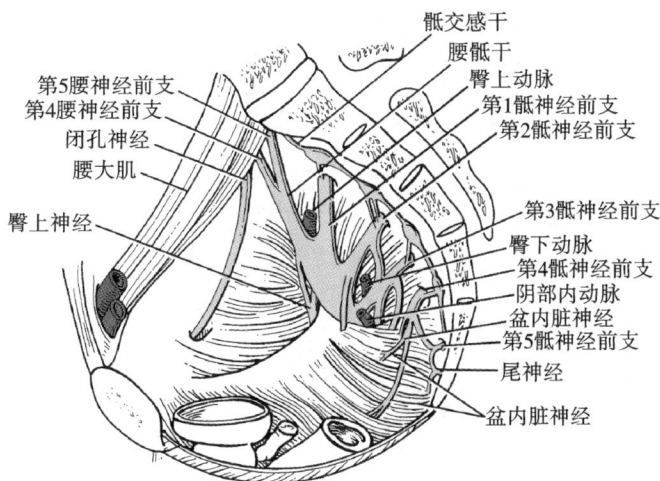

图 5-9 骶丛和尾丛

盆部的内脏神经分布(图5-10)如下。

1. 骶交感干(sacral sympathetic trunk) 由腰交感干延续而来,沿骶前孔内侧下降。在骨前方,两侧骶交感干连接在单一的奇神经节上,该节又称尾神经节。其节后纤维加入盆丛或随骶尾神经分布于下肢及会阴部的血管、汗腺和竖毛肌。

2. 上腹下丛(superior hypogastric plexus)和下腹下丛(inferior hypogastric plexus)

(1)上腹下丛:又称骶前神经,位于第5腰椎体前面和左右髂总动脉之间,由腹主动脉丛延续而来。向下发出左、右腹下神经,至第3腰椎高度与同侧的盆内脏神经和骶神经节的节后纤维共同组成左、右下腹下丛。

(2)下腹下丛:又称盆丛,位于直肠两侧,发出的纤维随髂内动脉的分支形成膀胱丛、前列腺

图 5-10 盆部的内脏神经分布

161

丛、子宫阴道丛并分布于盆腔脏器。直肠癌切除时应注意保护盆丛，以免损伤后引起尿潴留和阳痿。

3. 盆内脏神经（pelvic splanchnic nerve） 又称盆神经，较细小。其节前纤维起自骶副交感核，随第 2～4 骶神经前支出骶前孔，继而从骶神经分出，形成盆内脏神经。盆内脏神经参与构成盆丛。节后纤维分布于降结肠、乙状结肠、盆腔脏器和外阴（图 5-11）。

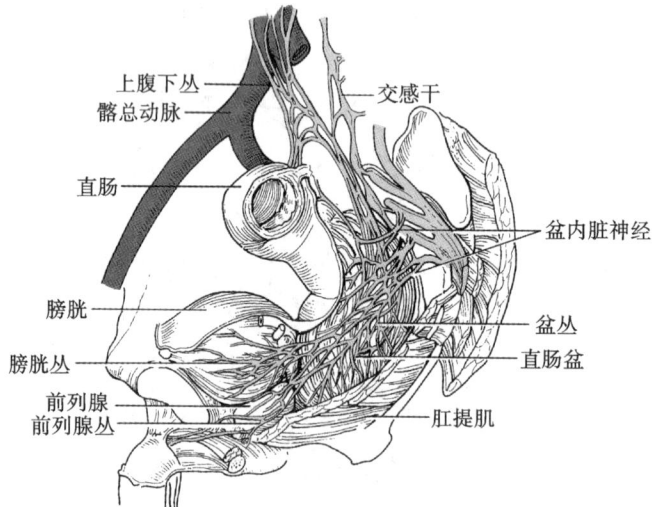

图 5-11　盆内脏神经丛

八、盆腔内的腹膜

（一）男性盆腔内的腹膜与腹膜腔陷凹

盆腔内的腹膜是腹部腹膜的延续。腹前壁的腹膜向下到达耻骨联合上缘，然后折向后下，覆盖于膀胱体的上面、膀胱底的上部及部分精囊和输精管壶腹，继而反折向后上方，覆盖直肠中段的前面、直肠上段的前面和两侧，再向上，即延续于乙状结肠系膜和腹后壁的腹膜。在膀胱、直肠的两侧，腹膜覆盖盆腔侧壁，向上亦延续于腹部腹膜。根据腹膜覆盖盆部器官的状态，可把膀胱、直肠上部归为腹膜间位器官；直肠中部、输尿管、输精管、前列腺和精囊归为腹膜外位器官。腹膜在盆腔器官间、器官与盆壁间延续，并转折形成陷凹，具有的重要临床意义。

1. 直肠膀胱陷凹 位于直肠与膀胱之间的腹膜转折处，是男性腹膜腔最低的部位，腹膜腔积液（如腹水、出血），多积聚于此。

2. 膀胱旁窝 位于膀胱与盆侧壁之间的腹膜延续处，其大小、深浅随膀胱充盈程度而变化（图 5-12）。

（二）女性盆腔内的腹膜配布、形成的结构与腹膜腔陷凹

腹膜自腹前壁向下，覆盖膀胱体的上面及其两侧。膀胱体上面的腹膜向后在子宫颈阴道上部转折向上，覆盖子宫体前面、子宫底、子宫体后面、子宫颈阴道上部，并向下达阴道上端（阴道后穹）后壁，再向上转折被覆于直肠中部的前面、直肠上部的前面和两侧，继而向上包绕乙状结肠并形成乙状结肠系膜。覆盖子宫前、后面的腹膜在子宫的两侧向两外侧相互靠近，向外延续，包绕输卵管、卵巢、卵巢子宫韧带、子宫圆韧带等（形成子宫阔韧带）。输卵管即位于前后两层腹膜转折处形成向上的游离缘内（即子宫阔韧带上缘内），此双层腹膜向外、向下延续于盆侧壁和盆底的腹膜。根据腹膜覆盖盆内器官的状态，把膀胱、子宫和直肠上部归为腹膜间位器官，输卵管、卵巢归为腹膜内位器官，而阴道、直肠中部则为腹膜外位器官（图 5-13）。

盆部器官间、器官与盆壁间腹膜延续而形成凹窝和韧带。

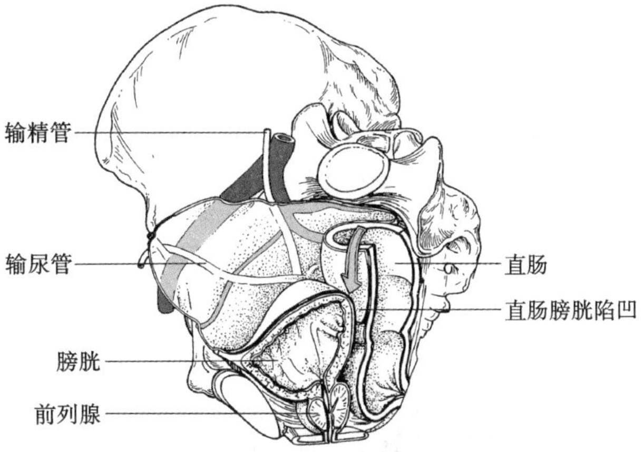

图 5-12　男性盆腔脏器与腹膜

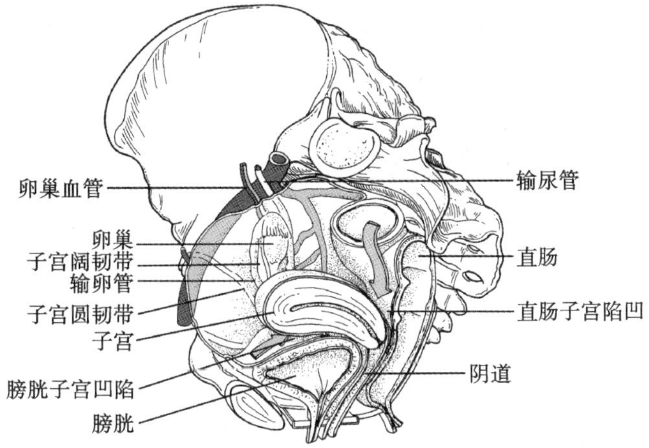

图 5-13　女性盆腔脏器与腹膜

1. 直肠子宫陷凹　临床上称 Douglas 腔,位于直肠与子宫之间的腹膜转折处,凹底与阴道后穹之间仅隔以阴道壁。该陷凹是女性腹膜腔最低处,腹膜腔内的积液、积血常聚集于此。可经阴道后穹穿刺抽取液体。

2. 膀胱子宫陷凹　膀胱与子宫之间的腹膜转折处,也是女性腹膜腔较低的位置。

3. 膀胱旁窝　位置同男性,女性此窝腹膜深面常有较多脂肪积聚。

4. 子宫阔韧带　子宫体前、后面和子宫底的腹膜从子宫侧缘向两侧延伸,形成双层的腹膜襞,称子宫阔韧带。它向外、向下延续于盆侧壁和盆底壁腹膜。子宫阔韧带上缘游离,内含输卵管;子宫阔韧带后层包绕卵巢,卵巢向后突出于子宫阔韧带后面,由此可把子宫阔韧带分为三部分。

(1)卵巢系膜:卵巢前缘至子宫阔韧带后层较窄的双层腹膜襞,内有至卵巢的血管。

(2)输卵管系膜:输卵管与卵巢系膜之间的部分,内有输卵管的血管,有时含卵巢冠和卵巢旁体。

(3)子宫系膜:子宫阔韧带的其余部分,内有子宫动、静脉等。

5. 直肠子宫襞　直肠子宫陷凹侧壁上部的一个呈半月形腹膜皱襞。此襞个体差异很大。襞内为结缔组织纤维束并混有平滑肌纤维,构成子宫骶韧带,也称直肠子宫肌。该韧带的后端附于第 2、3 骶骨前面的筋膜,前端连于子宫颈上端的两侧。

6. 卵巢悬韧带　临床上称为骨盆漏斗韧带,是腹膜包绕卵巢动、静脉等形成的隆起皱襞,起自骨盆上口上方髂外动脉前面,向下达卵巢上端,续于子宫阔韧带。卵巢悬韧带是寻找卵巢血管的标志。

九、盆腔脏器

盆腔脏器包括泌尿器、生殖器及消化道的盆内部分。它们的配布关系：前方为膀胱及尿道，后方是直肠，中间为生殖器。在男性，膀胱、尿道与直肠之间为输精管、精囊及前列腺（图 5-14）；在女性，膀胱、尿道与直肠之间为卵巢、输卵管、子宫及阴道（图 5-15）。输尿管盆部沿盆腔侧壁由后向前下行至膀胱底。输精管盆部在骨盆侧壁自腹股沟管深环向后下行。

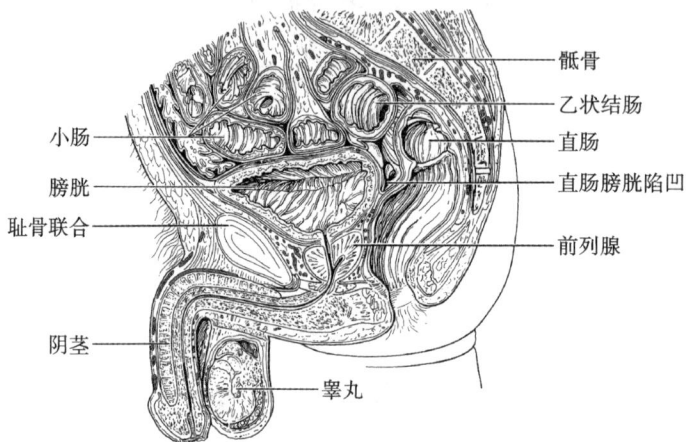

图 5-14　男性盆部正中矢状面

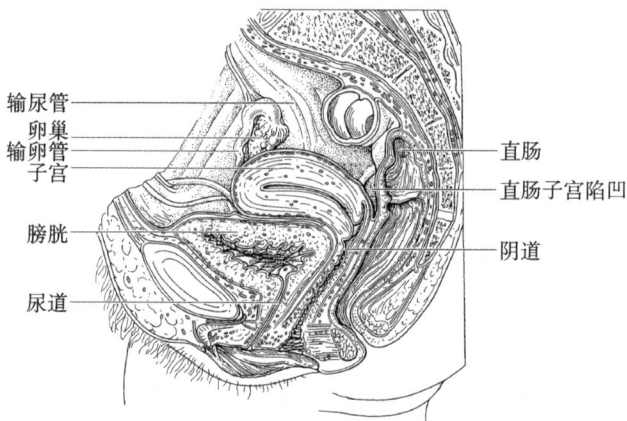

图 5-15　女性盆部正中矢状面

（一）直肠

直肠（rectum）位于盆腔后部，骶骨的前面，是消化管的末段。

1. 直肠的形态和结构　直肠上端约在第 3 骶椎高度续于乙状结肠，下端穿盆膈后续为肛管，全长约 12 cm。直肠下段管腔明显膨大，称直肠壶腹（ampulla of rectum）。直肠在矢状面上有两个弯曲，上部弯曲与骶骨前面的曲度一致，称骶曲（sacral flexure）；下部绕过尾骨尖时形成凸向前方的会阴曲。在冠状面上有三个弯曲，上、下两个弯曲略凸向右侧，中间一个弯曲明显凸向左侧。临床上进行直肠或乙状结肠镜检查时，必须注意这些弯曲以免损伤肠壁（图 5-13、图 5-16）。

2. 直肠的毗邻　直肠的后面与骶骨、尾骨和梨状肌相邻，其间有直肠上血管、骶丛、盆内脏神经和盆交感干等结构。直肠两侧借直肠侧韧带连于盆侧壁，韧带中有直肠下血管和盆内脏神经，韧带的后方有盆丛和髂内血管的分支，男性直肠前面隔直肠膀胱陷凹，与膀胱底上部、精囊和输精管壶腹相邻，如直肠膀胱陷凹中有炎性液体，常用直肠指检帮助诊断，有时可穿刺或切开直肠前壁进行引流。直肠下部与前列腺、精囊、膀胱底下部、输精管壶腹及输尿管盆部相邻，它们与直肠之间隔有直肠膀胱隔。女性直肠前面与子宫及阴道穹后部相邻，形成直肠子宫陷凹，故直肠指检可了解分娩过程中子宫颈扩大的程度。在陷凹底腹膜返折线以下，直肠前面与阴道之间有直肠阴道隔分隔。

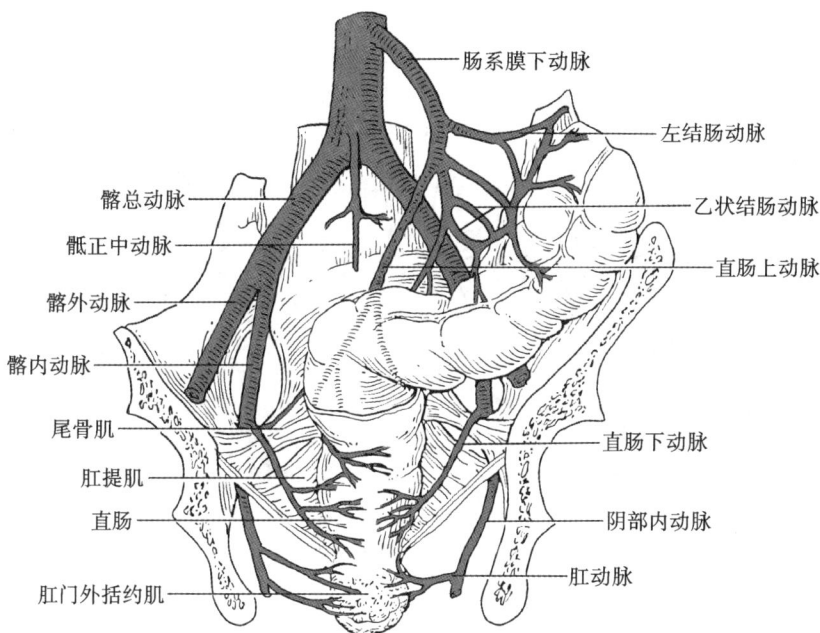

图 5-16 直肠和肛管的动脉

3. 直肠的血供、淋巴引流和神经支配

（1）动脉：直肠主要有直肠上动脉、直肠下动脉及骶正中动脉分支分布（图 5-16）。直肠上动脉（superior rectal artery）为肠系膜下动脉的最后一个分支，行于乙状结肠系膜根内，经骶岬左前方下降至第 3 骶椎高度分为左、右两支，由直肠后面绕至两侧下行，分布于直肠上部。直肠下动脉（inferior rectal artery）起自髂内动脉前干，向内下行，分布于直肠下部，其分支与直肠上动脉和肛动脉的分支间有丰富的吻合。骶正中动脉发自腹主动脉左、右髂总动脉分叉处的下方，于直肠后壁和骶前筋膜之间下行，发出小支分布于直肠后壁。

（2）静脉：直肠上动脉和直肠下动脉均伴有同名静脉，直肠上、下静脉引流直肠静脉丛的血液至髂内静脉。直肠内静脉丛扩张形成痔。齿状线以上的称内痔，表面被覆黏膜，易破裂而出血；线以下者称外痔（痔环处），表面被覆皮肤，有躯体感觉神经纤维分布，故外痔疼痛症状明显。齿状线上、下的静脉丛均扩张，即为混合痔。

（3）淋巴引流：直肠的淋巴多伴随相应静脉回流。①直肠上部的淋巴管沿直肠上血管向上注入肠系膜下淋巴结。② 两侧沿直肠下血管注入髂内淋巴结。③向下穿肛提肌与坐骨直肠窝内淋巴相通，注入髂内淋巴结。④向后注入骶淋巴结。淋巴管道转移是直肠癌主要的扩散途径，因此手术时彻底清除收纳直肠淋巴液的淋巴结是根治直肠癌的重要措施之一。

（4）神经支配：直肠和齿状线以上的肛管由交感神经和副交感神经支配。交感神经发自肠系膜下丛和盆丛，副交感神经发自盆内脏神经。它们伴随直肠上、下血管到达直肠与肛管。与排便反射有关的感觉纤维也经盆内脏神经传入。

（二）膀胱

膀胱（urinary bladder）是储尿的囊状肌性器官，其形状、大小、位置及壁的厚度随尿液充盈程度、年龄、性别不同而异。正常成人膀胱容量为 350～500 mL。

1. 形态与位置 膀胱空虚时呈锥体状，充盈时呈球形，可分为尖、体、底和颈四部分。顶端朝前上方，称膀胱尖。底部呈三角形，朝后下方，称膀胱底。尖与底之间的大部分称膀胱体。膀胱下部有尿道内口，与前列腺相接触，这一变细的部分称膀胱颈。膀胱空虚时位于小骨盆腔内，耻骨联合及耻骨支的后方，不超过耻骨联合上缘，故耻骨骨折时易损伤膀胱。膀胱充盈时膀胱与腹前壁间的腹膜返折线可升至耻骨联合上缘上方(图 5-17)，此时膀胱大部分被腹膜遮盖，故沿耻骨联合上缘上方进行膀胱穿刺或做手术切口可不伤及腹膜。儿童的膀胱位置比成人高，大部分位于腹腔内，到 6 岁时逐渐降至盆腔。老年人因盆底肌肉松弛，膀胱位置较低。

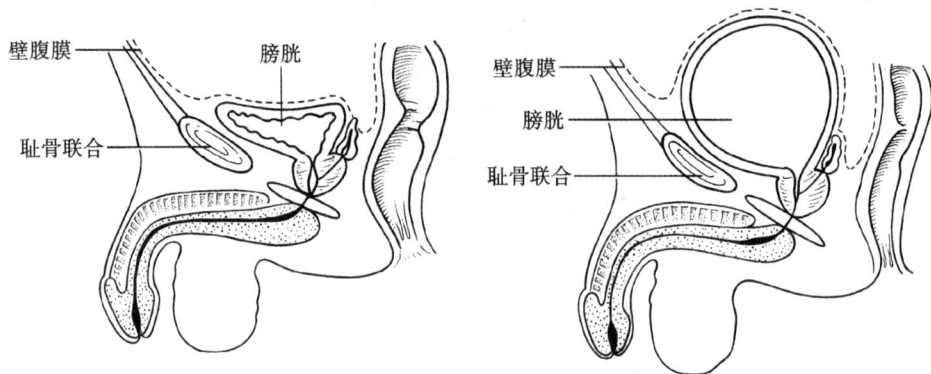

图 5-17 膀胱的位置变化

2. 毗邻 空虚的膀胱前面与耻骨联合相邻，其间为耻骨后间隙、膀胱的下外侧面与肛提肌、闭孔内肌及其筋膜相邻。后方，男性与精囊、输精管壶腹和直肠相邻；女性则与子宫、阴道相邻。膀胱颈下方，男性邻接前列腺，女性则邻接尿生殖膈。

3. 内面观 膀胱空虚时，出现许多黏膜皱襞，充盈时皱襞消失。但在膀胱底内面，两输尿管口与尿道口之间有一三角形区域。由于缺少黏膜下层，黏膜和肌层紧密相连，无论在膀胱充盈或空虚时，其黏膜均平滑而无皱襞。此区称膀胱三角(trigone of bladder)，是结核和肿瘤的好发部位。两输尿管口之间有横行的黏膜皱襞，称输尿管间襞，是寻找输尿管口的标志。

4. 血管、淋巴和神经

(1) 动脉：有膀胱上动脉和膀胱下动脉。膀胱上动脉(superior vesical artery)起自髂内动脉的脐动脉近侧段，分布于膀胱上、中部；膀胱下动脉(inferior vesical artery)起自髂内动脉，分布于膀胱底、精囊、前列腺及输尿管盆部下份等处。

(2) 静脉：膀胱的静脉与动脉同名。在膀胱和前列腺两侧形成膀胱静脉丛，汇入膀胱静脉，继而注入髂内静脉。

(3) 淋巴：膀胱的淋巴大部分汇入髂外淋巴结，亦有少数汇入髂内淋巴结、髂总淋巴结或骶淋巴结。

(4) 神经：膀胱的交感神经来自脊髓第 11、12 胸节和第 1、2 腰节，经盆丛至膀胱，使膀胱平滑肌松弛，尿道内括约肌收缩而储尿。副交感神经来自脊髓第 2～4 骶节的盆内脏神经，支配膀胱逼尿肌，抑制尿道括约肌，是与排尿有关的主要神经。与意识性控制排尿有关的尿道括约肌(女性为尿道阴道括约肌)，则由阴部神经支配。膀胱排尿反射通过盆内脏神经传入。

（三）输尿管盆部和壁内部

1. 盆部 输尿管盆部于髂血管处续自输尿管腹部。在骨盆上口处，左、右侧输尿管分别越过左髂总动脉末端和右髂外动脉起始部的前方。入盆腔后，沿盆腔侧壁经髂内动脉、髂内静脉、腰骶干及骶髂关节前方，继而在脐动脉和闭孔血管、神经的内侧经过，至坐骨棘附近转向前内方，穿入膀胱底的外上角。

男性输尿管盆部于输精管的后外方,经输精管壶腹与精囊之间达膀胱底。女性输尿管盆部自后外向前内行,经子宫阔韧带基底部至子宫颈外侧约 2 cm 处(阴道穹侧部的上外方),有子宫动脉横过其前上方,这种跨越关系被形象地比喻为"小桥流水"。施行子宫切除术结扎子宫动脉时,注意勿损伤其下方的输尿管(图 5-18)。输尿管盆部接近膀胱处的血液供应来自膀胱下动脉的分支。女性也有子宫动脉的分支,这些分支来自外侧缘并分布至输尿管。

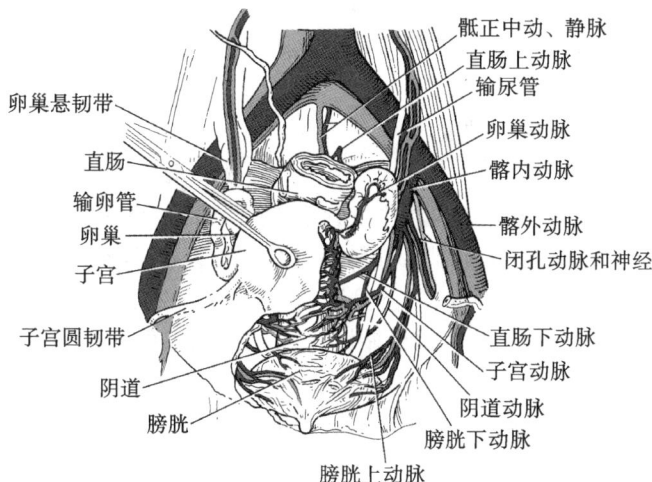

图 5-18 女性输尿管盆部与子宫动脉的关系

2. 壁内部 输尿管盆部行至膀胱底外上角处,向内下斜穿膀胱壁即壁内部,开口于膀胱的输尿管口。壁内部长约 1.5 cm。此段是输尿管最狭窄处,也是常见的结石滞留部位。膀胱充盈时,压迫输尿管壁内部,可阻止膀胱内的尿液向输尿管逆流。

(四)前列腺

1. 形态与毗邻 前列腺(prostate)位于膀胱与尿生殖膈之间。上端宽大,为前列腺底,邻接膀胱颈,其前部有尿道穿入,后部有双侧射精管向前下穿入,下端尖细,位于尿生殖膈上。尿道由此穿出,两侧有前列腺提肌绕过,尖与底之间为前列腺体。前列腺分前面、后面和外侧面。前面有耻骨,前列腺韧带使前列腺筋膜(鞘)与耻骨后面相连。后面平坦,正中有一纵行的前列腺沟,借直肠膀胱隔与直肠壶腹相隔。直肠指检时,向前可扪及前列腺的大小、形态、硬度及前列腺沟(图 5-19)。

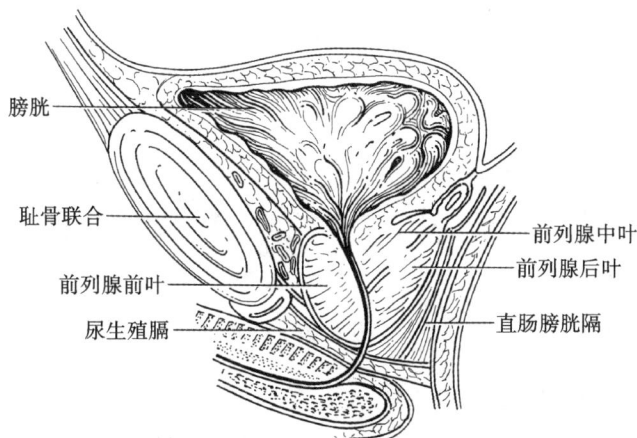

图 5-19 前列腺的位置

老年男性前列腺良性肥大是引起尿道阻塞的常见原因。肿大的腺体凸向膀胱,抬高尿道内口,并使尿道前列腺部变长和变形而引起排尿不畅。

2. 前列腺的分叶　前列腺可分为五叶,即前叶、中叶、后叶和两侧叶。前叶很小,在尿道的前方。中叶呈楔形,位于尿道的后方,两侧叶和输精管之间。老年人常常因中叶肥大,压迫尿道而导致排尿困难。两侧叶位于后叶前方,在前叶和中叶的两侧,紧贴尿道侧壁。后叶位于射精管、中叶和两侧叶的后方,是前列腺癌的好发部位。

3. 前列腺的被膜　前列腺表面有两层被膜,内层由较致密的纤维结缔组织和少量平滑肌纤维构成,称为前列腺囊;外层由盆脏筋膜包裹,称为前列腺筋膜(前列腺鞘)。这两层之间有前列腺的静脉丛、神经和动脉。

4. 前列腺的血管、淋巴引流和神经

(1) 前列腺的血管:前列腺由多支动脉供血,包括膀胱上动脉、膀胱下动脉、直肠下动脉、阴部内动脉等。主要血供来自膀胱下动脉。这些血管沿前列腺后外侧膀胱前列腺沟进入。前列腺静脉在前列腺筋膜与固有膜之间形成前列腺静脉丛,接受阴茎背深静脉并收集前列腺和尿道的静脉血,在前列腺外侧和底部与闭孔静脉、膀胱静脉丛形成丰富的交通支,最后汇入髂内静脉。

(2) 前列腺的淋巴:注入髂内淋巴结和骶淋巴结。前列腺的淋巴管与膀胱和直肠的淋巴管吻合。

(3) 前列腺的神经:由盆丛、膀胱丛随动脉分支而来。交感神经使血管壁和腺实质内的平滑肌收缩;副交感神经促进腺体分泌。

5. 组织学分区　根据前列腺切片染色结果,McNeal(1968年)提出可将前列腺腺体分为3个区,即移行区、中央区和外周区,各占腺体实质的 5%、25% 和 70%,还有一非腺性组织的纤维肌性基质。

(1) 移行区:围绕尿道前列腺部近侧段的两侧,左右对称,是良性前列腺增生的好发部位。

(2) 中央区:位于尿道前列腺部近侧段的后方,近似椎状,其尖表面为精阜,有两射精管穿过,很少发生良性和恶性病变,当前列腺增生时该区萎缩。

(3) 外周区:位于前列腺的后方、左右两侧及尖部,呈蛋卷状包绕移行区、中央区和尿道前列腺部的远段,为前列腺癌的好发部位(图 5-20)。

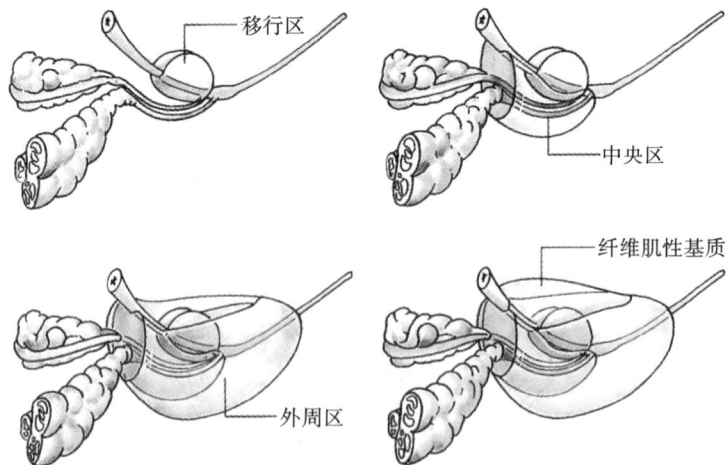

图 5-20　前列腺组织学分区

(五) 输精管盆部、精囊和射精管

1. 输精管盆部　输精管穿过腹股沟管深环,向下沿盆侧壁行向后下方,经输尿管末端前方至膀胱底的后面。输精管约在精囊上端平面以下膨大的部分为输精管壶腹,末端渐细并与精囊的排泄管汇合成射精管。

2. 精囊（seminal vesicle） 为一对长椭圆形的囊状腺体，位于前列腺底的后上方，输精管壶腹的外侧，前贴膀胱，后邻直肠。精囊肿大时，直肠指检可以扪及。

3. 射精管（ejaculatory duct） 由输精管的末端与精囊的排泄管以锐角的形成汇合而成，长约2 cm，位于前列腺底后部。它向前下穿前列腺底的后部，开口于尿道的前列腺部。

（六）子宫

1. 子宫的位置、形态与毗邻 子宫（uterus）是壁厚腔小的肌性器官，位于盆腔中央，膀胱与直肠之间（图5-15）。正常子宫位置为前倾前屈位。前倾是指子宫长轴与阴道长轴相交，形成向前开放的角，近似90°；前屈为子宫颈与子宫体之间形成向前开放的角，为钝角（约170°）。子宫的位置可受周围器官的影响，如膀胱或直肠充盈、体位变化等都可造成子宫位置发生变化。成年未孕子宫呈前后稍扁、倒置的梨形，分为底、体、峡、颈4部分。子宫底为两侧输卵管子宫口以上的宽而圆凸部分。子宫颈为下端较窄而呈圆柱状的部分，在成人长为2.5～3.0 cm，又分为突入阴道的子宫颈阴道部和阴道以上的子宫颈阴道上部。子宫的前面隔着膀胱子宫陷凹，与膀胱上面相邻，子宫颈阴道上部的前方借膀胱阴道隔与膀胱底部相邻，子宫后面隔着直肠子宫陷凹及直肠阴道隔与直肠相邻，两侧与输卵管和卵巢相邻，上方与小肠祥相邻，下方接阴道。故直肠指检时可触及子宫颈和子宫体下部。

2. 子宫的固定装置 子宫主要借助韧带、尿生殖膈和盆底肌维持其正常位置。这些韧带如下。

（1）子宫阔韧带（broad ligament of uterus）：位于子宫两侧，由子宫前、后面经侧缘向外伸至盆侧壁所形成的冠状双层腹膜皱襞。其上缘游离，内含输卵管，外侧1/3为卵巢悬韧带；下缘附着于盆底；外侧缘附着于盆侧壁；内侧缘与子宫前、后面的腹膜相续。子宫阔韧带可限制子宫向两侧移动（图5-21）。

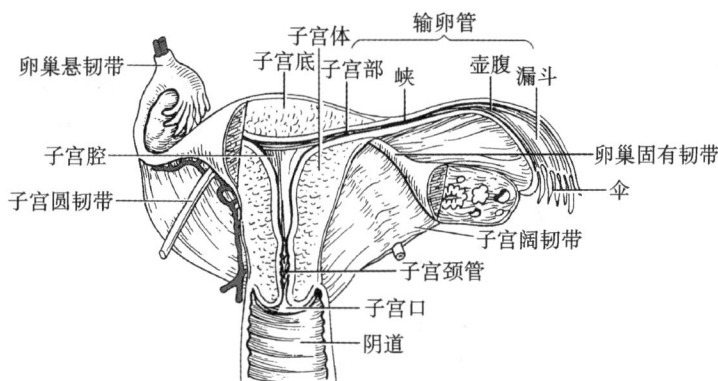

图5-21 子宫阔韧带

（2）子宫圆韧带（round ligament of uterus）：起于子宫角、输卵管子宫口的前下方，在子宫阔韧带前叶的覆盖下向前外侧弯行，越过髂外血管至腹壁下动脉外侧，然后通过腹股沟管、纤维分散止于阴阜和大阴唇皮下。子宫圆韧带的功能是维持子宫的前倾。

（3）子宫主韧带（cardinal ligament of uterus）：又称子宫颈横韧带，位于子宫阔韧带的基底部，由结缔组织和平滑肌纤维构成，沿阴道穹侧部向后外延伸至盆侧壁，下方与盆膈上筋膜相续。子宫主韧带是维持子宫颈正常位置，使其维持在坐骨棘平面以上的重要结构，损伤或牵拉造成该韧带松弛后，容易引起子宫脱垂。

（4）子宫骶韧带（uterosacral ligament of uterus）：起自子宫颈上部的后面，向后呈弓形绕过直肠外侧附着于骶骨前面。其表面有腹膜覆盖，形成弧形的直肠子宫襞（rectouterine fold）。子宫骶韧带向后上牵引子宫颈,与子宫圆韧带协同维持子宫的前倾前屈。

3. 子宫的血管、淋巴和神经

(1)子宫动脉:子宫动脉来自髂内动脉前干,沿骨盆侧壁向前内下行4~5 cm后,进入子宫阔韧带的基底部两层腹膜之间,至子宫颈外侧2 cm处,从输尿管下段的前上方越过,向内接近峡部,于此处分为上、下两支(图5-22)。上行支(主支)于子宫侧缘子宫系膜内迂曲上行,沿途发出小分支入子宫壁,供应子宫颈上部和子宫体。至子宫角处分出子宫底支(供应子宫底),最后形成输卵管支和卵巢支两终支,分布于输卵管和卵巢并与卵巢动脉吻合。子宫动脉下行支较细,供应子宫颈和阴道上段。妊娠过的女性子宫动脉可有很多弯曲,甚至呈螺旋状。由于子宫动脉在子宫颈两侧与输尿管交叉,所以在子宫切除术中结扎子宫动脉时,应尽量靠近子宫颈,以免损伤输尿管。

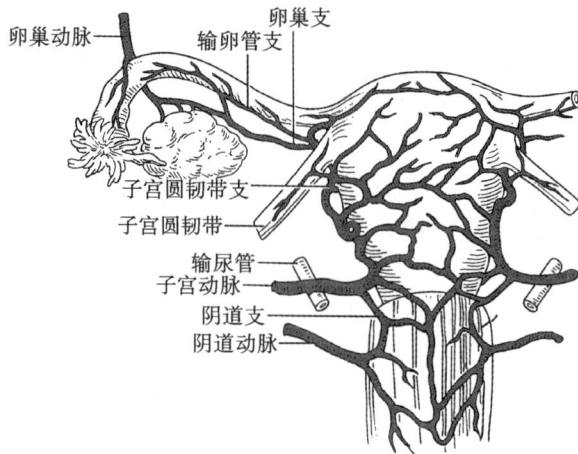

图5-22　女性内生殖器的动脉

(2)子宫静脉:子宫静脉较发达,起于子宫阴道静脉丛,在平子宫口高度合成子宫静脉,注入髂内静脉。

(3)淋巴:子宫底和子宫体上部的淋巴管大部分沿卵巢血管注入腰淋巴结;子宫角附近的淋巴管沿子宫圆韧带注入腹股沟浅淋巴结;子宫体下部和子宫颈的淋巴管沿子宫动脉注入髂内或髂外淋巴结,一小部分注入骶淋巴结或髂总淋巴结。子宫的淋巴管与膀胱、直肠的淋巴管互相连通(图5-23),如患子宫癌,可有广泛转移,故施行子宫癌手术时,清除淋巴结的范围必须广泛。

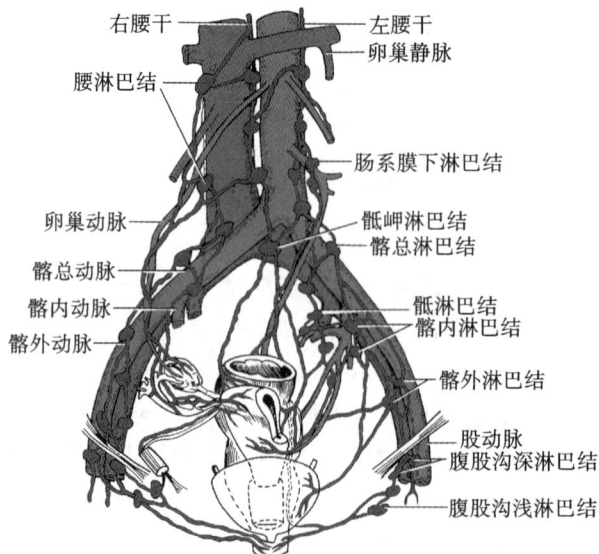

图5-23　女性生殖器的淋巴引流

(4) 神经:子宫的神经支配主要来自盆丛的子宫阴道丛。其交感神经节前纤维来源于第11、12 胸神经和第1、2 腰节;副交感神经节前纤维来源于第2～4 骶节,经盆内脏神经到达子宫。子宫的传入纤维经上腹下丛、腰交感干及第11、12 胸神经后根进入脊髓,其中还含有来自子宫底部和子宫体部的痛觉传入纤维。故对最后两条胸神经施行椎旁神经阻滞,可消除子宫收缩所引起的阵痛。

(七) 卵巢

卵巢(ovary)位于髂内、外动脉分叉处的卵巢窝内。此窝的前界为脐外侧韧带,后界为髂内动脉和输尿管。卵巢左、右各一,呈扁椭圆形,其大小、形状和位置随年龄、发育及是否妊娠而异。可分为上、下两端,前、后两缘和内、外两面。其上端被输卵管包绕,称输卵管端;附着于骨盆入口边缘且包裹卵巢的腹膜向上形成的皱襞,称卵巢悬韧带。下端以卵巢固有韧带连于子宫角,故名子宫端。前缘借卵巢系膜连于子宫阔韧带腹膜后层,称系膜缘。前缘中份因有血管、淋巴管、神经出入,称卵巢门。后缘称游离缘。

卵巢的血液由卵巢动脉及子宫动脉的卵巢支供应。卵巢动脉起自腹主动脉,跨过髂外血管后进入卵巢悬韧带下行到子宫阔韧带两层间,与子宫动脉的卵巢支吻合成弓,自弓发出分支到卵巢和子宫。卵巢静脉与同名动脉伴行。左侧注入左肾静脉,右侧注入下腔静脉。

(八) 输卵管

输卵管(uterine tube)位于子宫阔韧带的上缘内,长 8～12 cm。输卵管由内向外分为以下部分。①输卵管子宫部:在子宫角处穿子宫壁,行于子宫壁的肌层内,长约 1 cm。该穿透处称为输卵管子宫口。② 输卵管峡部:紧接子宫壁外面,短而细直,管壁厚、管腔小。输卵管峡部位置恒定,临床上常在此进行输卵管结扎术。③ 输卵管壶腹部:管腔粗而弯曲,约占输卵管全长的2/3。卵细胞一般在此处受精。④ 输卵管漏斗部:为外侧端的扩大部分,呈漏斗状。漏斗周围有许多指状突起,称为输卵管伞。其中最长的一条伞,达卵巢上端,称为卵巢伞。漏斗底有一孔称为输卵管腹腔口,开口于腹膜腔,卵巢排出的卵细胞即由此导入输卵管。女性的腹膜腔借输卵管、子宫、阴道与外界相通,故阴道、子宫、输卵管可以成为腹膜腔感染的途径。

输卵管的子宫部和峡部由子宫动脉的分支供应。输卵管漏斗部和壶腹部由卵巢动脉的分支供应。输卵管的静脉一部分汇入子宫静脉,另一部分汇入卵巢静脉。

(九) 阴道

阴道(vagina)位于盆腔中央,是由黏膜、肌层和外膜构成的肌性管道,富有伸展性。上端包绕子宫颈阴道部;下端开口于阴道前庭,称阴道口。阴道前、后壁不等长。前壁较短,约 6 cm;后壁较长,约 7.5 cm。子宫颈与阴道壁之间的环形间隙称为阴道穹,按其部位分为前、后穹和左、右侧穹。后穹最深与直肠子宫陷凹之间仅隔以阴道后壁及一层腹膜,临床常经此穿刺或切开引流腹膜腔积液。

阴道穿过尿生殖膈,大部分在膈上,小部分在膈下,因此分属于盆部和会阴部。阴道前壁上部与膀胱底和膀胱颈相邻,两者之间隔以膀胱阴道隔;前壁的中下部与尿道为邻,其间隔以尿道阴道隔。后壁上份前方的阴道后穹与直肠子宫陷凹只隔阴道后壁和一层腹膜,可经后穹触诊而获知此陷凹的情况。后壁其余部分的后方,自上而下分别为直肠壶腹、肛管和会阴中心腱。阴道上部前方以膀胱阴道隔与膀胱后面及输尿管终末部相邻,阴道下部与尿道后壁间有尿道阴道隔紧密相贴,并与耻骨联合后方邻近。阴道穹后部有 1～2 cm 被直肠子宫陷凹的腹膜覆盖,并与小肠袢为邻,阴道后壁下部则以直肠阴道隔、直肠壶腹前壁及会阴中心腱相邻。难产和滞产时,阴道前壁对耻骨弓有一定的压力,长时间受压的膀胱后壁或尿道后壁可能发生压迫性缺血、坏死而导致瘘管产生。

第三节 会 阴

会阴略呈菱形,包括前方的尿生殖区和后方的肛区。

一、肛区

肛区又称为肛门三角,其表面皮肤下有肛管和坐骨肛门窝,以及经过坐骨肛门窝的神经和血管。

(一) 肛管(anal canal)

肛管长约 4 cm,上端在盆膈处续于直肠,向下绕尾骨尖终于肛门。肛管前方贴会阴中心腱,后方以两侧肛提肌形成的腱性中缝连于尾骨。

1. 肛门(anus) 位于尾骨尖下约 4 cm 处,会阴中心体的稍后方,由肛管末端肛缘围成,平常闭合呈矢状位裂隙。肛门周围的皮肤形成放射状皱褶,富有皮脂腺、汗腺和肛毛。

2. 肛门括约肌 位于肛管周围,可分为两部分:肛门内括约肌和肛门外括约肌。肛门内括约肌是指从肛门直肠交界向下延伸到白线的平滑肌,属不随意肌;由直肠壁内环形肌增厚形成,环绕肛管上 3/4 段。有协助排便的功能,但无括约肛门的功能。肛门外括约肌位于肛门内括约肌的外下方,是由环绕在肛门内括约肌周围的骨骼肌构成,有较强的控制排便功能。肛门外括约肌按其纤维所在的部位,可分为:①皮下部,位于肛管下部皮下,肌束呈环形,其前、后端均有少量肌束分别附着于会阴中心腱和肛尾韧带(位于尾骨尖和肛门之间的结缔组织束);②浅部,位于皮下部深面,后端起于尾骨及肛尾韧带,向前环绕肛门内括约肌下部,止于会阴中心腱;③深部,位于浅部深面,是较厚的环绕于肛门内括约肌上部的环形肌束。

肛门内括约肌,直肠壁纵肌的下部,肛门外括约肌的深、浅二部,以及邻近的部分肛提肌(主要指耻骨直肠肌),在肛管和直肠连接处形成肌性环,称肛直肠环(anorectal ring)。在直肠指检时可清楚扪及。此环是括约肛管的重要结构。肛管为肛门内、外括约肌所环绕,平时呈环状收缩而封闭肛门。如手术时不慎切断,可引起大便失禁(图 5-24)。

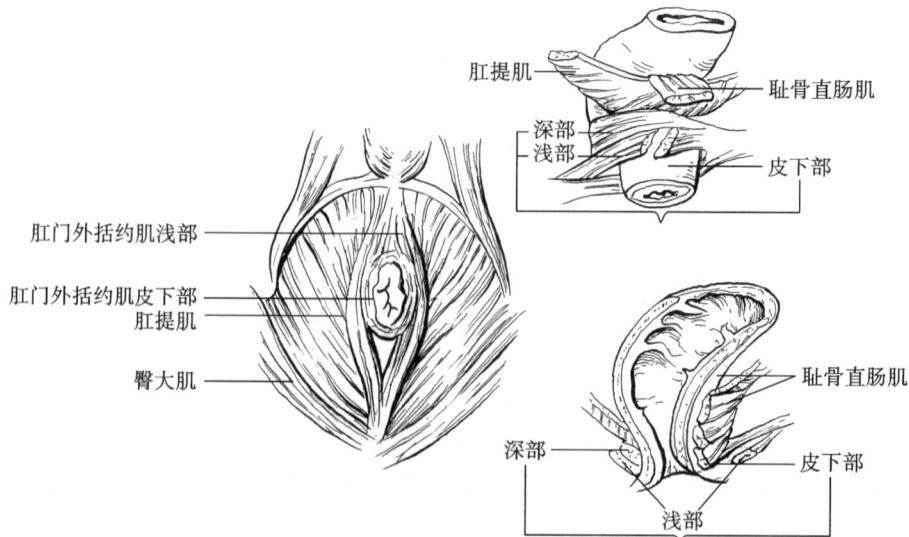

图 5-24 肛门括约肌

3. 血管、淋巴引流和神经 肛管的动脉由直肠下动脉和阴部内动脉的肛动脉供给。齿状线以上肛管的静脉丛经直肠上静脉回流至肠系膜下静脉;齿状线以下的静脉丛经肛静脉、阴部内静脉回流到髂内静脉。直肠内静脉丛由于缺少周围组织支持易发生静脉曲张而形成痔。

齿状线以上肛管的淋巴回流入髂内淋巴结和骶淋巴结;齿状线以下肛管的淋巴回流入腹股沟浅淋巴结。

齿状线以上的肛管由盆丛来的交感和副交感神经支配,传入纤维属内脏传入纤维,经腹下丛或盆内脏神经入中枢,对痛觉不敏感;齿状线以下的肛管接受阴部神经的肛神经支配,痛觉敏感,定位准确。此外,肛门外括约肌由肛神经支配。

(二) 坐骨肛门窝

1. 位置与境界 坐骨肛门窝(ischioanal fossa)又称坐骨直肠窝(ischiorectal fossa),位于肛管两侧,为尖朝上、底朝下的锥形间隙。坐骨肛门窝的前壁为会阴浅横肌及尿生殖膈;后壁为臀大肌下缘及其筋膜和深部的骶结节韧带;内侧壁的下部为肛门外括约肌,上部为肛提肌、尾骨肌及其表面的盆膈下筋膜;外侧壁的下部为坐骨结节的内侧面,上部为闭孔内肌及其筋膜。窝尖向上,由盆膈下筋膜与闭孔筋膜汇合而成;窝底向下,为肛门两侧的浅筋膜及皮肤。坐骨肛门窝向前延伸至肛提肌与尿生殖膈的汇合处,形成前隐窝;向后延伸至臀大肌、骶结节韧带与尾骨肌之间,形成后隐窝。坐骨肛门窝内有肛管、肛门括约肌、血管、淋巴管、淋巴结、神经以及大量的脂肪组织和纤维隔,故坐骨肛门窝亦称坐骨肛门窝脂体;排便时利于肛管扩张,并具有弹性缓冲的作用。坐骨肛门窝内脂肪的血供欠佳,在直肠和肛管感染时容易形成脓肿或瘘管(图 5-25)。

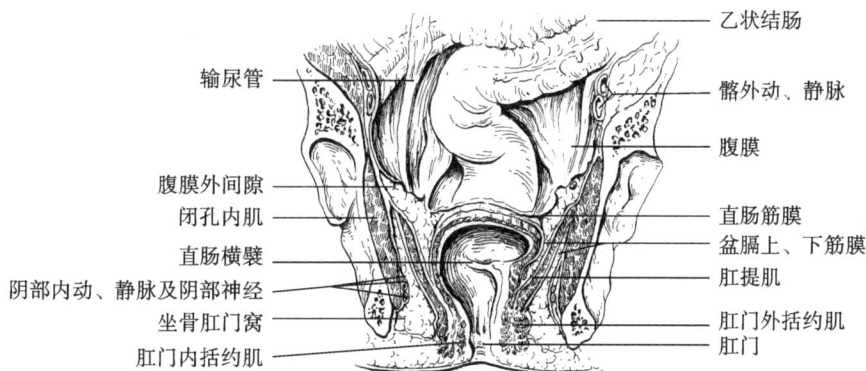

图 5-25 坐骨肛门窝

2. 血管、神经和淋巴

(1) 血管:阴部内动脉(internal pudendal artery)起自髂内动脉前干,为坐骨肛门窝内主要动脉。阴部内动脉经梨状肌下孔出盆腔,绕过坐骨棘后面,穿坐骨小孔至坐骨肛门窝。在阴部内血管和阴部神经穿过闭孔内肌筋膜处有一管状裂隙,称阴部管(pudendal canal),亦称 Alcock 管。阴部内动脉主干沿此管前行。在管内,阴部内动脉发出 2～3 支肛动脉,供应肛管以及肛门周围的组织,走行至阴部管前端时,阴部内动脉分为会阴动脉和阴茎动脉(女性为阴蒂动脉),进入尿生殖区。阴部内静脉(internal pudendal vein)及其属支均与同名动脉伴行,汇入髂内静脉。

(2) 神经:阴部神经(pudendal nerve)由骶丛发出并与阴部内血管伴行,在阴部管内,前端的行程、分支和分布都与阴部内血管相同。在行会阴部手术时,由于阴部神经在行程中绕坐骨棘,故常在坐骨结节与肛门连线的中点,经皮刺向坐骨棘下方,进行阴部神经阻滞麻醉(图 5-26)。

(3) 淋巴:肛门外括约肌、肛管、肛门周围皮下的淋巴管汇入腹股沟浅淋巴结,继而汇入髂外淋巴结。部分坐骨肛门窝的淋巴沿肛血管和阴部内血管行走,汇入髂内淋巴结。

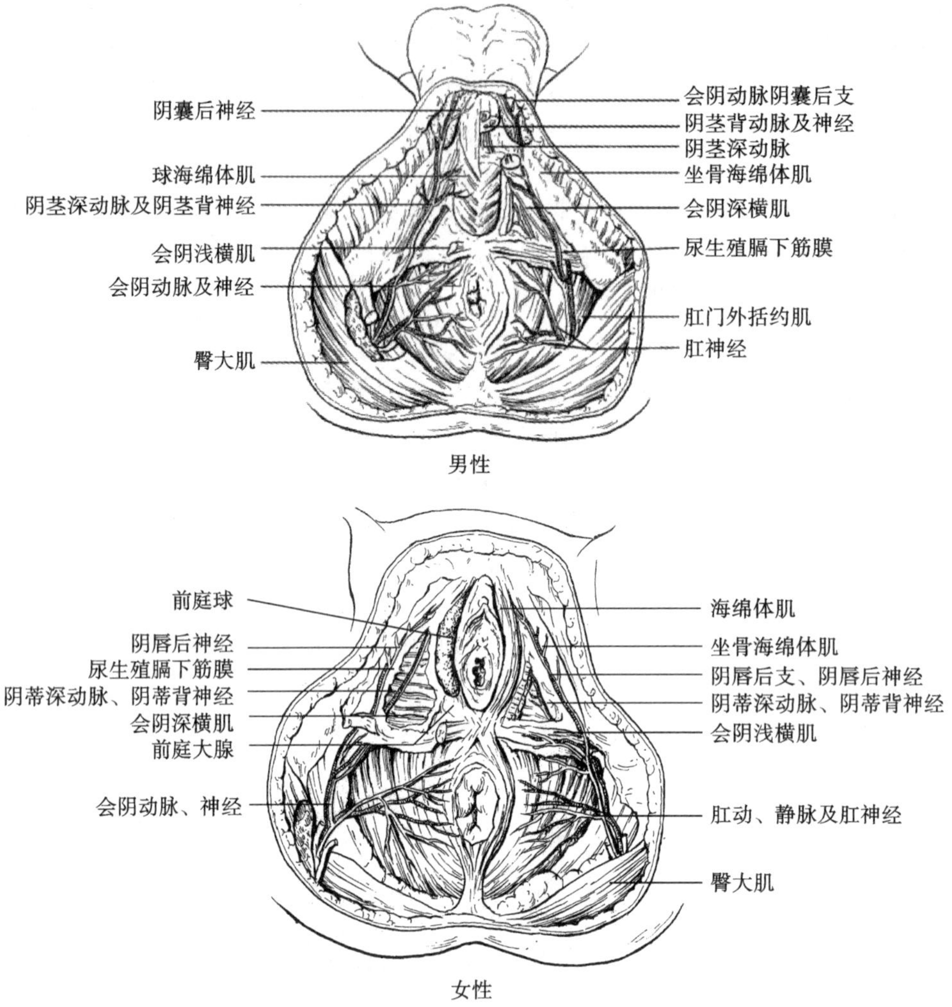

会阴动脉阴囊后支
阴茎背动脉及神经
阴茎深动脉
坐骨海绵体肌
会阴深横肌
尿生殖膈下筋膜
肛门外括约肌
肛神经

阴囊后神经
球海绵体肌
阴茎深动脉及阴茎背神经
会阴浅横肌
会阴动脉及神经
臀大肌

男性

前庭球
阴唇后神经
尿生殖膈下筋膜
阴蒂深动脉、阴蒂背神经
会阴深横肌
前庭大腺
会阴动脉、神经

海绵体肌
坐骨海绵体肌
阴唇后支、阴唇后神经
阴蒂深动脉、阴蒂背神经
会阴浅横肌
肛动、静脉及肛神经
臀大肌

女性

图 5-26 会阴浅隙

二、尿生殖区

尿生殖区又称尿生殖三角,分为男性尿生殖区和女性尿生殖区;男性有尿道通过,女性有尿道、阴道通过,两者尿生殖区的结构有区别,男性此区的层次结构特点明显,具有临床意义。

(一)男性尿生殖区

1. 层次结构

(1)皮肤和浅筋膜:皮肤有阴毛,富含汗腺和皮脂腺。浅筋膜可分浅、深两层。浅层为脂肪层,与腹前外侧壁的浅筋膜浅层 Camper 筋膜相续;深层为膜性层,称会阴浅筋膜(superficial fascia of perineum)或 Colles 筋膜。它向前移行为阴囊肉膜、阴茎浅筋膜,并与腹前外侧壁的浅筋膜深层(Scarpa 筋膜)相续,两侧附着于耻骨下支和坐骨支。该筋膜终止于坐骨结节的连线上,后缘附于尿生殖膈后缘,正中线上还与会阴中心腱相互愈着。

(2)深层结构:包括深筋膜和会阴肌等。深筋膜可分为浅层的尿生殖膈下筋膜(inferior fascia of urogenital diaphragm)和深层的尿生殖膈上筋膜(superior fascia of urogenital diaphragm),分别覆于组成尿生殖膈的会阴深横肌及尿道括约肌的上面和下面。尿生殖膈上筋膜略薄,而尿生殖膈下筋膜较为致密,常被称为会阴膜(perineal membrane)。两层筋膜皆为三角形,几乎呈水平位展开,向两侧均附着于耻骨下支及坐骨支,后缘终于两侧坐骨结节的连线上,并与会阴浅筋膜、尿生殖

Note

膈上筋膜、尿生殖膈下筋膜相互愈着;前缘在耻骨联合下相互愈着,并增厚形成会阴横韧带(transverse perineal ligament)。会阴横韧带与耻骨弓状韧带之间有一裂隙,有阴茎(或阴蒂)背深静脉穿过。会阴浅筋膜与尿生殖膈下筋膜之间为会阴浅隙,尿生殖膈下、上筋膜之间为会阴深隙。

(3)会阴浅隙(superficial perineal space):又称为会阴浅袋。内有会阴浅横肌、球海绵体肌、坐骨海绵体肌、尿道球,两侧坐骨支和耻骨下支的边缘上有阴茎海绵体左、右脚,还有会阴血管、神经等。因会阴浅筋膜与阴囊肉膜、阴茎浅筋膜、腹壁浅筋膜深层是连续的,如果尿道在会阴浅隙破裂,尿液可扩散至阴茎及阴囊皮下和腹壁下部皮下(图5-27)。

坐骨海绵体肌(ischiocavernosus muscle)为一对薄板状肌,起自坐骨结节,向前内侧覆盖于阴茎脚的表面,止于阴茎海绵体的下面及侧面的白膜。坐骨海绵体肌收缩时可压迫阴茎海绵体,阻止阴茎静脉血的回流,使阴茎勃起。会阴浅横肌(superficial transverse perineal muscle)是位于阴茎浅隙内后部的一对细长肌,起自坐骨结节,横行向内,止于会阴中心腱,两侧共同收缩,固定会阴中心腱。球海绵体肌(bulbocavernosus muscle)是覆盖尿道球和尿道海绵体后部的羽状肌,起自会阴中心腱和尿道球下方的中缝,止于阴茎背侧的阴茎筋膜,协助阴茎勃起、射精和排尿。

会阴动脉(perineal artery)是阴部内动脉在坐骨肛门窝内的分支,其有两条分支:会阴横动脉和阴囊后动脉。会阴横动脉细小,在会阴浅横肌表面向内侧行走。阴囊后动脉一般为两支,分布于阴囊的皮肤和肉膜,只营养阴囊的后部及肛门和尿道球之间的一些结构。

会阴神经(perineal nerve)伴行会阴动脉进入会阴浅隙,发出阴囊后神经与阴囊后动脉伴行。它的肌支除支配会阴浅隙内会阴浅横肌、球海绵体肌和坐骨海绵体肌外,还支配会阴深隙内的会阴深横肌、尿道括约肌、肛门外括约肌和肛提肌。

(4)会阴深隙(deep perineal space):又称为会阴深袋。内有位于尿道膜部后方的会阴深横肌(deep transverse perineal muscle)。起自坐骨支的内面,向内横行,部分肌纤维在中线处相互交错,部分肌纤维止于会阴中心腱。收缩时,可加强会阴中心腱的稳固性。尿道括约肌(sphincter urethrae)位于会阴深横肌的前面,为一层扁肌,张于耻骨弓,前面的大部分肌束围绕尿道膜部。此肌可控制排尿,通常处于收缩状态,排尿时松弛。它们均由会阴神经支配。尿道球腺(bulbourethral gland)位于尿道膜部后外侧,包埋在会阴深横肌内,是一对黄褐色约豌豆大小的腺体,其排泄管穿过尿生殖膈下筋膜、尿道球,开口于尿道球部。此外,还有尿道膜部穿过会阴深隙,如果尿道在此断裂,尿液仅存留于此间隙中。尿生殖膈(urogenital diaphragm)由尿道括约肌和会阴深横肌与覆盖它们上、下面的尿生殖膈上、下筋膜共同构成。因尿生殖膈下、上筋膜在前后端都愈着,会阴深隙实为一密闭的间隙。会阴深隙具有加强盆底、承托盆底脏器的功能(图5-27)。

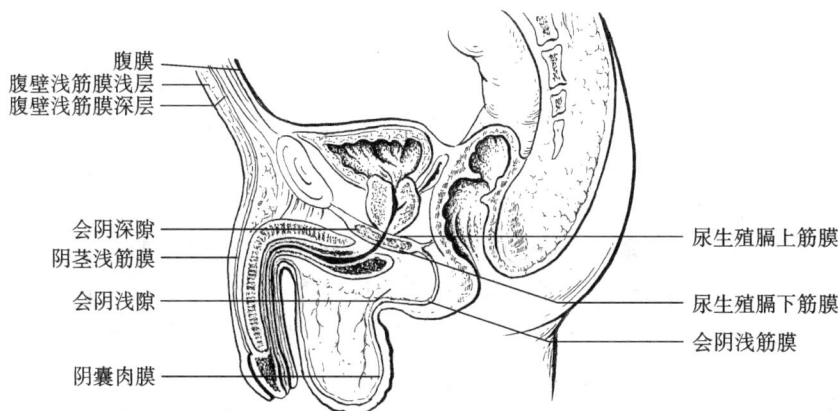

图5-27 会阴深隙

阴茎动脉(penile artery)是阴部内动脉主干的直接延续。阴部内动脉发出会阴动脉后就称为阴茎动脉,经坐骨肛门窝外侧壁的阴部管,向前进入会阴深隙后,发出尿道球动脉和尿道动脉以营养尿道球和尿道,穿尿生殖膈下筋膜,进入尿道海绵体。其主干分为阴茎背动脉和阴茎深动脉,从会阴深隙进入会阴浅隙,分别行至阴茎的背面和穿入阴茎海绵体。与阴茎动脉和分支伴行的有阴茎静脉和属支,阴茎背神经也与阴茎背动脉伴行至阴茎背面。

2. 阴囊(scrotum) 为一囊袋,悬于耻骨联合的下方,两大腿前内侧之间,容纳睾丸、附睾和精索下部。

阴囊的皮肤薄而柔软,色素沉着明显,有少量阴毛皮脂腺、汗腺和大量的弹力纤维,富有伸展性。其表面有一纵行的阴囊缝。在皮肤的深面为阴囊肉膜(dartos coat),是阴囊的浅筋膜,缺少脂肪组织,主要由致密结缔组织、弹力纤维和散在的平滑肌纤维组成,与皮肤紧密愈着,共同组成阴囊壁。阴囊肉膜在正中线向深部发出阴囊中隔(scrotal septum),将阴囊分为左、右两部,容纳睾丸、附睾及精索下部。阴囊肉膜深面由外向内依次为精索外筋膜、提睾肌、精索内筋膜和睾丸鞘膜(图 5-28)。

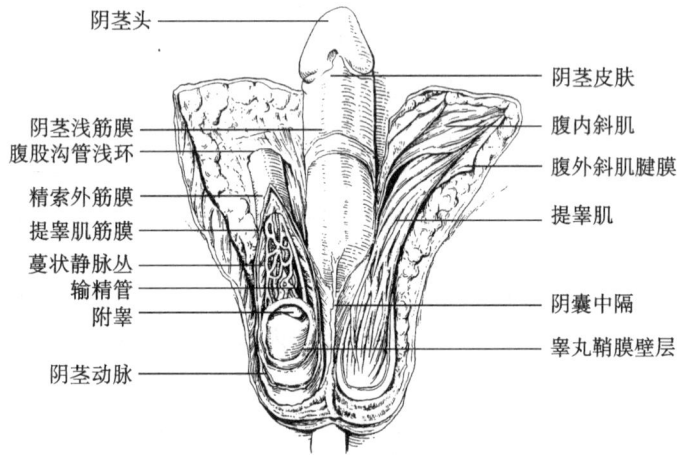

图 5-28 阴囊及其内容物

供应阴囊的动脉:由股动脉发出的阴部外浅、深动脉,阴部内动脉发出的阴囊后动脉和腹壁下动脉的精索外动脉。它们的分支组成致密的皮下血管网。阴囊的静脉与动脉伴行,分别汇入股静脉、髂内静脉和髂外静脉。阴囊皮肤的淋巴注入腹股沟浅淋巴结。

阴囊的神经支配:髂腹股沟神经、生殖股神经的生殖支、会阴神经的阴囊后神经和股后皮神经的会阴支。前两支神经主要来自第 1 腰节,支配阴囊的前 2/3;而后两支主要来自第 3 骶节,支配阴囊的后 1/3。因此,阴囊的脊髓麻醉必须在高于第 1 腰段处进行。

3. 精索(spermatic cord) 为一对圆索状结构,位于腹股沟腹环至睾丸后上缘之间。精索由输精管、睾丸动脉、输精管动脉、蔓状静脉从、神经、淋巴管、鞘突剩件及包绕它们的精索被膜构成。精索的被膜共三层,由外向内依次为:①精索外筋膜(external spermatic fascia),是腹外斜肌腱膜的延续;②提睾肌(cremaster muscle),呈分散束状,来自腹内斜肌及腹横肌的肌纤维;③精索内筋膜(internal spermatic fascia),是腹横筋膜的延续。另外,来自壁腹膜的睾丸鞘膜(tunica vaginalis of testis)是睾丸下降时带来的腹膜,分为脏层和壁层。脏层紧贴于睾丸和附睾表面,并在睾丸后方转折延续于壁层。脏壁两层之间是一狭窄的闭锁间隙(称鞘膜腔)。睾丸后缘无鞘膜覆盖。

4. 阴茎(penis) 阴茎根固定在会阴浅隙内,阴茎体和头游离,呈圆柱状。阴茎体上面称阴茎背,下面称尿道面。尿道面正中有阴茎缝,与阴囊缝相接。

(1)层次结构:阴茎由浅入深依次如下。

①皮肤：薄而柔软，富有伸展性，在阴茎颈处形成环形的双层皱襞称为阴茎包皮（prepuce of penis），向前包绕阴茎头。

②阴茎浅筋膜（superficial fascia of penis）：由疏松结缔组织组成，疏松无脂肪，内有阴茎背浅血管及淋巴管。该筋膜四周分别与阴囊肉膜、会阴浅筋膜及腹前外侧壁的浅筋膜深层相延续。

③阴茎深筋膜（deep fascia of penis）：又称 Buck 筋膜，包裹阴茎的三条海绵体，前端始于冠状沟，后端背面续于耻骨联合上方的腹白线，构成三角形的阴茎浅悬韧带。阴经浅悬韧带的深面还有一个由弹性纤维构成的阴经深悬韧带。这两条韧带对保持阴茎的正常位置很重要，如被切断，会引起阴茎下垂。此筋膜深面与白膜之间有阴茎背深静脉、阴茎背动脉和阴茎背神经（两侧）。故做包皮切除术或阴茎手术时，可在阴茎根背面两侧施行阴茎背神经阻滞麻醉。

④白膜（albuginea）：分别包裹三条海绵体。阴茎海绵体白膜略厚，尿道海绵体白膜较薄，在左、右阴茎海绵体之间形成阴茎中隔（图 5-29）。

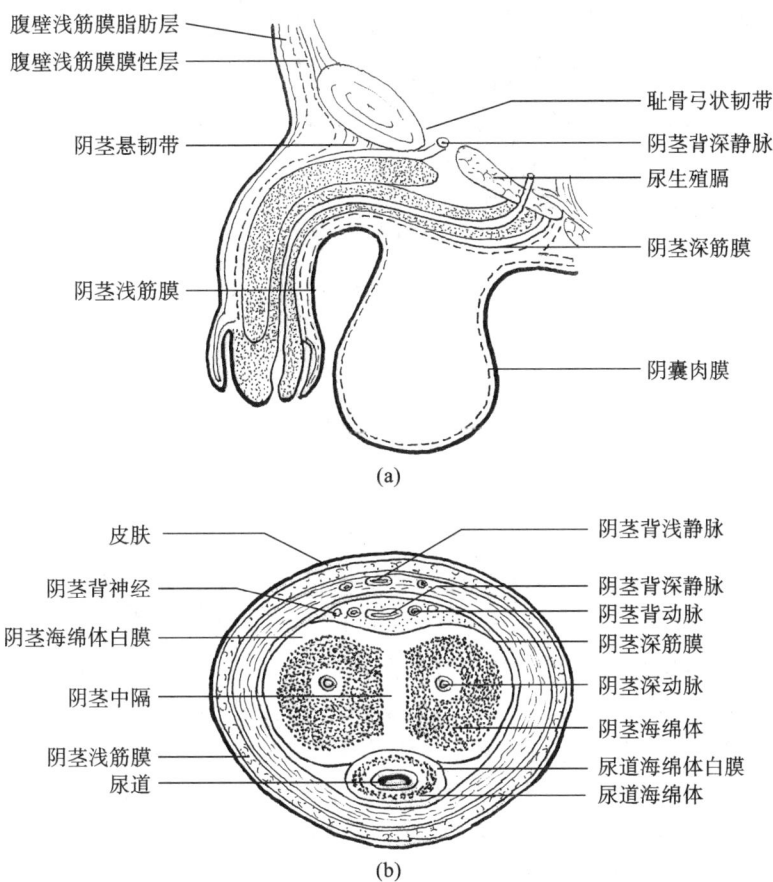

图 5-29　阴茎横断面

（2）血管、淋巴引流和神经：阴茎的血供主要来自阴茎背动脉和阴茎深动脉，各两条，均为阴茎动脉的终支。阴茎背动脉（dorsal artery of penis）经阴茎悬韧带至阴茎背面，向前在行程中不断发出分支，斜行环绕阴茎海绵体。阴茎深动脉（deep artery of penis）（又称阴茎海绵体动脉）则经阴茎脚进入阴茎海绵体，位于其中央。阴茎背动脉和阴茎深动脉在海绵体外没有交通支。

阴茎的静脉有不成对的阴茎背浅静脉和阴茎背深静脉。阴茎背浅静脉在背侧中线上，由阴茎浅筋膜内的皮下静脉在耻骨联合附近的阴茎根部汇集而成，主要经阴部外浅静脉汇入左侧大隐静脉；或在近端分成左右两干注入阴部外静脉。阴茎背深静脉收集阴茎海绵体和阴茎头的静脉血，位于阴茎深筋膜深面的两条阴茎背动脉之间，沿阴茎背面中线后行进入盆腔，分左、右支汇入膀胱前列腺静脉丛。阴茎背深静脉与同名动脉相伴行，收集阴茎海绵体内的静脉血，注入阴部内静脉。

阴茎的淋巴管分为浅、深两组。浅层的淋巴管收集阴茎皮肤、阴茎筋膜的淋巴,沿阴茎背浅静脉注入腹股沟浅淋巴结。深层的淋巴管收集阴茎龟头、海绵体处的淋巴,注入腹股沟深淋巴结或直接注入髂内、外淋巴结。

阴茎的躯体感觉神经主要是阴茎背神经,左右各一,位于阴经背动脉的外侧,从阴茎根走向阴茎头。在行包皮环切术时,可在阴茎根部的背侧,行阻滞麻醉。阴茎的交感神经来自盆丛,副交感神经来自盆内脏神经,阴茎的勃起主要与此神经有关,故又称勃起神经(图 5-30)。

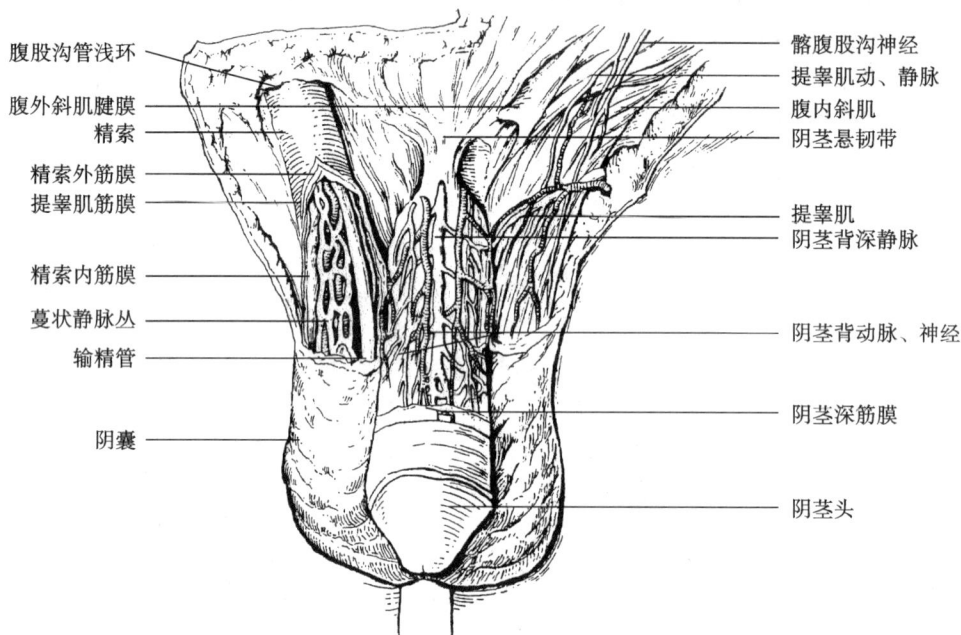

图 5-30　阴茎背血管、神经和精索结构

5. 男性尿道(male urethra)　为排尿和排精的通道,起于膀胱的尿道内口,终于阴茎头的尿道外口。全程分为前列腺部、膜部和海绵体部三部分,分别穿过前列腺、尿生殖膈和尿道海绵体。临床上将海绵体部称为前尿道,膜部和前列腺部合称为后尿道。尿道海绵体部与膜部相接处管壁最薄,只有疏松结缔组织包绕,向尿道内插入器械时,此处易发生损伤。尿道损伤因破裂的部位不同,尿液外渗的范围也不同。如仅尿道海绵体部有破裂,阴茎深筋膜完好,渗出尿液可被局限在阴茎范围。如阴茎深筋膜也破裂,尿液则可随阴茎浅筋膜蔓延到阴囊和腹前壁。如尿生殖膈下筋膜与尿道球连接的薄弱处破裂,尿液可渗入会阴浅隙,再进入阴囊、阴茎,并越过耻骨联合扩散到腹前壁。如尿道破裂在尿生殖膈以上,尿液将渗于盆腔的腹膜外间隙内(图 5-31)。

（二）女性尿生殖区

1. 层次结构　女性尿生殖区的层次结构与男性基本相似,有会阴浅筋膜,尿生殖膈下、上筋膜,以及浅、深层会阴肌,并形成浅、深两个间隙。不同之处是阴阜和大阴唇皮下脂肪组织较多,浅筋膜经阴阜与腹前壁浅筋膜相延续。子宫圆韧带经腹股沟管至大阴唇皮下,止于浅筋膜内。会阴浅隙被阴道口分为左右两半,其内有三对会阴肌与男性相同。球海绵体肌位于阴道两侧,有括约肌的作用,也称阴道括约肌。会阴浅隙内还有前庭球(bulb of vestibule)相当于男性的尿道球,分为左右两部分,呈马蹄形,位于阴道口的两侧,大阴唇的深面,表面覆盖球海绵体肌,前端连于阴蒂海绵体。前庭大腺(greater vestibular gland)又称巴氏腺,与男性尿道球腺相当,位于前庭球后端深面,形如豌豆,呈黄褐色,其排泄管向内开口于阴道前庭的阴道口两侧,肉眼不易查见,故其口易阻塞而形成前庭大腺囊肿。性兴奋时,前庭大腺可分泌淡黄色黏液润滑阴道口。

Note

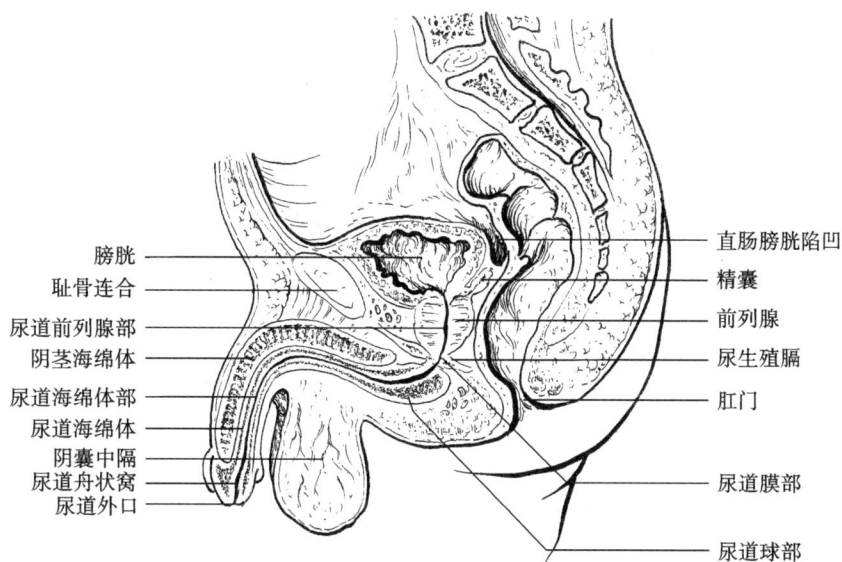

膀胱
耻骨连合
尿道前列腺部
阴茎海绵体
尿道海绵体部
尿道海绵体
阴囊中隔
尿道舟状窝
尿道外口

直肠膀胱陷凹
精囊
前列腺
尿生殖膈
肛门
尿道膜部
尿道球部

图 5-31 男性尿道正中矢状面

女性的会阴深隙内容物多与男性相同(除尿道球腺外)。但是女性尿生殖膈有尿道和阴道通过,所以会阴深隙浅部的肌肉称为阴道尿道括约肌。女性的两个间隙因尿道和阴道通过,被不完全分隔开,故一般不具有男性尿外渗那样的临床意义。

女性尿生殖三角内血管神经的来源、行程和分布也基本与男性一致,仅阴茎和阴囊的血管神经变为阴蒂和阴唇的血管神经。

2. 女性尿道(female urethra) 仅具有排尿功能,其特点是宽、短、直。管径约为 0.6 cm,长度为 3~5 cm,起于尿道内口,在阴道的前方向前下方穿过尿生殖膈,开口于阴道前庭。在穿过尿生殖膈时,其周围有尿道括约肌包绕。女性尿道的特点是女性尿路感染较男性多见的原因之一。尿道后面为阴道,两者的壁紧贴在一起。分娩时如胎头在阴道内滞留时间过长,嵌压在耻骨联合下,软产道组织因长时间受压,可发生缺血性坏死,导致产后尿瘘,尿液自阴道流出。

3. 女性外生殖器 又称女阴(female pudendum)。

(1) 阴阜(mons pubis):为耻骨联合前面的皮肤隆起,皮下富有脂肪,青春期后,生长出阴毛。

(2) 大阴唇(greater lip of pudendum):为一对纵行的皮肤皱襞,有较多的皮下脂肪,由阴阜向两侧后外延伸分开,发生上与男性阴囊相当,外侧面有阴毛。两侧大阴唇的前端及后端相互连合,分别称为唇前联合和唇后联合。

(3) 小阴唇(lesser lip of pudendum):为位于大阴唇内侧的一对较薄的皮肤皱襞,表面光滑无毛,富有弹性。两侧小阴唇后端借阴唇系带 (frenulum of pudendal labia)连接,在经产妇,阴唇系带因分娩而被撕裂。两侧小阴唇的前端,各形成内、外两个皱襞,在阴蒂的上方,左、右外侧襞汇合成阴蒂包皮(prepuce of clitoris),于阴蒂的下方,左、右内侧襞会合成阴蒂系带。左右小阴唇之间为阴道前庭(vaginal vestibule),前庭中央有阴道口,阴道口周围有处女膜或处女膜痕。阴道口后外侧左右各有一前庭大腺的开口,后方与阴唇后连合之间有一陷窝,为阴道前庭窝(vestibular fossa of vagina)。尿道外口位于阴道口的前方,阴蒂后方 2 cm 左右。

(4) 阴蒂(clitoris):由两条阴蒂海绵体组成,相当于男性的阴茎海绵体。阴蒂海绵体的后端为阴蒂脚,附于耻骨弓,在耻骨联合下缘附近,左、右阴蒂海绵体结合成阴蒂体,外包以阴蒂包皮。阴蒂的游离端为阴蒂头,为圆形小结节。阴蒂富有血管及神经末梢,感觉十分敏锐。

(5) 阴道前庭(vaginal vestibule):为两侧小阴唇之间的空间。前庭的前部有尿道外口,后部有阴道口,阴道口的周缘附有处女膜(hymen)或处女膜痕。在阴道口的后外侧,左右各有一个前

Note

庭大腺的排泄管口。

4. 会阴中心腱 (perineal central tendon) 又称会阴体(perineal body)，是位于肛门与外生殖器之间的会阴缝深部的腱性结构。在矢状位上，呈楔形，尖朝上，底朝下，深3～4 cm。女性会阴中心腱较男性发育得好，富有弹性。附着于此处的肌有肛门外括约肌、球海绵体肌、会阴浅横肌、会阴深横肌、尿道阴道括约肌(男性为尿道括约肌)和肛提肌。会阴中心腱具有加固盆底、承托盆内脏器的作用。分娩时此处受到很大的张力而易于破裂，所以要注意保护。

第四节 盆部与会阴解剖操作

一、解剖、观察盆部结构

(一) 盆部体表标志

尸体呈仰卧位。在体表上逐一摸认找到以下体表标志：耻骨联合上缘、耻骨结节、耻骨嵴、耻骨弓、髂前上棘、髂嵴、髂后上棘、坐骨支。之后将尸体翻转至侧卧位，摸认坐骨结节和尾骨尖。

(二) 观察骨盆及分界

在含有韧带的离体骨盆标本上，观察大、小骨盆及其分界。自后向前确认骶岬、弓状线、耻骨梳、耻骨结节以及耻骨联合上缘的连线，即为大、小骨盆的界线。再翻转标本，自下方观察由耻骨联合下缘、耻骨下支、坐骨支、坐骨结节、骶结节韧带和尾骨尖所围成的骨盆下口。

(三) 观察盆壁肌

1. 闭孔内肌 观察闭孔内肌起自闭孔盆面周围的骨面和闭孔膜，肌束向后集中成腱，出坐骨小孔，止于股骨大转子。

2. 梨状肌 观察梨状肌起自骶前孔外侧和骶结节韧带，肌束穿坐骨大孔，止于股骨大转子。

(四) 观察盆筋膜间隙

首先自盆筋膜及其间隙，将腹膜从骨盆侧壁掀开，用手指探入腹膜下间隙内，可见盆部腹膜与盆膈之间有大量的脂肪、结缔组织覆盖于脏器表面，这层结构是盆筋膜脏层，脏器的大部分血管、神经均行于此间隙内。盆腔内的脂肪、结缔组织贴于骨盆侧壁的这一部分，形成较致密的膜性层，这层结构是盆筋膜壁层。

盆筋膜壁层覆盖于闭孔内肌表面，称为闭孔内肌筋膜；覆盖于梨状肌表面，称为梨状肌筋膜。盆壁筋膜延续到盆底肌上面，称为盆膈上筋膜，并在耻骨盆面至坐骨棘之间形成肛提肌腱弓，供肌和筋膜附着。

1. 耻骨后间隙 小心清理盆侧壁的腹膜至膀胱及直肠，将膀胱尖提起并拉向后，用手指或刀柄插入膀胱与耻骨联合后面之间，探查验证两者之间大量的疏松结缔组织，此即潜在的耻骨后间隙。

2. 骨盆直肠间隙 将手指或刀柄伸入直肠与骶前筋膜之间，向前钝性分离直肠，证实两者之间有疏松结缔组织(或脂肪组织)，此即潜在的直肠后间隙。查证直肠后间隙的疏松结缔组织向上越过骶岬与腹膜后间隙的疏松结缔组织相延续。沿直肠两侧向前，清除直肠两侧和前方的疏松结缔组织(或脂肪组织)，直至暴露直肠前方的直肠膀胱隔(女性为直肠阴道隔)。在清除直肠两侧疏松结缔组织(或脂肪组织)时，注意保留到直肠的血管、血管和周围结缔组织构成的直肠侧韧带。

Note

（五）解剖输尿管、输精管或子宫圆韧带

1. 解剖输尿管 在左髂总动脉下段和右髂外动脉起始部的前方找到左、右输尿管，向下追踪至膀胱底。在男尸，观察输尿管与输精管盆部的位置关系；在女尸，追至子宫颈外侧时，注意输尿管与子宫动脉的关系。

2. 解剖输精管或子宫圆韧带 在腹股沟管深环处寻找输精管（男）或子宫圆韧带（女），向后追踪输精管至膀胱底，追踪子宫圆韧带至子宫角。

（六）观察盆腔脏器与腹膜的关系

在女性盆腔，腹膜自腹前壁覆盖膀胱上壁、侧壁和膀胱底的上部，然后反折到子宫体的前面、子宫底、子宫的后面直达阴道穹后部和阴道上部后面，继而反折到直肠。在膀胱和子宫之间形成膀胱子宫陷凹，在直肠与子宫之间形成直肠子宫陷凹。女性的直肠子宫陷凹较膀胱子宫陷凹深，在直立、坐位或半坐卧位时，直肠子宫陷凹为腹膜腔最低处，腹膜腔内的液体易积存于此。此部分腹膜面积小、吸收较差，临床上引流该处的积液较为方便。如果此陷凹内有积液，可在无菌操作下经阴道穹后部穿刺抽取或引流积液，以帮助诊断和治疗。

在男性盆腔，腹膜自腹前壁向下在骨盆入口处折转向后，覆盖膀胱上壁、侧壁和膀胱底的上部，以及输精管壶腹和精囊腺后上部，继而反折向后上至直肠形成直肠膀胱陷凹。在膀胱背侧面向后绕过直肠，达骶骨前面形成的腹膜皱襞，称为直肠膀胱襞。

（七）观察和解剖盆腔脏器及其毗邻

1. 膀胱 由正中矢状面观察膀胱内腔的黏膜层。空虚时膀胱黏膜形成许多皱襞，在膀胱底部有一较光滑的三角区，即膀胱三角。在三角的外上角仔细寻找输尿管开口，三角的尖为尿道内口。将膀胱尖从耻骨联合的后方拉开，可见膀胱与耻骨联合之间有非常疏松的结缔组织，略含脂肪，此处称为耻骨后间隙，又名膀胱前隙。

用手指探摸此间隙到耻骨联合下缘时，可触及较硬的纤维，此为连接膀胱颈至耻骨联合下缘的耻骨前列腺韧带，左、右各一。在两侧韧带之间有阴茎背静脉（女性为阴蒂背静脉）通过，此静脉与阴部内静脉和膀胱静脉丛相连。继续沿此间隙向后外侧伸入，可将膀胱与骨盆侧壁分开，同时将腹膜进一步向内掀起，可见膀胱后外侧近盆底处有一呈冠状位的纤维隔，称为膀胱侧韧带。此韧带构成耻骨后间隙的后界。用镊子稍加分离，即可将膀胱下动、静脉及神经、输尿管暴露出来。

在盆缘内侧找到脐动脉，并分出1～2支膀胱上动脉至膀胱的外上壁，沿此动脉向后追踪到脐动脉。脐动脉起自髂内动脉，将膀胱拉向内侧，可见其下外侧面有较多的网状静脉丛，称为膀胱静脉丛。在膀胱底的外上角处，有输尿管穿入膀胱壁内。在男性，输精管跨过输尿管前上方至膀胱底下部膨大而形成输精管壶腹。输精管壶腹的外侧是精囊。将二者一起拉向后下，可见到输精管与精囊排泄管合并成射精管向前下方穿入前列腺。

2. 前列腺 呈栗子形，在矢状面上可见其在膀胱颈下方，包绕尿道的第一段（前列腺部）。前列腺底的前部与膀胱颈相接，后部有左、右射精管贯穿其中。前列腺尖位于尿生殖膈上面，前列腺尖与前列腺底之间是前列腺体。前列腺表面包有结缔组织和平滑肌构成的被膜，称为前列腺囊，在囊的外侧有盆筋膜脏层构成的前列腺鞘，二者之间有前列腺静脉丛。前列腺手术时，勿伤及静脉丛，以免出血过多。

3. 子宫和阴道 正中矢状切面上，观察子宫的形态、位置及前倾、前屈位。子宫平滑肌肥厚。子宫颈管向上通向子宫腔，向下通阴道。通向阴道的口称为子宫口，未产妇的子宫口呈圆形，经产妇的子宫口呈横裂状。子宫口的前缘称前唇，后缘称后唇。阴道上端附着于子宫颈周围，下端开口于阴道前庭的后部，称阴道口，其前方为尿道外口。阴道分为前壁和后壁，前壁较短，后壁较长,前、后壁贴近,全长8～10 cm。

前、后壁的上端围绕子宫颈周围的腔隙称为阴道穹,阴道前壁与子宫颈之间的腔隙称阴道前穹,较浅;阴道后壁与子宫颈之间的腔隙称为阴道后穹,较深,其后上方毗邻直肠子宫陷凹。前、后壁与子宫颈两侧形成的腔隙称为侧部。阴道前壁的上部与膀胱底及输尿管末端相贴,不易分离。阴道前壁的下部与尿道之间借尿道阴道隔相邻;阴道后壁与直肠借直肠阴道隔相邻,两隔均由盆脏筋膜所构成。在子宫颈外侧2 cm处,见输尿管由后上向前下,从子宫动脉深面穿过。在子宫阔韧带的基底部、子宫动脉的下方,子宫颈周围结缔组织更为密集增厚,延伸到骨盆侧壁,称为子宫主韧带。子宫主韧带为防止子宫脱垂的主要韧带。

4. 直肠　在正中矢状切面上,第3骶椎以上为乙状结肠,以下为直肠,下行穿过盆膈终于肛门。直肠的两个弯曲明显,直肠骶曲与骶尾骨的曲度一致,凸向后,向后凸的最凸点距肛门7～9 cm;直肠会阴曲绕过尾骨尖转向后下方,凸向前,其向前的最凸点距肛门3～5 cm。直肠内一般有3个横襞,称为直肠横襞。

用手指伸入直肠内,在女性盆腔,向前可触及阴道和子宫,向两侧可触及输卵管和卵巢;在男性盆腔,向前可触及膀胱后面的输精管壶腹、精囊和前列腺等。在直肠末端,辨认肛柱、肛窦、肛瓣、齿状线、痔环及白线。

(八) 解剖盆部血管

在左髂窝处剥离出乙状结肠系膜内的肠系膜下动脉,分离出其终末支直肠上动脉,追踪其进入盆腔,至营养直肠的分支。髂内动脉的分支如下。

1. 闭孔动脉　自骨盆侧壁近闭孔处,自上而下找出闭孔神经、动脉和静脉。闭孔动脉起自髂内动脉前干。在闭孔动脉的前端找出其耻骨支,该支可与腹壁下动脉的耻骨支相吻合。此动脉位于腔隙韧带的内面,临床行疝修补术切开此韧带时要注意此变异动脉,以免损伤该动脉而引起大出血。

2. 髂腰动脉　常起自髂内动脉主干或其后干,分出后上升,经过腰大肌深面向外到髂窝,分布于腰大肌和髂肌。

3. 骶外侧动脉　多数从髂内动脉后干发出,常分为上、下两支,三支者也不少见。上支向内经第1或第2骶前孔入骶管,营养骶管内结构。下支较细,分出后斜向内下,在骶交感干外侧沿骶前孔内侧下降,至尾骨前面与骶正中动脉和对侧同名动脉吻合,沿途发小支自第2～4骶前孔入骶管,营养骶管内结构。

4. 臀上动脉　粗大,是髂内动脉后干的终支,经过腰骶干和第1骶神经前支之间穿出者最多,然后经梨状肌上孔出坐骨大孔,分布于臀肌。

5. 臀下动脉　粗大,常与阴部内动脉共干,自髂内动脉前干发出,也可与臀上动脉共干发出,经梨状肌和骶丛前面下降,穿第1、2或第2、3骶神经前支之间出梨状肌下孔,分布于臀大肌。

6. 阴部内动脉　多数与臀下动脉共干,自髂内动脉前干发出,较臀下动脉稍细,分出后,沿梨状肌和骶丛前面下降,穿第2～3骶神经前支之间出梨状肌下孔至臀部,再经坐骨小孔到会阴,转向前,沿坐骨肛门窝外侧壁,行于阴部管中,在此处与同名静脉和阴部神经的分支伴行,分布于肛门和会阴。

7. 直肠下动脉　起于髂内动脉前干,行于直肠侧韧带中,分布于直肠。

8. 子宫动脉　在子宫颈外侧,切开子宫阔韧带,找出起自髂内动脉前干的子宫动脉,观察该动脉与输尿管的交叉关系。

9. 膀胱上、下动脉　膀胱上动脉约在耻骨上缘平面起自脐动脉根部;膀胱下动脉多起自髂内动脉前干,位于闭孔动脉后下方,沿骨盆侧壁向后下行,营养膀胱下部、精囊腺、前列腺等。

（九）解剖盆部神经

1. 闭孔神经 自骨盆侧壁近闭孔处，找出闭孔神经。

2. 上腹下丛和盆丛 在第5腰椎前方、中线附近，用镊子仔细分离自腹主动脉丛向下延续的上腹下丛。上腹下丛向下越过骶岬分为左右两束，称为左、右腹下神经，延续到直肠的两侧参与构成盆丛。盆丛与结缔组织结合紧密，不易分离。

3. 盆内脏神经 清理观察随第2～4骶神经前支出骶前孔的3支细小的盆内脏神经，穿出后加入盆丛。在骶前孔内侧清理出骶交感干和位于尾骨前方的奇神经节。观察骶交感神经节发出的节后纤维加入盆丛。

4. 骶丛及其分支 观察及清理髂内动脉各分支后，结扎并去除与其伴行的静脉。在腰大肌内侧缘清理出腰骶干，向下清理出第1～4骶神经前支。它们斜向外下，在梨状肌前方形成骶丛。骶丛为呈三角的扁带状。其三角形的尖向外，出梨状肌下孔续为坐骨神经，是骶丛最大的神经，也是全身最长的神经。骶丛的其他分支见下肢的臀部解剖操作。

二、解剖、观察会阴

男尸先行阴茎和阴囊的解剖；女尸在平分盆部与会阴之前，先观察阴阜、大阴唇、小阴唇、阴蒂、阴道前庭、阴道口和尿道口。

（一）皮肤切口

（1）自尾骨尖沿会阴缝，环行绕过肛门和阴囊（小阴唇）至耻骨联合下缘，用解剖刀做中央纵向切口。

（2）自尾骨尖经左、右坐骨结节折向耻骨联合前缘，做"＜"形切口。

（3）将会阴皮肤翻向耻骨联合前面。

（二）解剖阴茎

（1）观察阴茎包皮和阴茎系带。

（2）沿阴茎背侧中线，纵行切开皮肤，在阴茎浅筋膜内寻找阴茎背浅静脉。

（3）按同一方向切开阴茎深筋膜，在正中线上寻找阴茎背深静脉、阴茎背动脉和阴茎背神经。

（4）横断阴茎，观察阴茎海绵体、尿道海绵体、白膜、阴茎中隔和尿道。

（三）解剖阴囊

（1）用解剖刀从阴囊缝纵行切开阴囊皮肤，观察深层的阴囊肉膜。

（2）在阴囊内找出精索，纵行切开，由外向内逐层辨认筋膜的结构和主要内容物，并追踪到睾丸。

（3）探查会阴浅隙：沿阴囊根部向坐骨结节方向切开会阴浅筋膜，将阴囊肉膜和会阴浅筋膜翻向外侧。用手指伸入会阴浅隙，摸清会阴浅筋膜和阴囊肉膜向后越过会阴浅横肌与尿生殖膈下筋膜后缘的相连状态，以及在两侧附着于耻骨弓的情况。用刀柄向腹前外侧壁的方向探查，可顺利地越过耻骨联合前面，伸到Scarpa筋膜的深面，说明会阴浅隙向前开放，通向腹前外侧壁、阴茎和阴囊。

（4）暴露睾丸鞘膜腔，手指深入腔内，探查鞘膜壁层与脏层的移行情况。

（5）观察睾丸和附睾的形态和位置关系。

（四）沿正中矢状面平分盆部与会阴

用刀背画出膀胱、直肠、子宫（女尸）和骨盆的正中线，用金属探针自尿道外口插入尿道至膀胱，标记阴茎（男尸）和男、女尿道的正中线，沿正中线锯开盆部、会阴、阴囊和阴茎，清洗直肠和膀

Note

胱(软组织可用刀先切开,再用锯子锯开骨盆)。

（五）观察尿道

在尸体的正中矢状面上辨认男性尿道的分部、狭窄、膨大和弯曲,女性尿道的毗邻关系。

（六）解剖尿生殖区（尿生殖三角）

（1）用镊子和解剖刀剥离 Colles 筋膜,显露会阴浅隙。

（2）解剖阴部神经的分支:在坐骨结节内侧的前方,找出阴部神经分出的会阴神经皮支(阴囊或阴唇后神经),以及与其伴行的会阴动脉的分支。

（3）解剖会阴浅隙内的 3 对小肌。

①会阴浅横肌:位于尿生殖三角后缘处,其肌束由坐骨结节行向会阴中心腱(会阴体)。

②球海绵体肌:肌纤维呈羽毛状,包绕尿道球和尿道海绵体后部,其最前份的纤维终止于阴茎背面。在女性,该肌围绕阴道前庭两侧,并覆盖在前庭球和前庭大腺表面,称阴道括约肌。

③坐骨海绵体肌:位于尿生殖三角的两侧,附着于耻骨下支和坐骨支,并覆盖在阴茎(蒂)脚上。

追踪会阴神经发出至上述 3 对小肌的肌支。

（4）解剖尿道球或前庭球:用解剖刀从中线切开球海绵体肌和坐骨海绵体肌,翻向外侧,显露其深面的尿道球(或前庭球)和尿道海绵体以及阴茎(蒂)脚。在女性,由前庭球的后端,解剖显露前庭大腺,腺管开口于小阴唇和处女膜间的浅沟内。

（5）用解剖刀切断尿道膜部,将尿道球(在女性可移除前庭球和前庭大腺)与尿生殖膈下筋膜分离,显露会阴膜。先观察会阴膜的形态、质地和附着,后追踪阴茎(蒂)背神经和动脉穿此筋膜前缘处,至阴茎(蒂)背部。用手将阴茎(蒂)脚从耻骨弓下剥离,显示阴茎(蒂)深动脉在阴茎(蒂)脚深面进入阴茎(蒂)海绵体内。

（6）解剖会阴深隙。

①用解剖刀沿两侧缘和后缘切开尿生殖膈下筋膜,将其翻向前,暴露会阴深隙。

②用解剖镊精细剖查会阴深隙结构。会阴深横肌位于会阴浅横肌的深面,它们之间有尿生殖膈下筋膜隔开,并有支配阴茎(蒂)的动脉和神经经过。在男性,找出围绕尿道膜部周围的尿道外括约肌和阴部内动脉至阴茎的动脉。找到尿道球动脉,沿此动脉找出埋藏于深横肌内的尿道球腺。该腺约豌豆大小,被尿道括约肌覆盖,常难以确认。清理与阴茎背神经伴行的阴茎背动脉,并在其外侧确认穿尿生殖膈下筋膜而来的阴茎(蒂)深动脉。在女性,会阴深隙内有会阴深横肌和尿道阴道括约肌等结构,男、女两性相似。

（七）解剖肛区（肛三角）

1. 此区解剖在臀区解剖完毕后进行　首先清除此区残留的皮肤和附着于骶结节韧带上的臀大肌,证实肛区的周界。

2. 解剖、观察坐骨肛门窝　用剪刀和镊子钝性分离清除坐骨结节内侧(坐骨肛门窝内)的脂肪组织,注意不要伤及横过此窝的肛血管和肛神经。

3. 解剖肛门外括约肌　用剪刀和镊子钝性分离肛管外周脂肪组织,暴露肛门外括约肌,辨认肛门外括约肌的皮下部、浅部和深部。肛门外括约肌的皮下部与皮肤紧密相连。

4. 解剖阴部内血管和阴部神经

（1）在坐骨结节内侧 3～4 cm 处,坐骨肛门窝的外侧壁,由前向后用解剖刀纵行切开阴部管,显露其中的阴部内血管和阴部神经。

（2）切断骶结节韧带下端,向上翻起,用解剖镊修洁、追踪阴部内血管和阴部神经至坐骨小孔处,观察它们经坐骨小孔进入坐骨肛门窝的情况。解剖暴露其主要分支:肛血管、肛神经、会阴神经和会阴血管。

5. 显露坐骨肛门窝各壁 用剪刀和镊子钝性修洁坐骨肛门窝内、外侧壁,注意观察覆盖于肛提肌和闭孔内肌的筋膜,注意保留窝前界会阴浅横肌及会阴深横肌后面的筋膜。最后再检查坐骨肛门窝的形态,用刀柄探查其前隐窝伸向尿生殖膈上方,后隐窝伸向臀大肌的深面,直至骶结节韧带。

案例分析

案例一 患者,女性,45岁。自觉腹部下坠,走路及下蹲时更明显,咳嗽、大便或劳动后加重,平卧休息后自动回缩,常有腰酸背痛,尿频,月经过多。现有3个子女,既往3次流产。患者形体瘦弱。妇科检查:阴道前壁中度膨出,用力加重。站位时,子宫颈在阴道内靠近阴道前庭。仰卧时子宫颈稍回缩,未达正常位置。诊断:子宫脱垂。

请思考以下问题:

(1)参与维持子宫正常位置的韧带有哪些?各有何作用?

(2)维持子宫正常位置的结构除韧带外还有哪些?

案例二 患者,无发热、腹痛、腹胀及其他不适。肛门指检:可触及质硬肿物,占据肠内壁前部。结肠镜检查:发现距肛门8 cm处直肠狭窄,可见溃疡型肿物。活检病理诊断:直肠印戒细胞癌。诊断为直肠癌(建议手术治疗)。

临床解剖学问题:

(1)从直肠的血供入手分析直肠癌手术时需注意的血管问题。

(2)从直肠的淋巴引流入手分析直肠癌手术时需注意的淋巴结切除问题。

(3)直肠癌手术应避免损伤哪些重要结构?

案例三 患者,男性,32岁,建筑工人,因施工时在钢梁上行走,不慎失足骑跨在钢梁上,当时感到会阴部剧烈疼痛。以"骑跨伤2 h"急诊入院。检查见患者面色苍白,出冷汗,脉搏快而细弱;会阴部肿胀,皮下血肿,可见瘀斑,阴囊、阴茎及小腹部亦出现肿胀及皮下淤血。患者排尿困难,尿道口有血滴,导尿管不能插入,X线尿道造影显示造影剂自尿道外渗。诊断为尿道球部破裂。

分析:

(1)男性尿道可分为几部分?

(2)为什么骑跨伤会引起尿道球部破裂?

(3)尿道球部破裂时尿液会渗到什么部位?为什么?

(4)手术修补破裂的尿道应做何切口?须经哪些层次方可显露尿道?

(5)手术中应注意勿损伤哪些结构?

重点名词中英文

盆部(pelvis)

会阴(perineum)

盆膈(pelvic diaphragm)

直肠(rectum)

膀胱(urinary bladder)

前列腺(prostate)

子宫(uterus)

卵巢(ovary)

185

输卵管(uterine tube)

阴道(vagina)

输精管(ductus deferens)

射精管(ejaculatory duct)

精囊(seminal vesicle)

耻骨弓(pubic arch)

坐骨结节(ischial tuberosity)

肛管直肠环(anorectal ring)

坐骨肛门窝(ischioanal fossa)

阴部管(pudendal canal)

尿生殖膈(urogenital diaphragm)

会阴中心腱（perineal central tendon)

精索(spermatic cord)

会阴浅隙(superficial perineal space)

会阴深隙(deep perineal space)

参 考 文 献

[1]　罗亚非. 以临床为导向的局部解剖学教学法探讨[J]. 局解手术学杂志,2007,16(5):344-345.

[2]　石小田,郭宇,林威威,等. 臀腰部穿支皮瓣血管铸型的研制与应用[J]. 解剖学研究,2012,34(1):73-76.

[3]　陈嗣. 低频神经肌肉电刺激治疗阴茎高敏感性早泄的临床应用研究[D]. 合肥:安徽医科大学,2023.

[4]　张燕,庞小东,吕新光. 磁共振在肛门直肠周围脓肿、肛瘘诊断中的应用价值[J]. 临床医学研究与实践,2021,6(32):124-126.

(赵 微 张 鹏)

Note

第六章 脊柱区

教学目标

知识目标：了解脊柱区境界与分区、体表标志、皮肤及浅筋膜的特点。熟悉皮神经的分布及浅层血管，脊柱区浅、深肌肉层次、枕下三角、听诊三角、腰上三角、腰下三角。掌握胸腰筋膜、脊柱区深部的血管和神经、椎管的层次结构、椎静脉丛、椎管各壁的组成结构、脊髓的被膜、脊膜腔和脊髓的血管。

能力目标：①动手能力：能熟练利用各种器械完成脊柱区的解剖操作，寻找并分离血管、神经、肌肉、筋膜等组织结构。②团结协作能力：小组各成员能分工合作、密切配合，完成每次的解剖任务。③临床病例分析能力：学习解剖脊柱区后能对相关临床病例进行初步分析，并能简单提出些手术方案。

素质目标：通过本章的学习，能够结合脊柱区常见疾病和临床相关应用（如腰椎间盘突出、颈椎病、椎骨骨折等疾病）激发学生的学习兴趣，培养他们终身学习和吃苦耐劳的优秀品质，强化他们救死扶伤的医学人文素养及为人民服务的意识。

第一节 概　　述

一、境界与分区

脊柱区（vertebral region）也称背区，是指脊柱及其后方和两侧软组织共同组成的区域，包括项区（nuchal region）、胸背区（thoracodorsal region）、腰区（lumbar region）和骶尾区（region）四部分。

（一）境界

脊柱区上界为枕外隆凸和上项线，下至尾骨尖。两侧自上而下分别为斜方肌前缘、三角肌后缘、腋后襞与胸壁交界处、腋后线、髂嵴后份、髂后上棘至尾骨尖的连线。

（二）分区

脊柱区自上而下可分为项、胸背区、腰区、骶尾区。项区上界为枕外隆凸和上项线，下界为第7颈椎棘突至肩峰的连线；胸背区上界为项区的下界，下界为第12胸椎棘突、第12肋下缘与第11肋前份的连线；腰区上界为胸背区下界，下界为两髂嵴后部与两髂后上棘的连线；骶尾区是两髂后上棘与尾骨尖三点连线所围成的三角区。

Note

187

二、表面解剖

1. 棘突（spinous process）　在后正中线上可摸到大部分椎骨的棘突。第 7 颈椎棘突较长，末端不分叉，常作为确认椎骨序数的标志；胸椎棘突向后下倾斜，呈叠瓦状；腰椎棘突呈水平位，可摸到相邻棘突间较宽的间隙，临床上多在第 3、4 腰椎棘突间隙穿刺抽取脑脊液或做蛛网膜下腔阻滞，第 4 腰椎棘突平两侧髂嵴的最高点；骶椎棘突融合成骶正中嵴（图 6-1）。

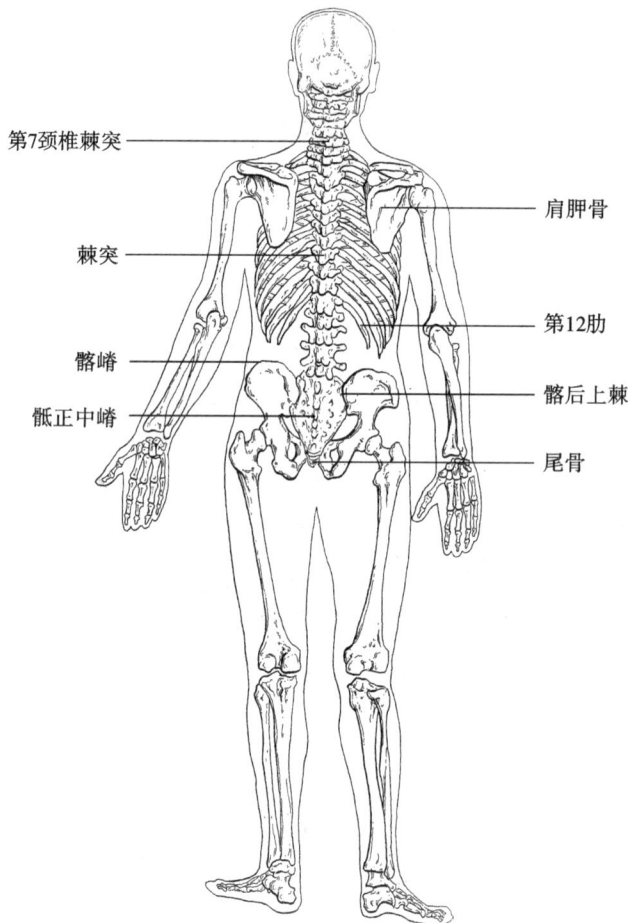

第7颈椎棘突
肩胛骨
棘突
第12肋
髂嵴
髂后上棘
骶正中嵴
尾骨

图 6-1　背部的体表标志

2. 骶管裂孔（sacral hiatus）和骶骨（sacrum）　骶正中嵴下端，第 4、5 骶椎背面的切迹与尾骨围成骶管裂孔（椎管的下口）。骶管裂孔两侧向下的突起为骶角（sacral cornu），易触及，常作为骶管麻醉的定位标志。骶正中嵴外侧的隆嵴为骶外侧嵴，是经骶后孔做骶神经阻滞麻醉的标志。

3. 尾骨（coccyx）　位于骶骨下方，肛门后方，由四块退化的尾椎融合而成，尾骨尖可在肛门后方 2.5 cm 处臀沟内扪及。

4. 髂嵴（iliac crest）和髂后上棘（posterior superior iliac spine）　髂嵴为髂骨翼的上缘。两侧髂嵴最高点的连线平对第 4 腰椎棘突，髂嵴后端的突起为髂后上棘，两侧髂后上棘的连线平第 2 骶椎棘突。左、右髂后上棘与第 5 腰椎棘突和尾骨尖的连线构成一菱形区；当腰椎或骶、尾椎骨折或骨盆畸形时，菱形区会变形。

5. 第 12 肋　竖脊肌外侧可触及此肋，有时甚短，易将第 11 肋误认为第 12 肋。在腰部做切口时尤其要注意，如切口过高，有损伤胸膜的可能。

6. 肩胛冈（spine of scapula）　为肩胛骨背面高耸的骨嵴。两侧肩胛冈内侧端的连线平第 3 胸椎棘突，外侧肩峰是肩部的最高点。

7. 肩胛骨下角（inferior angle of scapula） 上肢下垂时,平对第 7 肋,易于触及。两侧肩胛骨下角的连线平对第 7 胸椎棘突。

8. 肋脊角（costovertebra angle） 为竖脊肌外侧缘与第 12 肋的夹角,该角深部有肾。当肾发生疾病时,该处常有叩击痛或压痛。肋脊角是肾囊封闭常用的进针部位。

第二节 软组织层次结构

脊柱区由浅入深有皮肤、浅筋膜、深筋膜、肌层、血管神经等软组织和脊柱、椎管及内容物等结构。

一、浅层结构

(一) 皮肤

皮肤厚而致密,移动性小,有较丰富的毛囊和皮脂腺,是疖肿和皮脂腺囊肿的好发部位。

(二) 浅筋膜

背部的浅筋膜与身体其他部位的浅筋膜相延续,但致密而厚实,含有较多脂肪,并有许多结缔组织纤维束与深筋膜相连。项区上部的浅筋膜含纤维较多,故特别坚韧,腰区的浅筋膜可分为两层,其间含有丰富的脂肪组织。

(三) 皮神经

脊柱区的皮神经均来自脊神经后支,呈带状分布(图 6-2)。

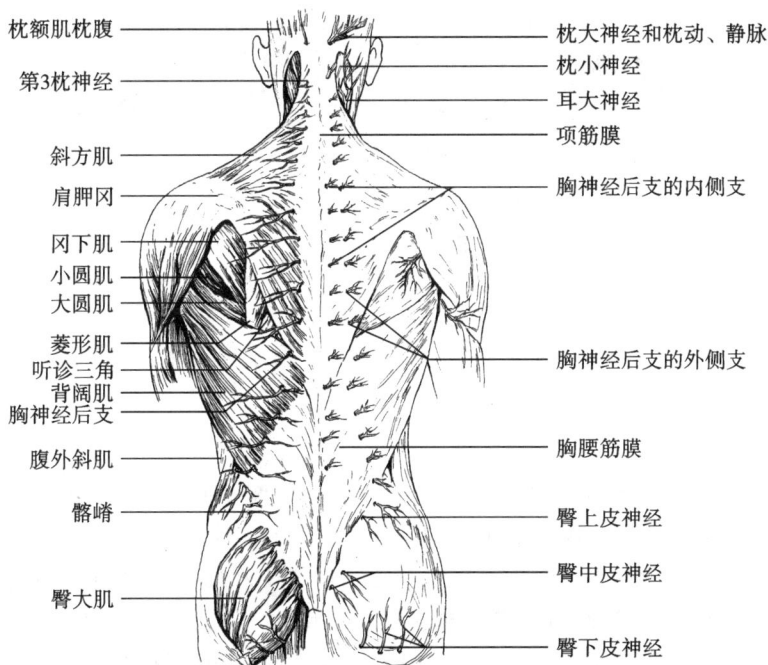

图 6-2　背肌及皮神经

1. 项区 颈神经后支较为粗大的皮支有枕大神经和第 3 枕神经。枕大神经（greater occipital nerve)是第 2 颈神经后支的分支,在斜方肌起点上项线下方浅出,伴枕动脉的分支上行,分布于枕部皮肤。第3枕神经(third occipital nerve)是第3颈神经后支的分支,穿斜方肌浅出,分布于项区上部的皮肤。

2. 胸背区和腰区　胸背区和腰区的皮神经是胸神经与腰神经后支的皮支,在棘突两侧浅出,上部分支几乎向外水平走行;下部分支斜向外下,分布至胸背区和腰区的皮肤。第12胸神经后支的分支可分布至臀区。第1～3腰神经后支的外侧分支组成臀上皮神经(superior clunial nerves),穿胸腰筋膜浅出,越过髂嵴分布于臀区上部。臀上皮神经在髂嵴上方浅出且比较集中,此部位在竖脊肌外侧缘附近。当急性腰扭伤时易损伤该神经,是腰腿痛的常见病因之一。

3. 骶尾区　骶、尾神经后支的分支分别穿臀大肌起始部浅出,分布至骶尾区的皮肤。其中第1～3骶神经后支的皮支组成臀中皮神经。

(四)浅血管

项区的浅动脉主要为颈浅动脉、枕动脉和肩胛背动脉等的分支;胸背区为肋间后动脉、肩胛背动脉和胸背动脉等的分支;腰区为腰动脉的分支;骶尾区为臀上、下动脉等的分支。各动脉均有伴行的静脉,并多与上述皮神经伴行。

二、深筋膜

脊柱区的深筋膜分深、浅两层。浅层薄弱,覆盖在斜方肌、背阔肌表面。深层很发达,在项区的为项筋膜(nuchal fascia)。骶尾区的深筋膜与骶骨背面的骨膜相愈着。第12肋与髂嵴之间的深筋膜增厚,并分为前、中、后三层(图6-3),被称为胸腰筋膜(thoracolumbar fascia)。

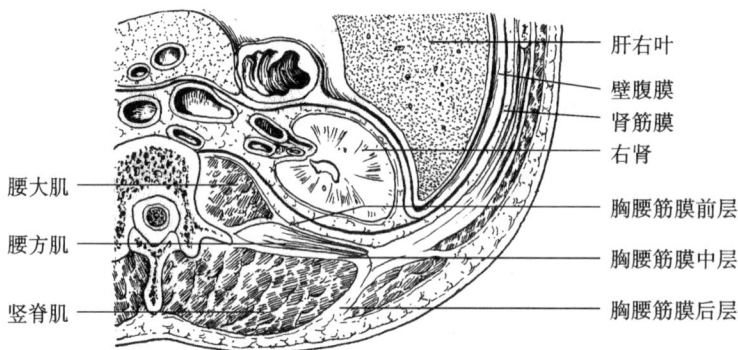

图6-3　胸腰筋膜

(一)项筋膜

项筋膜深层位于斜方肌深面,包裹夹肌和半棘肌,内附于项韧带,上附于上项线,向下移行为胸腰筋膜后层。

(二)胸腰筋膜

胸腰筋膜后层覆于竖脊肌的后面,与背阔肌和下后锯肌腱膜相附着,向上续于项筋膜,向下附于髂嵴,内侧附于腰椎棘突和棘上韧带,外侧在竖脊肌外侧缘与中层附着,形成竖脊肌鞘。胸腰筋膜中层位于竖脊肌与腰方肌之间,内侧附于腰椎横突尖和横突间韧带,外侧在腰方肌外侧缘与前层附着,形成腰方肌鞘,并作为腹横肌起始部的腱膜,向上附于第12肋下缘,向下附于髂嵴;中层上部张于第12肋与第1腰椎横突之间的部分,增厚形成腰肋韧带(lumbocostal ligament)。在肾手术时,切断此韧带可加大第12肋的活动度,便于暴露肾脏。胸腰筋膜前层位于腰方肌前面,又称腰方肌筋膜,内侧附于腰椎横突尖,向下附于髂腰韧带和髂嵴后份,上部增厚形成内、外侧弓状韧带。

在剧烈活动时,项筋膜和胸腰筋膜可被扭伤,尤以腰部的胸腰筋膜损伤多见,是腰背部疼痛的原因之一。

三、肌层

脊柱区的肌可分为浅层肌、中层肌和深层肌。

（一）斜方肌

斜方肌（trapezius）为浅层肌，是位于项区和胸背区上部宽大的扁肌，由副神经支配。肌的血供丰富，主要来自颈浅动脉和肩胛背动脉，其次来自枕动脉和肋间后动脉。该肌可供肌瓣或肌皮瓣做移植。

（二）背阔肌

背阔肌（latissimus dorsi）为浅层肌，是位于胸背区下部和腰区浅层较宽大的扁肌，由胸背神经支配。血液供应主要来自胸背动脉、肋间后动脉以及腰动脉的分支，以肩胛线为界，其外侧由胸背动脉分支供血，内侧由肋间后动脉供血。在临床上，该肌可以胸背动脉为蒂，做成转移或游离肌瓣或者肌皮瓣。

（三）竖脊肌

竖脊肌（erector spinae）为深层肌，位于上后锯肌、下后锯肌和脊柱区深筋膜的深面，是背深肌中最长、最粗大的肌，以腰部和下胸部最为明显，由脊神经后支呈节段性支配。依照肌纤维的位置和起止点，竖脊肌可分为外侧的髂肋肌、中间的最长肌和内侧的棘肌（图 6-4）。

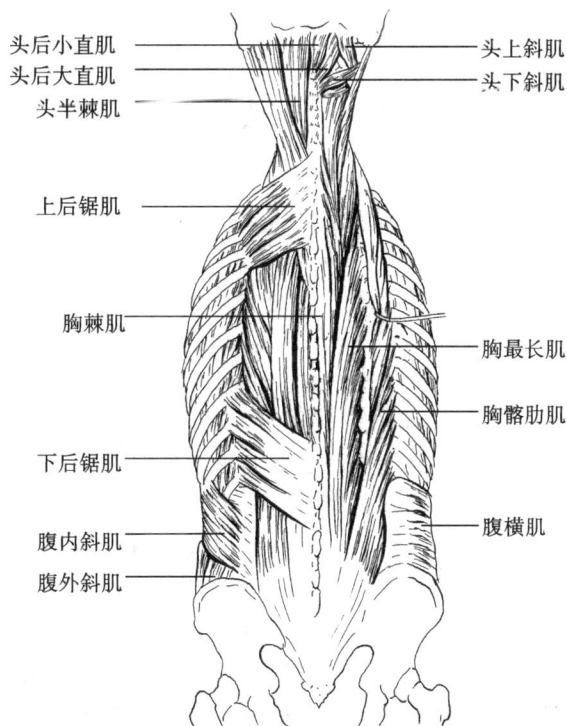

图 6-4 竖脊肌

（四）其他背肌及相关局部结构

背部还有浅层的腹外斜肌后部，中层的肩胛提肌、菱形肌、上后锯肌和下后锯肌，以及深层的夹肌、横突棘肌等。

由脊柱区的肌形成的重要三角如下。

Note

1. 枕下三角(suboccipital triangle) 由枕下肌围成的三角。其内上界为头后大直肌,外上界为头上斜肌,外下界为头下斜肌。三角的底为寰枕后膜和寰椎后弓,浅面借致密的结缔组织与头夹肌和头半棘肌相贴,枕大神经行走于其间;同时三角内有枕下神经和椎动脉经过。椎动脉穿寰椎横突孔后转向内侧,行走于寰椎后弓上面的椎动脉沟内,再穿寰枕后膜进入椎管,最后经枕骨大孔入颅。

颈椎的椎体钩发生骨质增生或枕下肌痉挛可压迫椎动脉,同时头部过分向后旋转也可延长椎动脉在枕下三角的行程,引起脑供血不足。枕下神经是第1颈神经的后支,在椎动脉与寰椎后弓之间穿出,行经枕下三角,支配枕下肌(图6-5)。

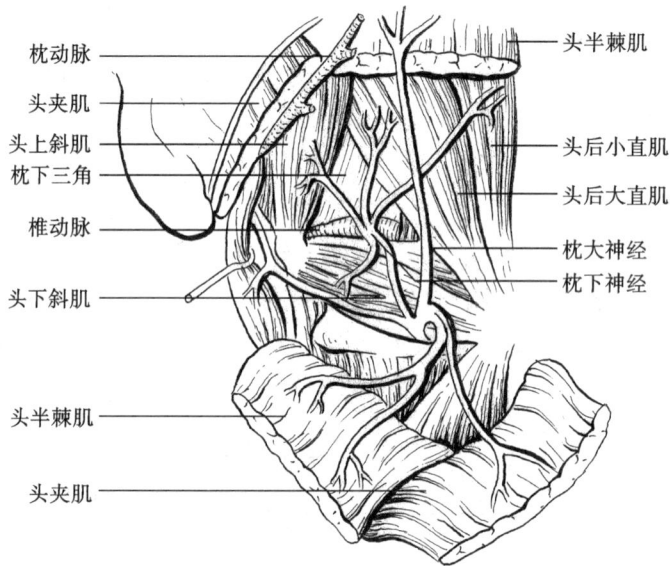

图中标注(从左上到左下):枕动脉、头夹肌、头上斜肌、枕下三角、椎动脉、头下斜肌、头半棘肌、头夹肌

图中标注(右侧):头半棘肌、头后小直肌、头后大直肌、枕大神经、枕下神经

图6-5 枕下三角

2. 听诊三角(triangle of auscultation) 也称肩胛旁三角,位于斜方肌的外下缘和肩胛骨下角之间。其内上界为斜方肌外下缘,外侧界为肩胛骨脊柱缘,下界为背阔肌上缘(图6-2)。底为薄层脂肪组织、深筋膜和第6肋间隙,表面覆以皮肤和浅筋膜,是胸背区听诊呼吸音最清晰的部位。当肩胛骨向前外移位时,该三角的范围会扩大。

3. 腰上三角(superior lumbar triangle) 位于背阔肌深面,第12肋与竖脊肌的夹角内。其内侧界为竖脊肌外侧缘,上界为第12肋下缘,外下界为腹内斜肌后缘。有时下后锯肌在第12肋的附着处与腹内斜肌后缘较近,因此下后锯肌也参与构成一个边,共同围成一个四边形的间隙。三角的底为腹横肌起始部的腱膜,腱膜深面有3条与第12肋平行排列的神经。自上而下依次为肋下神经(subcostal nerve)、髂腹下神经(iliohypogastric nerve)和髂腹股沟神经(ilioinguinal nerve)。腱膜的前方有肾和腰方肌。此三角为肾手术的腹膜外入路,手术时应注意保护上述3条神经。第12肋前方与胸膜腔相邻,为扩大手术视野,常需切断腰肋韧带,将第12肋拉向上方,此时应保护好胸膜,以免损伤造成气胸。腰上三角是腹后壁的薄弱区之一,腹腔器官若经此三角向后突出,则形成腰疝;肾周围脓肿可在此切开引流。

4. 腰下三角(inferior lumbar triangle) 位于腰区下部,由髂嵴、腹外斜肌后缘和背阔肌前缘围成。腰下三角的底为腹内斜肌,表面覆有皮肤和浅筋膜。此三角为腹后壁的一个薄弱区,亦可形成腰疝。在右侧,三角前方与阑尾和盲肠相对应。当出现盲肠后位阑尾炎时,此三角可有明显压痛(图6-6)。

Note

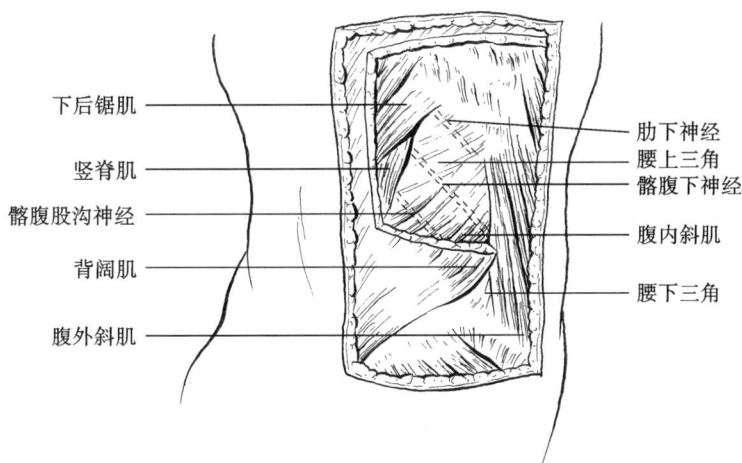

图 6-6　腰上、下三角

四、深部血管与神经

（一）动脉

项区主要由椎动脉、肩胛背动脉和枕动脉等供血；胸背区由肋间后动脉、胸背动脉和肩胛背动脉等供血；腰区由腰动脉和肋下动脉等供血；骶尾区由臀上、下动脉等供血。

1. 椎动脉（vertebral artery）　为锁骨下动脉的分支，全程可分四段。第 1 段由起始处至穿第 6 颈椎横突孔以前，见于颈部；第 2 段穿经第 6 至第 1 颈椎横突孔，有椎静脉丛伴行；第 3 段经枕下三角和枕骨大孔入颅；第 4 段为颅内段（图 6-7）。

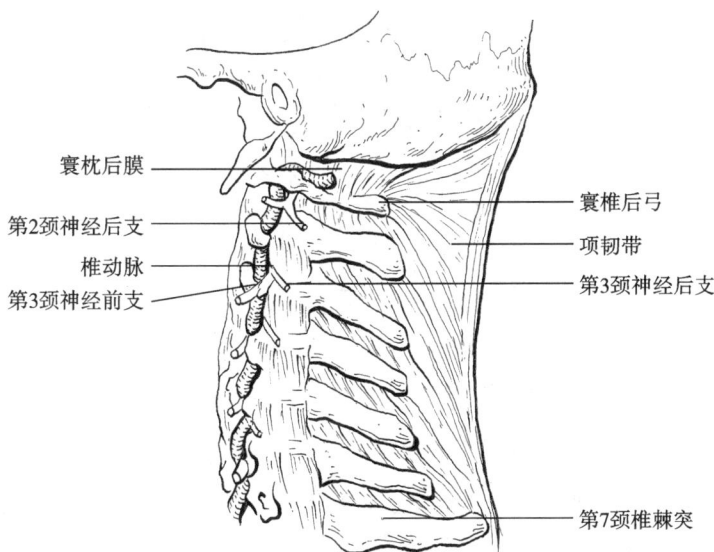

图 6-7　椎动脉

椎动脉旁有丰富的交感神经丛，颈椎骨质增生可导致第 2 段椎动脉受压迫，引起颅内供血不足，即所谓的椎动脉型颈椎病。

2. 枕动脉（occipital artery）　为颈外动脉的分支，向后上经乳突内面进入项区，在夹肌深面和半棘肌外侧缘处，越过枕下三角分出数支。主干继续向上至上项线高度，在斜方肌与胸锁乳突肌止点之间浅出，与枕大神经伴行，分布至枕部。分支中有一较大的降支，向下分布至项区各肌，

Note

并与椎动脉和肩胛背动脉等分支相互吻合,形成动脉网。

3. 肩胛背动脉(dorsal scapular artery) 起自锁骨下动脉或甲状颈干,向外侧穿过或越过臂丛,经中斜角肌前方至肩胛提肌深面,与同名神经伴行转向内下,在菱形肌深面下行,分布至项肌、背肌和肩带肌,并参与形成肩胛动脉网。有时肩胛背动脉与颈浅动脉共干起自甲状颈干,该共干称颈横动脉(transverse cervical artery)。

4. 胸背动脉(thoracodorsal artery) 肩胛下动脉的终支之一,沿肩胛骨外侧缘在背阔肌和前锯肌之间下行,支配邻近的肌。

5. 颈深动脉 锁骨下动脉肋颈干的分支,经第7颈椎横突与第1肋颈之间达项部,在头半棘肌深面上行,与枕动脉的降支吻合。

(二)静脉

脊柱区深静脉与动脉伴行。项区静脉汇入椎静脉、颈内静脉或锁骨下静脉;胸背区静脉经肋间后静脉汇入奇静脉、锁骨下静脉或腋静脉;腰区静脉经腰静脉汇入下腔静脉;骶尾区静脉经臀区静脉汇入髂内静脉。脊柱区深静脉可通过椎静脉丛,广泛地与椎管内外、颅内以及盆部等处的深静脉相交通。

(三)神经

脊柱区神经主要来自31对脊神经后支、副神经、胸背神经和肩胛背神经。

脊神经后支(posterior ramus of spinal nerve) 较前支细小,自椎间孔处出来后,分为后内侧支和后外侧支,支配脊柱区皮肤和深层肌(图6-8),脊神经后支分布的节段性明显,故手术中横断背深层肌时,不会引起肌肉瘫痪。

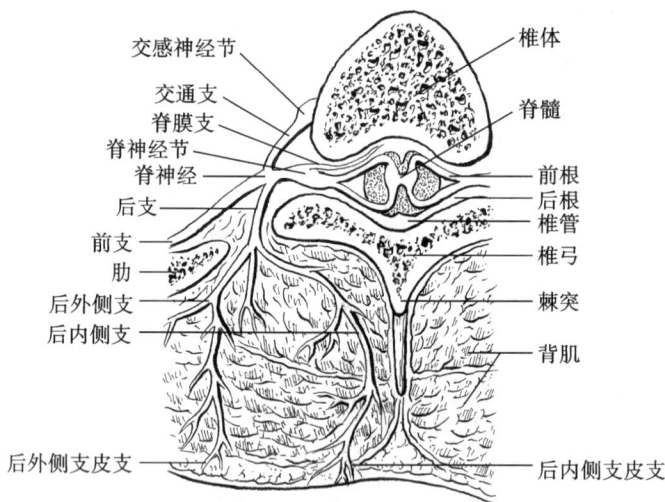

图 6-8 脊神经后支

第1、2、3颈神经后支分别为枕下神经、枕大神经、第3枕神经,此三支神经在前面已有详细的论述。

腰神经后支向后行,绕下位椎骨下关节突外侧,经腰神经后支骨纤维孔至横突间肌内侧缘,分为后内侧支和后外侧支。后内侧支在下位椎骨上关节突根部的外侧斜向后下,经腰神经后内侧支骨纤维管至椎弓板后面转向下行,分布至背深肌和脊柱的关节突关节等结构。第5腰神经后内侧支经第5腰椎下关节突的下方向内下行;后外侧支在下位横突背面进入竖脊肌,然后两支在肌的不同部位穿胸腰筋膜浅出,斜向外下行。第1~3腰神经的后外侧支参与组成臀上皮神经,跨越髂嵴后部达臀区上部。

骨纤维孔:又称腰神经后支骨纤维孔,该孔位于椎间孔的后外方,开口向后,与椎间孔的方向垂直。其上外侧界为横突间韧带的内侧缘，内侧界为下位椎骨上关节突的外侧缘，下界为下位椎骨横突的上缘。骨纤维孔的体表投影相当于同序数腰椎棘突外侧下述两点的连线上：上位点在第1腰椎平面后正中线外侧2.3cm，下位点在第5腰椎平面后正中线外侧3.2cm，骨纤维孔内有脊神经后支通过。

骨纤维管：又称腰神经后内侧支骨纤维管，该管位于腰椎乳突与副突间的骨沟处，自外上斜向内下，由前、后、上、下四壁构成。前壁为乳突副突间沟，后壁为上关节突副突韧带，上壁为乳突，下壁为副突。管的前、上、下壁为骨质，后壁为韧带，故称为骨纤维管。但有时后壁韧带骨化，则形成完全的骨管。骨纤维管的体表投影在同序数腰椎棘突下外方的两点连线上：上位点在第1腰椎平面后正中线外侧约2.1cm，下位点在第5腰椎平面后正中线外侧约2.5cm，管内有腰神经后内侧支通过。

第三节 椎管及其内容物

一、椎管

椎管（vertebral canal）是由椎骨的椎孔和骶骨的骶管借骨连接形成的骨纤维性管道，上续枕骨大孔与颅腔相通，下达骶管裂孔。椎管的前壁由椎体后面、椎间盘后缘和后纵韧带构成；后壁为椎弓板、黄韧带和关节突关节；两侧壁为椎弓根和椎间孔（图6-9）。椎管骶段由融合的骶椎椎孔连成，所以完全是骨性管道。

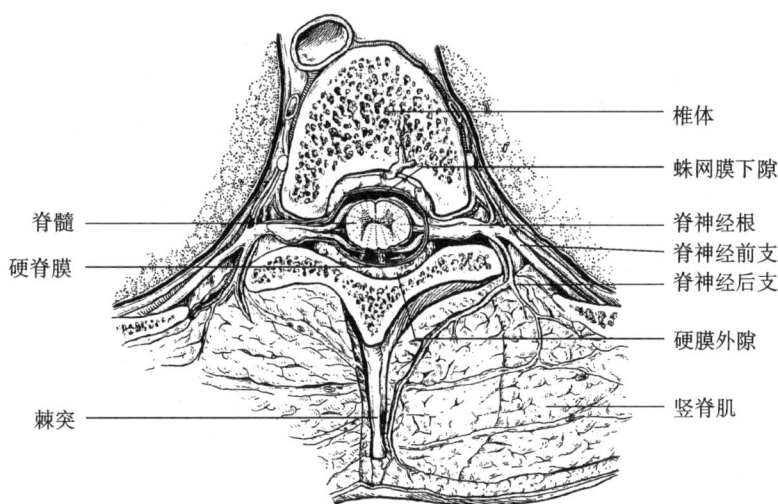

图6-9 椎管及内容物（第三腰椎平面，上面观）

在横断面上，各段椎管管腔的形态和大小不完全相同。颈段上部近似圆形，往下逐渐演变为三角形；胸段大致呈椭圆形；腰段上、中部由椭圆形逐渐演变为三角形；腰段下部椎管的外侧部逐渐出现侧隐窝，使椎管呈三叶草形；骶段是扁三角形。构成椎管壁的任何结构发生病变，如椎体骨质增生、椎间盘突出等，都可使椎管管腔变形或变窄，压迫其内容物而引起一系列症状。

二、脊髓的被膜和脊膜腔

脊髓表面覆有三层被膜，由外向内分别为硬脊膜、脊髓蛛网膜和软脊膜。各层被膜间及硬脊膜与椎管骨膜间均存在腔隙，由外向内依次是硬膜外隙、硬膜下隙和蛛网膜下隙（图6-10）。

硬脊膜
脊髓蛛网膜

脊神经根丝

齿状韧带

软脊膜

图 6-10　脊髓的被膜

（一）被膜

1. 硬脊膜（spinal dura mater） 由致密结缔组织构成，厚而坚韧，形成一长筒状的硬脊膜囊。上方附于枕骨大孔边缘，与硬脑膜内层相续；向下在第2骶椎高度形成盲端，并借终丝附于尾骨。硬脊膜囊内有脊髓、马尾和31对脊神经根，硬脊膜在脊神经根表面延续形成神经外膜，并与椎间孔周围的结缔组织紧密相连，起固定作用。

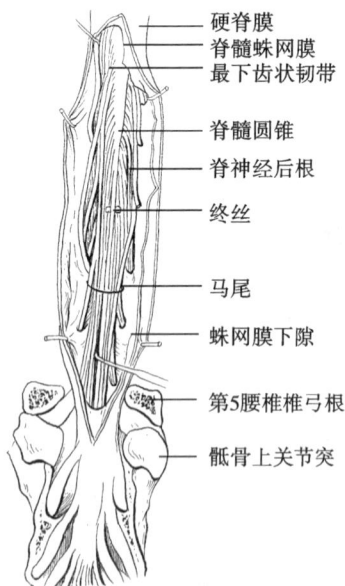

硬脊膜
脊髓蛛网膜
最下齿状韧带

脊髓圆锥

脊神经后根

终丝

马尾

蛛网膜下隙

第5腰椎椎弓根

骶骨上关节突

图 6-11　脊髓蛛网膜下端

2. 脊髓蛛网膜（spinal arachnoid mater） 薄而半透明，向上与脑蛛网膜相续，向下平第2骶椎高度成一盲端，有终丝通过。此膜发出许多结缔组织小梁，与软脊膜相连（图6-11）。

3. 软脊膜（spinal pia mater） 紧贴脊髓表面，柔软并富含血管，向上与软脑膜相续，向下在脊髓下端延为终丝。在脊髓两侧，软脊膜增厚并向外突，形成齿状韧带（denticulate ligament）。齿状韧带为软脊膜向两侧伸出的三角形结构，介于脊神经前、后根之间（图6-10）。其外侧缘形成三角形齿尖，与硬脊膜相连，可维持脊髓正常位置。

（二）脊膜腔

1. 硬膜外隙（epidural space） 是位于椎管骨膜与硬脊膜之间的窄隙，其内填有脂肪组织、椎内静脉丛、脊神经脊膜支和淋巴管等结构，并有脊神经根及其伴行血管通过，正常时呈负压（图6-9）。此隙上端起自枕骨大孔，下端终于骶管裂孔。硬脊膜紧密附着于枕骨大孔边缘，故此隙与颅内腔隙并不交通。临床硬膜外麻醉即将药物注入此隙，以阻滞硬膜外隙内的脊神经根。

硬膜外隙被脊神经根分为前、后两隙。前隙窄小，后隙较大，内有脂肪、静脉丛和脊神经根等结构。在中线上，前隙有疏松结缔组织连于硬脊膜与后纵韧带之间，后隙有纤维隔连于椎弓板与硬脊膜后面。这些纤维结构在颈段和上胸段出现率较高，有时较致密，可能是硬膜外麻醉时出现单侧麻醉或麻醉不全的原因。

骶段硬膜外隙上大下小,前宽后窄,硬脊膜紧靠骶管后壁,间距仅为 0.10～0.15 cm,因此骶管麻醉时应注意进针的角度。硬脊膜囊平第 2 骶椎高度处变细,裹以终丝,其前、后有结缔组织纤维索将其连于骶管前、后壁,且结合较紧,似有中隔作用,而且隙内充满脂肪。这可能是骶管麻醉有时也会出现单侧麻醉的原因。

在骶管内,骶神经(根)列于硬膜外隙内,包被由硬脊膜延伸而成的神经鞘。第 1～3 骶神经鞘较厚,周围脂肪较多,可能是骶神经麻醉不全的解剖因素。骶管裂孔至终池下端的距离平均为 5.7 cm(图 6-12)。

图 6-12 骶管及内容物

椎静脉丛(vertebral venous plexus)分椎内静脉丛和椎外静脉丛(图 6-13)。椎内静脉丛位于椎骨骨膜与硬脊膜之间。椎外静脉丛位于椎体的前方、椎弓及其突起的后方,在寰椎与枕骨之间较为发达,为枕下静脉丛。椎内和椎外静脉丛互相吻合,无瓣膜,收集脊柱、脊髓以及附近肌的静脉血注入椎静脉、肋间后静脉、腰静脉和骶外侧静脉。向上与颅内的横窦、乙状窦等相通,向下与盆腔的静脉广泛吻合。由于椎静脉丛沟通广泛,某些盆腔、腹腔和胸腔感染可通过椎静脉丛侵入颅内。

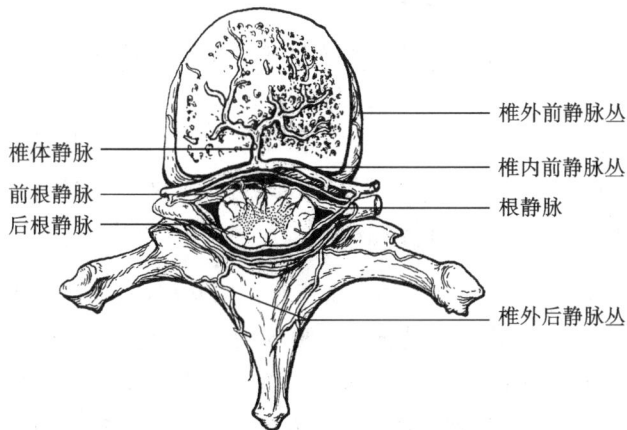

图 6-13 椎静脉丛

2. 硬膜下隙(subdural space)　位于硬脊膜与脊髓蛛网膜之间的潜在腔隙,内有少量液体,与脊神经周围的淋巴隙相通。

3. 蛛网膜下隙(subarachnoid space)　位于脊髓蛛网膜与软脊膜之间。蛛网膜下隙内充满脑脊液,向上经枕骨大孔与颅内蛛网膜下隙相通,向下达第2骶椎高度。脊髓蛛网膜向两侧包裹脊神经根形成含有脑脊液的脊神经周围隙。蛛网膜下隙在第1腰椎至第2骶椎高度扩大,形成终池(terminal cisterna),池内有马尾(cauda equina)和终丝(filum terminale)。

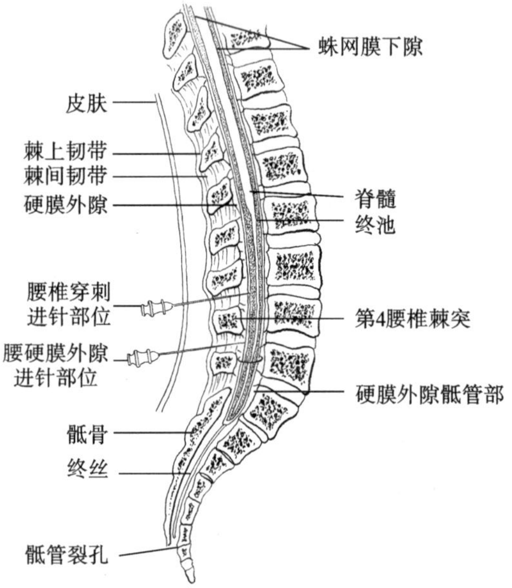

图 6-14　腰椎穿刺部位

成人脊髓下端约平第1腰椎下缘,而马尾浸泡在终池的脑脊液中,故在第3~4或第4~5腰椎间隙进行腰椎穿刺或麻醉,将针穿至终池,一般不会损伤脊髓和马尾(图6-14)。

小脑延髓池(cerebellomedullary cistern)属颅内的蛛网膜下隙。临床进行穿刺是在项部后正中线上,从枕骨下方或第2颈椎棘突上方进针,经皮肤、浅筋膜、深筋膜、项韧带、寰枕后膜、硬脊膜和蛛网膜而到达小脑延髓池。成人由皮肤至寰枕后膜的距离为4~5cm。穿刺针穿经寰枕后膜时有阻挡感,当出现落空感时,表明针已进入小脑延髓池,此时有脑脊液流出;穿刺时应注意进针的深度,以免损伤延髓。

三、脊神经根

(一) 行程和分段

脊神经根丝离开脊髓后,即横行或斜行于蛛网膜下隙,到达相应的椎骨平面汇成脊神经前根和后根,穿蛛网膜囊和硬脊膜囊,行于硬膜外隙中。两根在椎间孔处合成脊神经。脊神经根在硬脊膜囊内的一段,为蛛网膜下隙段;穿出硬脊膜囊的一段,为硬膜外段。

(二) 脊神经根与脊髓被膜的关系

脊神经根离开脊髓时覆以软脊膜,当穿脊髓蛛网膜和硬脊膜时,便带出此二膜,形成蛛网膜鞘和硬脊膜鞘。此三层被膜向外达椎间孔处,与脊神经外膜、神经束膜和神经内膜相延续。蛛网膜下隙可在神经根周围向外侧延伸,至脊神经节近端附近,一般逐步封闭消失。有时可继续沿神经根延伸,如果此时进行脊柱旁注射,药液就可能由此进入蛛网膜下隙的脑脊液内。

(三) 脊神经根与椎间孔、椎间盘的关系

脊神经根的硬膜外段较短,借硬脊膜鞘紧密连于椎间孔周围,以固定硬脊膜囊和保护鞘内的神经根不受牵拉;此段在椎间孔处最易受压。下腰部的脊神经根先在椎管的侧隐窝内斜向下方行走一段距离后,再紧贴椎间孔的上半部分出孔,临床上椎间盘向后外侧突出、黄韧带肥厚、椎体边缘及关节突骨质增生可造成椎间管或神经根管狭窄,从而压迫脊神经根,临床手术减压主要解决这些问题。

椎间盘突出时,为了减轻受压脊神经根的刺激,患者通常处于强迫的脊柱侧弯体位。此时脊

柱侧弯的方向,取决于椎间盘突出的部位与受压脊神经根的关系。当椎间盘突出而从内侧压迫脊神经根时,脊柱将弯向患侧;而椎间盘突出而从外侧压迫脊神经根时,脊柱将弯向健侧。有时,椎间盘突出患者会出现左右交替性脊柱侧弯现象,其原因可能是突出椎间盘组织的顶点正好压迫了脊神经根。对于这样的患者,无论脊柱侧弯弯向何方,均可暂时缓解突出椎间盘对脊神经根的压迫(图6-15)。

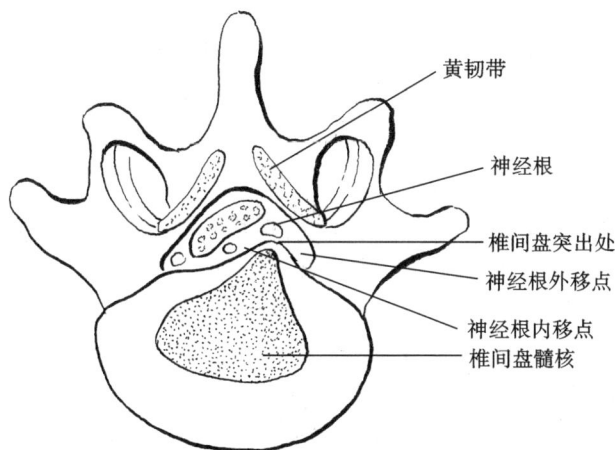

图 6-15　椎间盘突出与交替性脊柱侧弯

四、脊髓的血管

(一)动脉

脊髓的动脉有两个来源,即起自椎动脉的脊髓前、后动脉和节段性动脉(如颈升动脉、肋间后动脉、腰动脉等)的根动脉(图6-16)。

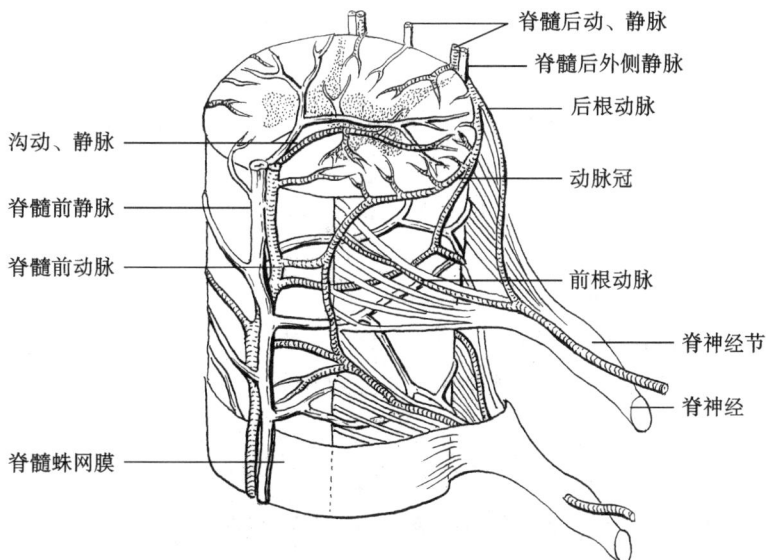

图 6-16　脊髓的血管

1. 脊髓前动脉(anterior spinal artery)　由椎动脉末段发出,向内下行一小段距离后在延髓腹侧合为一干,沿前正中裂下行至脊髓下端,沿途发出分支营养脊髓灰质(后角后部除外)和侧索、前索的深部。行程中常有狭窄甚至中断，其供应范围主要是第 1～4 颈节，第 5 颈节以下则主要由节段性动脉营养。脊髓前动脉在脊髓下端变细，于脊髓圆锥高度向侧方发出圆锥吻合动脉，向后与脊髓后动脉吻合。圆锥吻合动脉在脊髓动脉造影时是确定脊髓圆锥平面的标志之一。

2. 脊髓后动脉（posterior spinal artery）　起自椎动脉颅内段，斜向后内下，经枕骨大孔出颅后沿脊髓后外侧沟下行，有时在下行中两动脉合为一干行走一段，沿途发出分支，互相吻合成网，营养脊髓后角的后部和后索。

3. 脊髓根动脉（spinal radicular artery）　起自节段性动脉的脊支，分为颈段、胸段、腰段和骶尾段。颈段主要来自椎动脉颈段和颈升动脉等；胸段来自肋间后动脉和肋下动脉；腰段来自腰动脉；骶、尾段来自骶外侧动脉。脊髓根动脉随脊神经穿椎间孔入椎管，分为前、后根动脉和脊膜支。

前根动脉沿脊神经前根至脊髓，发出分支与脊髓前动脉吻合，同时分出升、降支与相邻的前根动脉相连。前根动脉主要供应下颈节以下脊髓的腹侧 2/3 区域，其数量不等，少于后根动脉，较多出现在下颈节、上胸节、下胸节和上腰节。其中有两支较粗大：一支出现在第 5～8 颈节和第 1～6 胸节，称颈膨大动脉，供应第 5 颈节至第 6 胸节的脊髓；另一支出现在第 8～12 胸节和第 1 腰节，以第 11 胸节为多见，称腰骶膨大动脉，主要营养第 7 胸节以下的脊髓。在暴露肾动脉以上的降主动脉或行肋间后动脉起始部的手术时，应注意保护这些血管。在行主动脉造影时，如造影剂进入腰骶膨大动脉，可能会阻断该部脊髓的血液循环，导致截瘫。

后根动脉沿脊神经后根至脊髓，与脊髓后动脉吻合，分支营养脊髓侧索的后部。

脊髓表面有连接脊髓前、后动脉，前、后根动脉和两条脊髓后动脉的环状动脉血管，称动脉冠，由动脉冠再发出分支，营养脊髓的周边部。营养脊髓的动脉相互吻合，在第 1～4 胸节和第 1 腰节动脉吻合薄弱，血液供应不够充分，易发生血液循环障碍。

（二）静脉

脊髓表面有 6 条纵行静脉，行于前正中裂、后正中沟、前外侧沟和后外侧沟内。纵行静脉之间有许多交通支互相吻合，并穿硬脊膜与椎内静脉丛相交通。

五、脊髓节段及其与椎体的对应关系

成人的脊髓长度与椎管的长度不一致，所以各个节段的脊髓与相应的椎骨不在同一个高度。成人的第 1～4 颈节大致平对同序数椎骨，第 5～8 颈节和第 1～4 胸节约平对同序数椎骨的上 1 块椎骨，第 5～8 胸节约平对同序数椎骨的上 2 块椎骨，第 9～12 胸节约平对同序数椎骨的上 3 块椎骨，腰节约平对第 10～12 胸椎，骶节、尾节约平对第 1 腰椎。了解脊髓节段与椎骨的对应关系，对判断脊髓损伤的平面及手术定位具有重要的临床意义。

儿童由于脊髓与椎管的生长速度不一致，因此出生时胎儿脊髓的下端平对第 3 腰椎，成人后才会达到第 1 腰椎下缘。故在腰椎穿刺时要注意儿童和成人的差别，以免损伤脊髓。

第四节　脊柱区解剖操作

一、皮肤切口

尸体俯卧，颈下垫一木枕。

（1）自枕外隆凸沿上项线至耳廓后方做横切口。

（2）自枕外隆凸至第 5 腰椎棘突高度沿正中线做纵切口。

（3）自第 7 颈椎棘突向肩峰做水平切口。

（4）自正中切口下端至髂前上棘沿髂嵴做弧形切口。

（5）自约平第 12 胸椎棘突高度向外上方斜切至腋后襞。

（6）自腋后襞切至臂中上部，然后沿臂背侧向外做横切口，与胸部解剖时沿腋前襞部之切口错开 1 cm 左右。

将三块皮片分别向外侧充分剥离翻起。

二、操作步骤

（一）浅层结构

（1）在项部皮神经中寻认较粗大的第二颈神经后支——枕大神经，它自斜方肌上份的肌腱穿出深筋膜，行于枕动脉的内侧，可在枕外隆凸外侧 2～3 cm 处寻找并修洁追踪至颅后部皮肤。

（2）背部皮神经：上 6 对胸神经后支的内侧支，在中线外 3～4 cm 处穿出深层分布于皮下，沿肩胛冈追寻特别长的第 2 胸神经后支；下 6 对胸神经后支的外侧支与对侧则成"八"字形从深层穿出，斜向外下方分布。各找 2～3 支即可。

（3）在腰部有第 1、2、3 腰神经后支的外侧支，于骶棘肌的外侧缘穿腰背筋膜至浅层，越过髂嵴，分布于臀部，称为臀上皮神经，不必向下追寻。

（4）在三角肌后缘中部于浅筋膜中寻认腋神经发出的臂外侧上皮神经。在保留皮神经的原则下去除浅筋膜。

（二）深层结构

1. 解剖斜方肌及其神经血管　修洁斜方肌，观察其形态位置及起止点。观察位于肩胛骨脊柱缘、斜方肌外下缘和背阔肌上缘之间的听诊三角。将斜方肌自起点切断，向外侧翻起，注意勿损伤深面的菱形肌；剥离至肩胛冈时要注意在该处寻认滑膜囊；翻至相当程度（因其上部有血管神经进入其深面不能再翻）时即可停止。检查支配斜方肌的副神经和第 3、4 颈神经，这些神经互相吻合成丛状时，即所谓斜方肌下丛。寻认和检查与神经分布大致相同的颈横动脉浅支。

2. 解剖背阔肌及神经血管　剥除背阔肌表面的筋膜（切勿将腰背筋膜浅层一并去除），用刀柄或手指伸入该肌深面，检查其在肋骨及肩胛骨下角的起点情况。注意观察位于腹外斜肌后缘、背阔肌前下缘和髂嵴之间的腰下三角，此部为腹后壁薄弱区。在第 12 肋附近沿背阔肌外下缘钝性分离该肌至竖脊肌外侧缘时，在第 12 肋水平做一垂直背阔肌肌纤维的切口，向两侧翻起，注意勿损伤深面的下后锯肌。于肩胛骨下角水平处、背阔肌深面检查分布于此肌的胸背神经和胸背血管。观察位于下后锯肌和第 12 肋下缘、竖脊肌外侧缘和腹内斜肌后缘之间的腰上三角，如有第 12 肋加入，则构成四边形区域，观察、修洁穿经此区的肋下神经、髂腹下神经和髂腹股沟神经。

3. 解剖胸腰筋膜及竖脊肌　在腰部自正中线旁开 3 cm 处纵行切开胸腰筋膜浅层，切口长 10～12 cm，将切开的浅层向内外拉开，以暴露竖脊肌。把竖脊肌拉向内侧，观察胸腰筋膜中层包绕竖脊肌。胸腰筋膜的深层为腰方肌筋膜，是腹内筋膜的一部分，不解剖。

4. 解剖肩胛提肌及神经血管　清除肩胛提肌的筋膜，在肩胛提肌的前缘向其深面寻认和检查肩胛背神经及颈横动脉深支。要注意观察其来源、行程、毗邻、分布以及分支等。

5. 解剖菱形肌及神经血管　在肩胛骨与椎骨棘突之间，检查四边形的菱形肌，自起点切断菱形肌，向外侧翻起。在靠近肩胛骨内侧缘处，试寻找颈横动脉深支。在菱形肌深面寻认行经肩胛提肌深面或穿肩胛提肌进入菱形肌深面而支配该肌的肩胛背神经，以及与其伴行而居其外侧的颈横动脉深支。

6. 解剖肩部诸肌 剥离肩部筋膜，显露三角肌。将三角肌起点，自锁骨、肩峰及肩胛冈处切断，将其翻向止点，注意勿损伤肌肉深面的腋神经及旋肱后血管。剔除冈上肌、冈下肌的筋膜，将冈上肌和冈下肌自起点从冈上窝和冈下窝剥起，翻向止点。肌与骨之间的神经血管大多在此时与肌同时被翻起，修洁血管、神经。观察张于肩胛上切迹处的肩胛横韧带以及其与神经血管的关系。

案例分析

案例一 患者，男，46岁，搬重物时突感腰部剧痛，疼痛向左侧大腿和小腿放射，并有麻木及刺痛感。体格检查发现脊柱腰曲变小，躯干歪向右侧，腰椎活动受到限制，右侧下肢上举时疼痛明显。

临床诊断：第5腰椎间盘突出。

请思考以下问题：

(1) 椎间盘位于何处？由哪几部分组成？

(2) 椎间盘的毗邻结构有哪些？有何特点？

(3) 为何易形成椎间盘突出？突向何方？

案例二 患者，男，45岁。因发热、寒战、咳嗽、呕吐、腹泻伴食欲减退入院。询问病史，患者数日前开始有低热、咳嗽、食欲减退等症状。现症状加重，并出现剧烈头痛，急送就医。查体发现患者精神萎靡，痛苦面容，体温39.5 ℃，颈僵直。血常规显示白细胞总数与淋巴细胞比例增加。疑为病毒性脑膜炎。拟行腰椎穿刺抽取脑脊液化验，以明确诊断。

请思考以下问题：

(1) 行腰椎穿刺时要求患者采取哪种体位？

(2) 简述腰椎穿刺的部位及注意事项。

(2) 腰椎穿刺需经过哪些层次结构？

重点名词中英文

棘突（spinous process）

骶管裂孔（sacral hiatus）

骶骨（sacrum）

髂后上棘（posterior superior iliac spine）

肋脊角（costovertebra angle）

枕大神经（greater occipital nerve）

臀上皮神经（superior cluneal nerve）

胸腰筋膜（thoracolumbar fascia）

斜方肌（trapezius）

背阔肌（latissimus dorsi）

枕下三角（suboccipital triangle）

听诊三角（triangle of auscultation）

腰上三角（superior lumbar triangle）

髂腹下神经（iliohypogastric nerve）

知识拓展

案例分析答案

Note

髂腹股沟神经(ilioinguinal nerve)

腰下三角(inferior lumbar triangle)

椎动脉(vertebral artery)

脊髓蛛网膜(spinal arachnoid mater)

软脊膜(spinal pia mater)

硬膜外隙(epidural space)

蛛网膜下隙(subarachnoid space)

终池(terminal cisterna)

马尾(cauda equina)

终丝(filum terminale)

参 考 文 献

[1] Netter F H. Atlas of human anatomy[M]. 7th ed. Amsterdam：Elsevier，2019.

[2] Kim D H，Vaccaro A R，Dickman C A，et al. Surgical anatomy and techniques to the spine：expert consult-online[M]. 2nd ed. Amsterdam：Elsevier，2013.

[3] 史建刚，袁文. 脊柱外科手术解剖图解(第二版)[M]. 上海：上海科学技术出版社，2018.

[4] Mobbs R J，Phan K，Malham G，et al. Lumbar interbody fusion：techniques，indications and comparison of interbody fusion options including PLIF，TLIF，MI-TLIF，OLIF/ATP，LLIF and ALIF[J]. J Spine Surg，2015，1(1)：2-18.

(廖家万 胡红梅)

Note

第七章 上 肢

教学目标

知识目标：了解上肢轴线与提携角；肩胛动脉网的位置、构成和临床意义；腕掌侧韧带、屈肌支持带、腕桡侧管、腕尺侧管的位置；手掌的筋膜间隙的区分、位置和交通。熟悉腋鞘及肌腱袖的组成；肱动脉与肱静脉、贵要静脉及三大神经干的伴行关系；手背皮神经的分布；伸肌支持带的附着及 6 个纤维骨性管道通过的肌腱。掌握腋腔的构成、内容；腋神经、尺神经和正中神经的行程、支配；肱骨肌管的构成，桡神经及肱深血管的行程；肘窝的构成、内容及其毗邻关系；腕管的构成及其内容物的排列和临床意义；掌浅弓的位置、构成、分支和分布，掌深弓和尺神经深支的位置、分支和分布；正中神经、尺神经在手掌的分支和分布，鼻烟窝的位置、边界、窝底结构及其临床意义；手背筋膜间隙、指髓间隙的构成及其临床意义；手指腱鞘的构成及内容，拇指和小指腱滑膜鞘的交通。

能力目标：①动手能力：熟练利用各种器械完成上肢解剖操作，寻找并辨识相关结构。②团结协作能力：与小组其他成员之间密切配合，完成每次课程的解剖任务。③临床病例分析能力：通过学习能够对上肢相关临床病例进行初步分析，做到学以致用。培养不怕脏、不怕累的优秀品质。

素质目标：结合上肢常见病变及临床相关应用（如肱骨外科颈骨折、桡骨远端骨折、臂丛损伤的定位诊断、臂丛麻醉、腕管综合征等），激发学生的学习兴趣，提高其职业素养与科学素养。

第一节 概 述

一、境界与分区

上肢借上肢带骨与躯干上部相连，功能以运动为主。上肢与胸部的界线是三角肌前、后边缘上端与腋窝前、后壁下缘中点之间的连线，与颈部的界线是锁骨上缘外 1/3 和肩峰至第 7 颈椎棘突的连线。上肢可分为肩、臂、肘、前臂、腕与手六部。各部又再分为若干区。

与下肢相比，上肢肌肉细长、骨骼细小，是人类灵活的劳动器官，较容易损伤。其中手能完成多种精细动作，结构更为复杂，因而治疗时要注意维持上肢运动的灵活性和手功能的完整性。

Note

二、表面解剖

1. 常用体表标志

（1）肩部：肩胛冈（spine of scapula）为肩胛骨背面的棒状隆起，肩胛冈的外侧高起结构为肩峰（acromion），是上肢最高点的骨性标志。沿肩峰向前内可触及锁骨（clavicle），在锁骨中、外 1/3 交界处的锁骨下窝可触及喙突（coracoid process）。肩胛骨内侧缘的上端是肩胛骨上角，平对第 2 肋；肩胛骨内侧缘的下端为肩胛骨下角，平对第 7 肋或第 7 肋间隙。肱骨大结节位于肩峰的外下方。腋前襞为腋窝前壁的皮肤皱襞，其深面有胸大肌下缘，构成腋窝的前界。腋后襞为腋窝后壁的皮肤皱襞，其深面有大圆肌和背阔肌下缘，构成腋窝的后界。

（2）臂部：前面有肱二头肌隆起，其两侧的浅沟分别称为肱二头肌内、外侧沟。在肱二头肌内侧沟可摸到肱动脉的搏动，此处是肱动脉的压迫止血点。肱二头肌外侧沟皮下有头静脉通过。

（3）肘部：可摸到肱骨内、外上髁和尺骨鹰嘴。肘前部可摸到肱二头肌腱，腱的内侧可摸到肱动脉搏动。肱骨内上髁后方与尺骨鹰嘴之间有尺神经沟，为尺神经容易损伤的部位。

（4）腕部：尺骨茎突和桡骨茎突分别为腕尺侧和桡侧的突起。握拳并屈腕时，腕掌侧可见数条肌腱隆起，自桡侧向尺侧依次为桡侧腕屈肌腱、掌长肌腱和尺侧腕屈肌腱。在桡侧腕屈肌腱的桡侧可摸到桡动脉的搏动。

鼻烟窝：拇指充分外展后，在手腕的桡侧可见一尖向远侧的三角形凹陷。其近侧界为桡骨茎突，桡侧为拇长展肌腱和拇短伸肌腱，尺侧为拇长伸肌腱，窝内可扪及桡动脉的搏动。

（5）手部：手掌桡侧的肌性隆起是鱼际，手掌尺侧的肌性隆起是小鱼际，中间为掌心。

指掌侧横纹位于手指与手掌交界处及各指骨间关节处的皮肤上。手指掌面为指腹，有丰富的神经末梢。指纹（finger print）为指腹皮肤上细密的沟、嵴，是排列成弧形或旋涡状的纹理。人类出生之前指纹就已经形成，并且随着个体的成长指纹的形状不会发生改变，个体差异明显，鉴别个体可用指纹识别。指端的背面有指甲（nail），为皮肤的衍生物。指甲后端隐蔽在皮内的部分为甲根，露在外面的部分为甲体，甲体深面的真皮称甲床（nail bed）。甲根部的表皮基底层是指甲的生长点，手术时应注意保护。甲襞（nail fold）是甲体两侧和围绕甲根的皮肤皱襞，常因损伤后感染而引起甲沟炎。

2. 提携角 通过肱骨头、肱骨小头和尺骨头中心的连线，称为上肢轴线。通过肱骨纵轴的线，称为臂（肱骨）轴。与尺骨长轴相一致的轴，称为前臂（尺骨）轴。臂轴与前臂成向外开放的角，称为提携角，为 165°～170°，其补角为 10°～15°。其补角大于 20°时为肘外翻，在 0°～10°之间时为直肘，小于 0°时为肘内翻，上述三种情况均属肘畸形（图 7-1）。

3. 对比关系 在肩部，肩峰、喙突和肱骨大结节之间形成一个等腰三角形。在肘部，当肘关节伸直时，肱骨内上髁、肱骨外上髁和尺骨鹰嘴三者位于同一直线上；当肘关节屈曲 90°时，三者形成一个等腰三角形。肘关节脱位时，三者正常的位置关系发生改变，而肱骨髁上骨折时无此变化。

4. 体表投影

（1）腋动脉及肱动脉：将上肢外展 90°，掌心向上，从锁骨中点至肘窝中点连线上 1/3 为腋动脉的投影，下 2/3 为肱动脉的投影。

（2）桡动脉：相当于肘窝中点下一横指处，至桡骨茎突尺侧的连线。

（3）尺动脉：相当于肘窝中点下一横指处，至豌豆骨桡侧的连线。

（4）尺神经：在臂部位于腋窝顶至肘后内侧沟的连线上，在前臂位于肘后内侧沟至豌豆骨桡侧的连线上（图 7-2）。

（5）桡神经：在臂部位于腋后襞下方经臂部后方至臂外侧中、下 1/3 交界处，再至肱骨外上髁的连线上。在前臂，从肱骨外上髁至桡骨茎突的连线是桡神经浅支的体表投影（图 7-2），肱骨外

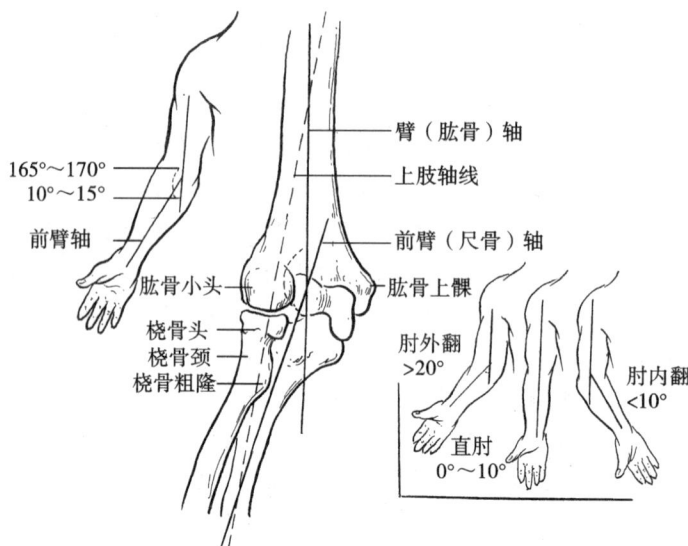

图 7-1　提携角

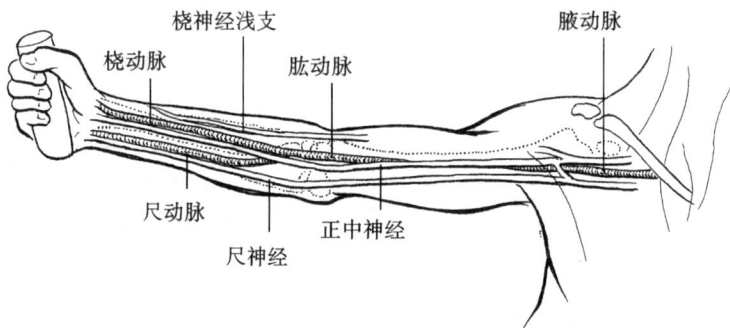

图 7-2　上肢动脉干和神经干的体表投影

上髁至前臂背面侧中线的中、下 1/3 交界处的连线是桡神经深支的体表投影。

第二节　肩　　部

肩部包括腋区、三角肌区和肩胛区。

一、腋区

腋区位于胸廓上部与臂上部之间，当上肢外展时，腋区呈浅窝状，称腋窝（axillary fossa）。腋窝的皮肤较薄，成人生有腋毛，皮肤内含有大量的皮脂腺和汗腺。汗腺多属大汗腺，有些人的大汗腺分泌带有异味的汗液。

腋窝为一尖朝向内上方的四棱锥形腔隙，由胸廓及臂部的肌肉围成，内充以疏松结缔组织、淋巴结等，是颈部与上肢血管、神经的通路。

（一）腋窝的构成

腋窝由一顶、一底和四壁构成（图 7-3）。

1. 顶　由第 1 肋外缘（内侧）、锁骨中份（前）和肩胛骨上缘（后）围成。其是腋窝的上口，向上通颈根部。颈根部的固有筋膜包被着臂丛和腋血管，形成筋膜鞘，称腋鞘，经此口从颈部进入

图 7-3 腋窝的构成

腋腔。

2. 底 由皮肤、浅筋膜和腋（深）筋膜构成，自胸壁向上肢移行。

3. 前壁 由胸大肌、胸小肌、锁骨下肌和锁胸筋膜构成。

4. 后壁 由肩胛下肌、大圆肌、背阔肌和肩胛骨构成。后壁有三边孔和四边孔。三边孔上界为小圆肌和肩胛下肌，下界为大圆肌和背阔肌，外侧界为肱三头肌长头，内有旋肩胛动、静脉通过。四边孔的上、下界与三边孔相同，内侧界是肱三头肌长头，外侧界是肱骨外科颈，内有旋肱后动、静脉和腋神经通过（图 7-4）。

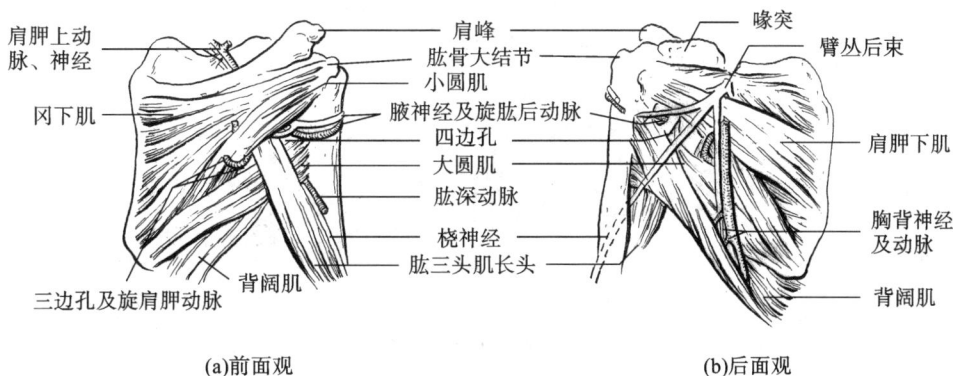

图 7-4 三边孔和四边孔

5. 内侧壁 由前锯肌、上位 4 块肋骨及肋间肌构成。

6. 外侧壁 由肱骨的结节间沟，肱二头肌长、短头和喙肱肌组成。

（二）腋窝的内容

腋窝内有腋动脉及其分支、腋静脉及其属支、臂丛及其分支、腋淋巴结群和疏松结缔组织(图 7-5)。

图 7-5　腋窝前壁的层次和内容

1. 腋动脉　锁骨下动脉的直接延续，是上肢的主要动脉干。腋动脉位于腋窝的深部，被臂丛的内、外侧束和后束包绕，在大圆肌下缘移行为肱动脉。腋动脉可分为三段，自第 1 肋外缘至胸小肌上缘为第一段，被胸小肌覆盖的部分为第二段，自胸小肌下缘至大圆肌下缘为第三段。腋动脉主要有 6 条分支(图 7-6)。

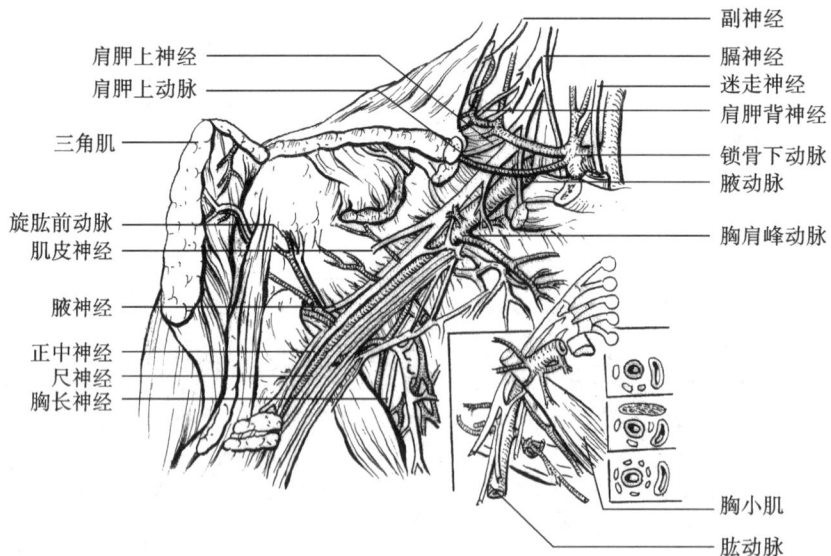

图 7-6　腋窝的内容

（1）胸上动脉(第一段分支)：分布在第 1、2 肋间隙。

（2）胸肩峰动脉(第二段分支)：分为数支分布于三角肌、胸大肌、胸小肌和肩关节。

（3）胸外侧动脉(第二段分支)：分布于前锯肌、胸大肌、胸小肌和乳房。

(4) 肩胛下动脉(第三段分支):分为胸背动脉和旋肩胛动脉,前者至背阔肌和前锯肌,后者穿三边孔至冈下窝,营养附近的各个肌群并与肩胛上动脉吻合。

(5) 旋肱后动脉(第三段分支):与腋神经伴行,经四边孔,绕肱骨外科颈至三角肌和肩关节等处。

(6) 旋肱前动脉:绕肱骨外科颈前方,与旋肱后动脉吻合,分布于肩关节及附近肌群。

2. 腋静脉 上臂的两条肱静脉在大圆肌下缘汇合而成。腋静脉位于腋动脉的前内侧,在第1肋外缘续为锁骨下静脉。腋静脉管壁着于腋鞘和锁胸筋膜,腋静脉损伤时,有引起空气栓塞的风险。

3. 臂丛 臂丛的解剖可概括为"五根、三干、六股、三束、五支"。

(1) 五根:臂丛神经由颈5～8神经根和胸1神经根的前支组成,位于斜角肌间隙内。

(2) 三干:颈5～6神经根前支合成上干,颈7神经根前支单独为中干,颈8、胸1神经根前支合成下干,位于锁骨之上和第1肋表面。

(3) 六股:上、中、下干各自分为前、后两股,位于锁骨后。

(4) 三束:上、中干前股组成外侧束,下干前股组成内侧束,上、中、下干的后股组成后束。

(5) 五支:各束在喙突平面分成神经支,即上肢五大神经。①腋神经:主要来自颈5神经根,支配三角肌,功能为外展肩关节。②肌皮神经:主要来自颈6神经根,支配肱二头肌,功能为屈肘关节。③桡神经:主要来自颈7神经根,支配上肢伸肌群,功能为伸直肘、腕和指关节。④正中神经:主要来自颈8神经根,支配前臂屈肌群,功能为屈腕和手指关节。⑤尺神经:主要来自胸1神经根,支配手部内在肌群,负责手的精细动作。

此外,臂丛的分支还有胸内侧神经、胸外侧神经、臂内侧皮神经、前臂内侧皮神经、胸长神经、胸背神经和肩胛下神经等(图7-5、图7-6)。

4. 腋淋巴结的分群、位置、收纳范围及回流 腋淋巴结分为5群。胸肌淋巴结(前群):沿胸外侧血管排列,在胸小肌下缘,收纳胸前外侧壁、脐以上腹壁、乳房外侧部的淋巴。外侧淋巴结(外侧群):沿腋静脉远端排列,收纳上肢的淋巴。肩胛下淋巴结(后群):沿肩胛下血管和神经排列,收纳背部、肩部及胸后壁的淋巴。中央淋巴结(中央群):最大的一群腋淋巴结,位于腋静脉的中段、腋窝底的脂肪组织中,收纳上述3群淋巴结的输出淋巴管,其输出淋巴管注入尖淋巴结。尖淋巴结(内侧群):沿腋静脉近端排列,收纳中央群及其他各群淋巴结的输出淋巴管,以及乳房上部的淋巴。其输出淋巴管合成锁骨下干,左侧注入胸导管,右侧注入右淋巴导管(图7-7)。

乳房的淋巴中约有75%回流至腋淋巴结,腋淋巴结总数是30～60个,乳腺癌转移容易累及腋淋巴结。行乳腺癌手术清扫腋淋巴结时,需要保护腋窝内的血管和神经(如胸长神经、胸背神经、肋间臂神经等)。依乳房的淋巴引流情况,胸肌淋巴结、中央淋巴结和尖淋巴结较易受累。根据解剖学原则对腋淋巴结进行分群在外科手术和病理标本检查中常有一定的难度。因此Berg在1955年按照腋淋巴结所在的部位与胸小肌边缘的关系,将腋淋巴结分为胸小肌外侧的腋窝下群、胸小肌深面的腋窝中群和胸小肌内侧的腋窝上群三组。此种划分方法中淋巴结分组明确,便于临床应用,对治疗方法的选择及预后判断均有一定的帮助。

前哨淋巴结为癌细胞首先转移的淋巴结。乳腺癌的前哨淋巴结多位于第一站淋巴结即胸肌淋巴结,少数位于胸骨旁淋巴结。乳腺癌手术过程中前哨淋巴结活检有重要的意义,如果前哨淋巴结活检呈阳性,则手术中可能要行腋淋巴结清扫;如果前哨淋巴结活检呈阴性,则可以不必清扫腋淋巴结。

5. 腋鞘及腋窝蜂窝组织 腋鞘是椎前筋膜(颈深筋膜深层)延续至腋窝而成,为包裹腋动脉、腋静脉和臂丛周围的结缔组织,也称颈腋管(图7-5)。临床上做锁骨下臂丛麻醉时,可将药液注入腋鞘内,达到麻醉上肢的目的。腋窝蜂窝组织是腋窝的血管和神经周围的大量疏松结缔组织。腋窝内的感染会沿着蜂窝组织和腋鞘,向上蔓延至颈根部,向下达臂部,向后经三边孔和四边孔

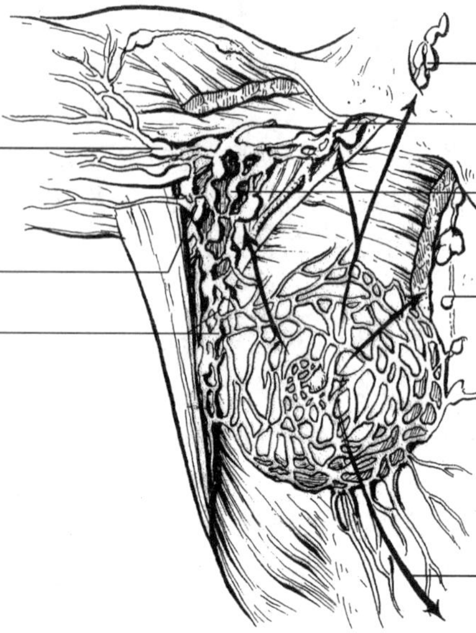

锁骨上淋巴结
尖淋巴结
外侧淋巴结
中央淋巴结
肩胛下淋巴结
胸骨旁淋巴结
胸肌淋巴结
与对侧淋巴管交通
与腹前壁上部淋巴管交通

图 7-7　腋淋巴结和乳房淋巴引流

蔓延至肩胛区、三角肌区，向前至胸肌间隙。

二、三角肌区及肩胛区

（一）三角肌区

三角肌所在的区域称为三角肌区，三角肌从前、后和外侧包绕肩关节。该区浅筋膜内有腋神经的皮支，即臂外侧上皮神经(图 7-8)。腋神经分为前、后两支，与旋肱前、后血管沿着肱骨外科颈从肌深面进入三角肌。肱骨外科颈骨折时，可损伤腋神经，致三角肌瘫痪，肩不能外展，继肌萎缩后出现"方肩"。

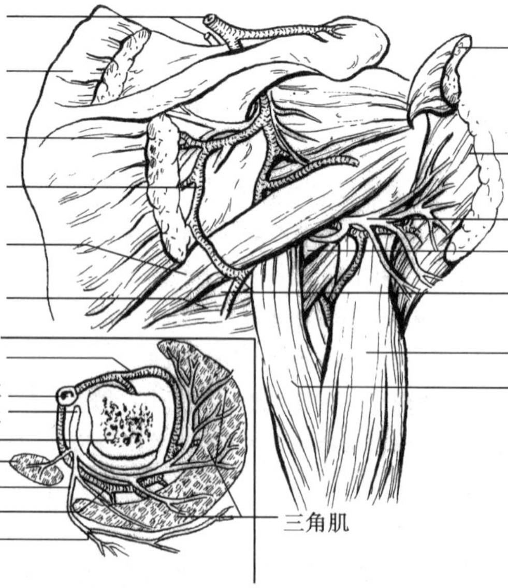

肩胛上动脉及神经
冈上肌
冈下肌
肩胛上动脉
小圆肌
大圆肌

冈下肌
三角肌
腋神经及旋肱后动脉
四边孔
三边孔及旋肩胛动脉
肱三头肌外侧头
肱三头肌长头

旋肱前动脉
腋动脉
腋神经
肱骨外科颈
小圆肌
腋神经后支
旋肱后动脉
臂外侧上皮神经
三角肌

图 7-8　三角肌区和肩胛区的结构

（二）肩胛区

肩胛区指肩胛骨后面的区域。浅筋膜内有锁骨上神经，浅层肌为斜方肌，其深面为冈上肌、冈下肌、小圆肌和大圆肌，肌肉的深面为肩胛骨。冈上肌、冈下肌的血管和神经是肩胛上动、静脉和肩胛上神经。旋肩胛动脉经三边孔穿出后，与肩胛上动脉吻合，主要供应小圆肌和大圆肌（图7-8）。

（三）肩胛动脉网

肩胛动脉网在肩胛骨的周围，由三条动脉分支相互吻合形成，即肩胛上动脉（分布到冈上窝）、肩胛背动脉（分布到冈下窝）、旋肩胛动脉（分布到冈下窝）。该动脉网是肩部血液的重要侧支循环途径，当腋动脉血流受阻时，可维持上肢的血供（图7-9）。

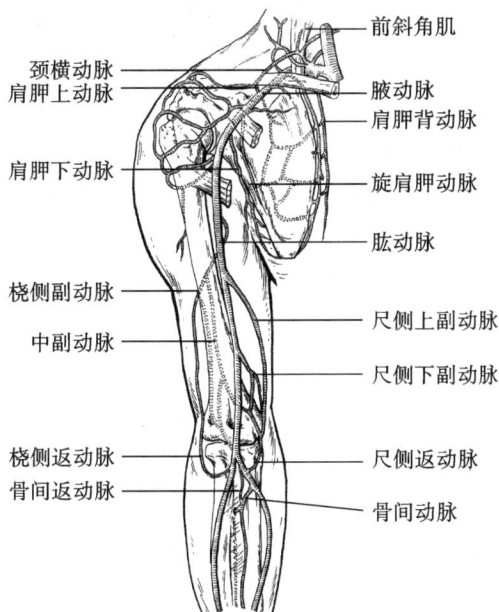

图 7-9 肩胛动脉网

三、肩关节和肌腱袖

（一）关节囊和韧带

肩关节的关节囊薄而松弛。关节囊的纤维层在上方（冈上肌腱）、前方（肩胛下肌）和后方（冈下肌和小圆肌）被肌腱袖加强。此外，其前壁有盂肱韧带、上部有喙肱韧带加强。下壁最为薄弱，因此肩关节脱位时，肱骨头常从下壁脱出。关节囊内有肱二头肌长头腱通过。在肩关节的上方，喙肩韧带与喙突、肩峰共同形成一弓状骨韧带结构，称为喙肩弓。该弓与喙肱韧带共同防止肱骨头向上脱位。

（二）血液供应与神经支配

肩关节的血液主要由肩胛上动脉和旋肱前、后动脉的分支供应，神经分布来自肩胛上神经和腋神经的分支。

（三）肌腱袖

肌腱袖（rotator cuff）又称肩袖，是包绕在肩关节周围的一组肌腱的集合，由冈上肌、冈下肌、小圆肌、肩胛下肌的肌腱组成（图7-10）。肱骨头的上方为冈上肌腱，前方为肩胛下肌腱，后方为冈下肌腱和小圆肌腱。这些肌腱的运动共同导致了肩关节的旋转和上举活动。肌腱袖加强了肩

Note

关节的稳定性,当肩关节扭伤或脱位时,肌腱袖可被撕裂,影响肩关节的稳定性。

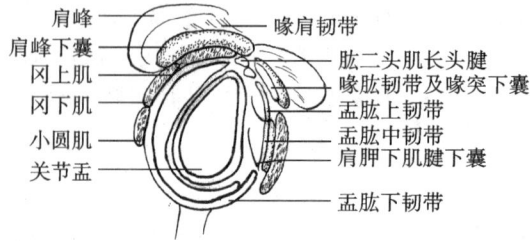

图 7-10 肌腱袖

  肩关节脱位最常见,约占全身关节脱位的 50%,其原因包括肱骨头大,关节盂浅而小,关节囊松弛,关节前下方组织薄弱,关节活动范围大、遭受外力的机会多等。肩关节前脱位者多由于跌倒时上肢外展外旋,手掌或肘部着地,外力沿肱骨纵轴向上冲击,肱骨头自肩胛下肌和大圆肌之间薄弱部撕脱关节囊,向前下脱出,形成前脱位。肱骨头被推至肩胛骨喙突下,形成喙突下脱位,如暴力程度较大,肱骨头再向前移至锁骨下方,形成锁骨下脱位。脱位后,由于三角肌和胸大肌的牵拉作用,肩关节有明显的外展内旋畸形,致使肩峰特别突出,形成"方肩"畸形。

第三节 臂 部

臂部被臂内、外侧肌间隔分为臂前区和臂后区,肱骨位于两区之间。

一、臂前区

（一）浅层结构

1. 皮肤与浅筋膜 臂前区(anterior brachial region)的皮肤薄、弹性好,浅筋膜薄而松弛。

2. 浅静脉 主要为头静脉和贵要静脉(图 7-11)。

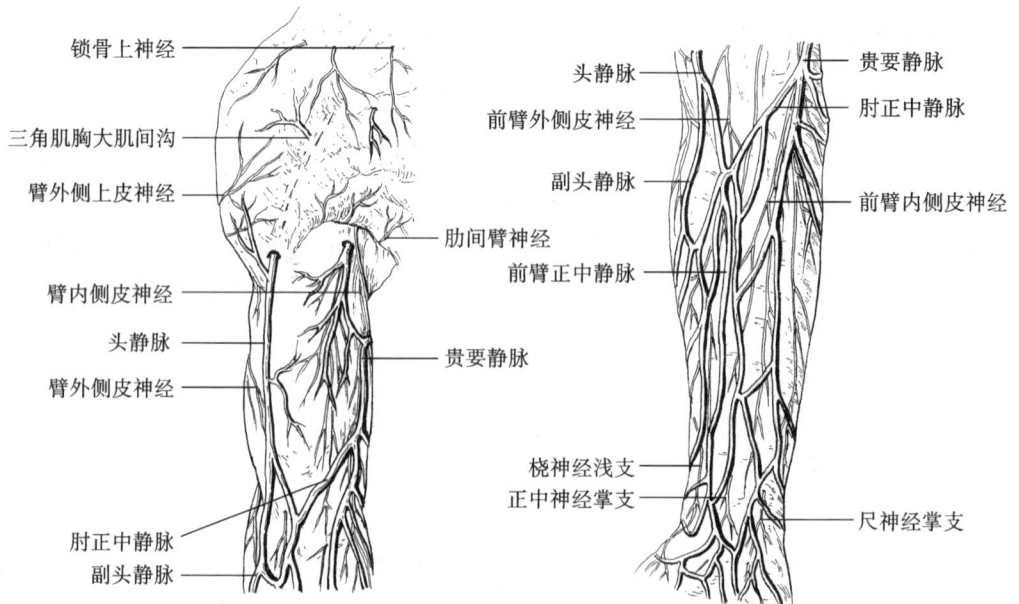

图 7-11 上肢浅静脉和皮神经

（1）头静脉（cephalic vein）：起自手背静脉网桡侧，沿前臂桡侧、前面上行至肘窝，在肘窝位于肘正中静脉桡侧，再沿肱二头肌外侧沟上行，经三角肌胸大肌间沟，穿深筋膜注入腋静脉或锁骨下静脉。头静脉收集手、前臂桡侧浅层结构的静脉血。头静脉在肘窝处通过肘正中静脉与贵要静脉相交通。

（2）贵要静脉（basilic vein）：起自手背静脉网尺侧，上行逐渐转至前臂的掌侧面，在肘窝处接受肘正中静脉，与头静脉相交通，贵要静脉本干则沿肱二头肌内侧缘继续上行，最后注入肱静脉或腋静脉。

3. 皮神经 臂外侧上皮神经（腋神经分支）和臂外侧下皮神经（桡神经分支）分别分布于臂外侧上部和下部皮肤。肋间臂神经（第2胸神经的外侧皮支）和臂内侧皮神经分别分布于臂内侧上部、下部的皮肤（图7-11）。

（二）深层结构

前骨筋膜鞘由臂筋膜与臂内、外侧肌间隔和肱骨围成。前骨筋膜鞘包绕臂部的屈肌群、血管、肌皮神经、正中神经、尺神经的一段。其中血管有肱动脉及其分支，还有伴行于肱动脉的两条肱静脉。肱动脉在大圆肌的下缘续于腋动脉，沿肱二头肌内侧沟下行至肘窝。肱动脉的分支有肱深动脉（伴桡神经进入肱骨肌管，发出分支分布于肱三头肌、肱肌和肱骨），尺侧上、下副动脉（参与肘关节网的构成）。臂前区的神经有正中神经（伴肱动脉下行至肘窝）、尺神经（行于肱动脉内侧，至臂中点向后穿过肌间隔，进入臂后区）、桡神经（先行于肱动脉后方，继而伴肱深动脉进入肱骨肌管至臂后区）、肌皮神经（出喙肱肌，在肱二头肌与肱肌之间行向外下方，行程中发出肌支支配臂肌前群，其终末支为前臂外侧皮神经）（图7-12）。此外尚有臂内侧皮神经和前臂内侧皮神经。

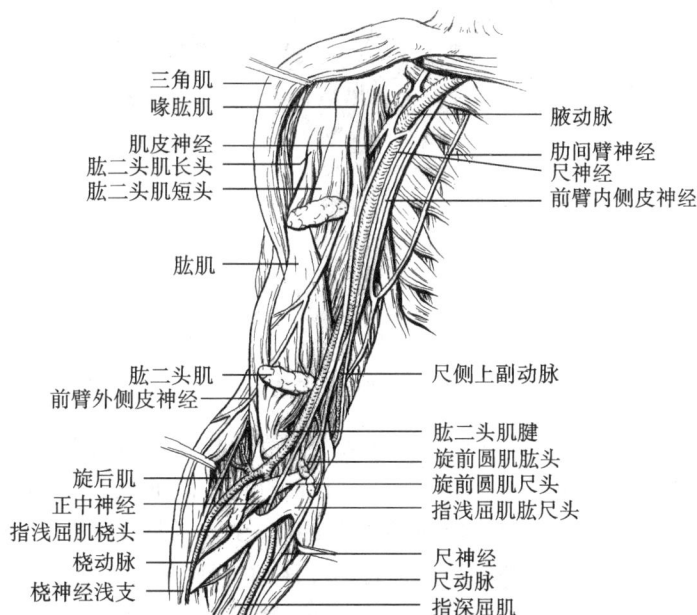

图 7-12 臂前区深层结构

二、臂后区

臂后区（posterior brachial region）指肱骨和臂内、外侧肌间隔以后的部分，主要包括臂肌后群、血管和神经等结构。

Note

（一）浅层结构

臂后区皮肤较厚，浅筋膜较致密，有皮神经分布。

1. 臂外侧上皮神经（superior lateral brachial cutaneous nerve） 腋神经的皮支，自三角肌后缘浅出，分布于三角肌区和臂上部外侧区的皮肤。

2. 臂外侧下皮神经（inferior lateral brachial cutaneous nerve） 起自桡神经，穿过肱三头肌外侧头到三角肌粗隆处浅出，与头静脉伴行，分布于臂下部外侧区皮肤。

3. 臂后皮神经（posterior brachial cutaneous nerve） 在腋窝处由桡神经发出的细支，越过肋间臂神经后方，在肱骨三角肌粗隆处浅出，分布于臂后区中部皮肤。

4. 前臂后皮神经（posterior antebrachial cutaneous nerve） 在肱骨肌管内由桡神经发出，穿过肱三头肌外侧头，约在臂下1/3处穿出深筋膜至前臂后区皮肤。

（二）深层结构

1. 深筋膜 较臂前区深筋膜厚，向上续于三角肌筋膜，向下移行为前臂后区的深筋膜。臂后区深筋膜及内、外侧肌间隔和肱骨围成臂后骨筋膜鞘（posterior osseofascial compartment of arm），其内有肱三头肌、肱深动脉、肱深静脉、桡神经和尺神经等（图7-13）。

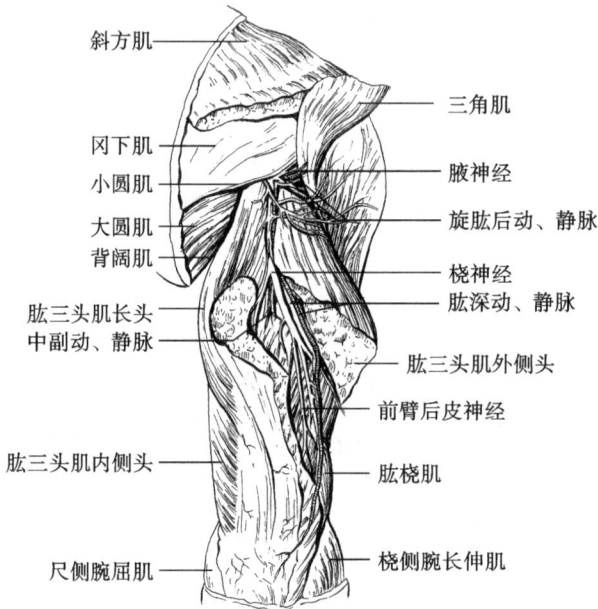

图7-13 臂后区深层结构

2. 臂肌后群 只有肱三头肌。该肌的三个头与肱骨的桡神经沟围成一个供血管神经束通行的管道，该管道被称为肱骨肌管（humeromuscular tunnel），又名桡神经管。管的上口由肱三头肌内、外侧头和肱骨围成，在大圆肌和背阔肌的下方；下口在肱肌与肱桡肌之间的深处，约在肱骨中、下1/3交界处的外侧。管内有桡神经及伴行的肱深动、静脉通过。

3. 桡血管神经束 由肱深动、静脉和桡神经组成，走行于肱骨肌管内。

（1）肱深动脉：伴随桡神经，在肱骨肌管的中部分为前、后两支。前支较粗大，是肱深动脉的终支，称为桡侧副动脉（radial collateral artery），与桡神经一起穿过外侧肌间隔到达臂前区。后支较细小，称为中副动脉（middle collateral artery），在臂后区下行。前、后支都参与构成肘关节网。

（2）肱深静脉：有两条，伴行于肱深动脉两侧，收集臂部肌的静脉血，注入肱静脉。

（3）桡神经：在肱骨肌管内紧贴桡神经沟骨面走行，穿过臂外侧肌间隔，经肱肌与肱桡肌之间,向肘部外侧区走行,至肱骨外上髁前面分为浅、深两支。桡神经在肱骨肌管内发出支配肱三头肌外侧头和内侧头的肌支,在穿过外侧肌间隔后发出支配肱桡肌和桡侧腕长、短伸肌的肌支。

4. 尺神经 由臂丛内侧束发出,与尺侧上副动脉伴行。其自臂内侧肌间隔穿出后,沿肱三头肌内侧头前面下降至尺神经沟。

第四节 肘 部

肘部位于臂和前臂之间,肘关节位于其中。

一、肘前区

(一)浅层结构

1. 皮肤与浅筋膜 肘前区(anterior cubital region)皮肤薄而柔软,浅筋膜疏松。

2. 浅静脉 主要包括肱二头肌腱外侧的头静脉和内侧的贵要静脉。肘正中静脉(median cubital vein)在肘窝的稍下方自头静脉分出,斜向内上方与贵要静脉相连。在肘窝,此静脉位置表浅,管径较大,外径儿童为 0.2 cm(0.1～0.5 cm)、成人为0.35 cm(0.1～0.9 cm),具有较恒定的与深静脉相连的交通支,又无神经伴行,是临床上用于静脉穿刺的理想部位。

3. 皮神经 前臂内侧皮神经与贵要静脉伴行;前臂外侧皮神经在肱二头肌腱的外侧穿出深筋膜,进入肘前区外侧,与头静脉伴行。

4. 肘浅淋巴结 位于肱骨内上髁上方、贵要静脉附近,又称滑车上淋巴结,收纳手和前臂内侧半的浅淋巴管,其输出淋巴管注入腋淋巴结。

(二)深层结构

1. 肘窝的境界和内容物 肘窝是肘前区三角形的凹窝,底边位于近侧,尖指向远侧。肘窝的上界为肱骨内、外上髁的连线,下外侧界为肱桡肌,下内侧界为旋前圆肌。内容物:以肱二头肌腱为中心,内侧为肱动脉,伴随两条肱静脉,至桡骨颈水平分为桡动脉和尺动脉。肱动脉的内侧为正中神经。前臂外侧皮神经位于肱二头肌腱的外侧,皮神经的外侧为桡神经的浅、深两支,浅支经肱桡肌深面达前臂、手背;深支经旋后肌至前臂后区。

2. 触及肱动脉搏动和测量血压的听诊部位 从肱二头肌腱内侧,向下内止于前臂筋膜的部分,称为肱二头肌腱膜。其弓形游离的上缘是肘前区重要的肌性标志,它与肱二头肌腱交角处的上缘,是触及肱动脉搏动和测量血压的听诊部位。

二、肘后区

(一)浅层结构

肘后区皮肤厚,但很松弛,浅筋膜不甚发达。在皮肤与鹰嘴之间有滑液囊,称鹰嘴皮下囊。这些结构的特点是适应于肘关节运动。有炎症或出血时滑液囊可肿大。

(二)深层结构

1. 内容物 主要包括肱三头肌腱、血管和尺神经等结构。尺神经走行于肱骨内上髁后下方的尺神经沟内,紧邻鹰嘴,贴近皮肤,故尺神经在此处极易受损。

Note

2. 肘后三角　肘关节屈曲成直角时,肱骨内上髁、肱骨外上髁和尺骨鹰嘴 3 点构成一等腰三角形,称肘后三角。当肘关节伸直时,上述 3 点形成一条直线。肘关节脱位或肱骨内、外上髁骨折时,三者的等腰三角形关系发生改变。但肱骨其他部位的骨折不会影响它们的等腰三角形和直线关系,可根据以上特点判断和区别骨折和脱位。

3. 肘外侧三角　肘关节屈曲 90°时,从桡侧观察可见肱骨外上髁、桡骨头与尺骨鹰嘴尖端构成一等腰三角形,称肘外侧三角。三角形的尖端指向前方,其中心点可作为肘关节穿刺的进针点。

4. 肘后窝　肘关节伸直时,在尺骨鹰嘴、桡骨头和肱骨小头之间形成的一个小凹陷,称肘后窝。窝的深面正对肱桡关节,并可触及桡骨头,可经此做肘关节穿刺。当肘关节积液时,此窝可因肿胀而消失。

三、肘关节动脉网

肘关节动脉网由肱动脉与桡动脉、尺动脉的 9 条分支相互吻合而成。桡侧副动脉与桡侧返动脉吻合;中副动脉与骨间返动脉吻合;尺侧上副动脉、尺侧下副动脉后支与尺侧返动脉后支吻合;尺侧下副动脉前支与尺侧返动脉前支吻合。此网位于肘关节周围,在关节的背侧发育较好(图7-14)。

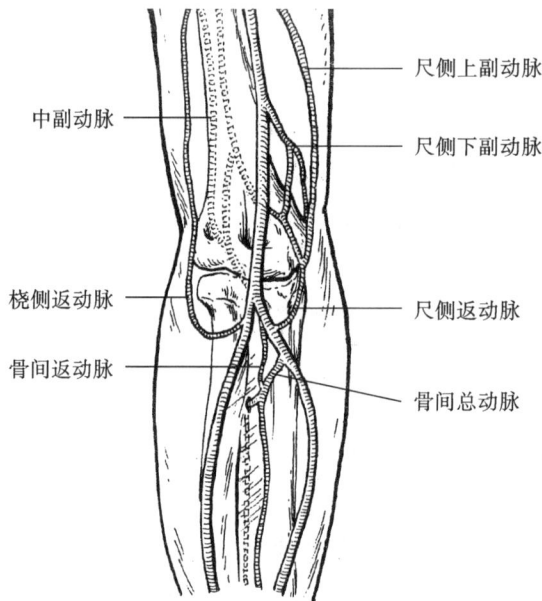

图 7-14　肘关节动脉网

第五节　前　臂　部

一、前臂前区

前臂前区指位于尺骨、桡骨和前臂骨间膜以前的部分,包括前臂肌前群、血管和神经等结构。

(一)浅层结构

前臂前区皮肤较薄,移动度大。浅筋膜中有较多的浅静脉和皮神经。透过皮肤可见浅静脉呈微青色。

1. 头静脉 位于前臂桡侧,在前臂上半部转至前面。头静脉外侧有时有副头静脉由背面转至前面注入头静脉。

2. 贵要静脉 主要起自手背静脉网尺侧,沿着前臂尺侧上行至肘部再转到前面,在肘窝处接受肘正中静脉,然后经肱二头肌内侧至臂中点的平面,再穿深筋膜注入肱静脉。

3. 前臂正中静脉 起自手掌静脉丛,沿着前臂上行,注入肘正中静脉。有时前臂正中静脉会分叉,分别注入贵要静脉和头静脉,而不注入肘正中静脉;前臂正中静脉收集前臂和手掌的静脉血,是静脉滴注常选用的通路。

4. 前臂外侧皮神经 起自肌皮神经,在肘关节稍下方,自肱二头肌下端外侧穿出深筋膜,分布于前臂外侧皮肤。常与前臂后皮神经吻合。

5. 前臂内侧皮神经 起自臂丛内侧束,在腋动、静脉之间下行,继而沿肱二头肌内侧沟下行,居于肱动脉内侧。在臂中部贵要静脉穿深筋膜处,此神经分为前、后两支。前支分布于前臂前内侧部皮肤,后支分布于前臂后内侧部皮肤。

（二）深层结构

1. 前骨筋膜鞘 由前臂前区的深筋膜,内、外侧肌间隔,尺骨、桡骨及前臂骨间膜共同围成。鞘内有前臂的前群肌9块,桡、尺侧血管神经束,骨间前血管神经束和正中血管神经束等。

2. 前群肌 共9块,分四层。第一层5块,从桡侧向尺侧依次为肱桡肌、旋前圆肌、桡侧腕屈肌、掌长肌和尺侧腕屈肌;第二层1块,为指浅屈肌;第三层2块,为桡侧的拇长屈肌和尺侧的指深屈肌;第四层1块,为旋前方肌。前臂前群肌除肱桡肌和旋前方肌外,大多起自肱骨内上髁和前臂深筋膜,深层的拇长屈肌和指深屈肌起自尺骨、桡骨及其骨间膜的前面,止点则因其功能不同而不同。

3. 血管神经束 前臂前区有4个血管神经束(图7-15)。

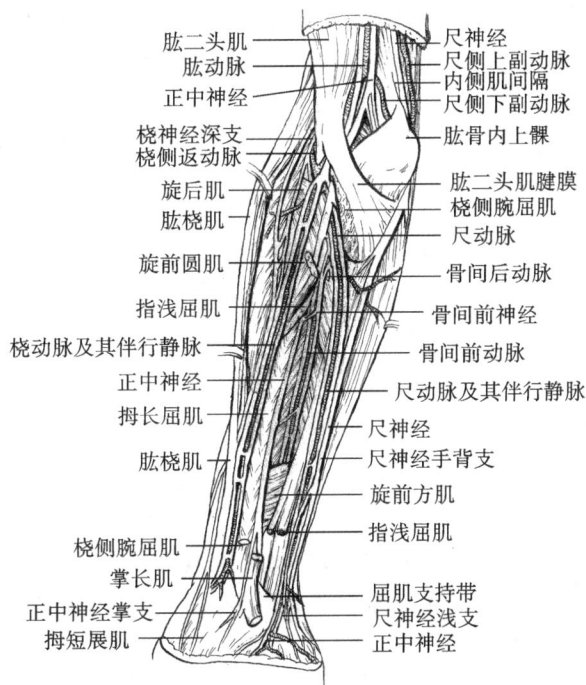

图 7-15 前臂前区深层结构

1）桡血管神经束 由桡动脉及其伴行静脉和桡神经浅支组成,走行于肱桡肌内侧或深面。

（1）桡动脉（radial artery）:先经肱桡肌与旋前圆肌之间,继而在肱桡肌腱与桡侧腕屈肌腱之间下行,绕桡骨茎突至手背,穿第1掌骨间隙到手掌,与尺动脉掌深支吻合构成掌深弓。桡动脉下段仅被皮肤和筋膜遮盖,是临床触摸脉搏的部位。桡动脉在近侧端分出桡侧返动脉;在腕前区分出掌浅支,经鱼际表面或穿鱼际至手掌,参与构成掌浅弓。

(2)桡静脉(radial vein):有两条,引流前臂桡侧的静脉血,伴行于桡动脉两侧。

(3)桡神经浅支(superficial branch of radial nerve):由桡神经发出,在肱桡肌深面沿桡动脉外侧下行。在前臂近侧1/3段,该神经与桡动脉相距较远;在中1/3段,两者紧密相伴,继而分离。桡神经浅支经肱桡肌腱深面转至前臂后区,下行至手背的桡侧半和外侧两个半手指背部的皮肤。

2)尺侧血管神经束 由尺动、静脉及尺神经组成。

(1)尺动脉(ulnar artery):自肱动脉在桡骨颈的稍下方发出后,稍呈弓形行向内下,经前臂浅、深屈肌之间至尺侧腕屈肌的桡侧,继续下降至豌豆骨的桡侧,经腕掌侧韧带与腕横韧带之间到手掌。终末支与桡动脉掌浅支吻合成掌浅弓。骨间总动脉发自尺动脉起始部,粗而短,随即分为骨间前动脉和骨间后动脉。二者分别沿前臂骨间膜的前面和后面下行。

(2)尺静脉(ulnar vein):有两条,与尺动脉伴行。

(3)尺神经(ulnar nerve):在臂部没有分支;在前臂上部,位于指深屈肌与尺侧腕屈肌之间,与尺动、静脉相距较远。尺神经在前臂上部发出肌支至尺侧腕屈肌和指深屈肌尺侧半;在中部发出细的皮支,向下穿过深筋膜,分布于小鱼际的皮肤。在腕前面,尺神经由腕尺侧管进入手掌,其手背支自桡腕关节上方约5 cm处发出,经尺侧腕屈肌腱与尺骨之间转向背侧,下行至手背。

3)正中血管神经束 由正中神经及其伴行血管组成。

正中神经(median nerve):在臂部沿肱二头肌内侧走行,降至肘窝后,穿旋前圆肌二头之间行于前臂正中,在指浅、深屈肌之间达腕管。在前臂,正中神经发出肌支支配旋前圆肌、桡侧腕屈肌、掌长肌、指浅屈肌、拇长屈肌、旋前方肌、指深屈肌桡侧半。

4)骨间前血管神经束 由骨间前血管和骨间前神经组成。

(1)骨间前神经(anterior interosseous nerve):来自正中神经干的背面,在正中神经穿旋前圆肌两头之间时发出,沿前臂骨间膜前方,在拇长屈肌和指深屈肌之间下行,至旋前方肌深面进入并支配该肌,还发出分支支配拇长屈肌和指深屈肌桡侧半。其受卡压时可表现为支配肌麻痹,但皮肤感觉正常。

(2)骨间前动脉(anterior interosseous artery):在拇长屈肌和指深屈肌之间,由骨间总动脉分出,有两条同名静脉伴行,沿骨间膜前面下行,与骨间前神经形成神经血管束。

4. 前臂屈肌后间隙 前臂前区远侧1/4段,指深屈肌腱和拇长屈肌腱与旋前方肌之间的疏松结缔组织间隙,两侧界分别为桡、尺侧腕屈肌及前臂筋膜。其向远侧经腕管可与掌中间隙相通。当前臂远段或手掌间隙感染时,炎症可经此间隙相互蔓延。

二、前臂后区

前臂后区(posterior antebrachial region)指位于尺骨、桡骨和前臂骨间膜以后的部分,主要包括前臂肌后群、血管和神经等结构。

(一)浅层结构

皮肤较厚。浅筋膜内有头静脉和贵要静脉的主干及其属支。头静脉和贵要静脉分别沿前臂后区远端的桡侧和尺侧上行,并转入前臂前区的浅筋膜内。较大属支为副头静脉,多起自前臂后面,或直接起自手背静脉网,上行至肘关节下方,向前方注入头静脉。前臂后皮神经(posterior antebrachial cutaneous nerve)经肘关节外侧进入前臂后面,发出分支分布于前臂后区至腕后区的皮肤,与前臂内侧皮神经和前臂外侧皮神经的分支有交通。

(二)深层结构

1. 深筋膜 厚而坚韧,近侧部有肱三头肌腱增强,远侧部延伸至腕后区,形成腕背侧韧带,又称伸肌支持带。

2. 前臂后骨筋膜鞘（posterior osseofascial compartment of forearm） 由前臂后区深筋膜，前臂内、外侧肌间隔，尺骨，桡骨以及前臂骨间膜共同围成，其内有前臂肌后群和骨间后血管神经束等。

3. 前臂肌后群 共 10 块，分两层（图 7-16）。

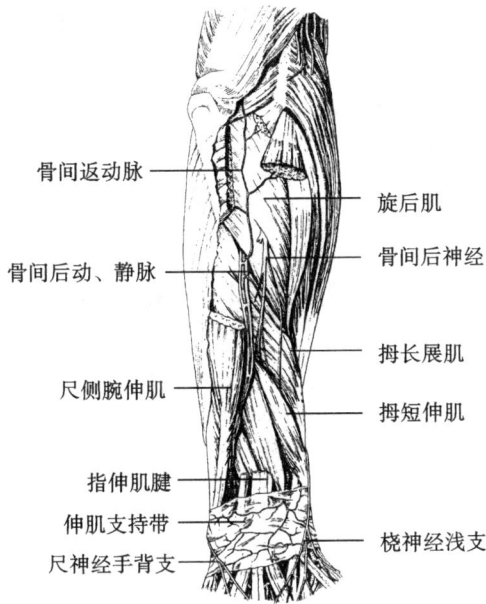

图 7-16 前臂后区深层结构

（1）浅层：有 5 块，自桡侧向尺侧依次为桡侧腕长伸肌（extensor carpi radialis longus）、桡侧腕短伸肌（extensor carpi radialis brevis）、指伸肌（extensor digitorum）、小指伸肌（extensor digiti minimi）和尺侧腕伸肌（extensor carpi ulnaris）。

（2）深层：有 5 块，各肌接近平行排列，从桡侧向尺侧依次为旋后肌（supinator）、拇长展肌（abduct pollicis longus）、拇短伸肌（extensor pollicis brevis）、拇长伸肌（extensor pollicis longus）和示指伸肌（extensor indicis）。各肌的起止点及作用等见表 7-1。

表 7-1 前臂肌后群的起止点、作用及神经支配

层次	名 称	起 点	止 点	作 用	神经支配
浅层	桡侧腕长伸肌	肱骨外上髁	第 2 掌骨底背面	伸、外展桡腕关节	桡神经
	桡侧腕短伸肌		第 3 掌骨底背面	伸桡腕关节	
	指伸肌		第 2～5 指中节和远节指骨底	伸指、伸腕	
	小指伸肌		小指指背腱膜	伸小指、伸腕	
	尺侧腕伸肌		第 5 掌骨底	伸、内收桡腕关节	
深层	旋后肌	肱骨外上髁、尺骨	第 1 掌骨底	前臂旋后	桡神经
	拇长展肌	桡骨、尺骨背面	拇指近节指骨底	外展拇指及桡腕关节	
	拇短伸肌		拇指中节指骨底	伸拇掌指关节	
	拇长伸肌		拇指远节指骨底	伸拇指	
	示指伸肌		示指中节指骨底	伸示指	

Note

4. 骨间后血管神经束 由骨间后动、静脉和神经组成。

（1）骨间后动脉（posterior interosseous antery）：自骨间总动脉分出后，立即经骨间膜上缘进入前臂后区，在浅、深两层肌之间下行，发出分支营养邻近诸肌，并发出骨间返动脉向上行，参与构成肘关节动脉网。

（2）骨间后静脉（posterior interosseous vein）：伴随骨间后动脉走行。

（3）桡神经深支（deep branch of radial nerve）：自肱骨外上髁前方由桡神经分出后，向下后走行，并发出分支支配桡侧腕长、短伸肌和旋后肌，之后穿入旋后肌。桡神经深支穿出旋后肌之后，改名为骨间后神经（posterior interosseous nerve），伴随骨间后动、静脉走行，下行于浅、深两层肌之间，发出分支支配前臂后群诸肌。

第六节　腕　和　手

腕的上界为尺骨、桡骨茎突近侧基部的环形线，下界相当于屈肌支持带的下缘水平，即拇指掌骨底平面。手分为手掌、手背和手指三个部分。

一、腕

前臂的屈、伸肌腱和血管、神经经过腕到达手。腕可分为腕前区与腕后区。

（一）腕前区

1. 浅层结构 腕前区有三条皮肤横纹，即腕近侧纹、腕中间纹和腕远侧纹。腕近侧纹位于尺骨小头；腕中间纹不太恒定，相当于桡腕关节线的两端；腕远侧纹较恒定、明显，微凸向远侧手掌，通过中腕关节的最高点，相当于屈肌支持带的近缘。浅筋膜疏松，内有前臂内、外侧皮神经的分支分布，有数条浅静脉和浅淋巴管上行进入前臂。

2. 深层结构（图 7-17）

（1）腕掌侧韧带：腕前区深筋膜的浅层称腕掌侧韧带，为连接远侧列腕骨掌侧和第 2～4 掌骨底掌侧之间的数条坚韧的短韧带，对前臂屈肌腱有固定、保护和支持作用。

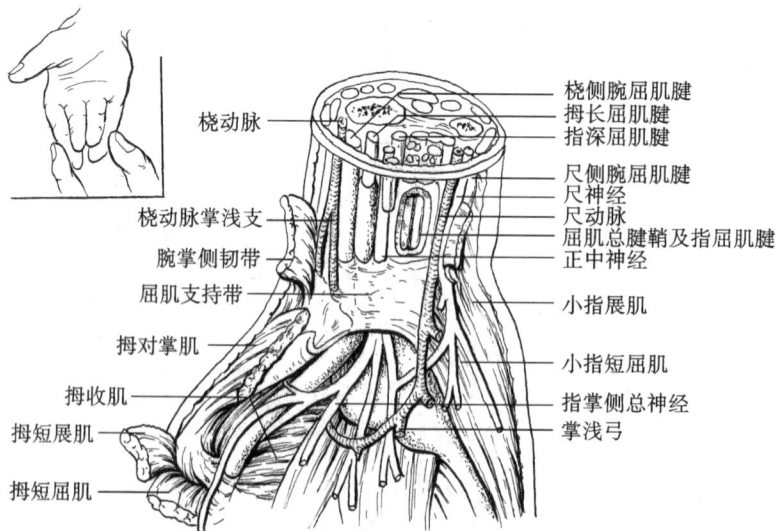

图 7-17　腕前区深层结构

（2）屈肌支持带：又名腕横韧带，位于腕掌侧韧带远侧的深面，是由深筋膜增厚形成的扁带，参与形成腕桡侧管、腕尺侧管和腕管。其尺侧端附于豌豆骨和钩骨，桡侧端附于手舟骨和大多角骨。屈肌支持带桡侧端形成腕桡侧管，内有桡侧腕屈肌腱及其腱鞘通过；尺侧端与腕掌侧韧带的远侧部分之间的间隙称为腕尺侧管，内有尺神经和尺动、静脉通过。尺神经在腕部表浅，易受损伤。

（3）腕管（carpal tunnel）：由屈肌支持带与腕骨沟共同围成。管内有指浅屈肌腱、指深屈肌腱、屈肌总腱鞘、拇长屈肌腱及其腱鞘和正中神经通过，一共有 9 条肌腱和 1 条神经通过。腕关节骨折、脱位或关节炎令腕部骨变形时，可能导致腕管内的空间发生变化，对正中神经造成压力。腕管较小者更有可能患腕管综合征。

（4）腕前结构的排列：由桡侧至尺侧，通过屈肌支持带浅层的结构依次是桡动脉及其伴行静脉→桡侧腕屈肌腱→掌长肌腱→尺动脉及其伴行静脉→尺神经。

（二）腕后区

1. 浅层结构 皮肤比腕前区厚。浅筋膜薄，内有浅静脉及皮神经。

头静脉和贵要静脉分别位于腕后区桡侧和尺侧的浅筋膜内。桡神经浅支与头静脉伴行，越过伸肌支持带的浅面下行至手背。尺神经手背支在浅筋膜内下行至手背。在腕后区正中部有前臂后皮神经的终末支分布。

2. 深层结构（图 7-18）

（1）伸肌支持带（extensor retinaculum）：又名腕背侧韧带（dorsal carpi ligament），由腕背部深筋膜增厚形成，其外侧附于桡骨远端外侧缘，内侧附于尺骨茎突和三角骨。伸肌支持带发出 5 个纤维隔附于尺骨、桡骨的背面，使之形成 6 个骨纤维性管道，9 块前臂后群肌的肌腱及腱鞘从管内通过。从桡侧向尺侧，依次通过各骨纤维性管道的肌腱如下：①拇长展肌腱和拇短伸肌腱及它们的腱鞘；②桡侧腕长、短伸肌腱及其腱鞘；③拇长伸肌腱及其腱鞘；④指伸肌腱和示指伸肌腱及它们的腱鞘；⑤小指伸肌腱及其腱鞘；⑥尺侧腕伸肌腱及其腱鞘。伸肌支持带有固定这些伸肌的作用。

（2）鼻烟窝的境界与内容：鼻烟窝的桡侧界为拇长展肌腱和拇短伸肌腱，尺侧界为拇长伸肌腱，近侧界为桡骨茎突；窝底为手舟骨和大多角骨。在鼻烟窝内有桡动脉通过。手舟骨骨折时，鼻烟窝可因肿胀而消失，且可有压痛。此处也是切开拇伸肌腱鞘、结扎桡动脉的合理部位。

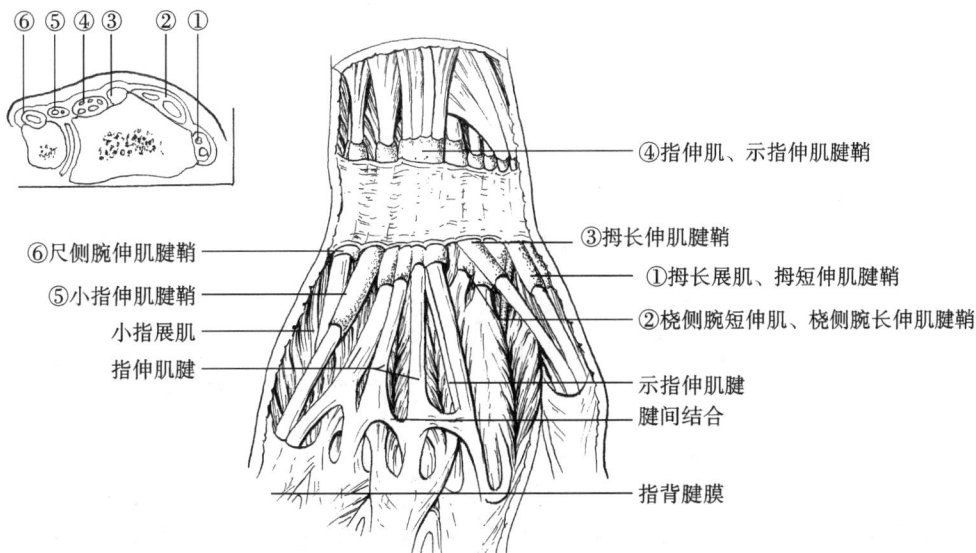

图 7-18 腕后区及手背深层结构

（3）腕背网：位于伸肌腱的深面，由骨间前、后动脉的末支，桡动脉的腕背支，尺动脉的腕背支和掌深弓发出的近侧穿支相互吻合而成。腕背网发出的第 2、3、4 掌背动脉走行于手背深层结构内。

二、手掌

手掌位于手的前方，是腕和手指的过渡区。

（一）浅层结构

皮肤厚而紧张，掌心部浅筋膜致密，有纤维连于掌腱膜。手掌皮肤不易滑动，无毛囊和皮脂腺，但有丰富的汗腺。在掌心部，浅静脉、浅淋巴管行向前臂，在两侧部，多行向手背。在指蹼间隙处，浅、深淋巴管和静脉相互交通。

1. 掌短肌 小鱼际呈小片状退化的皮肌，多为薄弱的肌束，收缩时对浅筋膜有固定作用，并可保护其深面的尺神经和尺血管。

2. 尺神经掌皮支 经腕掌侧韧带浅面降至手掌，分布于小鱼际皮肤。

3. 正中神经掌支 在屈肌支持带的近侧约 4.5 cm 处由正中神经发出，沿桡侧屈腕肌和掌长肌之间下降，跨过屈肌支持带表面，穿出深筋膜到手掌浅面，分布于手掌中部及鱼际区的皮肤，常与尺神经掌皮支相交通，受卡压时可出现腕及手掌疼痛。

（二）深层结构

1. 深筋膜 分浅、深两层，浅层覆盖于鱼际、小鱼际和掌心指屈肌腱浅面的致密结缔组织膜，为鱼际筋膜、小鱼际筋膜和掌腱膜（图 7-19）。掌心部增厚的筋膜称为掌腱膜，其近侧端续于掌长肌腱。掌腱膜深层的横行纤维与其向远端发出的 4 束纵行纤维之间，分别至第 2~5 指，围成 3 个纤维间隙，称指蹼间隙。其内含大量脂肪和从手掌到手指的血管、神经，是手掌、手背和手指三者之间相互交通的渠道。深筋膜深层包括骨间掌侧筋膜和拇收肌筋膜。骨间掌侧筋膜覆盖于骨间掌侧肌和掌骨的表面，从第 3 掌骨前面向桡侧延续，覆盖在拇收肌表面，称拇收肌筋膜。

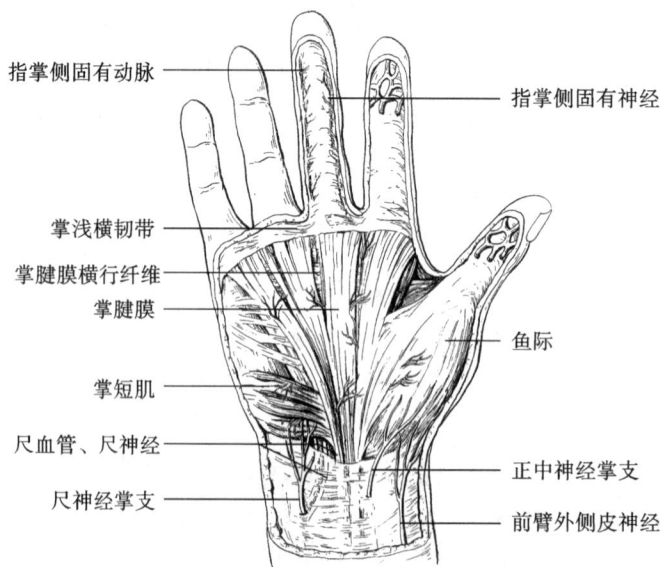

图 7-19 掌腱膜

2. 骨筋膜鞘 掌腱膜内、外侧缘各发出一片结缔组织隔，分别称为内侧肌间隔和外侧肌间隔，向深部插入并分别附着于第 1 和第 5 掌骨。内、外侧肌间隔将手掌分为三个筋膜鞘，即外侧鞘、中间鞘和内侧鞘（图 7-20）。

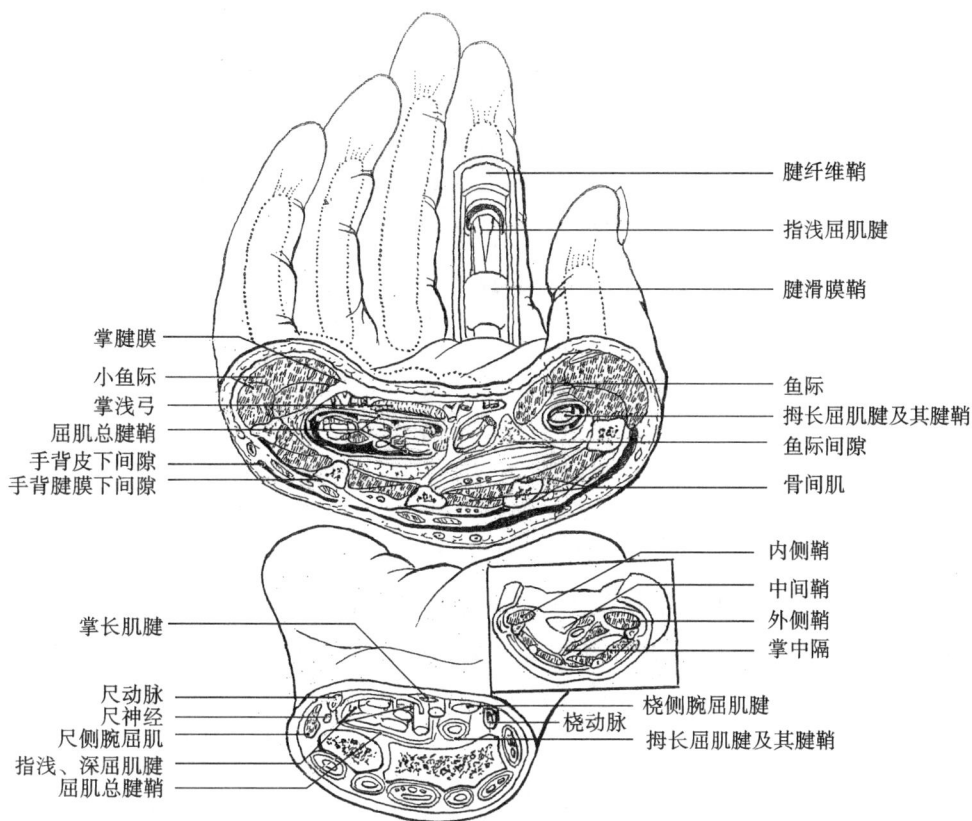

图 7-20 骨筋膜鞘及其内容

（1）外侧鞘：又名鱼际鞘，由鱼际筋膜、掌外侧肌间隔和第 1 掌骨围成。鞘内有拇短屈肌、拇短展肌、拇对掌肌、拇长屈肌腱及其腱鞘，以及至拇指的血管、神经等。

（2）中间鞘：又称掌中间鞘，由掌腱膜，掌内、外侧肌间隔，骨间掌侧筋膜及拇收肌筋膜共同围成。其内有指浅屈肌腱、指深屈肌腱、蚓状肌、屈肌总腱鞘、掌浅弓、指血管和指神经等。

（3）内侧鞘：又名小鱼际鞘，由小鱼际筋膜、掌内侧肌间隔和第 5 掌骨围成。其内有除掌短肌以外的小鱼际和至小指的血管、神经等。

除以上三个骨筋膜鞘外，在中间鞘的后方外侧半还有包绕拇收肌的拇收肌鞘，由拇收肌筋膜、骨间掌侧筋膜、第 1 掌骨和第 3 掌骨共同围成。拇收肌与骨间掌侧筋膜之间有潜在的腔隙，称拇收肌后间隙。

3. 筋膜间隙 掌中间鞘被掌中间隔分为位于外侧的鱼际间隙和位于内侧的掌中间隙（图 7-21）。掌中隔是连接于掌腱膜外侧缘与骨间掌侧筋膜之间的纤维组织隔，包绕示指屈肌腱和第 1 蚓状肌后，附着于第 3 掌骨。

（1）掌中间隙：位于鱼际间隙的尺侧，其前界为第 3～5 指屈肌腱和第 2～4 蚓状肌；后界为第 3～5 掌骨及骨间掌侧肌表面的骨间掌侧筋膜；内侧界为掌内侧肌间隔（小鱼际隔）；外侧界为掌中隔。此间隙向近侧经腕管可通前臂间隙（屈肌后间隙），向远侧可沿第 2～4 蚓状肌筋膜鞘，经第 2～4 指蹼间隙至第 3～5 指指背。掌中间隙受到感染时可沿此路径向近侧和远侧蔓延。

（2）鱼际间隙：位于拇长屈肌腱、示指深屈肌腱及第 1 蚓状肌的深层，拇内收肌的浅层。尺侧以掌中间筋膜隔与掌中间隙相邻，桡侧至鱼际及第 1 掌骨表面的筋膜隔。远端经第 1 蚓状肌管达示指掌指关节背侧，近端达屈肌支持带远侧缘平面。鱼际间隙感染可由局部刺伤、手掌桡侧外伤、示指腱鞘炎、桡侧滑囊炎、掌中间隙感染和第 1、2 掌骨骨髓炎蔓延所致。

4. 血管 桡动脉和尺动脉的分支在手部吻合成掌浅弓和掌深弓。掌浅弓位于掌腱膜和掌短

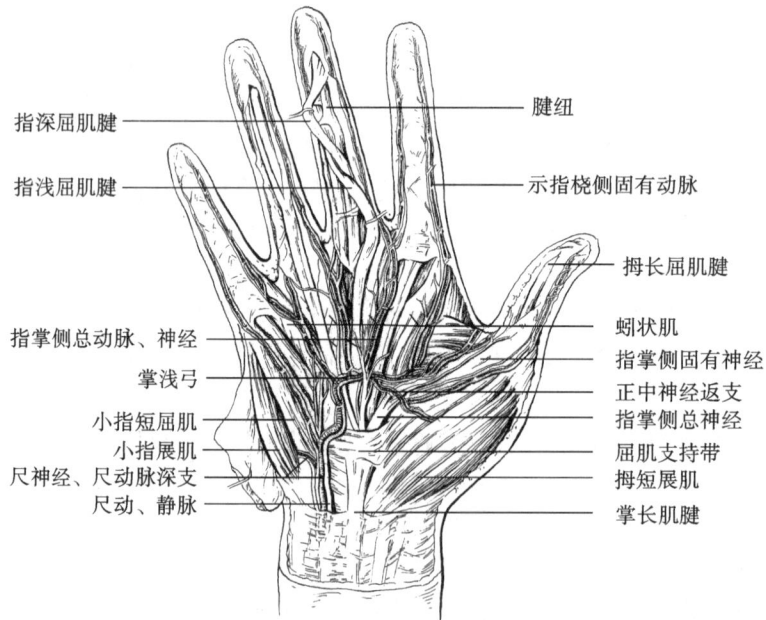

图 7-21　手部腱鞘及筋膜间隙

肌的深面，指屈肌腱、蚓状肌和正中神经及尺神经各分支的浅面。掌浅弓由尺动脉终支和桡动脉掌浅支吻合而成，它发出 3 条指掌侧总动脉和 1 条小指尺掌侧动脉（图 7-22）。掌深弓由桡动脉终支和尺动脉掌深支吻合而成（图 7-23）。该弓位于掌骨和骨间肌的浅面、指屈肌腱和屈肌总腱鞘的深面。掌深弓很细，位置较掌浅弓稍靠掌的近端，较掌浅弓高 1～2 cm，由弓的凸侧向远侧发出 3 条掌心动脉分别与相应的指掌侧总动脉吻合。手是劳动器官，由于抓握功能，手掌易受压迫，动脉弓的存在可使手掌或指的掌侧面在受压的情况下仍可得到充分的血液供应。

图 7-22　掌浅弓、正中神经及其分支

5. 神经　手掌面有尺神经、正中神经的肌支和皮支分布。尺神经经屈肌支持带的浅面、腕掌侧韧带的深面、尺动脉的内侧进入手掌，至豌豆骨的下方分为浅、深两支。尺神经浅支：主要含尺神经的感觉纤维，行于尺动脉内侧，发出小支支配掌短肌后，分成一条指掌侧固有神经分布于小指掌面尺侧缘及一条指掌侧总神经分布于指蹼间隙处，后者又分为两条指掌侧固有神经，分布于小指与环指相对缘的皮肤。尺神经深支：与尺动脉掌深支伴行，穿小鱼际各肌后，再与掌深弓伴

Note

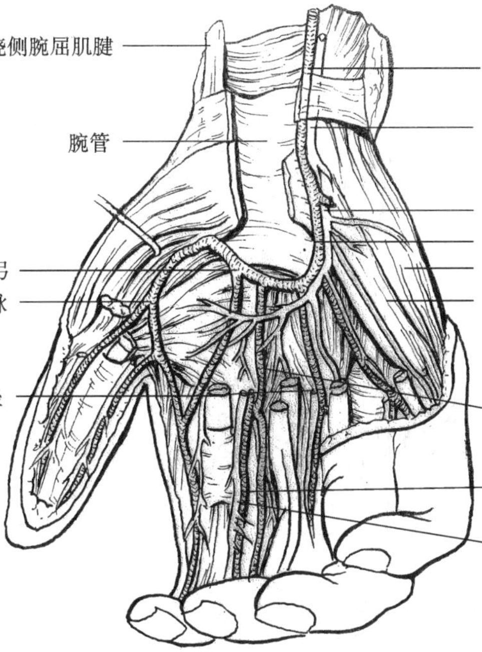

桡侧腕屈肌腱

尺动脉

腕管

尺神经

尺神经深支
尺动脉掌深支
小指展肌
小指短屈肌

掌深弓
拇主要动脉

指掌侧总神经

指掌侧总动脉

指掌侧固有动脉

指掌侧固有神经

图 7-23　掌深弓、尺神经及其分支

行,发出分支支配小鱼际诸肌、7 块骨间肌、第 3 蚓状肌、第 4 蚓状肌和拇收肌(图 7-22、图 7-23)。正中神经经腕管进入手掌,在屈肌支持带的深面发出三条指掌侧总神经,行于掌腱膜和掌浅弓的深面(图 7-22)。每条又各分为两条指掌侧固有神经,分布于拇指的尺侧缘及示指、中指和环指相对缘的皮肤,并发出分支至第 1、2 蚓状肌。返支由第 1 指掌侧总神经发出后进入鱼际内,发出分支支配拇短屈肌、拇短展肌和拇对掌肌。返支在手部位置表浅,易受损伤,损伤后拇指、示指不能弯曲,甚至鱼际还会萎缩。

三、手背

手背(dorsum of hand)的皮肤和皮下组织都较薄,因此,伸指肌腱在皮肤表面隆起清晰可见,全部掌骨也可触及。当拇指内收时,第 1 骨间背侧肌隆起,其近端恰为桡动脉入掌处,故可在此触及桡动脉。

(一)浅层结构

皮肤薄而柔软,有毛囊和皮脂腺。手背皮肤富有弹性和伸展性,因此在握拳时手背皮肤不会过紧,伸指时也不会过松,握拳时较伸指时皮肤面积增加约 25%。手背皮肤只有横行的张力线,做皮肤切口时应按张力线方向切开。行手背皮肤缺损修复时,应充分估计握拳时的缺损范围,由于人体其他部位皮肤大多不具有手背皮肤的弹性,用游离皮片或带血供皮瓣修复时,必须增大面积,选择质量接近的供区,并将手固定在屈曲或半握拳位。

手背的浅筋膜薄而疏松,滑动性大,故皮肤也有较大的移动性,其内布满浅静脉和皮神经(图 7-24)。

1. 手背静脉网(dorsal venous rete of hand)　浅筋膜内丰富的浅静脉互相吻合形成手背静脉网(图 7-24)。手背静脉网的桡侧半与拇指的静脉汇合形成头静脉,尺侧半与小指的静脉汇合形成贵要静脉。手的静脉回流一般由掌侧流向背侧,从深层流向浅层。

2. 浅淋巴管　手背淋巴的引流与静脉相似,也形成丰富的淋巴管网。手掌远端的浅淋巴管网在指蹼间隙处流向手背淋巴管网,因此,当手部有感染时,手背较手掌肿胀明显。

Note

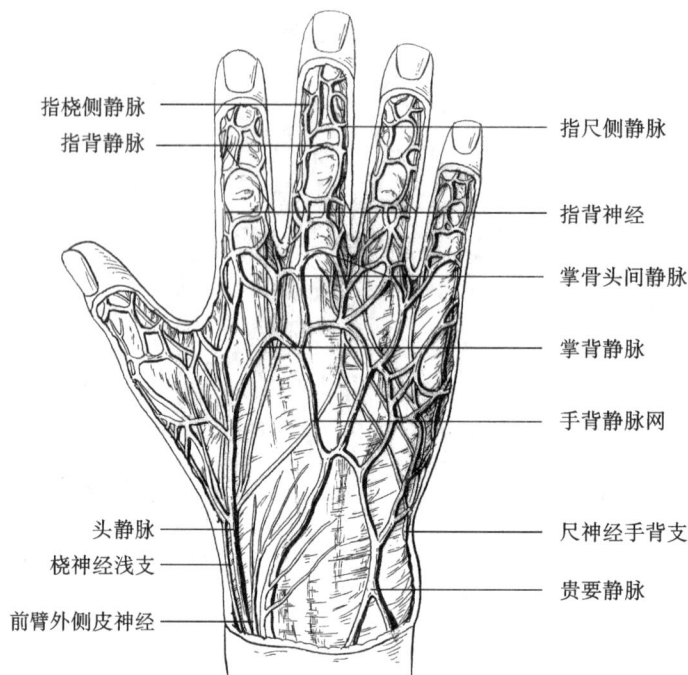

图 7-24 手背浅层结构

3. 桡神经浅支 分布于手背桡侧半皮肤,并发出五条指背神经(dorsal digital nerve)分布于拇指、示指和中指近节相对缘的皮肤。

4. 尺神经手背支 分布于手背尺侧半皮肤,再分出五条指背神经分布于小指、环指和中指相对缘的皮肤。

(二) 深层结构

1. 手背筋膜(dorsal fascia of hand) 手背部的深筋膜,分浅、深两层。浅层是腕后区伸肌支持带的延续,深层为骨间背侧筋膜。

(1) 手背腱膜(aponeurosis dorsalis manus):指伸肌腱与手背筋膜的浅层结合形成手背腱膜。腱膜的两侧分别附于第2掌骨和第5掌骨。

(2) 骨间背侧筋膜(dorsal interosseous fascia):覆盖在第2~5掌骨和第2~4骨间背侧肌表面的手背筋膜深层。在掌骨近端骨间背侧筋膜以纤维隔与手背腱膜相连接,远端在指蹼处手背筋膜的两层相结合。

2. 筋膜间隙 由于手背筋膜在掌骨的近、远端彼此结合,因此在浅筋膜、手背腱膜和骨间背侧筋膜之间形成两个筋膜间隙。

(1) 手背皮下间隙(dorsal subcutaneous space):浅筋膜与手背腱膜之间的间隙,使手背皮肤活动度增大。

(2) 腱膜下间隙(subaponeurotic space):手背腱膜与骨间背侧筋膜之间的间隙,便于抓握时伸肌腱滑动。

上述两个间隙均比较疏松,且常有交通。因此,当手背有感染时,炎症可互相扩散,致使整个手背肿胀。

3. 指伸肌腱 在手背,指伸肌腱分为桡侧组和尺侧组。桡侧组包括拇短伸肌腱和拇长伸肌腱;尺侧组包括中指伸肌腱、示指伸肌腱和小指伸肌腱。这些肌腱位置表浅,容易损伤。拇短伸肌腱和拇长伸肌腱在向拇指走行的过程中,分别形成鼻烟窝的桡侧界和尺侧界,并在拇指掌指关节处汇合。指伸肌腱(extensor tendon)有四条,扁而薄,分别走向第2~5指。在接近掌骨头处,

Note

各肌腱之间被三条斜行的腱纤维束连接,称为腱间结合(intertendinous connections)。由于腱间结合的存在,伸指时各腱彼此牵扯、协同动作,加强了伸指运动的稳定性。四条肌腱在近节指骨底移行为指背腱膜。

手背皮肤和皮下组织薄弱,指伸肌腱在多处紧密贴近手背表面,手背的切割、挫捻、挤压或撕裂等均会损伤指伸肌腱,创口感染机会比手掌损伤相对较多。

4. 掌背动脉 掌背动脉有 4 支,位于相应的掌骨间隙背侧,行于指伸肌腱与骨间背侧肌之间。第 1 掌背动脉多由桡动脉腕背段穿第 1 骨间背侧肌两头之间向前发出,沿第 1 骨间背侧肌浅面行向远端,分为 2～3 支;第 2、3、4 掌背动脉多由掌深弓的近侧穿支与腕背远侧的交通支吻合形成,在相应骨间背侧肌浅面行向远侧,于掌骨头处各分为 2 支细小的指背动脉,并有分支在指蹼间隙与指掌侧总动脉吻合(图 7-25)。

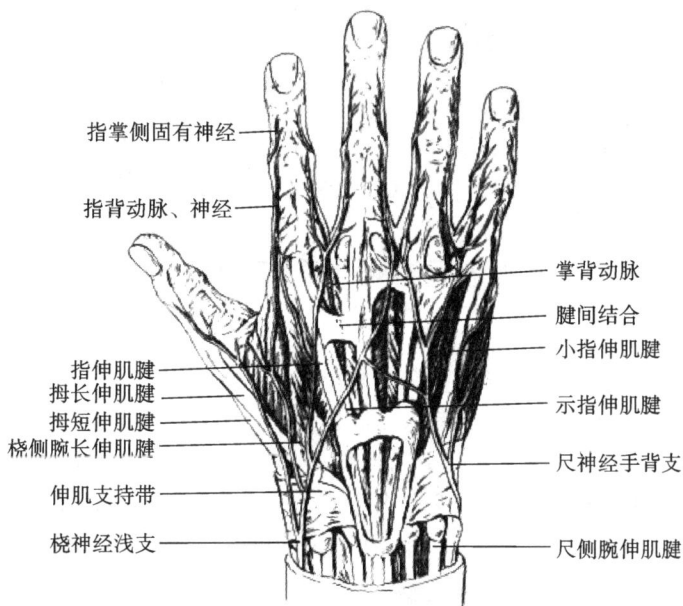

图 7-25 手背深层结构

四、手指

(一) 浅层结构

1. 皮肤 手指掌侧的皮肤厚于背侧,富有汗腺。

2. 浅筋膜 手指掌侧的皮下组织由纤维分割成网状,内有脂肪团,脂肪常聚积成球状,纤维将皮肤紧密连于指屈肌腱鞘。手指被刺伤感染时,常导致腱鞘炎。

3. 指髓间隙 又称指髓,位于远节指骨远侧 4/5 的皮肤和骨膜之间,有纤维隔连接远节指的皮下与指深屈肌腱的末端,形成指端密闭的间隙,其两侧、前面和末端均被坚韧的皮肤封闭。指髓内有血管和神经末梢。当指髓感染时,由于手指肿胀,指髓间隙内压力升高,压迫神经末梢和血管,引起剧烈疼痛,应及时从指端侧方切开减压,以免指骨坏死。切开时必须切断纤维隔,直达骨膜,才能保证引流通畅(图 7-26)。

4. 手指的血管和神经 每根手指均有两条指掌侧固有动脉和两条指背动脉,并与同名神经伴行。指掌侧固有动脉行于各指的两侧面,在指端相吻合。指背动脉较短小,仅达近侧指间关节,行于各指两侧面。手指的静脉主要位于手指背侧。浅淋巴管与指腱鞘、指骨骨膜的淋巴管相互交通,发生感染时可互相蔓延。

知识拓展

227

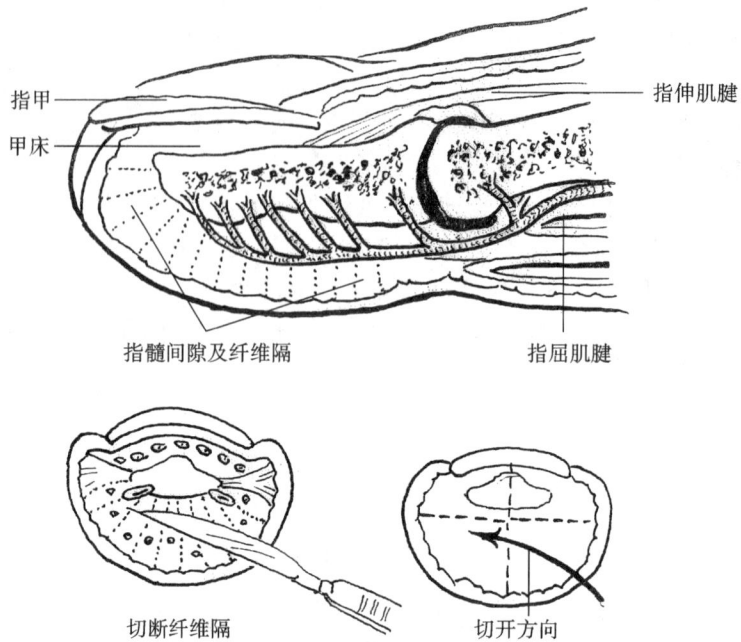

图 7-26 指端结构及切开引流术

（二）深层结构

1. 指浅、深屈肌腱 拇指有一条长的屈肌腱,其余各指均有浅、深两条肌腱,行于各指的指腱鞘内。在近节指骨处,指浅屈肌腱位于指深屈肌腱的浅面,沿两侧包绕指深屈肌腱,继而向远侧分成两股,附于中节指骨体的两侧缘,其中间形成腱裂孔,容许指深屈肌腱通过。指深屈肌腱穿出腱裂孔后,止于远节指骨底掌面。指浅屈肌主要屈近侧指间关节,而指深屈肌主要屈远、近侧指间关节(图 7-27)。两腱各有独立的活动范围,又互相协同增强肌力。

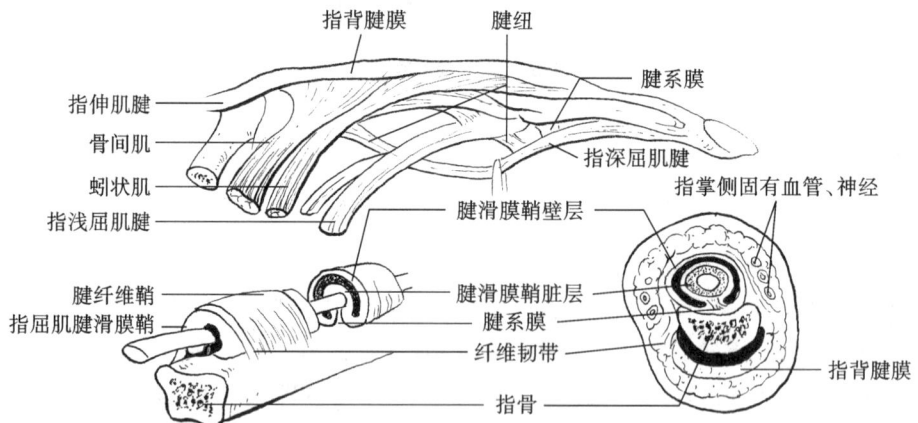

图 7-27 指屈肌腱及其腱鞘

2. 指腱鞘 绕指浅、深屈肌腱的纤维结构鞘管,分为内、外两层,中间充满滑液,主要起到润滑和保护肌腱的作用。

（1）腱纤维鞘:手指深筋膜增厚,附着于指骨及关节囊的两侧,形成一骨纤维性管道,对肌腱起约束、支持和润滑作用,并增强肌拉力。

（2）腱滑膜鞘:呈双层套管状,分为内、外两层。内层紧包于肌腱的表面,外层紧贴于腱纤维鞘的内面。内、外两层之间含有少量滑液。内、外两层相互移行的部分,称腱系膜,内有血管、神经通过。腱鞘内有少量滑液,可起到约束肌腱的作用,并可减少肌腱在运动时的摩擦。拇指与小指的滑膜鞘分别与桡侧和尺侧囊相延续,第 2～4 指的滑膜鞘从远节指骨底向近侧延伸,直达掌指关节处(图 7-27、图 7-28)。

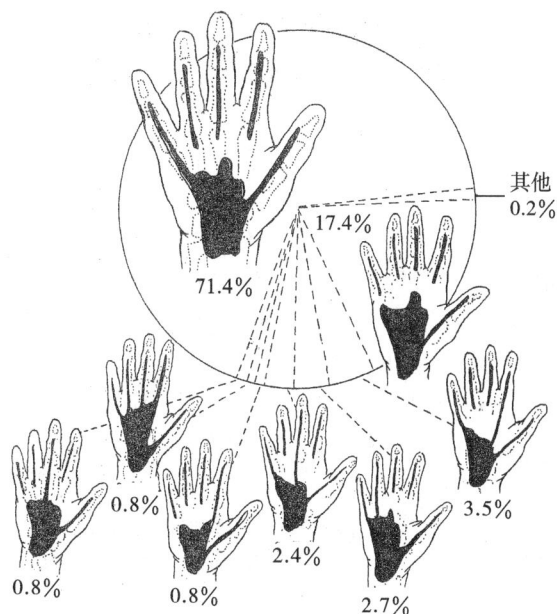

其他 0.2%

17.4%

71.4%

0.8%

0.8%

0.8%

2.4%

2.7%

3.5%

图 7-28　手部的腱滑膜鞘类型

3. 指伸肌腱　指伸肌腱越过掌骨头后向两侧扩展,包绕掌骨头和近节指骨背面,形成指背腱膜,又称腱帽。指背腱膜向远侧分成三束,中间束止于中节指背底,两条侧束在中节指骨背面合并后,止于远节指骨底。各束都有肌腱加强。若指伸肌腱断裂,则各指关节呈屈曲状态;若中间束断裂,则近侧指关节不能伸直;若两条侧束断裂,则远侧指关节不能伸直。

第七节　上肢解剖操作

一、肩部

1. 尸位　仰卧位。

2. 触摸、辨认体表标志　肩峰、锁骨、肩胛冈、喙突、肱骨大结节、腋前襞、腋后襞。

3. 切口及翻皮　尽量将臂部外展,以便于解剖。在臂内侧自腋前线向下做一切口至肘上部,在肘上部做一横切口,将腋区连同臂部的皮瓣向外侧翻起,注意保护经腋窝底部行向臂内侧的肋间臂神经,向四周翻开肩部皮肤。

4. 层次解剖

(1)追踪头静脉:去除浅筋膜后,切开三角肌与胸大肌之间的筋膜,在三角肌胸大肌间沟内找出头静脉,修洁该静脉,并查看其附近有无淋巴结。追踪头静脉到锁骨下窝,它在该处穿过锁胸筋膜而注入腋静脉,有时注入锁骨下静脉。

(2)解剖腋腔前壁的有关结构:见胸前区解剖。

(3)解剖与腋腔外侧壁相毗邻的有关结构(以喙肱肌为标志)。

①腋鞘及其内容物:上肢外展,清除胸小肌下方的筋膜,然后从腋腔外侧壁着手逐步清除腋

静脉远端周围的脂肪和外侧腋淋巴结,观察附着于喙突的喙肱肌和胸小肌,在喙肱肌内侧,注意观察包裹着腋神经和血管的腋鞘。腋鞘浅面的结构是腋静脉,打开腋鞘,找出腋动脉,以腋动脉为中心探查和辨认臂丛的三个束(内侧束、外侧束、后束),这三个束分别包裹于腋动脉第二段的内、外、后方。

②肌皮神经、正中神经:从腋动脉外侧的外侧束的分支找到肌皮神经,其斜向外下穿入喙肱肌。腋动脉前方可见内、外侧束各分出一个根形成的正中神经,沿腋动脉前方下降。

③内侧束的分支(前臂内侧皮神经、臂内侧皮神经和尺神经):辨认和分离内侧束最粗大的神经——尺神经,在腋动脉和腋静脉之间追寻细长的前臂内侧皮神经,由上向下清理腋静脉内侧的臂内侧皮神经,由第2肋间穿出的肋间臂神经横跨腋腔底部的浅筋膜,然后与其相连。

④腋淋巴结外侧群、中央群:清理腋腔的脂肪和筋膜,寻找位于腋静脉远端的腋淋巴结外侧群,修洁和观察腋静脉中部(肩胛下静脉注入的位置)的腋淋巴结中央群。

⑤桡神经:牵开腋动脉,在其后方找出位于尺神经外侧、伴随肱深动脉向外下走行的桡神经。

(4)解剖腋腔后壁穿三边孔、四边孔的结构:

①追寻穿四边孔的结构:寻找腋神经,从桡神经向上追踪臂丛后束,在肩胛下肌下缘和背阔肌腱止点的上方可找出臂丛高位发出的腋神经,及与其伴行的旋肱后动脉,一起穿四边孔,观察腋神经支配三角肌和小圆肌的分支。

②寻找穿四边孔的结构:在腋动脉的第三段分离肩胛下动脉及其伴行的静脉、胸背神经。修洁肩胛下动脉的分支旋肩胛动脉,其穿三边孔,肩胛下动脉主干延续为胸背动脉与胸背神经伴行。

③胸背神经和腋淋巴结后群:寻找与肩胛下动脉下段伴行的胸背神经(发自后束),其跨过肩胛下动脉的前方在背阔肌外侧缘中点进入该肌,在肩胛下动脉周围观察到的数个淋巴结为肩胛下淋巴结,为腋淋巴结的后群。

④肩胛下神经下支和上支:追踪胸背神经到其起自臂丛后束处,在胸背神经和腋神经之间可找到来自后束的肩胛下神经下支,其支配肩胛下肌下份和大圆肌。清理腋腔内脂肪,在胸背神经的上方再找到由后束发出的肩胛下神经上支,其分布于肩胛下肌的上份。

(5)解剖腋腔内侧壁胸大肌下缘的结构:

①胸外侧动、静脉:沿腋窝前壁,在前锯肌表面、胸小肌下缘,向上找胸腹壁静脉延续的胸外侧静脉,找出其伴行的胸外侧动脉,向上追踪见其起自腋动脉第二段。

②胸长神经和腋淋巴结前群:在胸外侧动脉的后方,约腋中线的位置,可找到支配前锯肌的胸长神经(发自臂丛根部),观察到胸长神经发出分支支配前锯肌的每一个锯齿。在胸外侧动脉的附近、前锯肌的浅面观察和分离腋淋巴结前群。

二、臂前区、肘前区及前臂前区

1. 尸位　仰卧位。

2. 触摸、辨认体表标志　肱二头肌,肱二头肌内、外侧沟,三角肌粗隆。

3. 切口及翻皮

(1)在肱骨内、外上髁水平做一横切口,注意切口要浅。

(2)从该切口中点向上、向下各做一纵切口,上行切口与胸前区和腋区的切口交会,下行切开直至腕部。

(3)在腕部相当于腕横纹处做一横切口,然后将上、下两部皮肤分别向内、外侧翻开。

4. 层次解剖

(1)解剖浅层结构:在肱二头肌外侧沟找到一段头静脉,向上剥离到其穿三角肌胸大肌间沟而注入腋静脉,向下追踪其全长,见其起自手背静脉网的桡侧,在臂下部与前臂外侧皮神经伴行。向上追踪前臂外侧皮神经,可见其在肘窝处从肱二头肌与肱肌之间穿出,为肌皮神经的终末支。

在臂部下段肱二头肌内侧沟处找出贵要静脉及伴行的前臂内侧皮神经,在臂中份二者一起穿入深筋膜。在肱骨内上髁上方、贵要静脉附近有时可见滑车上淋巴结(或肘浅淋巴结)。在肘部浅静脉找出肘正中静脉,其为头静脉和贵要静脉之间的吻合支,但也可以缺如,头静脉及贵要静脉只有一斜至前臂前面的属支。观察肘正中静脉连于深部的静脉的穿支(肘深静脉)。

(2)解剖臂部深筋膜:在保留浅静脉和皮神经的基础上,向两侧翻开臂部浅筋膜内、外两侧,显露包裹肱二头肌的深筋膜,用镊子将内侧半深筋膜提起,再用刀柄向肱骨内侧方向钝性剥离,在肱骨中点与肱骨下端之间可观察到分隔前、后肌群的一片膜性结构,即内侧肌间隔,尺神经在臂中点处自前向后穿此隔达其深面。用同样的方法观察外侧肌间隔,它是分隔肱三头肌与肱肌、肱桡肌和桡侧腕长伸肌之间的一片膜性结构,但不如内侧肌间隔那么明显。桡神经在臂下端穿过外侧肌间隔至臂屈侧(可结合肘前区解剖一并观察)。

(3)解剖臂前部的血管、神经:在肱二头肌内侧沟找出肱动脉(有2条肱静脉伴行),解剖肱动脉的分支及有关神经。

①肱深动脉:肱动脉往臂后走行的分支,在背阔肌腱下方与桡神经一起转向肱骨后面,行至肱骨肌管内(管内走行情况待臂后区解剖)。

②正中神经:修洁肱动脉外侧的正中神经,可见其在臂中点处跨过肱动脉的前方行至肱动脉内侧,正常神经与肱动脉的走行关系呈"X"形。

③肌皮神经:修洁喙肱肌和肱二头肌短头,可见肌皮神经穿喙肱肌后,发出分支支配肱二头肌与肱肌,主干走行于此两肌之间,至肘窝处,从肱二头肌腱外侧缘穿出改名为前臂外侧皮神经。

④桡神经:分离肱桡肌,在肘关节上方找出位于肱肌和肱桡肌之间的桡神经,该神经较粗,从臂后区穿过外侧肌间隔到臂前区。桡神经与前臂外侧皮神经之间以肱肌相隔。

(4)解剖肱二头肌腱膜及腕掌侧韧带:观察肱二头肌腱膜起自肱二头肌腱的内侧缘,斜向下内全前臂上份的屈肌总腱内侧面。观察肱二头肌腱膜呈条带状,其深面有肱血管、正中神经通过,浅面有肘正中静脉。保留此腱膜,以便复习时作为标志。观察近腕部有若干横行纤维,其为腕掌侧韧带。

(5)解剖肘窝的组成:检查肘窝的边界,内侧界为起自肱骨内上髁前方的旋前圆肌,外侧界为沿上臂外侧下行的肱桡肌,旋前圆肌和肱桡肌在前臂上份前面形成一夹角,两肌之间向深部嵌入形成凹陷,即为肘窝。窝的上界是肱骨内、外上髁之间的连线。窝内有脂肪填充,并有臂部的血管、神经到达前臂。

(6)解剖和辨认前臂的血管、神经及与肌的相互关系。

①肱动脉和正中神经:在肱二头肌腱的内侧找出肱动脉和正中神经,注意此时正中神经位于肱动脉的内侧。

②桡动脉:清理肘窝远端,在肱二头肌腱膜下缘与旋前圆肌交界处,可见肱动脉分为桡动脉和尺动脉,桡动脉跨过肱二头肌腱的下端,进入肱桡肌前缘的深面,再跨过旋前圆肌止点浅面下行。追踪肱桡肌的全长,提起肱桡肌拉向外侧,可见桡动脉自其起点直行至桡骨下端前方,在此处绕过腕部在拇长展肌和拇短伸肌腱的深面转入手背(见手背的解剖)。桡动脉走行在伸肌与屈肌之间的肌间隙内,其上份位于肱桡肌与旋前圆肌之间,下份位于肱桡肌与桡侧腕屈肌之间,是伸肌群的动脉,故其分支是向外侧的。

③尺动脉、骨间总动脉及正中神经:尺动脉是肱动脉的另一分支,它行于肱二头肌腱的内侧。向下追踪正中神经,可见其穿入旋前圆肌。正中神经在穿过该肌之前先发出若干至前臂浅层屈肌的肌支。这些肌支均起自正中神经的内侧,清理时应从正中神经外侧缘进行。正中神经在臂部位于掌长肌的桡侧、指浅屈肌的深面,在腕部位于掌长肌腱和桡侧腕屈肌腱之间。在旋前圆肌中点切断该肌覆盖在正中神经表面的浅份,将其上部拉向内侧,可见尺动脉在旋前圆肌的深面,向下距尺动脉起点2~3 cm处。在旋前圆肌中点的深面,尺动脉发出一较大的分支即骨间总动

脉。骨间总动脉很快就分成两支,即骨间后动脉和骨间前动脉。

④桡神经及其分支:从臂部肱桡肌的深面找出桡神经,清理其在臂部发出的分支(分别至肱桡肌、桡侧腕长伸肌)。至肘窝外侧,观察桡神经在肱骨外上髁前方分为深、浅两支。a. 桡神经深支继续行于肱桡肌深面,在发出至桡侧腕短伸肌与旋后肌的肌支后,即穿过旋后肌,更名为骨间背侧神经,分布于前臂背侧肌肉(待前臂背区解剖)。b. 桡神经浅支为桡神经本干的延续,其行程大部分被肱桡肌下份覆盖。

⑤尺动脉及尺神经:尺动脉发出后斜向内下方走行,经旋前圆肌深面和指浅屈肌的深面,继而走行于前臂浅、深屈肌之间至尺侧腕屈肌深面的桡侧,沿该肌垂直下降,到豌豆骨桡侧经腕掌侧韧带和屈肌支持带之间达手掌。尺动脉在前臂下 2/3 处与尺神经伴行,位于尺神经的外侧。将尺侧腕屈肌拉向内侧,在前臂下 1/3、尺动脉的内侧找出尺神经,向上追踪到肘部,观察尺神经在肱骨内上髁下方、尺侧腕屈肌二头之间自背侧穿至前臂前面的情况。

(7) 解剖骨间总动脉:该动脉为一短而粗的干,平桡骨粗隆高度由尺动脉发出,经指深屈肌和拇长屈肌之间达前臂骨间膜掌侧面的上缘,分为骨间前动脉和骨间后动脉。骨间后动脉穿过前臂骨间膜上缘进入前臂后面。骨间前动脉在指深屈肌和拇长屈肌之间沿前臂骨间膜掌侧面下降至旋前方肌上缘,穿骨间膜进入前臂后部。在骨间前动脉的上端,该动脉还发出一细小的正中动脉,伴随正中神经下降并营养该神经。

三、肩胛区、臂后区、肘后区及前臂后区

1. 尸位 俯卧位。

2. 触摸、辨认体表标志 尺骨鹰嘴、肱骨内上髁、肱骨外上髁。

3. 切口及翻皮切口

(1) 在肘关节后上方做一横切口,将皮肤剥离并向上翻至肩胛区。

(2) 在腕关节背面做一横切口,剥离前臂后区皮片并解剖浅筋膜。

4. 层次解剖

(1) 解剖肩胛部的肌、血管、神经。

①腋神经,旋肱前、后动脉:沿肩胛冈下缘切断并翻起三角肌后部肌束,探查肌深面的疏松结缔组织间隙和三角肌下囊,并观察肌深面的腋神经,旋肱前、后动脉。

②肩胛上动脉和肩胛上神经:切断斜方肌附着于肩胛冈的止点,并向上翻起,修洁覆盖冈上肌和冈下肌的筋膜,观察组成肌腱袖的 4 块肌(冈上肌、冈下肌、小圆肌和肩胛下肌)。切断冈上肌、冈下肌的中段,将外侧份向外翻起,注意位于冈上肌、冈下肌深处的血管、神经。肩胛上神经起自臂丛上干,向后走行经肩胛上切迹进入冈上窝,继而伴肩胛上动脉一起绕行肩胛冈外缘转入冈下窝,分布于冈上肌、冈下肌和肩胛关节。

③旋肩胛动脉:修洁肱三头肌长头、小圆肌和大圆肌,从三边孔内找出旋肩胛动脉。

(2) 解剖肱骨肌管的结构(桡神经、肱深动脉):修洁肱三头肌的筋膜,分开长头和外侧头,找出桡神经和肱深动脉,用镊子沿着桡神经进入肱骨肌管,切断肱三头肌外侧头,打开肱骨肌管,清理肱骨肌管内的桡神经(及其分支)及肱深动脉。追踪桡神经到穿过外侧肌间隔为止。

(3) 解剖肘后区和前臂后区的浅层结构。

①前臂背侧的皮神经:在靠近肘关节的上方、外侧肌间隔处,解剖出桡神经的分支前臂背侧皮神经。在前臂桡侧的远端、腕关节上方,可解剖出桡神经的浅支。在尺骨头的内侧可解剖出尺神经分出的手背支。

②尺神经及其伴行血管:在肱二头肌内侧沟内辨认和修洁起自上臂前区穿出至后区的尺神经及与尺神经伴行的动脉,追踪尺神经至尺神经沟,尺神经在此处又转至前臂的前面。

(4) 解剖前臂背侧深筋膜及伸肌支持带:修洁并沿皮肤切口位置切开前臂后面的深筋膜,不

宜强行剥离上 1/3 深筋膜,因其与肌紧密相贴。保留伸肌支持带,观察该处的筋膜,既厚又坚韧,紧紧地与前臂肌连在一起。

（5）解剖前臂背侧深层结构。

①清理和分离前臂背侧肌:分离前臂背侧各肌,结合系统解剖的知识,复习辨认各肌。

②旋后肌、骨间后神经和骨间前动脉:在第二层肌的上部认清旋后肌并观察肌纤维,以理解其功能。找出桡神经的深支,其位于旋后肌浅、深两份之间,并在桡骨头下方 5～7 cm 处穿出该肌,改名为骨间后神经,发出分支支配指伸肌、小指伸肌、尺侧腕伸肌、拇长展肌、拇短伸肌、拇长伸肌和示指伸肌。

四、腕前区、手掌与手指掌面

1. 尸位 仰卧位。

2. 触摸辨认体表标志 桡骨茎突、尺骨茎突、鱼际、小鱼际。

3. 切口及翻皮切口

（1）从腕部的横切口中点处做一纵切口直达中指的末端。

（2）沿第 2～5 指中线纵向切开。

（3）在各指根处做一横向辅助切口,但不要太深,以免损伤皮下结构。

4. 层次解剖

（1）解剖浅筋膜:往两侧剥开手掌皮肤,观察小鱼际区的掌短肌、尺神经皮支和正中神经掌支。清除浅筋膜,修洁掌腱膜至手掌的远端,至近指蹼处注意自掌腱膜深面穿出的神经、血管,勿解剖过深使之损伤。

（2）观察掌腱膜和掌筋膜间隙。

①观察掌腱膜:掌腱膜位于手掌浅筋膜深面,由深筋膜浅层增厚而成,位于手掌中部,呈三角形。近端与掌长肌及屈肌支持带的远侧相连,其两侧的浅层与大、小鱼际的深筋膜相连;深层有 3 个纤维间隔,向深面第 3 掌骨发出掌正中隔,另外从鱼际的尺侧及小鱼际的桡侧向背侧延伸,分别止于第 1 掌骨及第 5 掌骨,形成掌内侧肌间隔和掌外侧肌间隔。观察掌腱膜在远端的 4 束纵行纤维之间的 3 个指蹼间隙。

②观察掌中间隙和鱼际间隙:从远处切断掌腱膜的尖端,观察掌腱膜向深面第 3 掌骨发出的掌中间隔,以及掌中间隔内、外侧的掌中间隙和鱼际间隙。

（3）解剖尺神经、尺动脉及其分支。

①小鱼际处动脉:从手掌的尺侧,由近侧向远侧在桡侧修洁掌短肌,向尺侧翻开掌短肌,清理其深面尺动脉和尺神经。在豌豆骨的远侧,尺动脉分为掌深支和终支。尺动脉的掌深支与尺神经的深支穿入深部,参与掌深弓的构成;尺动脉末端转向桡侧与桡动脉的掌浅支构成掌浅弓。桡动脉的掌浅支行于拇短展肌深面,切开该肌,沿着桡动脉掌浅支行程,观察其是否与尺动脉掌末端吻合。

②指掌侧总动脉:掌浅弓的凸侧向远侧分别发出 4 支指动脉,尺侧的 1 支走向小指的尺侧缘,为尺掌侧动脉;其他 3 支称指掌侧总动脉,行至第 2～4 指蹼处,各自再分出 2 支指掌侧固有动脉,分布于第 2～5 指的相对缘。

③小鱼际处神经:尺神经在豌豆骨的稍下方也分为深、浅两支。深支在平对钩骨钩的上内方发出,支配小鱼际诸肌,然后与尺动脉的深支一并穿入手掌深部而分布于第 3、4 蚓状肌,全部骨间肌和拇收肌;浅支又分为 2 支,1 支行至小指的尺侧缘,另 1 支行至第 4 指蹼处再分为 2 支指掌侧固有神经,分布于第 4、5 指的相对缘。

（4）解剖大鱼际处神经:正中神经在掌长肌腱与桡侧腕屈肌腱之间下行,经腕管深面,在屈肌支持带下缘分为外侧支和内侧支。

Note

①外侧支:先发出正中神经返支,从拇短屈肌下缘至其浅面向上外方,再穿入拇短展肌深面发出分支支配拇短屈肌、拇短展肌和拇对展肌。外侧支还发出3支指掌侧固有神经,分布于拇指和示指桡侧的皮肤,同时发出支配第1蚓状肌的分支。

②内侧支:有2支指掌侧总神经分支,至近第2、3指蹼处延续为2支指掌侧固有神经,分别到达第2~4指相对缘的皮肤,并发出分支支配第2蚓状肌。

(5)解剖大、小鱼际与掌深弓:修洁大鱼际浅面的拇短屈肌和拇短展肌,在拇短屈肌中点横切并翻开该肌,显示深层的拇对掌肌。同样修洁并切断小指展肌以及小指短屈肌,显示其深层的小指对掌肌。清理并观察附着于指深屈肌的蚓状肌。沿着尺神经追寻其分布于小鱼际诸肌、拇收肌、骨间肌的分支。在拇收肌斜头与横头之间找到桡动脉,观察它横过手掌至小指的掌骨底部与尺动脉的掌深支吻合,形成掌深弓。修洁从拇收肌穿出的拇主要动脉,其沿第1掌骨尺侧至拇指第一节指骨底则分为2支,分布于拇指掌面的两侧;再分出示指桡掌侧动脉,分布于示指掌面的桡侧缘。寻找掌深弓的凸侧向远侧发出的3条掌心动脉,它们沿骨间掌侧肌行至指蹼,与指掌侧总动脉吻合。

(6)解剖手指掌面:选择其中一指,将纵切口的皮肤翻向两侧,从指蹼处向远侧剖查指掌侧固有动脉和神经,注意二者的位置关系。清理指屈肌腱纤维鞘,纵向切开腱鞘,观察指浅屈肌腱裂孔及附着点。观察指深屈肌腱的走行及终止点。将指屈肌腱拉起,观察腱系膜。

五、腕背区、手背

1. 尸位　俯卧位。

2. 触摸辨认体表标志　桡骨茎突、尺骨茎突。

3. 切口及翻皮切口　切口同手掌切口。

4. 层次解剖

(1)解剖浅筋膜的结构:观察手背静脉网,它在第1掌骨间隙处合成头静脉,在第4掌骨间隙处合成贵要静脉。手背皮神经:在手背近端桡侧寻找桡神经浅支,其分布于拇指、示指及中指的桡侧缘;沿手指的近节在尺侧寻找尺神经手背支,观察其分布于第4、5指及中指的尺侧缘达近节手指的分支。

(2)解剖伸肌支持带。

①解剖伸肌支持带及骨纤维管:清除腕背侧的浅筋膜,显露伸肌支持带。将其纵向切开,翻向两侧,边翻边切断它向深处发出的5个纤维隔。它们附着于尺骨、桡骨,形成6个骨纤维管。观察各管内通过的肌腱及腱鞘。

②显露手背筋膜:清除浅筋膜,保留静脉网,显露由深筋膜浅层与伸肌腱愈合形成的手背腱膜。观察手背皮下间隙,观察指伸肌腱远端的腱间结合。

③显露骨间背侧筋膜:剥离并切断手背腱膜远端,将腱膜掀起,暴露骨间背侧筋膜,观察腱膜下间隙。

④观察骨间背侧肌:清除骨间背侧筋膜,观察骨间背侧肌。

(3)解剖桡动脉末段:在手背桡侧修洁拇长展肌腱、拇短伸肌腱和拇长伸肌腱。观察鼻烟壶的境界。清除窝内的疏松结缔组织,修洁在窝内走行的桡动、静脉。追踪桡动脉,观察其穿过第1骨间背侧肌至手掌。

(4)解剖手指背面:沿指伸肌腱追踪至手指背面,观察其形成的指背腱膜。

案例分析

案例一　李某,女,53岁,计算机专家,因"左手麻木1年,加重1个月余"就诊。患者自述1年前开始右手手指麻木、酸痛,以拇指、示指、中指、环指指尖明显,晚间重。近1个月以来,因工

知识拓展

作任务重、用手多,右手麻木加重,右手拇指处出现针刺样疼痛,麻木累及外侧四根手指。体格检查示右手拇指、示指、中指、环指指尖感觉减退,右手握力较对侧减弱,拇指对指力量减弱,拇指外展受限。B超:右正中神经在腕管处变细。行显微镜下正中神经减压手术,术中见正中神经明显水肿。手术过程顺利,术后5天患者康复出院。

分析:

(1) 患者出现上述功能障碍的解剖因素是什么?

(2) 哪些人群好发该疾病? 长时间使用计算机与该病有什么关系?

(3) 如果不进行处理,将会有什么危害?

案例二 患者,女,43岁,过马路时闯红灯,与侧向行驶的汽车发生碰撞而摔倒。随即患者出现右肩部疼痛、肿胀、畸形,右上肢活动障碍。入院检查发现右上肢上段压痛,局部有骨擦感。X线片显示右肱骨外科颈骨折,骨折近端内收,骨折远端外展,形成成角移位。诊断:右肱骨外科颈骨折。

分析:

(1) 肱骨外科颈位于何处? 为什么该处容易发生骨折?

(2) 骨折时会损伤神经吗? 会出现什么表现?

案例三 2023年10月27日下午,尹先生拖着血肉模糊的手冲进了武汉市金银潭医院急诊科。原来,他在切割工作中不慎被电锯锯断了左手拇指,血肉飞溅,剧烈的疼痛让他呼吸急促、大汗淋漓,在同事的帮助下简单包扎处理后,他被送到武汉市金银潭医院。尹先生到院时神情痛苦,左手已是鲜血淋漓。值班的创伤外科医生汪医生接诊后,发现尹先生左手拇指近节指骨近端及远节指骨骨折,断端分离、移位,邻近软组织明显肿胀。一般断指再植的最佳时间是伤后6~8h内,一旦错过这个黄金时间,手指再植的存活率将极低,且离断的手指越早进行手术,再植成功的概率就越大。情况危急,汪医生启动紧急救治处置流程,制订了断指再植手术方案。"真是太感谢了! 真没想到我的手指还能保得住!"术后半个月,尹先生活动着自己差点失去的左手拇指,心有余悸。

分析:

(1) 什么是断指再植?

(2) 断指再植成功的关键是什么?

重点名词中英文

头静脉(cephalic vein)

贵要静脉(basilic vein)

肘正中静脉(median cubital vein)

腋窝(axillary fossa)

臂丛(brachial plexus)

正中神经(median nerve)

尺神经(ulnar nerve)

桡神经(radial nerve)

腋神经(axillary nerve)

肌皮神经(musculocutaneous nerve)

臂内侧皮神经(medial brachial cutaneous nerve)

前臂外侧皮神经(lateral antebrachial cutaneous nerve)

腋动脉(axillary artery)

案例分析答案

肱骨肌管(humeromuscular tunnel)

肘窝(cubital fossa)

肱动脉(brachial artery)

腕管(carpal tunnel)

参 考 文 献

[1]　中华医学会外科学分会乳腺外科学组. 中国早期乳腺癌前哨淋巴结活检手术临床实践指南(2022 版)[J]. 中国实用外科杂志,2022,42(2):137-145.

[2]　黎建金,虞雪融. 经肋锁间隙入路行臂丛神经阻滞的研究进展[J]. 医学综述,2018,24(13):2666-2670.

(劳梅丽　段晓春)

第八章 下 肢

知识目标:了解下肢皮肤及浅筋膜的特点;皮神经的名称及分布,深筋膜的特点及踝部韧带。掌握大隐静脉的起止、行程要点及属支;腹股沟浅淋巴结的分组、位置及引流范围;髂胫束的位置及作用;肌腔隙、血管腔隙的境界及穿行结构;股三角的境界及内容排列;股鞘、股管的定义;股环的境界;收肌管的境界及内容排列;大腿前群、内侧肌群的组成及作用;股动脉的行程要点;股深动脉的分支;股神经、闭孔神经的行程及分支支配;臀区肌群的层次及主要作用;梨状肌上、下孔的形成及穿行结构;坐骨神经、阴部神经、臀上及臀下神经的行程要点及支配范围;股后肌群的组成及作用;小隐静脉的起止、行程要点;小腿各群肌的位置、组成、起止、功能和神经支配;腘动脉的分支,胫后动脉的径路、分支和分布,腓总神经及胫神经的径路、分支和分布;腘窝、踝管的境界及穿行结构。

能力目标:①动手能力:熟练利用各种器械完成下肢解剖操作,寻找并辨识相关知识结构。②团结协作能力:与小组其他成员之间密切配合,完成每次课程的解剖任务。③临床病例分析能力:通过学习能够对下肢相关临床病例进行初步分析,做到学以致用。通过解剖操作实践环节,培养职业素养及吃苦耐劳的优秀品质。

素质目标:结合下肢常见病变及临床相关应用(如股动脉穿刺、下肢动脉的触诊及按压止血点、大隐静脉曲张的治疗等),激发学生的学习兴趣和为军、为民服务的使命担当,让学生明白只有学好基础知识,才能认识疾病、研究疾病并战胜疾病,强化学生救死扶伤的医学人文素养及为人民服务的政治素养。

第一节 概 述

下肢借下肢带骨与躯干下部相连,具有支持体重和运动的功能。与上肢比较,其结构特征是骨骼粗大,关节面宽,辅助结构多且坚韧,稳定性大于灵活性,肌肉较为发达。

一、境界与分区

下肢前方以腹股沟与上方的腹部、内侧的会阴分界;后方以髂嵴与腰部分界,内侧以骶骨、尾骨外侧缘与骶部分界。下肢可分为臀、股、膝、小腿、踝与足部。各部又可分为若干区。

二、表面解剖

(一)常用体表标志

1. 臀部

(1)髂嵴(iliac crest):髂骨翼的上缘,位于皮下,易于触摸。其前端为髂前上棘(anterior

superior iliac spine),后端为髂后上棘(posterior superior iliac spine)。左、右两侧髂嵴最高点的连线平第 4 腰椎棘突,可作为计数椎骨的标志。髂前上棘后上 5～7 cm 处有髂结节(tubercle of iliac crest),是常用的骨髓穿刺部位。

(2) 耻骨联合(pubic symphysis):腹前正中线下方为耻骨联合上缘,其外侧约 2.5 cm 处的突起为耻骨结节(pubic tubercle)。髂前上棘与耻骨结节间为腹股沟韧带(inguinal ligament),是腹部与股部的分界。

(3) 坐骨结节(ischial tuberosity):屈髋时,在臀部下方能触及。大腿伸直时,被臀大肌下缘遮盖,需用力重按方可摸到。

2. 股部　股骨大转子(greater trochanter of femur)在髂结节下方约 10 cm 处,为髋部最外凸之点,有时因其上方的臀中肌特别粗大而呈现一凹陷,股骨大转子则位于凹陷的前方。用手按于此处,回旋下肢时,可感到其移动。股骨大转子是测量下肢长度、判断股骨颈骨折或髋关节脱位的重要骨性标志。

3. 膝部

(1) 髌骨(patella):位于膝前处、皮下,髌骨下端接髌韧带(patellar ligament)。

(2) 股骨髁:股骨下端内、外侧的隆起,浅居皮下,分为外侧髁与内侧髁。外侧髁通常比内侧髁更显著,两髁上最外凸之处分别为股骨内、外上髁。

(3) 胫骨髁:位于胫骨上端、胫骨平台两侧,易见和易于触及,屈膝时,可在髌韧带两旁触及。

4. 小腿部

(1) 胫骨粗隆(tibial tuberosity):位于胫骨上端,为髌韧带止点。沿胫骨粗隆向下延续为锐利的胫骨前缘,此缘的内侧为胫骨内侧面,两者均位于皮下,容易触及。

(2) 腓骨头(fibular head):位于胫骨外侧髁后外下方,屈膝时,可沿后方股二头肌腱向下摸寻。

5. 踝与足

(1) 内踝(medial malleolus)和外踝(lateral malleolus):踝关节内、外两侧的骨性突起。内踝位于胫骨下端内侧,外踝位于腓骨下端,外踝低于内踝。

(2) 舟骨粗隆(tuberosity of navicular bone):位于足跟与踇趾根部连线的中点,在足内侧缘容易触及。

(3) 跟骨结节(calcaneal tuberosity):足跟后方的骨性突起,是跟腱的附着部。

(4) 第 5 跖骨粗隆:位于足外侧缘中部,为第 5 跖骨后外侧的一明显隆起。

(二) 下肢长度测量、下肢机械轴线、颈干角与膝外翻角

1. 下肢长度测量　下肢长度的测量方法:患者取平卧位,双下肢水平置于床上,通过下肢骨性标志进行测量。下肢相对长度是从髂前上棘至内踝尖的测量长度;下肢绝对长度是从股骨大转子经股骨外侧髁、腓骨头至外踝的测量长度。

2. 下肢机械轴线　下肢机械轴线也称下肢力轴线,即站立位时,从股骨头中心向下与踝关节中心的连线,为下肢承受重力的轴线。正常人站立时,下肢力轴线通过膝关节中心;在病理情况下,由于膝关节内翻或外翻,下肢力轴线会偏离膝关节中心。

3. 颈干角与膝外翻角　颈干角又称内倾角,为股骨颈与股骨体长轴之间内侧的夹角。颈干角可以增加下肢的运动范围,并使躯干的力量传至较宽的基底部。正常成人颈干角为 125°～130°,平均为 127°。此角大于正常范围时为髋外翻,反之为髋内翻(图 8-1)。

股骨干纵轴线与胫骨体纵轴线在膝关节处相交形成的外夹角为胫股角,正常约 170°,其补角为膝外翻角(图 8-2)。此角女性略大于男性。若胫股角大于 170°,则腿呈"O"形或"弓"形,称膝内翻;若胫股角小于 170°,则腿呈"X"形,称膝外翻。

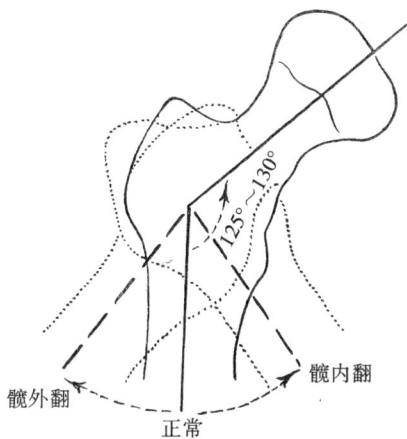

图 8-1 颈干角

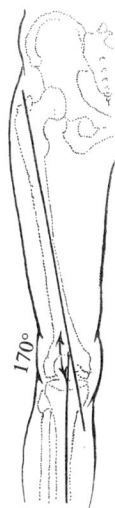

图 8-2 膝外翻角

（三）常用对比关系

当下肢骨骨折或下肢关节脱位时，骨性标志间的位置关系往往会发生变化，其位置关系的改变可以辅助临床诊断。临床常用的对比关系有 Nelaton 线和 Kaplan 点。

1. Nelaton 线　自坐骨结节至髂前上棘的连线。正常情况下，当患者侧卧并屈髋 90°～120° 时，该线恰好经过股骨大转子尖端。但当股骨颈骨折或髋关节脱位时，此线移位至股骨大转子尖下方（图 8-3）。

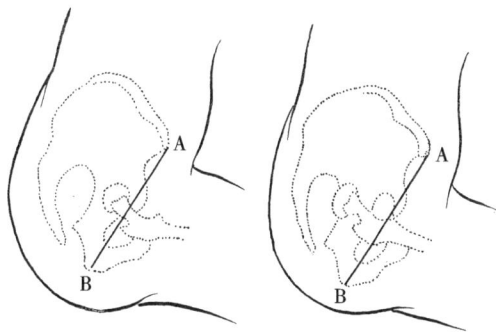

图 8-3　Nelaton 线

2. Kaplan 点　仰卧位时双下肢并拢伸直，两侧髂前上棘位于同一水平面时，将股骨大转子尖与同侧髂前上棘连线，两侧连线的延长线的交点即 Kaplan 点。正常情况下，该点位于脐或脐上；若股骨颈骨折或髋关节脱位，则该点偏移至脐下并偏向健侧（图 8-4）。

（四）血管、神经的走行及体表投影

准确定位下肢主要血管和神经的体表投影可协助诊断和治疗相应的病变。

1. 臀上动、静脉与神经　臀上动、静脉与神经经梨状肌上孔出入盆腔，此处的体表投影点位于髂后上棘与股骨大转子尖连线的中、内 1/3 交点处。

2. 臀下动、静脉与神经　臀下动、静脉与神经经梨状肌下孔出入盆腔，此处的体表投影点位于髂后上棘与坐骨结节连线的中点处。

3. 坐骨神经　坐骨神经发自骶丛，自梨状肌下孔出盆腔，此处的体表投影点位于髂后上棘与坐骨结节连线中点外侧 2～3 cm 处。而后其经股骨大转子与坐骨结节连线的中、内 1/3 交点处

Note

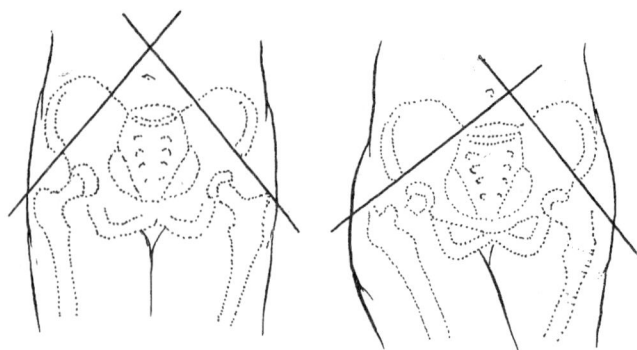

图 8-4　Kaplan 点

向下行至股后，经腘窝上角进入腘窝，发出腓总神经与胫神经。

4. 股动脉　股动脉续自髂外动脉，经腹股沟韧带中点下方进入股部。当大腿微屈并外展、外旋时，股动脉的体表投影点位于腹股沟韧带中点(髂前上棘与耻骨联合上缘连线中点)与收肌结节连线的上 2/3 处。

5. 腘动脉　腘动脉续自股动脉，经收肌腱裂孔斜行进入腘窝。其起点位于大腿后面中、下 1/3 交界线与大腿后正中线交点的内侧 2.5 cm 处，斜行至腘窝中点，而后垂直下行至腘窝下角。

6. 胫前动脉　胫前动脉发自腘动脉，在腘肌下缘穿小腿骨间膜至小腿前面，穿骨间膜处的体表投影点位于腓骨头与胫骨粗隆连线中点，下行至内、外踝连线中点处，向前延续为足背动脉。

7. 胫后动脉　胫后动脉发自腘动脉，经腘窝下角下行至内踝与跟腱内缘连线的中点，经踝管进入足底。

8. 足背动脉　足背动脉在内、外踝连线中点处续自胫前动脉，沿足背向远端至第1、2跖骨底之间。

第二节　臀　　部

一、境界

　　臀部为骨盆后外侧近似四方形的区域，上界为髂嵴，下界以臀沟与股后部区分，内侧界为后正中线，外侧界为髂前上棘与股骨大转子连线。

二、浅层结构

　　臀部经常承受体重压力，皮肤厚而结实，且皮脂腺和汗腺丰富。皮下浅筋膜形成致密的脂垫和结缔组织隔(女性尤为明显)，有弹性、耐摩擦，其中坐骨结节处脂肪垫最厚，而骶骨后面及髂后上棘附近较薄，故患者长期卧床时，此处因缺乏脂肪垫的保护而易受压形成褥疮。

　　臀部皮神经包括臀上、下皮神经，臀内侧皮神经，髂腹下神经的外侧皮支及股外侧皮神经的后支。臀上皮神经(superior clunial nerves)由第1～3腰神经后支的外侧支组成，在第3、4腰椎棘突水平面经竖脊肌外侧缘穿出，经竖脊肌和髂嵴交点处的骨纤维管下行至臀上部皮肤。该神经一般包括3支，其中支最长，有时可达臀沟。当腰部急性扭伤或因骨纤维管狭窄压迫此神经时，可引起腰腿痛。臀下皮神经(inferior clunial nerves)发自股后皮神经，绕臀大肌下缘反折向上分布至臀下部皮肤。臀内侧皮神经(middle clunial nerves)由第1～3骶神经后支的皮支组成，较细小,经髂后上棘与尾骨尖连线的中点附近穿出,分布于臀部内侧和骶骨表面的皮肤。臀部外上方皮肤有髂腹下神经的外侧皮支分布,臀部外下方皮肤有股外侧皮神经的后支分布(图 8-5、图 8-6)。

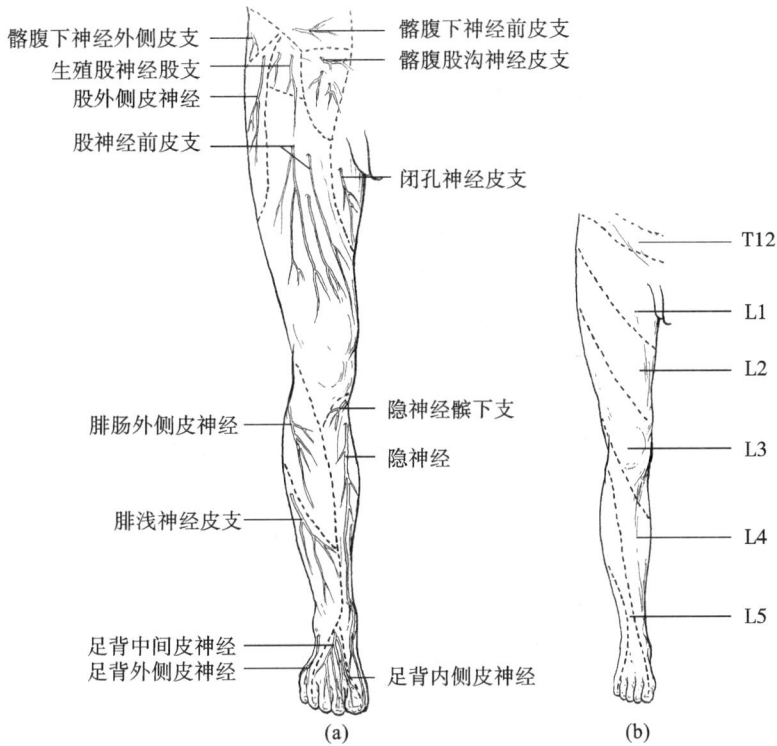

图 8-5 下肢皮神经与节段性分布(前面观)

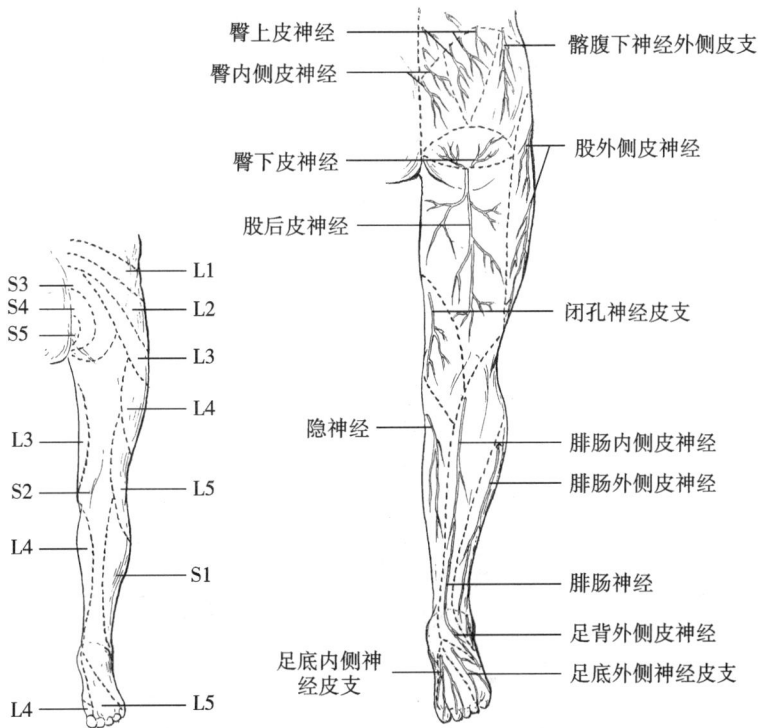

图 8-6 下肢皮神经与节段性分布(后面观)

三、深层结构

（一）深筋膜

臀部深筋膜又称臀筋膜,向上与髂骨骨膜愈着,附着于髂嵴,向下延续为股后部深筋膜。臀筋膜在臀大肌上缘分两层包裹该肌,并向深方发出许多纤维隔分隔肌束。筋膜的内侧部附着于骶骨、尾骨背面,外侧上部覆盖臀中肌的前 2/3 肌束,并为该肌提供起始处,下部在股骨大转子外侧移行为阔筋膜,并参与构成髂胫束。由于臀筋膜厚而致密,臀深部脓肿不易向浅层扩散,多沿孔道向深部蔓延。除此之外,臀筋膜损伤是引发腰腿疼痛的病因之一。

（二）肌层

臀肌为髋肌后群,共分为三层,即浅层、中层和深层。

浅层肌为臀大肌(gluteus maximus)和阔筋膜张肌(tensor fasciae latae)。臀大肌大而肥厚,略呈方形,可后伸和外旋髋关节;当下肢固定时,其可伸直躯干,维持人体直立。在臀大肌与坐骨结节间,以及臀大肌外下方的腱膜与股骨大转子之间常有滑膜囊,以利于该肌活动,分别为臀大肌坐骨囊与臀大肌转子囊。中层肌自上而下分别为臀中肌 (gluteus medius)、梨状肌 (piriformis)、上孖肌、闭孔内肌(obturator internus)、下孖肌和股方肌。深层肌为臀小肌(gluteus minimus)和闭孔外肌(obturator externus)(表 8-1)。

表 8-1　髋肌

分群	名　称	起　点	止　点	作　用	神经支配
后群浅层	臀大肌	骶骨背面及髂骨翼外面、骶结节韧带	臀肌粗隆及髂胫束	后伸、外旋髋关节	臀下神经
	阔筋膜张肌	髂前上棘及髂嵴前份	经髂胫束至胫骨外侧髁	张紧阔筋膜,屈曲、外展髋关节	臀上神经
后群中层	臀中肌	髂骨翼外面	股骨大转子	外展髋关节;前部肌束内旋髋关节;后部肌束外旋髋关节	臀上神经
	梨状肌	第 2～4 骶椎前面骶前孔的外侧	股骨大转子	外展、外旋髋关节	梨状肌神经
	上孖肌	坐骨小切迹附近骨面	—	—	骶丛分支
	闭孔内肌	闭孔膜内面及周围骨面	股骨转子窝	外旋髋关节	—
	下孖肌	坐骨切迹附近骨面	—	—	骶丛分支
	股方肌	坐骨结节	转子间嵴	—	骶丛分支
后群深层	臀小肌	髂骨翼外面	股骨大转子	同臀中肌	臀上神经
	闭孔外肌	闭孔膜外面及周围骨面	股骨转子窝	外旋髋关节	闭孔神经
前群	髂肌	髂窝	股骨小转子	前屈、外旋髋关节	腰丛分支
	腰大肌	腰椎侧面和横突	股骨小转子	同髂肌	腰丛分支

在上述臀肌之间,由于血管、神经的穿行或疏松组织的填充,形成了诸多臀肌间隙。这些间隙互相连通,成为感染蔓延的通道。其中臀大肌深面的间隙交通广泛,可借梨状肌上、下孔与盆腔相通,向下内借坐骨小孔与坐骨肛门窝相通,向下可沿坐骨神经至大腿后面。

(三)梨状肌上、下孔及其穿经结构

梨状肌起自第2~4骶椎前面骶前孔的外侧,肌束向外穿经坐骨大孔出骨盆,借肌腱止于股骨大转子上缘内侧。其与坐骨大孔上、下缘之间各形成一间隙,分别称为梨状肌上孔和梨状肌下孔,均有重要的血管、神经穿过,此处成为梨状肌上、下方穿出结构的重要提及点(图8-7)。

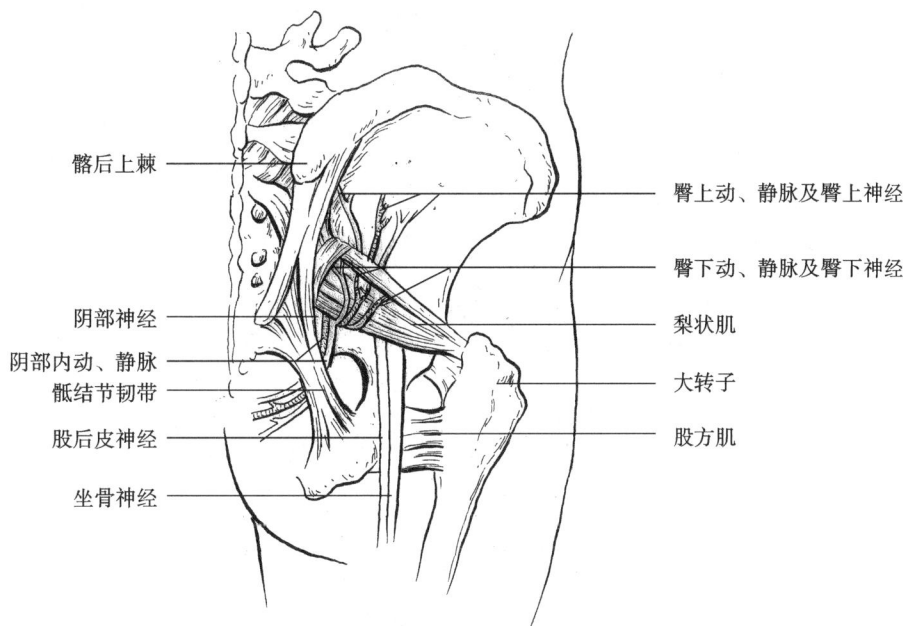

图 8-7　穿经梨状肌上、下孔的结构

标注：
髂后上棘
臀上动、静脉及臀上神经
臀下动、静脉及臀下神经
梨状肌
阴部神经
阴部内动、静脉
骶结节韧带
股后皮神经
坐骨神经
大转子
股方肌

1. 梨状肌上孔　梨状肌上缘与坐骨大孔上缘之间的间隙,自外侧向内侧依次穿行有臀上神经、臀上动脉和臀上静脉。臀上神经(superior gluteal nerve)分为上、下两支,主要支配臀中肌、臀小肌和阔筋膜张肌后部。臀上动脉(superior gluteal artery)来自髂内动脉,亦分为浅、深两支,浅支主要营养臀大肌,深支主要营养臀中肌和臀小肌,并参与构成髋周围动脉网。臀上静脉与臀上动脉伴行。

2. 梨状肌下孔　梨状肌下缘与坐骨大孔下缘之间的间隙,自外侧向内侧依次穿行有坐骨神经(sciatic nerve),股后皮神经(posterior femoral cutaneous nerve),臀下神经(inferior gluteal nerve),臀下动、静脉,阴部内动、静脉和阴部神经(pudendal nerve)。

阴部内动、静脉和阴部神经自梨状肌下孔穿出后,经坐骨小孔进入坐骨肛门窝,分布于会阴及外生殖器。臀下动脉来自髂内动脉,主要营养臀大肌,并与臀上动脉分支相吻合,还发出髋关节支营养该关节。臀下神经支配臀大肌。股后皮神经伴坐骨神经下行至股后部皮肤,在臀大肌下缘还发出分支至臀下部皮肤。

坐骨神经是全身最长、最粗大的神经,直径可达1 cm左右。其发自骶丛,经梨状肌下孔出盆腔后经臀大肌深面、坐骨结节与股骨大转子连线中点的内侧入股后区,经股二头肌长头深面下行至腘窝上角分为胫神经和腓总神经。坐骨神经出盆腔时与梨状肌的位置关系常有变异,常见类型:①以一总干穿梨状肌下孔者约占66.3%;②坐骨神经在盆腔内分为两支——胫神经与腓总神

经,胫神经穿梨状肌下孔、腓总神经穿梨状肌肌腹者约占 27.3%;③其他变异类型约占 6.4%(图 8-8)。因坐骨神经与梨状肌关系密切,当梨状肌损伤、痉挛或出血肿胀时,易压迫紧邻或穿行其中的坐骨神经而引起腰腿痛,临床称之为梨状肌损伤综合征。行臀肌注射时,为了避开经梨状肌上、下孔出入的神经及血管,宜选择臀区外上 1/4 象限进针。

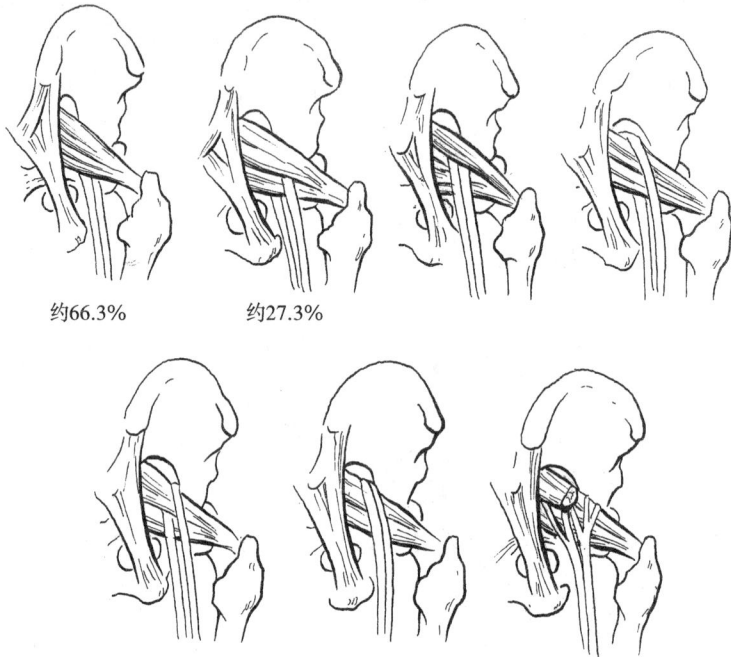

约66.3%　　　约27.3%

图 8-8　坐骨神经与梨状肌的关系

（四）坐骨小孔及其穿经结构

坐骨小孔(lesser sciatic foramen)由骶棘韧带、坐骨小切迹和骶结节韧带围成,自外侧向内侧依次穿行有阴部内动、静脉和阴部神经。这些结构经坐骨小孔进入坐骨肛门窝,分布于会阴和外生殖器。

（五）髋关节的韧带及髋周围动脉网

1. 髋关节的韧带　分为囊内韧带和囊外韧带。囊内韧带主要包括髋臼横韧带(transverse acetabular ligament)和股骨头韧带(ligament of head of femur)。髋臼横韧带封闭髋臼切迹,使半月形的髋臼关节面扩大为环形,包绕股骨头。股骨头韧带连接于股骨头凹和髋臼横韧带之间,内含营养股骨头的血管。囊外韧带主要包括髂股韧带(iliofemoral ligament)、耻股韧带(pubofemoral ligament)和坐股韧带(ischiofemoral ligament)。髂股韧带位于髋关节的前方,起自髂前上棘,向下以两条纤维束分别附于转子间线的内侧和外侧,可防止髋关节前脱位,并限制髋关节过度后伸。耻股韧带和坐股韧带分别起自耻骨和坐骨,从前、后方加强关节囊。

2. 髋周围动脉网　髂内、外动脉及股动脉等的分支在髋关节周围相互吻合形成动脉网,称为髋周围动脉网或"臀部十字吻合"。该动脉网由两侧的旋股内、外侧动脉(股深动脉的分支),上部的臀上、下动脉,下部的第一穿动脉(股深动脉的分支)以"十字"相吻合。此外,在近髋关节的盆腔侧壁处,还有骶正中动脉、骶外侧动脉、髂腰动脉、旋髂深动脉等的分支参与该动脉网的形成。盆腔内脏器两侧之间的动脉吻合也较丰富,故结扎一侧髂内动脉时,可借该动脉网建立侧支循环,以代偿髂内动脉分布区的血液供应(图 8-9)。

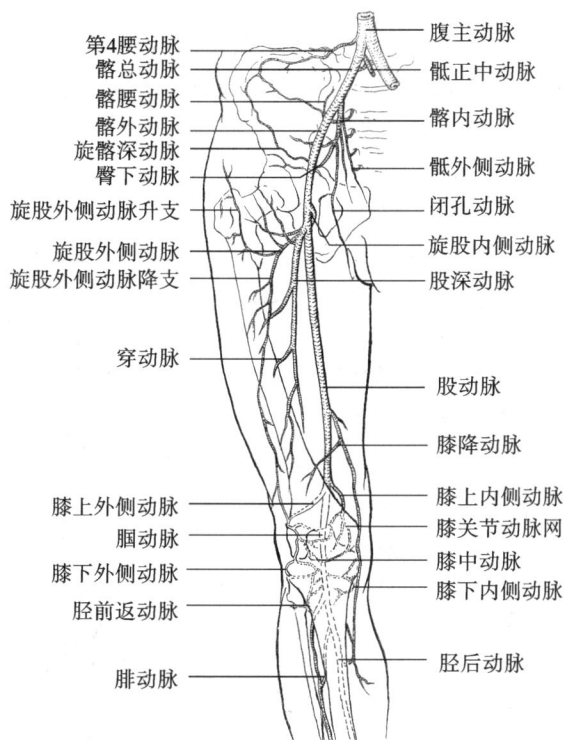

图 8-9　髋周围动脉网和膝关节动脉网

第三节　股　　部

股部前方上端以腹股沟与腹部分界,上内侧紧邻会阴,下端以髌骨上方两横指处的环形线与膝部分界;后方上端以臀沟与臀部分界,下端以腘窝内、外侧角连线与小腿分界。经股骨内、外侧髁的垂线,可将股部分为股前内侧区和股后区两部分。

一、股前内侧区

(一) 浅层结构

股前内侧区的皮肤厚薄不均,内侧薄且柔软,富含皮脂腺,外侧则较厚。浅筋膜近腹股沟处较厚,分为浅的脂肪层和较深的膜性层,分别与腹前壁下部的脂肪层(Camper 筋膜)和膜性层(Scarpa 筋膜)相延续。膜性层在腹股沟韧带下方约 1 cm 处与大腿阔筋膜相融合。浅筋膜内有浅血管、浅淋巴管、淋巴结及皮神经分布。

1. 浅静脉　大隐静脉(great saphenous vein)(图 8-10)是全身最长的浅静脉,全长约 76 cm。其起自足背静脉弓(或静脉网)内侧,经内踝前方沿小腿内侧上行,经股骨内侧髁后方约 2 cm 处进入大腿前内侧区,上行至股上部,穿隐静脉裂孔(saphenous hiatus)入深部,汇入股静脉。大隐静脉在汇入股静脉前收纳五条属支:①腹壁浅静脉;②旋髂浅静脉;③阴部外静脉;④股内侧浅静脉;⑤股外侧浅静脉。各属支汇入大隐静脉的形式多样(图 8-11)。大隐静脉在内踝前方这一段位置表浅,且较恒定,是常用的静脉穿刺或切开部位。大隐静脉内有 9～10 对瓣膜,瓣膜相对,呈袋状,可保证血液向心回流。末两对静脉瓣中一对位于穿隐静脉裂孔的筛筋膜之前,另一对位于末端注入股静脉处。这两对静脉瓣的作用较为重要,若关闭不全,可导致大隐静脉曲张。大隐静脉曲张需行大隐静脉高位结扎或切除术时,应结扎和切断所有属支,以防复发。此外,大隐静脉在行经过程中,有许多交通支与深部静脉及小隐静脉联系。交通支内也有静脉瓣,以保证血液由下向上、由浅到深流动。

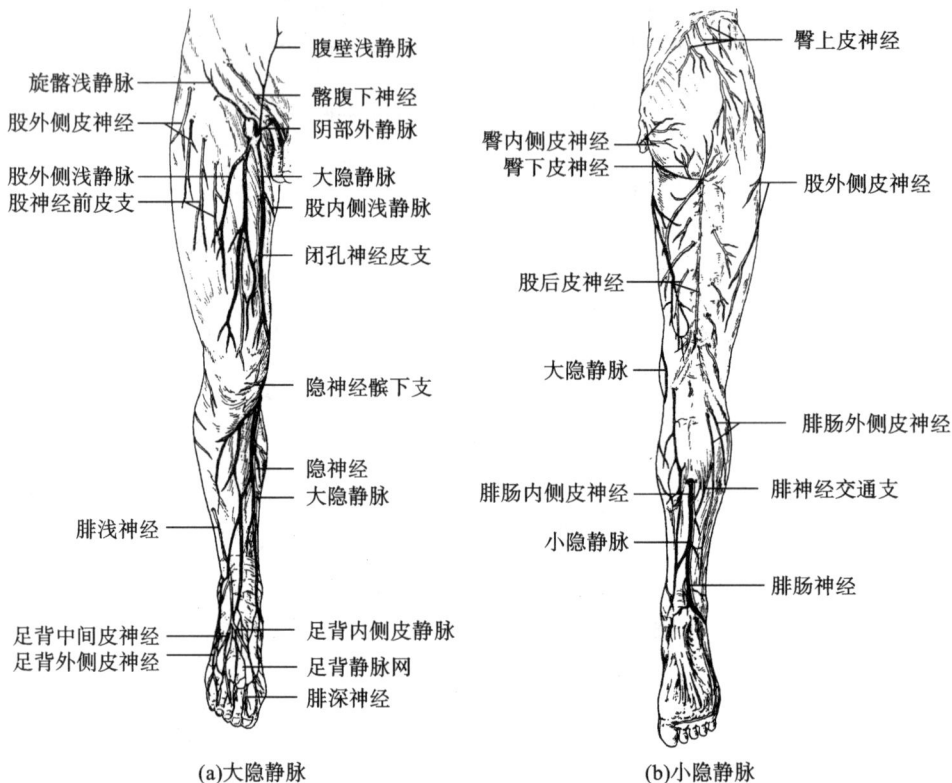

(a)大隐静脉　　　　　　　　(b)小隐静脉

图 8-10　大隐静脉和小隐静脉

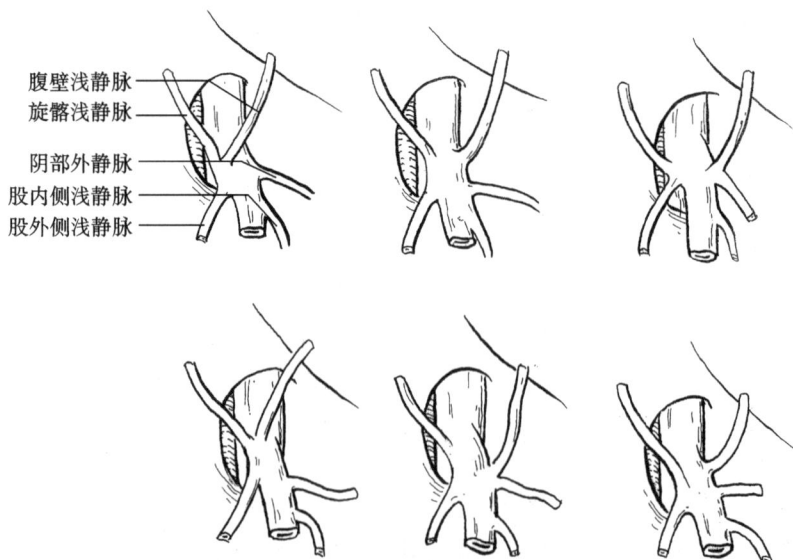

图 8-11　大隐静脉上段属支类型

2. 浅动脉(皮动脉)　腹壁浅动脉、旋髂浅动脉和阴部外动脉是全身较粗大的皮动脉,均起自股动脉,起点多在股动脉起点下方 5 cm 以内,分布于范围较广的腹股沟区皮肤。这三条浅动脉分别与大隐静脉的三个属支即腹壁浅静脉、旋髂浅静脉和阴部外静脉相伴行,其起始、行程、直径大小与临床的皮瓣移植密切相关。

3. 皮神经 皮神经都由深部的神经发出,穿深筋膜到浅筋膜中,管理一定区域皮肤的感觉等。股前内侧区的皮神经有不同的来源及分布(图 8-5、图 8-6),主要包括:①股外侧皮神经(lateral femoral cutaneous nerve),发自腰丛,在髂前上棘下方 5~10 cm 处穿出大腿阔筋膜,分前、后两支。前支行程较长,向下分布于大腿外侧面皮肤;后支较短,分布于臀区外侧面皮肤。②股神经前皮支(anterior cutaneous branch of femoral nerve),自大腿前面中部穿过缝匠肌和深筋膜,浅出后分布于大腿前面中间部及膝关节前面的皮肤。③股神经内侧皮支(medial cutaneous branch of femoral nerve),自大腿下 1/3 处穿缝匠肌内侧和深筋膜,浅出后分布于大腿中下部内侧份皮肤。④闭孔神经皮支(cutaneous branch of obturator nerve),发自闭孔神经前支,多数穿股薄肌或长收肌浅出,分布于股内侧上、中部皮肤。

4. 腹股沟浅淋巴结 腹股沟浅淋巴结有 10~13 个,可分为两群。上群又称斜群,由 2~6 个淋巴结组成,分布于腹股沟韧带下方,并与其平行排列,主要收集腹前外侧壁下部、会阴、外生殖器、臀部及肛管、子宫的部分淋巴;下群又称纵群或远侧群,由 2~7 个淋巴结组成,沿大隐静脉末段两侧纵行排列,主要收集下肢、会阴和外生殖器的部分淋巴(图 8-12)。当收集范围内有炎症时,这些淋巴结可发生肿胀、疼痛。腹股沟浅淋巴结的输出淋巴管主要汇入沿股静脉周围排列的腹股沟深淋巴结或髂外淋巴结。

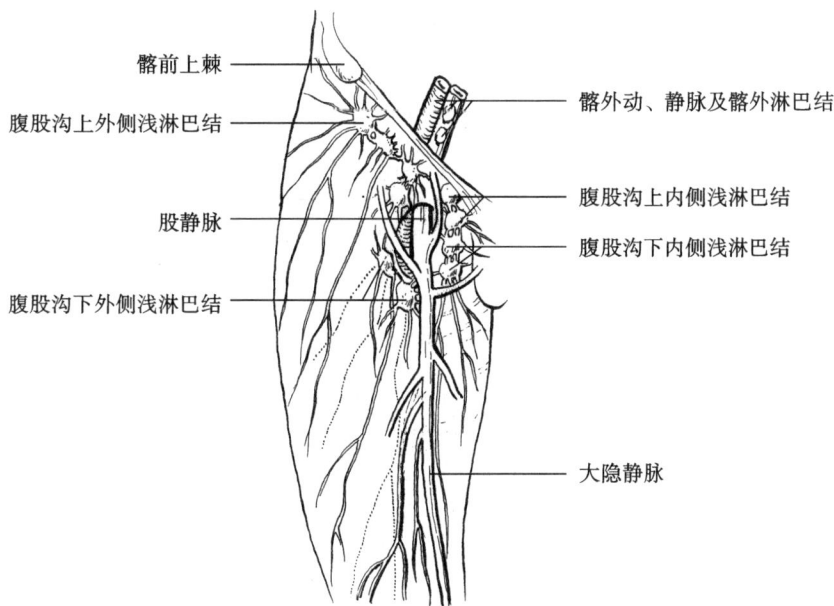

图 8-12 腹股沟浅淋巴结

(二)深层结构

1. 深筋膜 股部深筋膜厚且致密,范围广阔,又称阔筋膜(fascia lata),呈管状包裹大腿深层结构。筋膜向上附于腹股沟韧带及髂嵴,与臀筋膜、会阴筋膜相延续;向下与小腿筋膜和腘筋膜相延续。阔筋膜有以下三个特点。

(1)阔筋膜外侧增厚形成髂胫束(iliotibial tract),张于髂嵴前份和胫骨外侧髁之间,上份分为两层包裹阔筋膜张肌,且两者紧密结合、不易分离;下端附着于胫骨外侧髁、腓骨头及膝关节囊。髂胫束纵行纤维特别发达,为腱膜样结构,与深面肌肉的连接又很松,故临床上有体壁薄弱或缺损需修补时,常在此处取材。

（2）在耻骨结节的外下方有一被大隐静脉穿过的孔，称为隐静脉裂孔（saphenous hiatus），又称卵圆孔。孔的中心约在耻骨结节外下4 cm处。孔的外侧缘锐利，呈镰状，称为镰状缘；孔的深面可见一小段股动、静脉。隐静脉裂孔是股部深筋膜的一个薄弱区，其表面覆盖有一层疏松结缔组织，为筛筋膜（cribriform fascia）。

（3）阔筋膜向深方发出三个肌间隔（外侧肌间隔、内侧肌间隔和后肌间隔）附于股骨，形成三个骨筋膜鞘（前骨筋膜鞘、内侧骨筋膜鞘和后骨筋膜鞘），容纳相应肌群，将股部肌肉分成前、内侧、后三群，其中外侧肌间隔最明显（图8-13）。肌间隔对感染蔓延有一定的限制作用。前骨筋膜鞘主要包裹股前群肌、股动脉、股静脉、股神经及腹股沟深淋巴结；内侧骨筋膜鞘主要包裹股内侧群肌、闭孔动脉、闭孔静脉及闭孔神经；后骨筋膜鞘主要包裹股后群肌、坐骨神经等。骨筋膜鞘内容纳的肌群见表8-2。

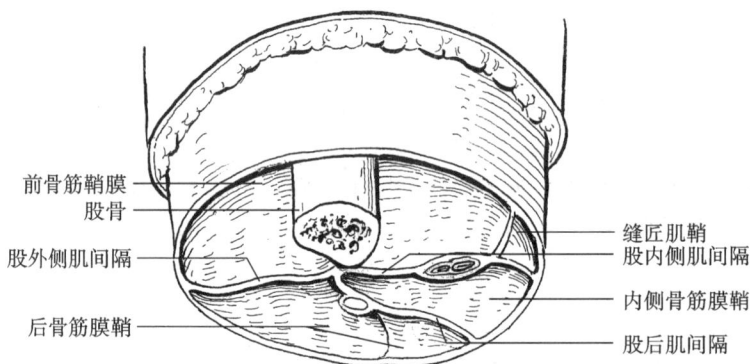

图8-13　股骨中部骨筋膜鞘

表8-2　大腿肌

肌群	肌肉名称	起　点	止　点	作　用	神经支配
前群	缝匠肌	髂前上棘	胫骨体上端内侧面	屈髋、膝关节并内旋膝关节	股神经
	股直肌	髂前下棘及髋臼上缘	四个头向下形成一个腱，包绕髌骨前面和两侧，向下延续为髌韧带，止于胫骨粗隆	屈髋关节、伸膝关节	—
	股中间肌	股骨体前面上3/4		—	—
	股外侧肌	股骨粗线外侧唇		伸膝关节	股神经
	股内侧肌	股骨粗线内侧唇		—	—
内侧群	耻骨肌	耻骨梳附近	股骨耻骨肌线	—	股神经与闭孔神经
	长收肌	耻骨上支和耻骨结节	股骨粗线内侧唇中1/3	内收、外旋、微屈髋关节	—
	短收肌	耻骨下支	股骨粗线内侧唇上1/3		—
	大收肌	耻骨下支、坐骨支和坐骨结节	股骨粗线内侧唇上2/3、收肌结节	内收、微屈髋关节	闭孔神经
	股薄肌	耻骨下支前面	胫骨粗隆内侧	内收、外旋髋关节	—

续表

肌群	肌肉名称	起 点	止 点	作 用	神经支配
后群	股二头肌	长头：坐骨结节 短头：股骨粗线	腓骨头	屈膝关节、伸髋关节、微外旋膝关节	—
	半腱肌	坐骨结节	胫骨粗隆内侧	屈膝关节、伸髋关节、微内旋膝关节	坐骨神经
	半膜肌	坐骨结节	胫骨内侧髁下缘		—

2. 肌腔隙与血管腔隙 腹股沟韧带与髋骨之间的间隙是腹腔、盆腔与股前内侧区之间的重要通道,该通道被髂耻弓(iliopectineal arch)(连于腹股沟韧带与髋骨的髂耻隆起之间的韧带)分隔成内、外两部分,内侧为血管腔隙,外侧为肌腔隙(图 8-14)。

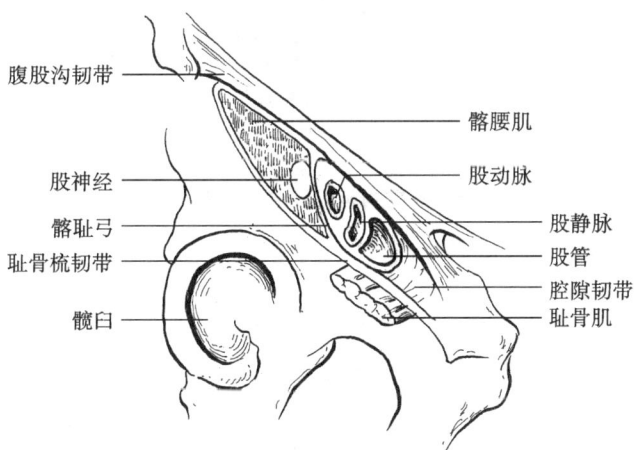

图 8-14 肌腔隙与血管腔隙

(1) 血管腔隙(lacuna vasorum):前界为腹股沟韧带内侧部,后界为耻骨梳韧带(pectineal ligament),内侧界为腔隙韧带(又称陷窝韧带),外侧界为髂耻弓。该腔隙内穿行的结构有股鞘及其包含的股动脉、股静脉、股管、生殖股神经股支和腹股沟深淋巴结。

(2) 肌腔隙(lacuna musculorum):前界为腹股沟韧带外侧部,后外界为髂骨,内侧界为髂耻弓。该腔隙内穿行的结构有髂腰肌、股神经和股外侧皮神经。患腰椎结核时,脓液可自上而下沿腰大肌及其筋膜经此腔隙蔓延至大腿根部,并可能刺激腔隙内穿行的股神经而引起相应的症状。

3. 股三角(femoral triangle) 位于股前内侧区的上 1/3 处,呈底朝上、尖朝下的倒三角形,其尖端向下与收肌管相续。

(1) 境界:股三角的上界是腹股沟韧带,外侧界是缝匠肌内侧缘,内侧界是长收肌内侧缘,尖是长收肌和缝匠肌的交点,底(后壁)由外向内是髂腰肌、耻骨肌和长收肌,顶(前壁)是大腿阔筋膜。

(2) 内容:股三角内的结构由外向内依次为股神经及其分支、股动脉、股静脉、股管及股深淋巴结。股动脉居中,续自髂外动脉,经腹股沟韧带中点深面穿出,其外侧为股神经,内侧为股静脉(图 8-15)。此种关系便于临床上进行股动脉按压止血,股动、静脉穿刺及股神经麻醉的定位。

①股鞘(femoral sheath):位于腹股沟韧带内侧半和阔筋膜深方,长 3～4 cm,由腹横筋膜及髂筋膜向下延续而成。股鞘包绕股动脉、股静脉上段,呈漏斗形,向下与股血管外膜融合为血管鞘。股鞘内有两条纵行纤维隔,将鞘分为三个腔,即外侧腔、中间腔和内侧腔,外侧腔容纳股动

Note

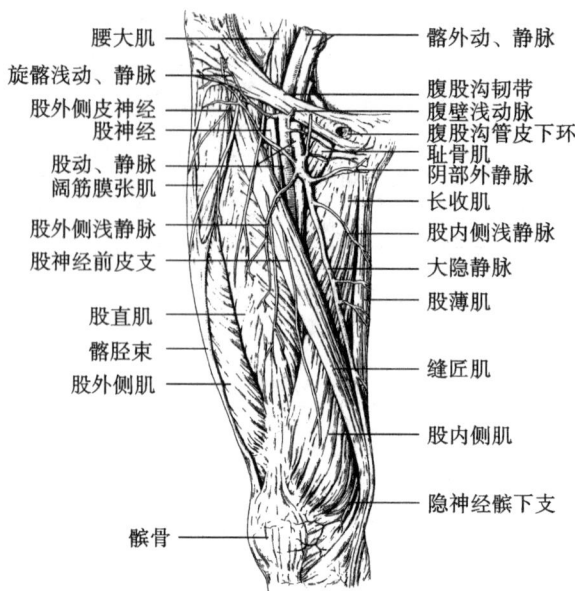

图 8-15　股前内侧区浅层肌及血管、神经

脉,中间腔容纳股静脉,内侧腔形成股管(图 8-16)。

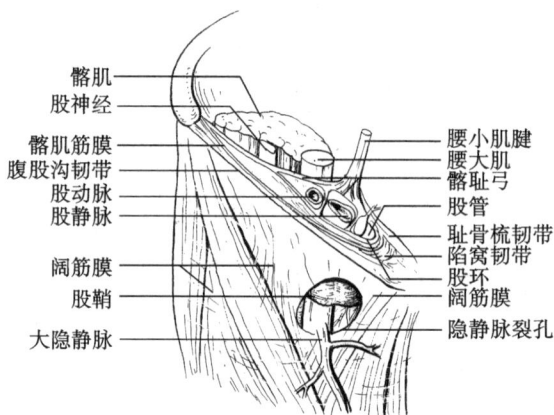

图 8-16　股鞘与股管

　　②股管(femoral canal):即股鞘内侧腔,位于股静脉内侧,为一漏斗状的筋膜囊,长 1~2 cm。股管内含有疏松结缔组织、淋巴管和 1~2 个深淋巴结。股管的前壁为大腿阔筋膜,后壁为耻骨肌筋膜。其上口为股环(femoral ring),股环上覆盖有薄层疏松结缔组织,称为股环隔(femoral septum)。股环前界为腹股沟韧带,后界为耻骨梳韧带,内侧界为腔隙韧带,外侧界借纤维隔与股静脉分开。股管下端为盲端,相当于隐静脉裂孔的镰状缘上角处。股管向上可通过股环与腹腔相通,因此当腹压增高时,腹腔内脏器(肠管或大网膜等)可经股环突入股管,形成股疝(图 8-17)。临床上股疝多发生于女性,主要是因为女性骨盆的宽度大于男性,但女性的股血管直径小于男性,留下的间隙较宽,所以女性股环的直径大于男性;其次,女性生育后腹肌紧张度降低也是股疝发生的因素之一。又因股环狭小,且其前、后、内侧界均为韧带结构,缺乏延展性,故股疝易发生嵌顿绞窄。在做股环扩大术时,一定要注意内侧的陷窝韧带有无异常的闭孔动脉。正常时,闭孔动脉起自髂内动脉,异常时可起自腹壁下动脉(中国人群中出现率达 20%),刚好经过腔隙韧带的内面,故向内切开腔隙韧带扩大股环时,有可能引起动脉损伤导致大出血。

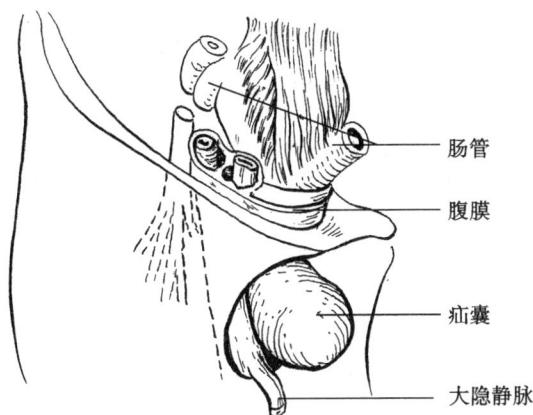

肠管
腹膜
疝囊
大隐静脉

图 8-17 股疝

③股动脉(femoral artery):下肢动脉的主干,续自髂外动脉,在腹股沟韧带中点深面进入股三角,行向股三角尖,继而经收肌管下行,穿收肌腱裂孔至腘窝易名为腘动脉。股动脉在腹股沟中点处位置表浅,可摸到其搏动,此处也是临床上急救压迫止血和穿刺的部位。在股三角内,股动脉行于外侧股神经与内侧股静脉之间。股动脉在起始处发出 3 条浅动脉(腹壁浅动脉、旋髂浅动脉、阴部外动脉),均有同名浅静脉伴行。股深动脉(deep femoral artery)为股动脉的最大分支,于腹股沟韧带下方 3~5 cm 处起自股动脉的后外侧壁,向内下行于长收肌与大收肌之间,其主要分支有旋股外侧动脉、旋股内侧动脉、3~4 条穿动脉及肌支(图 8-18)。股深动脉还发出分支参与髋周围动脉网和膝关节动脉网的组成。股动脉的体表投影:在大腿稍屈和处于外展、外旋位时,由腹股沟中点到收肌结节做连线,该线的上 2/3 即为股动脉的体表投影线。

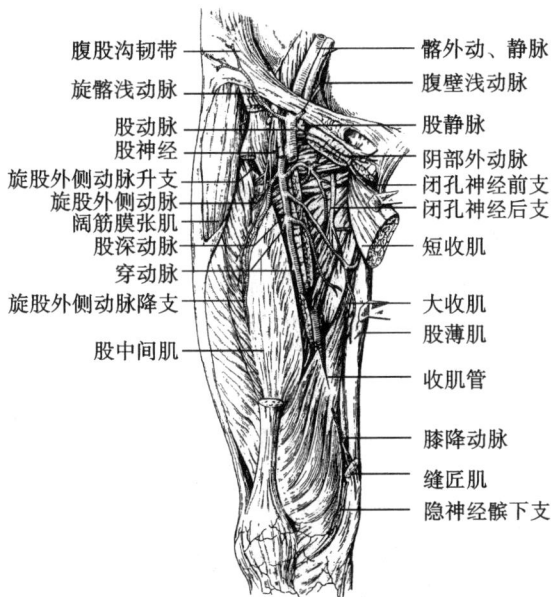

腹股沟韧带
旋髂浅动脉
股动脉
股神经
旋股外侧动脉升支
旋股外侧动脉
阔筋膜张肌
股深动脉
穿动脉
旋股外侧动脉降支
股中间肌

髂外动、静脉
腹壁浅动脉
股静脉
阴部外动脉
闭孔神经前支
闭孔神经后支
短收肌
大收肌
股薄肌
收肌管
膝降动脉
缝匠肌
隐神经髌下支

图 8-18 股前内侧区深层肌及血管、神经

④股静脉(femoral vein):股静脉为腘静脉向上的延续,位于股动脉的内侧,至股三角尖处,股静脉则位于股动脉的后方。股静脉的后方有股深动、静脉。股静脉收集大隐静脉以及与股动脉各分支伴行的同名静脉的血液。股静脉周围有 3~4 个腹股沟深淋巴结,收纳来自大腿、小腿与足部的淋巴。

⑤股神经(femoral nerve):股神经(L2～L4)是腰丛最大的分支,在腹股沟韧带深部、经肌腔隙内侧部进入股三角,行于股动脉的外侧。其主干短粗,随即发出众多肌支分布于股四头肌、耻骨肌和缝匠肌;其关节支分布于髋、膝关节;数条皮支主要分布于股前、内侧区皮肤;末支为隐神经(saphenous nerve),在股动脉前方入收肌管,穿大收肌腱板行于缝匠肌和股薄肌之间,至膝关节内侧穿出深筋膜,穿出后与大隐静脉伴行,支配膝关节、小腿内侧直至足内侧缘的皮肤。

⑥腹股沟深淋巴结(deep inguinal lymph node):位于股静脉上部周围及股管内,有3～4个淋巴结,主要收纳下肢和会阴处的淋巴。其输出淋巴管注入髂外淋巴结。

4. 收肌管(adductor canal) 收肌管又称Hunter管,是股前内侧区中1/3的一个管状裂隙,长15～17 cm。其境界如下:前内侧壁是缝匠肌和其深面的收肌腱板(张于股内侧肌与大收肌之间),外侧壁是股内侧肌,后壁是长收肌和大收肌。管的上口即股三角尖,下口为收肌腱裂孔(adductor tendinous opening),向下与腘窝上角相通,故收肌管又名股腘管。股三角和腘窝的炎症可经此管相互蔓延。收肌管内穿行的主要结构从前到后依次为股神经的股内侧肌支和隐神经、股动脉、股静脉。股动脉在收肌管下段发出膝降动脉(descending genicular artery,又称膝最上动脉),参与膝关节动脉网的构成。

5. 股前内侧区的血管与神经 主要有闭孔动脉、闭孔静脉和闭孔神经。闭孔动脉(obturator artery)来自髂内动脉,穿闭膜管出盆腔后至股前内侧区,分前、后两支分别行于短收肌前、后方,营养内收肌群、髋关节和股方肌,并与旋股内侧动脉吻合。闭孔静脉(obturator vein)与闭孔动脉伴行,向上回流至髂内静脉。闭孔神经(obturator nerve,L2～L4)起自腰丛,伴闭孔动、静脉走行,出闭膜管后亦分为前、后两支,前支位于短收肌表面,发出分支至长收肌、股薄肌、短收肌、耻骨肌以及膝关节,后支位于短收肌后面,支配闭孔外肌和大收肌。闭孔神经皮支于大腿内侧中份穿出深筋膜,分布于大腿内侧皮肤。

二、股后区

(一)浅层结构

股后区皮肤薄,但浅筋膜较厚。股后皮神经(S1～S3)自梨状肌下孔穿出,走行于坐骨神经内侧,出臀大肌下缘后行于阔筋膜与股二头肌之间,沿股后区正中线下行至腘窝上角,沿途发出分支分布于会阴外侧部、股后区、腘窝及小腿后区上部皮肤(图8-6)。

(二)深层结构

1. 股后骨筋膜鞘 包绕股后群肌(股二头肌、半腱肌和半膜肌)、坐骨神经及股深淋巴结和淋巴管。鞘内结缔组织间隙向上通臀部、向下通腘窝,故臀部与腘窝处的炎症可沿此间隙内的血管神经束相互蔓延。

2. 坐骨神经(sciatic nerve) 全身最长、最粗大的神经,起自骶丛,多以单干形式出梨状肌下孔,经臀大肌深面、坐骨结节与股骨大转子之间进入股后区,行于大收肌和股二头肌长头之间,下降至腘窝上角处,分为外侧的腓总神经和内侧的胫神经(图8-19)。坐骨神经在臀大肌下缘与股二头肌长头外侧缘夹角处的位置最表浅,是检查该神经压痛点和封闭的常用部位。在股后部,坐骨神经主要从内侧发出肌支支配股二头肌长头、半腱肌、半膜肌和大收肌。股二头肌短头则由腓总神经的肌支支配,故手术分离坐骨神经时,沿其外侧分离较为安全。坐骨神经偶有一较粗的异常伴行动脉,称坐骨动脉,行股部截肢时,需先结扎此动脉。

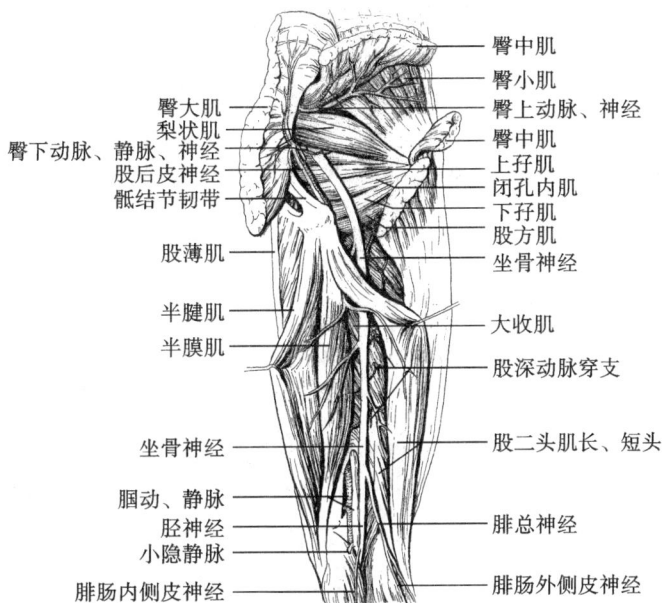

图 8-19 臀部与股后区的血管、神经

第四节 膝 部

膝部是指从髌骨上缘上方两横指到胫骨粗隆高度的范围,分为膝前区和膝后区。

一、膝前区

膝前区层次结构从浅到深为皮肤、浅筋膜、滑膜囊和肌腱等。伸膝时,在膝前区可扪到髌骨及其上方的股四头肌腱和下方的髌韧带。髌韧带两侧隆起的深方为脂肪垫,屈膝时此处呈一凹陷,为膝关节腔穿刺的常用部位。髌骨与髌韧带为膝前区的主要标志。

(一)浅层结构

膝前区皮肤薄而松弛,皮下脂肪少,移动性大。皮肤与髌韧带之间有髌前皮下囊(subcutaneous prepatellar bursa),慢性劳损时易发生炎症。股外侧皮神经的末支分布于该区外上部,股神经前皮支和内侧皮支的终末支分布于上内侧部;在膝下内侧部,有隐神经自深筋膜穿出并发出髌下支,该支在膝关节内侧靠近骨面,皮下浅筋膜很薄,是常发生卡压的部位;在膝下外侧部有腓肠外侧皮神经分布。浅静脉为大隐静脉行经膝部的属支,及其与小隐静脉的交通支。

(二)深层结构

膝前区的深筋膜为大腿阔筋膜的延续,并与深方的股四头肌腱、髌韧带相融合。膝外侧部有髂胫束加强,内侧部有缝匠肌腱、股薄肌腱及半腱肌腱加强(共同形成"鹅足"),其深面有一较大的滑液囊,称"鹅足囊"。中间部有股四头肌附着于髌底及两侧缘,其中份纤维经过髌骨前面延伸成髌韧带(patellar ligament),止于胫骨粗隆。在髌骨两侧,股四头肌腱两侧的纤维向下与阔筋膜一起,止于髌骨、髌韧带的外侧缘及胫骨内、外侧髁,形成髌支持带。膝部深筋膜和支持带均有防止髌骨移位和加强关节囊前部的作用。在股四头肌腱与股骨之间,有一大的髌上囊,多与关节腔相通。当关节腔有积液时,可出现浮髌感。可在髌骨两侧缘中点进行穿刺,抽液检查。髌韧带是

Note

膝跳反射的叩击部位。在髌韧带的两侧凹陷处,向后可扪及膝关节间隙,此处相当于半月板的前端。

二、膝后区

膝后区主要为腘窝(popliteal fossa)。此处深筋膜在伸膝时紧张,在屈膝时松弛,腘窝菱形边界清晰可见。

(一)浅层结构

腘窝处皮肤松弛、薄弱,移动性较大。浅筋膜中有小隐静脉末端穿入深筋膜,其周围有腘浅淋巴结。此区有股后皮神经终末支、隐神经和腓肠外侧皮神经的分支分布。

(二)深层结构

1. 腘窝的境界 腘窝呈菱形,其外上界为股二头肌腱,内上界为半腱肌和半膜肌,内下界和外下界分别为腓肠肌的内、外侧头。腘窝顶(浅面)称腘筋膜(popliteal fascia),为大腿阔筋膜的延续,腘筋膜向下移行为小腿深筋膜。腘筋膜内纤维纵横交织、致密坚韧,患腘窝囊肿或肿瘤时,由于受腘筋膜限制而胀痛明显。腘窝底自上而下依次为股骨腘面、膝关节囊后部及腘斜韧带、腘肌及其筋膜。

2. 腘窝的内容 腘窝内有重要的血管和神经、脂肪及腘深淋巴结,在中线处由浅入深依次为胫神经、腘静脉和腘动脉,其外上界有腓总神经(图 8-20)。

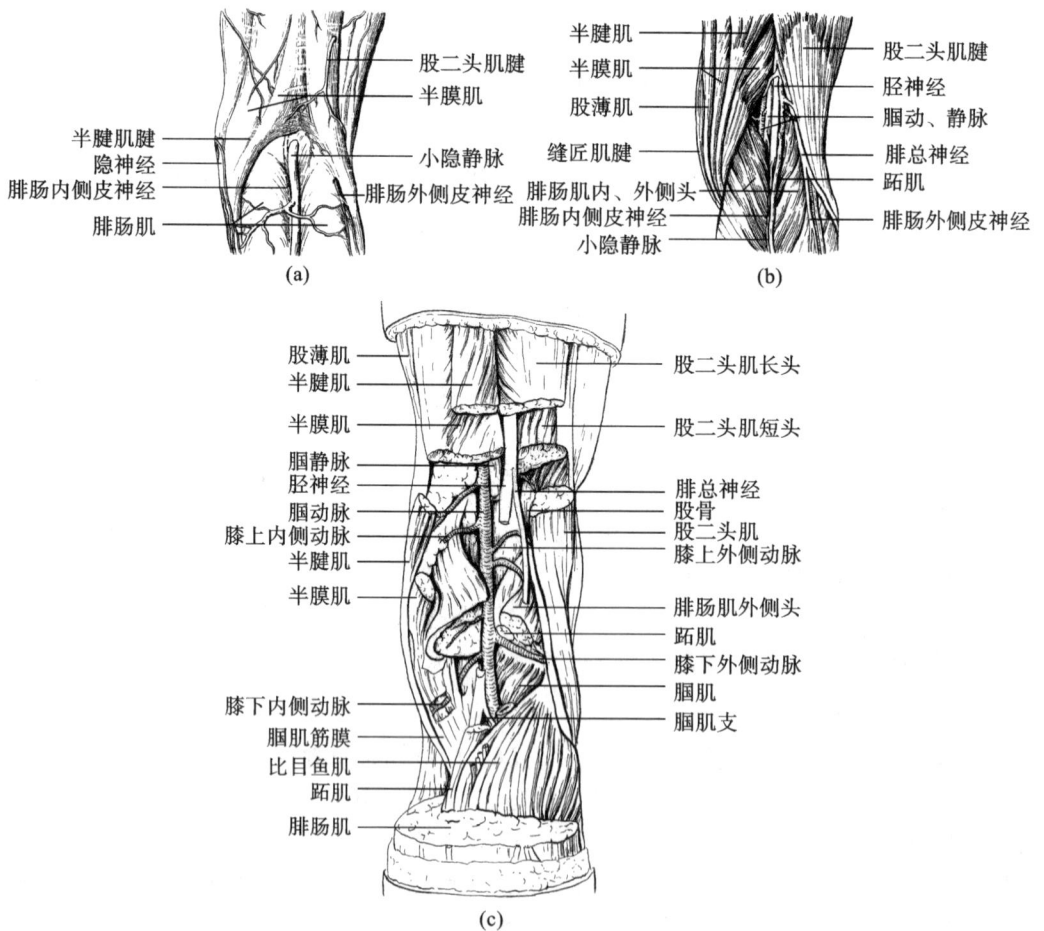

图 8-20 腘窝及其内容

（1）胫神经与腓总神经：胫神经与腓总神经均为坐骨神经的分支。胫神经（tibial nerve）位于腘窝的最浅面，于腘窝上角处发自坐骨神经，沿腘窝中线下行至腘肌下缘，穿比目鱼肌腱弓进入小腿后区。其在腘窝内发出肌支、关节支支配附近的肌肉和膝关节，另发出腓肠内侧皮神经（medial sural cutaneous nerve）与小隐静脉伴行至小腿后面，加入腓肠神经（sural nerve），分布于小腿后区皮肤。腓总神经（common peroneal nerve）通常于腘窝上角处发自坐骨神经，沿腘窝外上界内侧缘（股二头肌腱内侧缘）行向外下方，越过腓肠肌外侧头表面至腓骨头下方，绕腓骨颈下行进入腓骨长肌深面，在此分为腓浅神经（superficial peroneal nerve）和腓深神经（deep peroneal nerve）两终末支。腓总神经在腘窝内发出关节支和皮支——腓神经交通支（communicating branch of peroneal nerve）和腓肠外侧皮神经（lateral sural cutaneous nerve）（图 8-6）。腓总神经在腓骨颈处紧贴骨面，表面无肌组织覆盖，故腓骨颈骨折或此处外伤时，易损伤腓总神经，引起小腿前群肌及外侧群肌瘫痪，导致足下垂并轻度内翻（马蹄内翻足），同时该神经皮支所支配的小腿前外侧区皮肤和足背皮肤会出现感觉障碍。

（2）腘动脉（popliteal artery）：自收肌腱裂孔处续于股动脉，位置较深，紧贴股骨腘面及膝关节囊后部，故股骨髁上骨折时易损伤腘动脉。腘动脉沿半腱肌外缘向外下斜行，上部位于胫神经内侧，中部居其前方，下部转至神经前外侧，达腘肌下缘处分为胫前动脉和胫后动脉。胫前动脉经骨间膜上缘进入小腿前区，胫后动脉经比目鱼肌腱弓深面至小腿后区。腘动脉除发出肌支分布于邻近诸肌外，尚在腘窝内发出五条关节支：膝上内侧动脉（medial superior genicular artery）、膝上外侧动脉（lateral superior genicular artery）、膝中动脉（middle genicular artery）、膝下内侧动脉（medial inferior genicular artery）和膝下外侧动脉（lateral inferior genicular artery），供应膝关节并参与膝关节动脉网的组成。

（3）腘静脉（popliteal vein）：与腘动脉伴行，由胫前、后静脉在腘窝下角处汇合而成，并收集小隐静脉的血液。在腘窝内，腘静脉位于胫神经和腘动脉之间，并与腘动脉包于同一血管鞘内，故血管损伤后，有可能发生动静脉瘘。

（4）腘深淋巴结（deep popliteal lymph node）：位于腘动、静脉周围，有 4～5 个，收纳小腿、足部的深淋巴管和小腿后外侧与足外侧部的浅淋巴管，其输出淋巴管注入腹股沟深淋巴结。

三、膝关节及膝关节动脉网

膝关节（knee joint）由股骨内、外侧髁，胫骨内、外侧髁和髌骨构成，是全身最大、结构最复杂的关节。

1. 膝关节的韧带 分为囊外韧带和囊内韧带，共同作用于膝关节，增强关节的稳定性。

囊外韧带主要包括：①髌韧带（patellar ligament），位于膝关节前下方，为股四头肌腱的延续，是全身较强大的韧带之一。髌韧带向下附着于胫骨粗隆，在其两侧有侧副韧带加强。②胫侧副韧带（tibial collateral ligament），呈宽扁带状，位于膝关节内侧后份，起自股骨收肌结节下方，止于胫骨内侧髁及相邻骨体。该韧带分浅、深两层，其中深层与关节囊及内侧半月板连接紧密，故易出现两者的联合损伤。③腓侧副韧带（fibular collateral ligament），呈圆索状，非常强韧，起自股骨外侧髁上方，止于腓骨头下方。该韧带不与关节囊相连。胫侧副韧带与腓侧副韧带在伸膝时紧张，屈膝时松弛，半屈膝时最松弛，故半屈膝时膝关节可做少许的内旋和外旋运动。④髌骨支持带（patellar retinaculum），包括髌骨内侧和外侧支持带，对髌骨及膝关节的稳定起重要作用。⑤腘斜韧带（oblique popliteal ligament），为半膜肌腱的反折部，自胫骨内侧髁后上方斜向外上，止于股骨外上髁后方，与关节囊后部相融合，可加强关节囊后壁，限制膝过伸。

囊内韧带主要包括前、后交叉韧带，位于膝关节囊内、滑膜之外。前交叉韧带（anterior cruciate ligament）附着于胫骨髁间隆起的前方和股骨外侧髁的内侧面，可防止胫骨过度前移；后交叉韧带（posterior cruciate ligament）附着于胫骨髁间隆起的后方和股骨内侧髁的外侧面，可防止胫骨过度后移。此外，在膝关节内尚有膝横韧带，其为连接两侧半月板前端的重要支持结构。

2. 膝关节动脉网　膝关节动脉网是由股动脉、腘动脉、胫前动脉和股深动脉的多个分支在膝关节周围互相吻合形成的动脉网，故膝关节处血供十分丰富。分支主要包括股深动脉发出的旋股外侧动脉（lateral femoral circumflex artery）降支、股动脉发出的膝降动脉（descending genicular artery）、腘动脉的五条关节支（膝上内侧动脉、膝上外侧动脉、膝中动脉、膝下内侧动脉、膝下外侧动脉）、股深动脉的第三穿动脉（the third perforating artery）和胫前动脉发出的胫前返动脉（anterior tibial recurrent artery）。膝关节动脉网不仅能够保证膝关节营养供给，还能在腘动脉损伤或栓塞时建立侧支循环，保证肢体远端的血液供应。

第五节　小　腿　部

小腿部上界为平齐胫骨粗隆的环形线，下界为平齐内踝与外踝尖端的环形线。小腿部分为小腿前外侧区和小腿后区。小腿前区是小腿胫骨前缘与内侧面、骨间膜和腓骨以前的区域，小腿外侧区是腓骨及其前、后肌间隔的区域；小腿后区是胫骨、腓骨及其骨间膜及后肌间隔以后的区域。

一、小腿前外侧区

（一）浅层结构

小腿皮肤较薄，浅筋膜内脂肪少，尤以前面为甚，覆盖在胫骨表面的皮肤活动性较小，血供较差，患皮肤溃疡时，往往不容易愈合。浅筋膜较疏松，含少量脂肪，轻度水肿时，在内踝上方按压可出现压痕。浅筋膜内有浅静脉和皮神经走行。

1. 浅静脉　大隐静脉（great saphenous vein）及其属支在小腿前区走行。该静脉起自足背静脉弓的内侧，走行于足内侧缘、内踝前方约 1 cm 处（临床上大隐静脉常用切开部位），主干沿小腿内侧上行并伴行有隐神经，经膝内侧、大腿内侧上行，渐斜行至大腿前面，在腹股沟韧带中点靠内侧下方 3～4 cm 处，穿深筋膜形成的隐静脉裂孔（saphenous hiatus）注入股静脉。大隐静脉在小腿前外侧区有众多属支，并与小隐静脉、深静脉有广泛的交通和吻合（图 8-21、图 8-22）。

2. 皮神经　小腿前外侧区的皮神经主要有两条。①隐神经（saphenous nerve）为股神经分支，在膝部穿出深筋膜，伴大隐静脉下行，分布于膝内侧、小腿内侧面，至足内侧缘稍外侧穿出。在小腿上部，隐神经居隐静脉后方，在小腿下部逐渐绕至其前方，沿途发出分支分布于小腿内侧及足内侧缘皮肤。②腓浅神经（superficial peroneal nerve）为腓总神经分支，由腓总神经在腓骨颈处分出，向下在腓骨肌群与趾长伸肌之间走行，发出分支支配腓骨长、短肌。其在小腿中、下 1/3 交界处穿深筋膜到皮下，分布于小腿前面下部皮肤，末端分为足背内侧皮神经（medial dorsal cutaneous nerve of foot）和足背中间皮神经（intermediate dorsal cutaneous nerve of foot）分布于足背（图 8-5）。

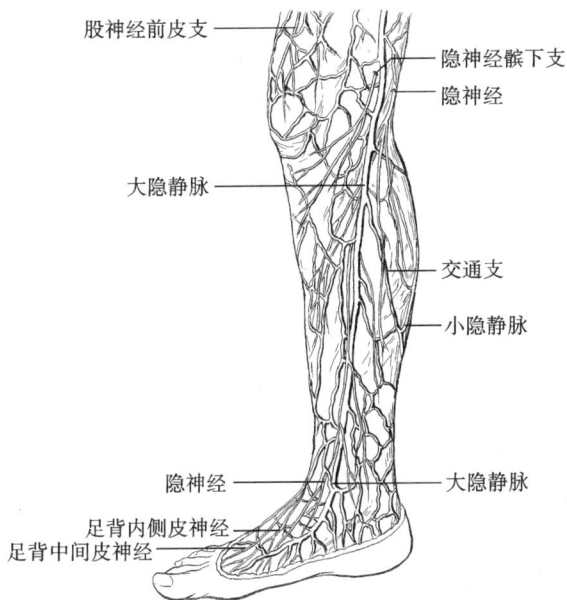

图 8-21 小腿浅层的静脉和神经(内侧面观)

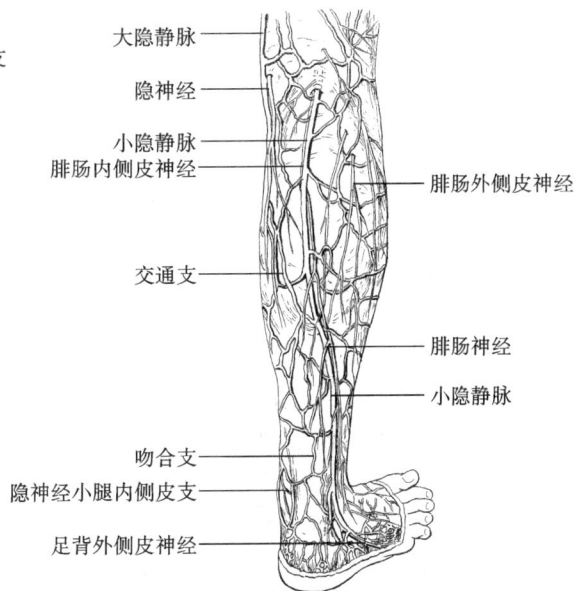

图 8-22 小腿浅层的静脉和神经(外侧面观)

(二)深层结构

小腿前面上部的深筋膜较坚厚,是部分肌的起始处,向下逐渐变薄弱。胫骨前面的深筋膜与胫骨前面的骨膜融合。深筋膜深入肌群形成肌间隔,小腿前肌间隔附着于腓骨前缘,分隔前群肌和外侧群肌;小腿后肌间隔附着丁腓骨后缘,分隔后群肌和外侧群肌。深筋膜在踝关节周围增厚形成支持带,有保持神经、血管和肌腱固定在一定位置的作用。

1. 前骨筋膜鞘 容纳小腿前群肌、胫前动脉、胫前静脉、腓深神经。

(1)小腿前群肌:共 4 块,由内侧向外侧依次为胫骨前肌、蹈长伸肌、趾长伸肌以及第三腓骨肌(趾长伸肌远侧份分出),受腓深神经支配(表 8-3)。其作用是使踝关节背屈(伸踝)。

表 8-3 小腿肌

肌群	肌 名	起 点	止 点	作 用	神经支配
前群	胫骨前肌	胫骨上半部外侧面、小腿骨间膜及小腿筋膜	内侧楔骨内侧面及足第 1 跖骨底	足背屈、内翻	腓深神经
	趾长伸肌	胫骨上端外侧面、腓骨体前面上 2/3 处骨间膜、小腿筋膜	第 2～5 趾的趾中节和远节趾骨底	足背屈、伸趾	
	蹈长伸肌	小腿骨间膜和腓骨前面中部	蹈末节趾骨底	伸蹈趾,足背屈、内翻	
	第三腓骨肌	腓骨下 1/3 前面,骨间膜	第 5 跖骨底背面	足背屈、外翻	
外侧群	腓骨长肌	腓骨头、腓骨外侧面上2/3、肌间隔小腿筋膜	内侧楔骨及第 1 跖骨底	足跖屈、外翻	腓浅神经
	腓骨短肌	腓骨外侧面下 1/3 及肌间隔	第 5 跖骨粗隆	足跖屈、外翻	

Note

续表

肌群	肌 名	起 点	止 点	作 用	神经支配
后群	腓肠肌	内侧头：股骨内侧髁 外侧头：股骨外侧髁	以跟腱止于跟骨结节	足跖屈、屈膝关节	胫神经
	比目鱼肌	腓骨头及胫骨比目鱼肌线	以跟腱止于跟骨结节	足跖屈	
	跖肌	腘面外下部及关节囊	以跟腱止于跟骨结节	足跖屈、屈膝关节	
	腘肌	股骨外侧髁	胫骨腘肌线	屈膝关节、内旋小腿	
	趾长屈肌	胫骨后面中 1/3	第 2～5 趾末节趾骨底	屈末节趾骨、足跖屈和内翻	
	𧿹长屈肌	胫骨后面下 2/3	𧿹趾末节趾骨底	足跖屈和内翻、屈𧿹趾	
	胫骨后肌	胫骨及腓骨及骨间膜的后面	足舟骨、3 块楔骨和第 1～4 跖骨底	足跖屈、内翻	

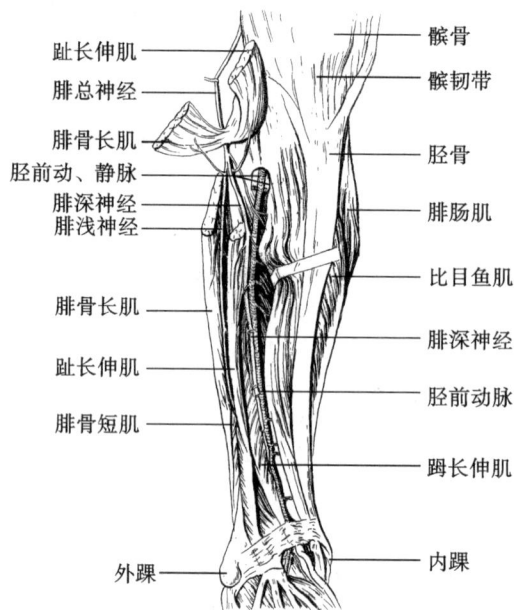

图 8-23 小腿前外侧区的肌、血管和神经

（2）胫前动脉（anterior tibial artery）：腘动脉向小腿后区延续形成胫后动脉，分支经小腿骨间膜上缘穿至小腿前部形成胫前动脉，随即发出胫前返动脉，穿胫骨前肌起始部的深面向上行，随后加入膝关节动脉网。胫前动脉主干沿骨间膜前面下行，先在胫骨前肌与趾长伸肌之间与腓深神经伴行。在小腿中部，其走行于胫骨前肌与𧿹长伸肌之间；在踝关节上方，其走行于𧿹长伸肌与趾长伸肌之间，向下经伸肌支持带深面入足背，移行为足背动脉。胫前动脉起始部附近发出胫前返动脉，参与膝关节动脉网的构成；中部发出肌支营养小腿前群肌及胫骨、腓骨；下部在踝关节附近发出内、外踝前动脉，分别与跗内、外侧动脉吻合，参与构成踝关节动脉网。胫前动脉与胫后动脉、腓动脉之间有丰富的吻合（图 8-23）。

（3）胫前静脉（anterior tibial vein）：常为两支，伴行于胫前动脉的两侧，上行注入腘静脉。

（4）腓深神经：腓总神经的分支，绕过腓骨颈，穿过腓骨长肌及小腿前肌间隔进入小腿前部，伴胫前动脉行至踝关节前方，位于𧿹长伸肌深面转入足背。其分支支配小腿前群肌及踝关节。其终支在足背分为内侧的皮支，在第 1 跖间隙走出，分布于第 1、2 趾相对缘的皮肤；外侧的肌支分布于趾短伸肌及足关节。当腓深神经损伤时，足背屈、内翻运动受限。

急性创伤性前骨筋膜鞘综合征：由于小腿前骨筋膜鞘坚韧致密、弹性小、几乎密闭，小腿骨折或遭严重挤压导致鞘内软组织急性损伤时，可因出血或渗出而引起鞘内压升高，出现血管、神经压迫症状和体征。该综合征若不及时治疗，鞘内压可因胫前静脉及其属支回流受阻而急剧升高，加重肌肉供血障碍，进一步导致肌肉缺血坏死或小腿坏疽，临床上常通过切开深筋膜进行鞘内减压。

2. 外侧骨筋膜鞘 小腿外侧骨筋膜鞘主要容纳小腿外侧群肌和行于其间的腓浅神经等。

（1）小腿外侧群肌：共 2 块，即腓骨长肌（peroneus longus）和腓骨短肌（peroneus brevis），均起自腓骨外侧面。腓骨长肌起点较高，故位于浅层。深面是腓骨短肌，两肌腱经外踝后方转向前，腓骨短肌腱止于第 5 跖骨粗隆，腓骨长肌腱斜行到足底深部止于内侧楔骨及第 1 跖骨底（表 8-3）。腓骨长肌腱和胫骨前肌腱在足底共同形成"腱（袢）环"，腱环有维持足横弓的作用。二肌均受腓浅神经支配，使足跖屈和外翻。

（2）腓浅神经：发自腓总神经，穿腓骨长肌起始部，在腓骨长、短肌和趾长伸肌间下行，发出分支支配腓骨长、短肌，在小腿中、下 1/3 交界处穿深筋膜浅出，立即分成两支：一支到足背内侧缘，称为足背内侧皮神经，至踇趾的内缘；另一支称为足背中间皮神经，分布至第 2～4 趾背面的相对缘。当腓浅神经受伤时，足跖屈、外翻功能受限。腓骨颈骨折时常伴有腓总神经损伤，患者足下垂，不能背屈踝关节和伸趾，踝关节不能外翻，小腿下外侧面及足背皮肤感觉消失。

二、小腿后区

（一）浅层结构

小腿后区皮肤相比前区更柔软、弹性更好，血供更丰富，故常用作临床上带血管蒂皮瓣移植的供皮区。小腿后区浅筋膜较薄，内有浅静脉和皮神经。

1. 浅静脉 小隐静脉（small saphenous vein）起自足背静脉网外侧份，经外踝后方至小腿后面中线上行，与腓肠神经伴行，抵窝下角处穿深筋膜后，向上注入腘静脉。小隐静脉在穿深筋膜之前多以交通支与股内侧浅静脉相通，或直接与大隐静脉相交通（图 8-10）。小隐静脉有 7～8 对静脉瓣。大、小隐静脉间除有交通支外，还有穿静脉与深静脉相通。穿静脉以直角方向由浅静脉通向深静脉。穿静脉内亦有瓣膜，瓣膜数目的多少视穿静脉的长短而定，一般最多有 3 对。瓣膜朝向深静脉开放，能阻止血液向浅静脉逆流。穿静脉的静脉瓣靠近深静脉端，而浅静脉端常缺乏静脉瓣。小腿穿静脉的数目较大腿多，当瓣膜功能不全或深静脉血流受阻时，则产生下肢静脉曲张，小腿发生静脉曲张的机会多于大腿。

2. 皮神经 小腿后区的皮神经主要是腓肠外侧皮神经（lateral sural cutaneous nerve）、腓肠内侧皮神经（medial sural cutaneous nerve）和腓肠神经（sural nerve）。腓肠外侧皮神经在腘窝处自腓总神经发出，穿出深筋膜，发出分支分布于小腿外侧面皮肤。腓肠内侧皮神经发自胫神经，从小腿后面中部穿出深筋膜，伴小隐静脉下行。腓肠神经由来自腓总神经或腓肠外侧皮神经的腓神经交通支与腓肠内侧皮神经合并而成，它与小隐静脉相伴，经外踝后方绕到足背外侧缘，改名为足背外侧皮神经，该神经分布于小腿后外侧和足外侧的皮肤（图 8-6）。

（二）深层结构

小腿后区的深筋膜较致密，与胫骨、腓骨的骨膜，骨间膜以及后肌间隔共同围成后骨筋膜鞘，容纳小腿后群肌及血管神经束（图 8-24、图 8-25、表 8-3）。

1. 后骨筋膜鞘 小腿后骨筋膜鞘分为浅、深两部：浅部容纳小腿后群肌浅层，即小腿三头肌（腓肠肌和比目鱼肌）和跖肌；深部容纳小腿后群肌深层及腘肌。

（1）浅层（图 8-24）：腓肠肌（gastrocnemius）内、外侧头分别起自股骨内、外侧髁后面，内、外侧头的肌腹在小腿中部融合，向下移行为跟腱止于跟骨结节。作用：使足跖屈，屈膝关节。比目鱼肌（soleus）位于腓肠肌深面，起自腓骨上段的后面、胫骨的比目鱼肌及比目鱼肌腱弓（此弓两端分别附着于胫骨、腓骨上部），肌腹向下移行于跟腱，止于跟骨结节。作用：使足跖屈。跟腱（tendo

Note

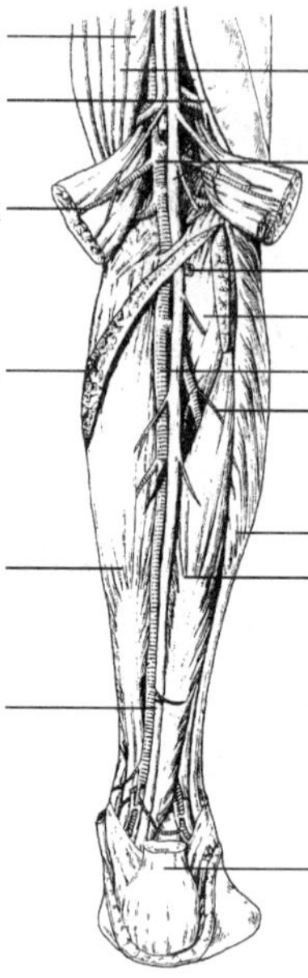

图 8-24　小腿后区的肌、血管和神经(浅层) 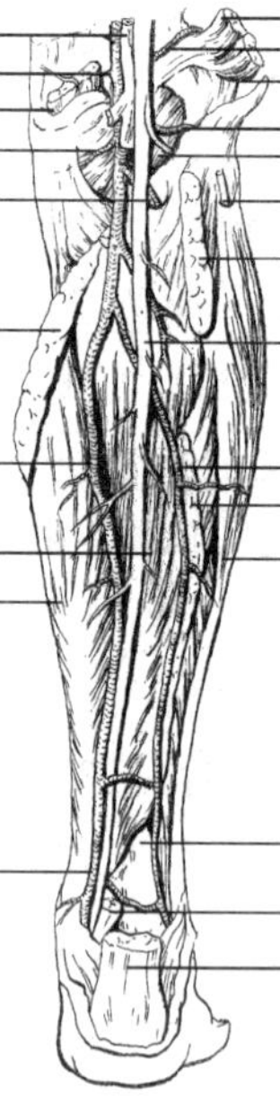　　图 8-25　小腿后区的肌、血管和神经(深层)

calcaneus)是腓肠肌与比目鱼肌共同构成的全身最强大的腱,因而腓肠肌与比目鱼肌又合称小腿三头肌(triceps surae)。跖肌(plantaris)起自腘面外下部及关节囊。其肌腹很小、肌腱细长,向内侧斜行于腓肠肌和比目鱼肌之间,沿跟腱内侧缘下行,下端与跟腱结合附于跟骨结节。此肌有的缺如,作用及神经支配同腓肠肌。

(2)深层(图 8-25):腘肌(popliteus)位于小腿后上部深处,是三角形的扁肌,构成腘窝底的下部。此肌以腱起自股骨外侧髁的外侧面上缘,止于胫骨腘肌线。作用:屈膝关节并内旋小腿。趾长屈肌(flexor digitorum longus)起自胫骨后面中 1/3。肌腱向下经内踝后方转至足底,分为 4 个腱止于第 2～5 趾末节趾骨底。作用:屈第 2～5 趾,使足跖屈和内翻。蹞长屈肌(flexor hallucis longus)起自腓骨后面下 2/3,其肌腱经内踝后方至足底,止于蹞趾末节趾骨底。作用:屈蹞趾,使足跖屈和内翻。胫骨后肌(tibialis posterior)在趾长屈肌和蹞长屈肌之间,起自胫骨、腓骨和骨间膜的后面,其长腱经内踝后方至足底,并以广泛的止点止于足舟骨、3 块楔骨和第 1～4 跖骨底。作用:使足跖屈和内翻。以上三块长肌的肌腱在踝部交叉后进入足底。胫神经损伤后,足不能跖屈和内翻,因对抗肌占优势,足背屈和外翻,不能以足尖站立。

2. 血管神经束

(1)胫后动脉(posterior tibial artery):腘动脉的直接延续,于腘肌下缘起始处发出,胫后动脉主干穿经比目鱼肌腱弓深面,下行于小腿后群肌浅、深层之间,沿途发出分支营养邻近诸肌。主干继续下行,在内踝后方发出内踝支后进入足底。胫后动脉在起始部向外侧发出一较粗的腓动脉(peroneal artery)。腓动脉发出后,越过胫骨后肌表面,斜向外下,在蹞长屈肌与腓骨之间下行至外踝后方,移行为外踝支。腓动脉主要营养邻近肌和胫骨、腓骨;其穿支和外踝支参与外踝网的构成。

(2)胫后静脉(posterior tibial vein):两条,与胫后动脉伴行,上行后与胫前静脉汇合形成腘静脉。

(3)胫神经(tibial nerve):腘窝内胫神经的延续,伴胫后动、静脉行于小腿后群肌浅、深层之间,经内踝后方进入足底。该神经主要发出肌支支配小腿后群肌。其皮支为腓肠内侧皮神经,常与腓肠外侧皮神经的交通支吻合形成腓肠神经,伴小隐静脉分布于小腿后面的皮肤。

第六节　踝与足部

踝部为小腿下部与足部之间的过渡区，踝远侧为足部。踝部以内、外踝为界，分为踝前区和踝后区。足部又分为足背和足底。

一、踝前区与足背

（一）浅层结构

踝前区及足背皮肤较薄、缺少脂肪，故浅筋膜疏松，浅动、静脉和肌腱等结构清晰可见，通常可在内踝前寻找和触及足背动脉及大隐静脉属支足背静脉弓。

1. 浅静脉　足背静脉弓（dorsal venous arch of foot）呈弓形，位于足背的远侧，弓的两端向前分别有来自踇趾和小趾的趾背静脉汇入，向后分别形成大隐静脉和小隐静脉的起始处。在大、小隐静脉之间的足背区域内有不规则足背静脉吻合形成足背静脉网（dorsal venous rete of foot）。

2. 皮神经　主要为分布于足背内侧的隐神经、足背中央的腓浅神经终支（足背内侧皮神经和足背中间皮神经），以及分布于足背外侧的腓肠神经终支（足背外侧皮神经）。此外，在第1、2趾相对缘的皮肤有腓深神经的终末支分布。

（二）深层结构

小腿深筋膜继续向踝部延续，并在此增厚形成两个支持带。

1. 伸肌上支持带（superior extensor retinaculum）　即小腿横韧带，位于踝关节的前上方，附着于胫骨、腓骨体下段。其深面有两个间隙：内侧间隙有胫骨前肌腱，胫前动、静脉和腓深神经通过；外侧间隙有踇长伸肌腱、趾长伸肌腱和第三腓骨肌通过（图8-26）。

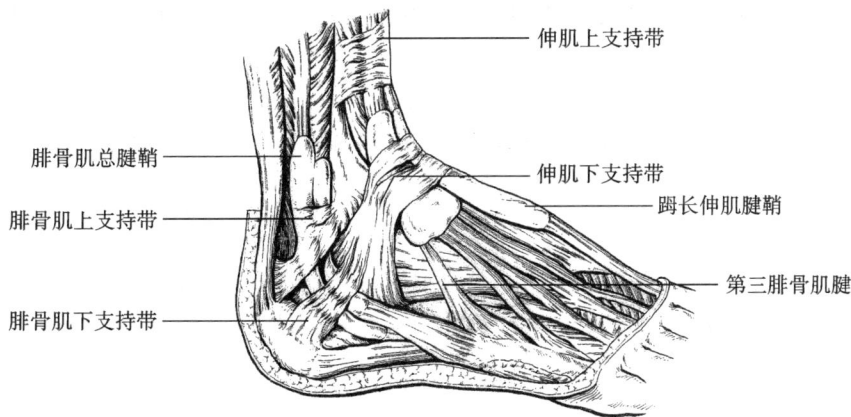

图 8-26　下肢肌支持带及腱鞘（外侧面观）

2. 伸肌下支持带（inferior extensor retinaculum）　即小腿十字韧带，位于踝前区下方，呈横置的"Y"形。其外侧端附着于跟骨上面；内侧面形成上、下两束，分别附着于内踝和足内侧缘并与足底深筋膜相融合。通过伸肌下支持带深面的结构由内向外依次为胫骨前肌腱及其滑膜鞘、踇长伸肌腱及其滑膜鞘以及足背动脉及其伴行的静脉和腓深神经、趾长伸肌腱和第三腓骨肌腱及其滑膜鞘。在各肌腱表面均有肌腱鞘包绕（图8-26、图8-27）。

3. 足背动脉（dorsal artery of foot）　胫前动脉的延续，在伸肌下支持带下缘的深面走出，走行在踇长伸肌腱与趾长伸肌腱之间，行至第1跖骨间隙分为足底深支和第1跖背动脉两个终支。

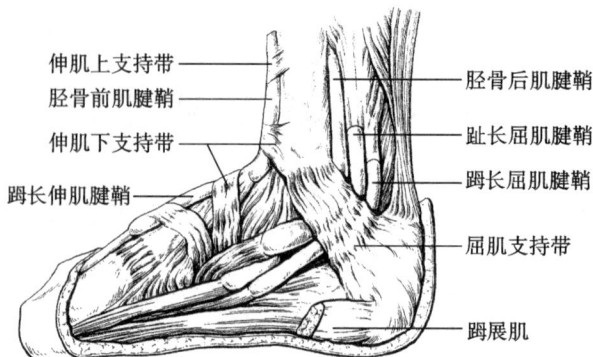

图 8-27　下肢肌支持带及腱鞘(内侧面观)

其主要分支如下:①跗外侧动脉(lateral tarsal artery)在趾短伸肌的深面行向外侧;②跗内侧动脉 (medial tarsal artery)有数小支分布于足的内侧缘;③弓状动脉(arcuate artery)向足背外侧弓状弯行(图 8-28、图 8-29)。中国人群中部分人缺少弓状动脉,无弓状动脉者,其第 2～4 跖背动脉发自跖足底动脉的分支。它们在趾的根部,各分为 2 支细小的趾背动脉,分布于第 2～5 趾的相对缘。有弓状动脉者,则跖背动脉发于弓状动脉。足背动脉及其分支均有静脉伴行。

4. 腓深神经(deep peroneal nerve)　在踇长伸肌腱与踇短伸肌之间,行于足背动脉外侧,其终支在足背分为内侧的皮支,在第 1 跖间隙走出,分布于第 1、2 趾相对缘的皮肤;外侧的肌支,分布于足背短肌及足关节。

5. 足背筋膜间隙及内容　足背深筋膜分为浅、深两层:浅层为伸肌下支持带的延续,附着于足内、外侧缘;深层紧贴骨间背侧肌及跖骨骨膜。两层间为足背筋膜间隙,容纳趾长伸肌腱及其腱鞘、趾短伸肌腱及其腱鞘、足背动脉及其分支和伴行静脉、腓深神经。

足背肌浅层是由小腿前群肌延续下来的肌腱,自内向外依次为胫骨前肌腱、长伸肌腱、趾长伸肌腱和第三腓骨肌腱。深层肌有 2 块:踇短伸肌(extensor hallucis brevis)及趾短伸肌(extensor digitorum brevis)。两肌均起自跟骨,分别止于踇趾和第 2～4 趾近节趾骨底(图 8-28、图 8-29)。

二、踝后区

踝后区中线为跟腱,跟腱下端附着于跟骨结节。跟腱与内、外踝之间各有一浅沟,分别为内、外侧沟,是小腿屈肌腱和小腿后区的血管、神经进入足底的通道。

(一)浅层结构

踝后区的皮肤活动性大,浅筋膜较疏松,跟腱两侧脂肪组织多,足跟处的皮肤角化层较厚。跟腱与皮肤之间有跟皮下囊(subcutaneous calcaneal bursa);跟腱止端与跟骨骨面之间有跟腱囊(bursa of tendo calcaneus)。

(二)深层结构

1. 腓骨肌上、下支持带　腓骨肌上支持带(superior peroneal retinaculum)位于外踝和跟骨外侧面之间;腓骨肌下支持带(inferior peroneal retinaculum)位于跟骨外侧面。支持带的深部有腓骨长、短肌腱及其滑膜鞘通过。

2. 踝管　内踝后下方与跟骨内侧面之间的深筋膜增厚形成屈肌支持带(flexor retinaculum),又称分裂韧带,此韧带与跟骨共同构成踝管(malleolar canal)。韧带向深部发出 3 个纤维隔,将踝管分隔成 4 根纤维管,管内的结构由前向后依次如下:①胫骨后肌腱及其腱鞘;②趾长屈肌腱及其腱鞘;③胫后动、静脉和胫神经;④踇长屈肌腱及其腱鞘。踝管是小腿后区与足底的通道,管内有较多疏松结缔组织,小腿或足底的感染可经踝管相互蔓延,部分原因(如腱鞘

趾长伸肌 — — 胫骨前肌
外踝 — — 内踝
外踝前动脉 — — 内踝前动脉
腓骨肌总腱鞘 — — 腓深神经
趾短伸肌 — — 足背动、静脉
第5跖骨粗隆 — — 跨长伸肌腱
— 弓状动脉
跖背动脉 —
趾背动脉 — — 趾背神经

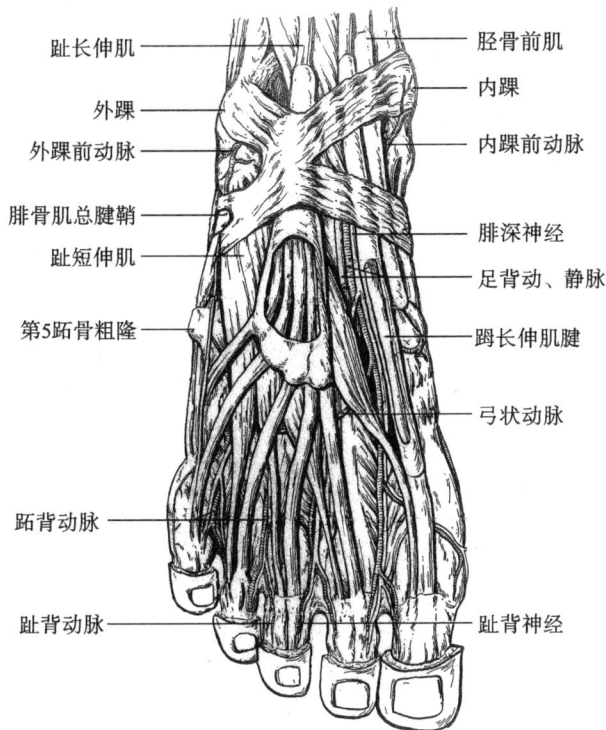

图 8-28 足背的肌、血管和神经(浅层)

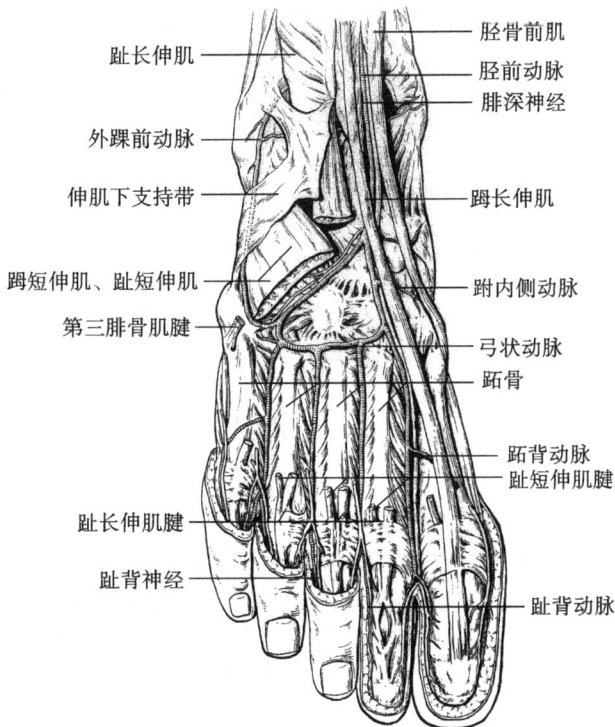

趾长伸肌 — — 胫骨前肌
— 胫前动脉
— 腓深神经
外踝前动脉 —
伸肌下支持带 — — 跨长伸肌
跨短伸肌、趾短伸肌 — — 跗内侧动脉
第三腓骨肌腱 — — 弓状动脉
— 跖骨
— 跖背动脉
— 趾短伸肌腱
趾长伸肌腱 —
趾背神经 —
— 趾背动脉

图 8-29 足背的肌、血管和神经(深层)

囊肿、跟骨畸形等)使踝管变狭窄时,压迫踝管内结构,可形成踝管综合征,表现为踝部以下胫神经分支分布区(足跟内侧、足底及足趾)感觉障碍。

3. 踝关节的韧带 踝关节的内、外侧均有一些韧带加强,主要为内侧韧带和外侧韧带。内侧

Note

韧带(medial ligament)起于内踝下缘,止于足舟骨、距骨和跟骨前内侧面,呈"三角形",又称三角韧带。外侧韧带(lateral ligament)分成三个部分:距腓前韧带(anterior talofibular ligament)起于外踝前缘,几乎呈水平位向前内止于距骨前外侧面;距腓后韧带(posterior talofibular ligament)位于外踝后缘和距骨后突之间,位置较深;跟腓韧带(calcaneofibular ligament)位于外踝尖与跟骨外侧面中部之间,为一圆形纤维束(图8-30)。

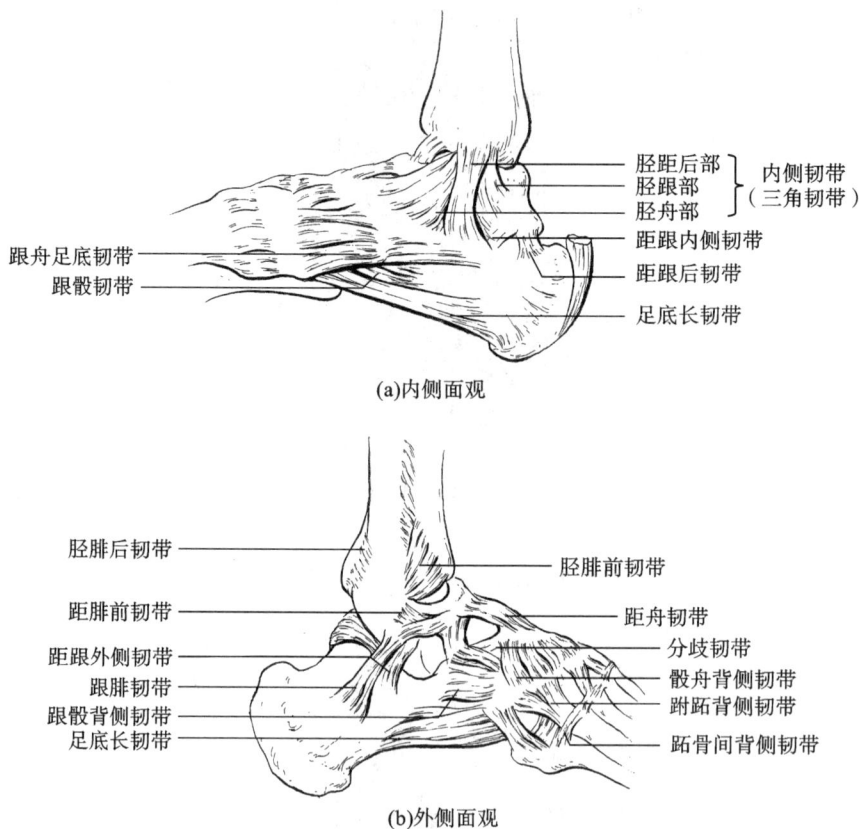

图 8-30 足的韧带(内、外侧面观)

在踝关节的韧带中,内侧韧带的主要功能为限制足的过度背屈和防止踝关节外翻,最为坚韧;外侧韧带的主要功能为限制踝关节过度跖屈和行足内翻运动,较内侧韧带薄弱,易损伤,故临床上外踝扭伤常见。

三、足底

(一)浅层结构

足底皮肤厚而致密,尤以足跟为甚,汗腺多,角化层厚,易因摩擦或压迫而生成胼胝。浅筋膜结构致密,富有脂肪,并有致密结缔组织将皮肤与足底深筋膜相连,使三者不易分开,构成不滑动而又有弹性、能够抗压抗磨的垫。

(二)深层结构

足底深筋膜可分为浅、深二层。浅层又分为内侧、中间、外侧三部。内侧部薄,覆盖于姆展肌表面。外侧部稍厚,覆盖于小趾展肌表面。中间部最厚,称足底腱膜(plantar aponeurosis,又称跖腱膜)。深层为骨间跖侧筋膜。

1. 足底腱膜 呈长三角形,含有较多的纵行纤维,其尖向后,附着于跟骨结节。足底腱膜两侧缘向深部发出两个肌间隔,分别附着于第1、5跖骨,将足底分为三个骨筋膜鞘:内侧、中间、外侧骨筋膜鞘(图8-31(a))。

Note

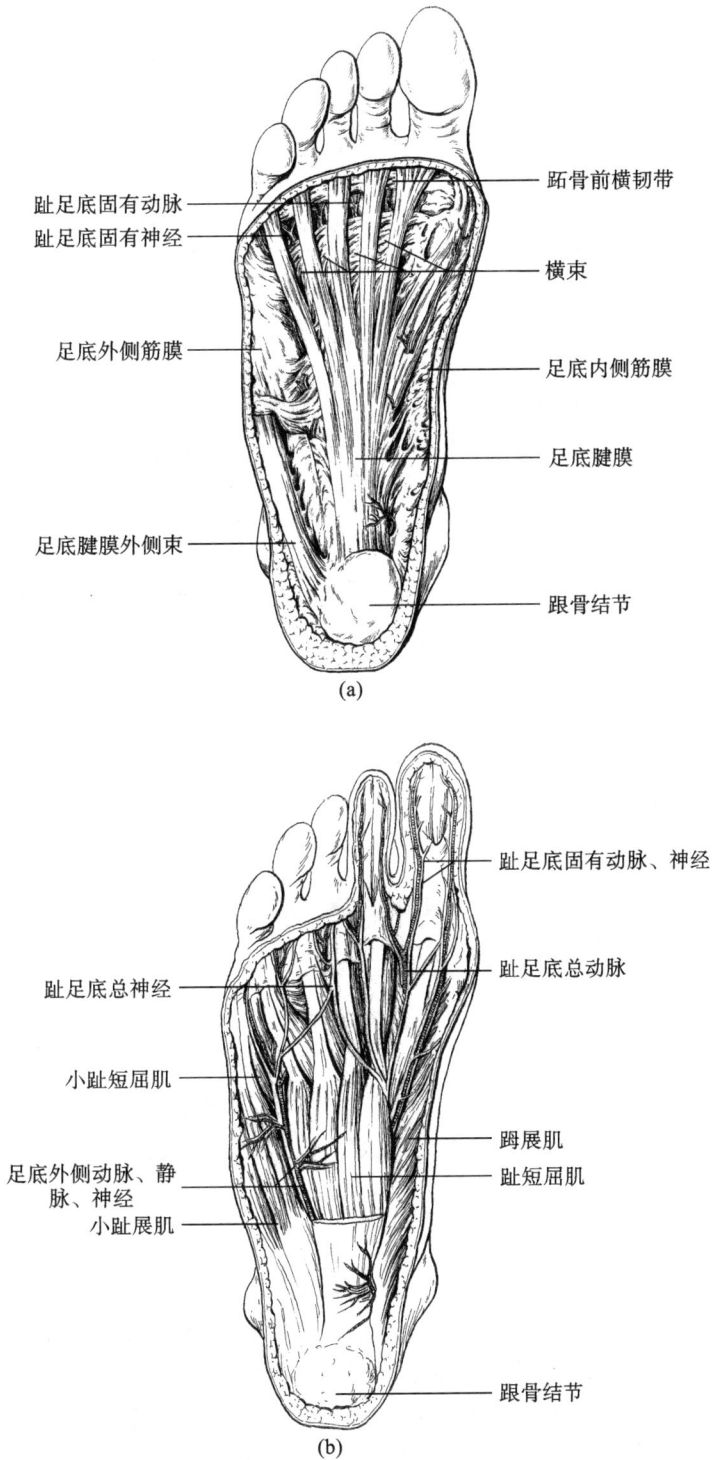

趾足底固有动脉 ——— 跖骨前横韧带

趾足底固有神经 ——— 横束

足底外侧筋膜 ——— 足底内侧筋膜

足底腱膜

足底腱膜外侧束 ——— 跟骨结节

(a)

趾足底固有动脉、神经

趾足底总神经 ——— 趾足底总动脉

小趾短屈肌

拇展肌

足底外侧动脉、静 ——— 趾短屈肌
脉、神经

小趾展肌

跟骨结节

(b)

图 8-31 足底浅层的肌、血管和神经

（1）内侧骨筋膜鞘：鞘内由浅至深容纳拇展肌、拇短屈肌、拇长屈肌腱与拇收肌以及营养支配它们的动、静脉和神经。

（2）中间骨筋膜鞘：鞘内由浅至深容纳趾短屈肌、跖方肌、趾长屈肌腱、蚓状肌、骨间跖侧筋膜与骨间足底肌以及营养支配它们的足底内侧动、静脉和神经。此鞘范围较其他二鞘为大，足底刺

Note

伤合并感染时,感染可沿足底弓、足背动脉、足底深支周围的疏松组织向足背蔓延,亦可经踝管向小腿后骨筋膜鞘蔓延。

（3）外侧骨筋膜鞘:鞘内由浅至深容纳小趾展肌、小趾短屈肌及营养支配它们的足底外侧动、静脉和神经。

足底肌指足底的固有短肌,此外,足底还有来自小腿的趾长屈肌、踇长屈肌、胫骨后肌及腓骨长肌的肌腱等（表 8-4）。

表 8-4　足肌

分群		名　称	起　点	止　点	作　用	神经支配
足底肌	内侧群	踇屈肌	跟骨结节、舟骨粗隆	踇趾近节趾骨底	外展踇趾	足底内侧神经
		踇短屈肌	内侧楔骨跖面		屈踇趾	
		踇收肌	第 2～4 跖骨底		内收和屈踇趾	足底外侧神经
	中间群	趾短屈肌	跟骨	第 2～5 趾中节趾骨底	屈第 2～5 趾	足底内侧神经
		足底方肌		趾长屈肌腱	屈跖趾关节、伸间趾关节	足底外侧神经
		蚓状肌	趾长屈肌腱	趾背腱膜		
		骨间足底肌	第 3～5 跖骨内侧	第 3～5 趾近节趾骨底和趾背腱膜	内收第 3～5 趾	足底内、外侧神经
		骨间背侧肌	第 1～5 跖骨的相对面	第 2～4 趾近节趾骨底和趾背腱膜	外展第 2～4 趾	足底外侧神经
	外侧群	小趾展肌	跟骨	小趾近节趾骨底	屈和外展小趾	足底外侧神经
		小趾短屈肌	第 5 跖骨底		屈小趾	
足背肌		踇短伸肌	跟骨前端的上面和外侧面	踇趾近节趾骨底	伸踇趾	腓深神经
		趾短伸肌		第 2～4 趾近节趾骨底	伸第 2～4 趾	

2. 足底的血管和神经　胫后动脉和胫神经穿踝管后进入足底,随即分为足底内、外侧动脉和足底内、外侧神经。足底内侧动脉（medial plantar artery）为胫后动脉较细的一终支,在足底内侧沿踇展肌及趾短屈肌之间前进,分布于踇趾侧诸肌、趾短屈肌及足底内侧皮肤。足底外侧动脉（lateral plantar artery）是胫后动脉两终支中的较粗大者,经趾短屈肌深面斜向外前,发出小支到小趾侧诸肌,继而向前外侧斜行,至第 5 跖骨底的附近,转向胫侧潜入深层。其深支在趾短屈肌的外侧转向内侧,潜至踇收肌斜头深面达第 1 跖骨间隙,与足背动脉的深支吻合,构成足底弓（plantar arch）,由足底弓向前发出 4 支跖足底动脉,各支又在跖趾关节支处再分为 2 支趾足底固有动脉,分布于相邻两趾的相对缘。由跖足底动脉发出穿支,穿第 2～4 跖骨间隙与跖足背动脉相吻合。深支及其分支均有静脉伴行。足底内侧神经（medial plantar nerve）与同名动脉伴行,发出肌支支配踇短屈肌、踇展肌、趾短屈肌及第 1、2 蚓状肌;皮支支配足底内侧半和踇趾至第 4 趾的相对缘及第 4 趾内侧面的皮肤。足底外侧神经（lateral plantar nerve）与同名动脉伴行,发出肌支支配足底方肌、小趾展肌、小趾短屈肌、全部骨间肌和第 3、4 蚓状肌及踇收肌;皮支支配足底外侧半和小趾及第 4 趾外侧面的皮肤（图 8-31(b)、图 8-32）。

蹈长屈肌腱
蹈短屈肌
趾短屈肌腱
蚓状肌
小趾短屈肌
趾长屈肌腱
蹈展肌
足底外侧动脉、静脉、神经
足底内侧动脉、静脉、神经
足底方肌
小趾屈肌
屈肌支持带
趾短屈肌
蹈展肌
足底腱膜
跟骨结节

(a)

趾长屈肌腱
蹈长屈肌腱
趾足底固有动脉、神经
趾短屈肌腱
足心动脉
骨间足底肌
蹈收肌斜头
小趾短屈肌
蹈展肌
足底深弓
趾长屈肌腱
腓骨长肌腱
蹈长屈肌腱
足底方肌
足底外侧动脉、神经
足底内侧动脉
小趾展肌
屈肌支持带

(b)

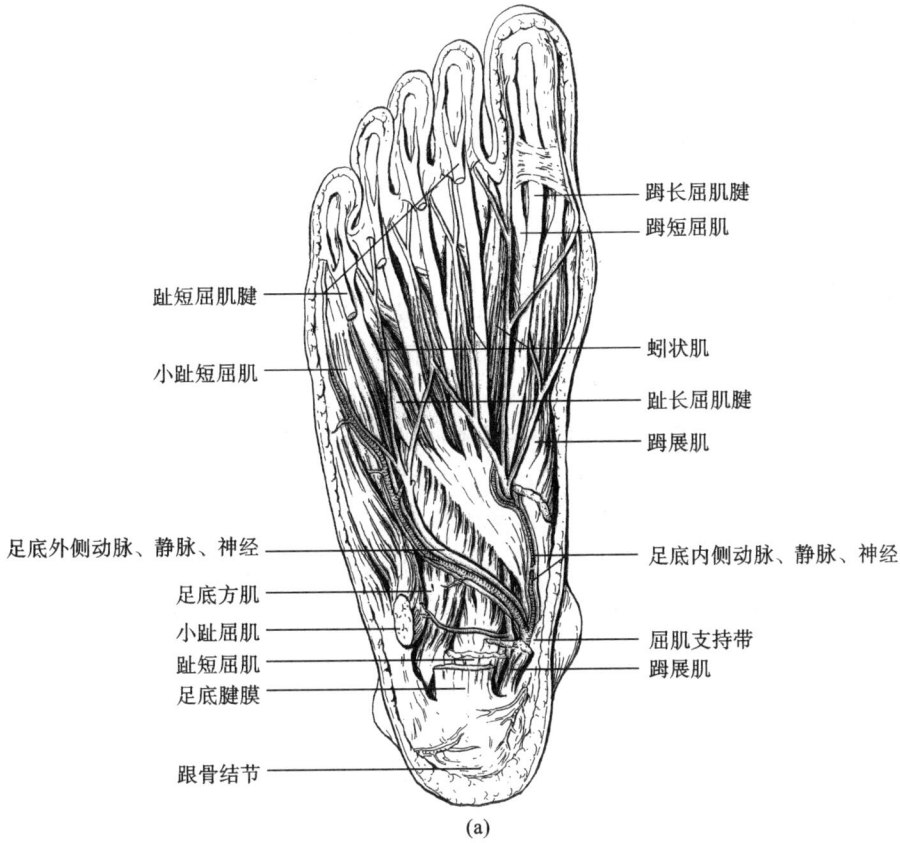

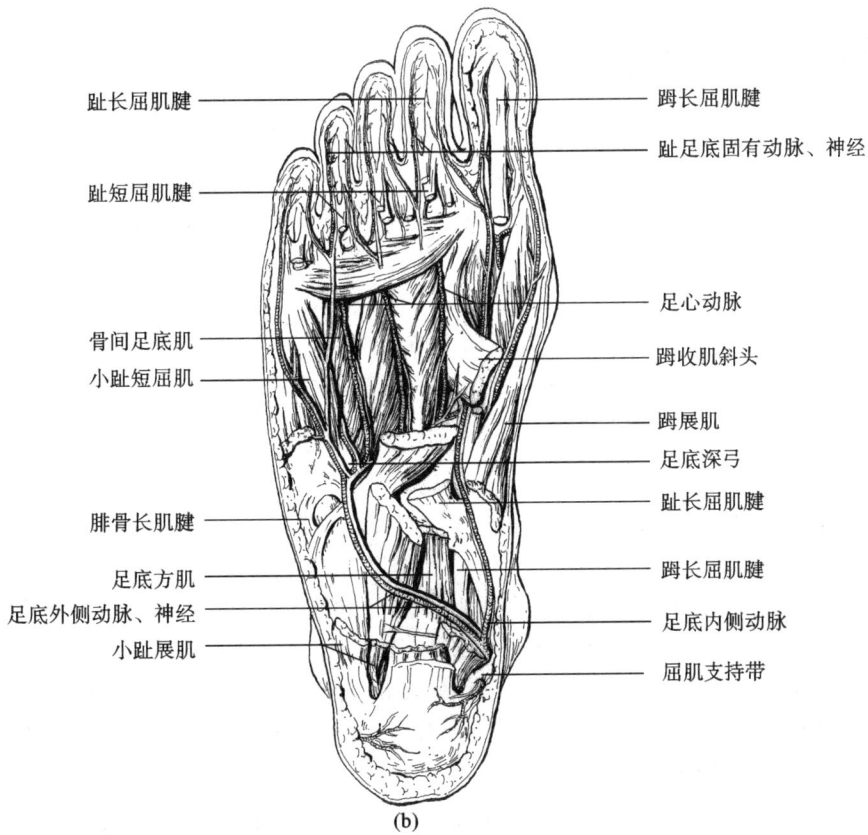

图 8-32 足底深层的肌、血管和神经

四、足弓

跗骨和跖骨借其连结形成的向上隆起的弓形结构,称为足弓(arch of foot)。足弓分为前后方向的纵弓和内外侧方向的横弓。纵弓分为内侧纵弓和外侧纵弓。

1. 内侧纵弓　由跟骨、距骨、足舟骨、3 块楔骨和内侧 3 块跖骨连接而成。弓的最高点为距骨头,其前端的承重点在第 1 跖骨头、后端的承重点在跟骨结节。此弓较高,具有较强的弹性缓冲作用,故又称弹性足弓。

2. 外侧纵弓　由跟骨、骰骨和外侧 2 块跖骨连接而成。弓的最高点在骰骨,其前端的承重点在第 5 跖骨头、后端的承重点还是在跟骨结节。外侧纵弓较内侧纵弓低,弹性缓冲作用较弱,主要与负重有关,故又称支撑足弓。

3. 横弓　由骰骨、3 块楔骨和跖骨连接而成,弓的最高点在中间楔骨。

足弓好比一个具有弹性的"三脚架"。它不但能使足稳固地站立于高低不平的地面,而且在行走和跳跃时发挥其弹性作用,减轻地面对身体的冲击,以保护体内器官,尤其是大脑免受震荡,同时也保护足底的血管和神经免受压迫。除足骨间的连结外,足底韧带、足底肌和足底的长肌腱对足弓的维持也起着重要作用。足底的韧带虽很坚韧,但缺乏主动收缩能力,一旦被拉长或受损,足弓便有可能塌陷,成为扁平足。

第七节　下肢解剖操作

一、股前区及股内侧区

(一)尸位及切口

尸体呈仰卧位,按图 8-33 所示做皮肤切口。

1. 上切口　自髂前上棘沿腹股沟下方 2 cm 到耻骨结节,再向下后绕阴囊(女绕大阴唇)切至大腿内侧。

2. 下切口　经过胫骨粗隆水平做一横切口。

3. 纵切口　自上切口中点向下,沿大腿前面做纵切口,直达下切口。

注意:切口应浅,将皮肤向两侧翻起,翻皮不能太厚,以免损伤浅层的血管和神经。

(二)层次解剖

1. 浅层结构解剖

(1)显露大隐静脉及其属支,观察腹股沟浅淋巴结:在股骨内侧髁后方浅筋膜寻找到大隐静脉,向前上方追踪至耻骨结节下方约 3 cm 处。大隐静脉沿途接受若干小的属支,在上端接受 5 条大的属支,分别为来自股内侧和外侧的股内侧浅静脉和股外侧浅静脉、来自腹股沟上方的阴部外静脉、腹壁浅静脉以及沿腹股沟韧带下降的旋髂浅静脉,后三支静脉有同名浅动脉伴行,细心解剖出这 5 条属支。在腹股沟韧带下方和大隐静脉末段两侧,观察腹股沟浅淋巴结群,寻找沿腹股沟韧带下方横行排列的淋巴结上组;复查沿大隐静脉上端纵行排列的淋巴结下组。认清后小心清除淋巴结和附近的脂肪组织。

(2)观察与修洁隐静脉裂孔:大隐静脉在接近终点处向深面转入,终于股静脉。查明静脉上端转向后进入股部深筋膜形成的隐静脉裂孔(又称卵圆窝),孔表面覆盖的呈网状、薄的筋膜称为筛筋膜。用镊子将大隐静脉上端稍提起,再用刀柄将孔的下、外侧缘修出,可清楚显示隐静脉裂

Note

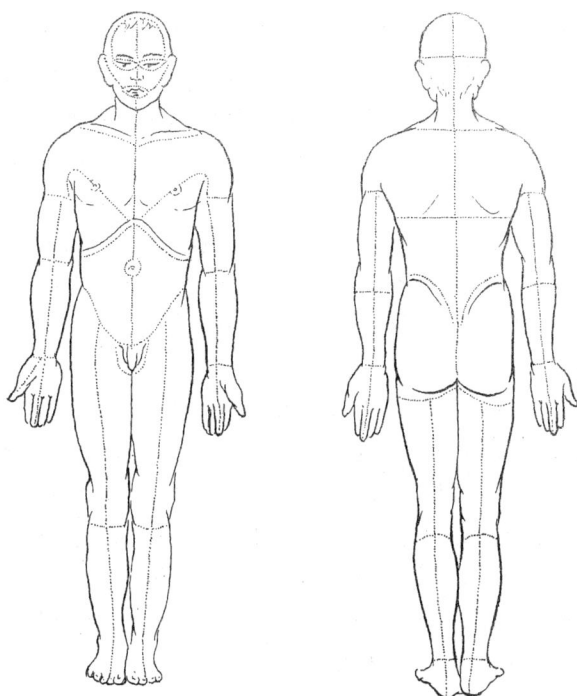

图 8-33　人体解剖常用皮肤切口

孔的边缘,孔呈"C"形。隐静脉裂孔深面的结构待后续解剖。

（3）解剖皮神经:在浅筋膜脂肪组织中,寻找以下皮神经:①股外侧皮神经,它在髂前上棘下方约 10 cm 处穿深筋膜浅出;②股神经前皮支沿缝匠肌表面穿出深筋膜;③闭孔神经皮支在股内侧部上 1/3 穿出深筋膜。

2. 深层结构解剖

（1）解剖深筋膜:切开深筋膜（沿腹股沟的下缘做一横切口,由横切口的中份向下到膝内侧做一纵切口）,将深筋膜翻向两侧。向外侧翻开深筋膜时,可见深筋膜越往外侧越厚,起于髂嵴前份、止于胫骨外侧髁特别增厚的部分叫髂胫束,沿髂胫束前缘将深筋膜切断,保留髂胫束。将手沿髂胫束的深面向后摸,可感到有一筋膜片将手挡住,这就是外侧肌间隔。

（2）解剖股前肌群:修洁股四头肌和缝匠肌,分离和观察合成股四头肌的四个部分:股直肌、股外侧肌、股中间肌和股内侧肌。观察股四头肌腱包绕髌骨形成髌韧带止于胫骨粗隆。

（3）解剖显示股三角及其内容:剖露并观察股三角的位置、边界。在内侧修洁长收肌的内侧缘,在外侧修洁缝匠肌,观察该两肌与腹股沟韧带围成的股三角。修洁包绕在股血管上端、长约 4 cm 的股鞘。首先找到大隐静脉上端转向后方处,该处正对股静脉。用手指扪触紧邻股静脉外侧略有弹性的股动脉。用镊子提起覆盖在股动、静脉表面的筋膜,用刀在静脉和动脉前面的筋膜各做一长约 3 cm 的纵切口,注意不要将血管割破。用刀柄证实股动、静脉被筋膜鞘包裹。在股静脉的内侧约 0.5 cm 处,再做约 2 cm 的纵切口,证实此处为一上宽下窄的腔隙,即股管,腔内含有脂肪组织,并可能有 1 个淋巴结。清除管内淋巴结和脂肪组织,以小手指轻轻向上探入腔内,可感觉到有一环,此处称为股环。再向上阻力甚微,与腹腔之间只有股隔相隔,是腹腔的薄弱点。最后,证实股鞘腔被 2 个筋膜纵隔分为 3 个格（空间）;外侧格容纳股动脉,中间格容纳股静脉,内侧格容纳股管。股管的下方为盲端,上端开口于腹腔,其开口称为股环,用小指或刀柄探入股环,考查股环的毗邻关系:前方——腹股沟韧带;后方——耻骨肌及其筋膜;外侧——股静脉;内侧——腔隙韧带（陷窝韧带）。

Note

依次显露股三角内容物:①股神经(在腹股沟韧带下方,位于股动脉外侧)及其支配股四头肌的肌支;②股动、静脉和股深动、静脉。在腹股沟韧带下方3～4 cm处,寻找从股动脉后外侧壁发出的股深动脉(有同名静脉与之伴行),向下内追踪至长收肌外侧缘后方处(除股静脉主要属支保留外,其他属支可除去)。再在股深动脉起始处找出股深动脉或股动脉本干发出的旋股内侧动脉和旋股外侧动脉。同时在血管深面由外向内依次清理出髂腰肌、耻骨肌和长收肌。股深动脉在下降过程中发出3～4条穿支。紧贴股骨穿经内收肌进入股后部,找出1～2条穿支即可。在股动脉内侧解剖出股静脉,观察其位置变化——上段位于股动脉内侧,下端股三角尖处位于股动脉后方。观察大隐静脉汇入股静脉的情况。观察并去除沿股静脉近段排列的腹股沟深淋巴结。

(4)解剖收肌管及其内容:保留股神经进入缝匠肌的肌支和穿过缝匠肌的皮支,为便于显露深层结构,可在神经进入缝匠肌以下横断此肌。将切断的缝匠肌向下翻,观察收肌管前壁的腱膜。纵向切开前壁的腱膜,暴露收肌管的内容。股静脉在股动脉后方,隐神经与隐动脉伴行。修洁股动、静脉并追踪至穿收肌腱裂孔处。观察隐神经的走行。查明收肌管外侧界的股内侧肌、后界的长收肌和大收肌、前界的缝匠肌及其深面的腱膜。

(5)解剖股内侧群及闭孔神经:除去股内侧部遗留的筋膜,显示股内侧群各肌。浅层诸肌从内到外为股薄肌、长收肌和耻骨肌。沿起点切断长收肌,翻起长收肌可见到短收肌及闭孔神经的前支,追踪闭孔神经进入内收肌及股薄肌。翻起短收肌,显示闭孔神经后支和大收肌。解剖过程中,可以观察到闭孔神经的近侧部分有闭孔动脉的小分支伴行。

二、小腿前区,小腿外侧区与足背

(一)尸位及切口

尸体呈仰卧位,做如下皮肤切口(图8-33)。

(1)在内、外踝水平做一经踝关节前方的横切口。

(2)沿足趾根部、趾蹼背侧做一横切口达足背内、外侧缘。

(3)延长大腿前面的纵切口直达上述第(1)条的横切口处。

(4)沿上述第(1)(2)条横切口的中点,纵切足背皮肤直达第3趾尖。

将皮肤翻向两侧,剥皮要薄,尤其是膝部、踝部、足背部皮肤,切勿损伤浅筋膜内的浅静脉和皮神经。

(二)层次解剖

1. 解剖小腿浅层结构

(1)小腿前外侧区浅筋膜内结构。

①解剖大、小隐静脉和伴行神经:沿股前内侧区剖出的大隐静脉向下追踪并修洁至足背,找出与其伴行的隐神经。从足背静脉弓外侧端找出小隐静脉,向上追踪至其通过外踝的后下方,同时找出与小隐静脉伴行的腓肠神经。

②解剖腓浅神经:在小腿外侧中、下1/3交界处仔细寻找腓浅神经的皮支,并追踪修洁至足背远端,保留该皮支。清除小腿浅筋膜。

(2)解剖足背浅筋膜内结构:找出足背静脉弓,沿其内侧端清理出大隐静脉起始段及伴行的隐神经;外侧端清理出小隐静脉及伴行的足背外侧皮神经(腓肠神经终支);在足背正中部位修洁腓浅神经两终支,即足背中间皮神经和足背内侧皮神经。在第1、2趾蹼处浅筋膜内寻找腓深神经的终支。

2. 解剖小腿深层结构

(1)解剖深筋膜:观察小腿深筋膜各部不同的厚度。从胫骨外侧前方纵向切开深筋膜,可以看到小腿上部的深筋膜增厚,其深面有肌附着,因此深筋膜不易与肌分离。深筋膜在小腿中部较

Note

薄,与肌易分离,在小腿下部踝关节上方,深筋膜横行纤维增厚,形成伸肌上支持带(称小腿横韧带),用刀尖细心解剖出韧带上、下界,再向下解剖。在踝关节的前下方近足背处,深筋膜又增厚呈"Y"形,形成伸肌下支持带(又称小腿十字韧带)。用刀尖细心解剖出韧带境界,再纵向切开这两条韧带,观察韧带的附着点及其深面的肌腱和腱滑液鞘。暴露外踝后方和下方的深筋膜增厚形成的腓骨肌上、下支持带,然后纵向切开,游离肌腱,观察腱滑液鞘。找出在内踝与跟骨内侧面之间的屈肌支持带,又称分裂韧带,其深面有小腿深层肌腱和血管、神经穿过,称为踝管。

(2)清理小腿前群肌及血管、神经:紧贴胫骨的是胫骨前肌,外侧是趾长伸肌,二者之间是姆长伸肌。钝性分开胫骨前肌和趾长伸肌上端,找出腓深神经及伴行的胫前血管,其向下走行于姆长伸肌和趾长伸肌之间,至足背改名为足背神经和足背动脉,待后面再解剖。

(3)清理小腿外侧群肌及神经:浅面是腓骨长肌,深面是腓骨短肌。清理肌上端时,在腓骨颈处暴露腓总神经,解剖时先用尖头镊子沿着腓总神经走行方向伸入小腿外侧群肌的深面,再用刀沿腓总神经表面切开腓骨长肌,可见腓总神经在腓骨颈前面分为腓浅神经和腓深神经。腓浅神经至小腿外侧群肌,腓深神经至小腿前群肌。清理腓骨长、短肌下端,追踪腓骨短肌至第5跖骨粗隆。

3. 解剖足背深层结构 清理胫骨前肌、姆长伸肌和趾长伸肌的止点。第三腓骨肌起自腓骨前面,向下与趾长伸肌腱融合,其肌腱止于第5跖骨底。清理腓浅神经分出的足背内侧皮神经和足背中间皮神经,检查足背静脉弓及足背动脉。足背动脉分为2个终支:一支为足底深支,它经第1跖骨间隙穿入足底,参与构成足底动脉弓(可不解剖);另一支是弯向外侧的弓状动脉,由弓状动脉发出分支至各趾。观察此动脉弓走行于姆短伸肌和趾短伸肌的深面,此二肌在外踝前方起自跟骨,斜向前内止于诸趾近节趾骨。

三、臀区及股后区

(一)尸位及切口

尸体呈俯卧位,做如下皮肤切口(图 8-33)。

1. 上切口 沿髂嵴最高点做一横切口。

2. 正中切口 由上切口内侧端沿骶部正中垂直向下切至尾骨尖。

3. 下切口 由正中切口下端沿臀沟至臀部外侧做一弧形切口。

4. 膝下切口 过腘窝下方(胫骨粗隆水平)做一横切口。

5. 纵切口 自下切口中点向下沿股后正中线纵切至膝下。

切口不宜过深,以免损伤浅筋膜内的血管、神经。将臀区皮肤翻向外侧、股后区皮肤翻向两侧。

(二)层次解剖

1. 解剖浅层结构 在髂嵴上缘与竖脊肌外缘交界处的浅筋膜内寻找臀上皮神经并向下追踪至臀上部。在臀大肌下缘中点附近寻找自下向上的臀下皮神经(一般为 2～3 支,为股后皮神经的分支)。而后去除剩余浅筋膜。

2. 解剖深层结构

(1)深筋膜:臀区深筋膜较致密,并有纤维小隔深入臀大肌肌束之间。筋膜向上附于髂嵴,向下移行于股后深筋膜,向外下方移行于阔筋膜。观察后沿肌纤维方向仔细剥离并去除。

(2)解剖臀大肌:先将手指或刀柄从臀大肌上缘及下缘伸至肌深面,将其与深层结构做钝性分离。从肌上缘内、中 1/3 交界处开始,做与肌束方向垂直的切口,切断该肌并向两侧翻起。翻肌时注意:①保留进入该肌的主要神经、血管;②检查肌与坐骨结节和股骨大转子之间的滑膜囊;③向内翻起该肌时,不可损伤该肌所附着韧带,确认臀大肌起止点。④翻肌时遇到的由深面连于臀大肌的结构是臀上、下血管和臀下神经,观察清楚后,在靠近臀大肌处切断,但不要误将股后皮神经切断。将臀大肌完全翻向外侧,观察臀大肌的止端:肌较深的1/4附着于股骨的臀肌粗隆,其余3/4止于髂胫束。臀大肌与股骨大转子之间有一个全身最大的滑液囊。

(3) 解剖梨状肌上、下孔:梨状肌是臀区的重要肌性标志,先清理从梨状肌上缘浅出的臀上动脉浅支及伴行静脉,再清理臀中肌表面深筋膜,切断臀中肌中部,将此肌翻起可见其深面的臀小肌,清理从梨状肌上孔走出的臀上动、静脉和臀上神经,它们均行于臀中、小肌之间。清理从梨状肌下孔走出的臀下动、静脉和臀下神经、坐骨神经(有时它穿经梨状肌上孔或从梨状肌中穿出)及股后皮神经。在坐骨神经与骶结节韧带之间,寻找阴部内动、静脉和阴部神经,这组血管、神经自梨状肌下孔走出,立即在骶结节韧带深面进入坐骨小孔至会阴,可不必追踪。

(4) 解剖坐骨神经及其深面的肌:清理坐骨神经,在其深面由上而下解剖出上孖肌、闭孔内肌腱、下孖肌和股方肌,沿垂直方向切开股方肌,翻开此肌可见其深面的闭孔外肌腱。

(5) 解剖股后区:在臀大肌下缘与股二头肌长头相交处,纵向切开深筋膜,显露股后皮神经。由臀部向下追踪并修洁坐骨神经直至腘窝,观察其走行和分支情况。在臀大肌下缘与股二头肌长头外缘夹角处,坐骨神经浅面无肌肉覆盖,位置表浅,是神经易受损伤的部位,同时也是临床上易暴露神经的部位。清理股后部各肌,先在内侧分离浅层的半腱肌和深层的半膜肌,然后修洁外侧的股二头肌,注意保留坐骨神经支配这些肌的肌支。提起股二头肌,查找分布到股后部的股深动脉穿支。

四、腘窝及小腿后区

(一) 尸位及切口

尸体呈俯卧位,做如下皮肤切口(图8-33)

(1) 腘下缘(胫骨粗隆水平)已有一横切口。

(2) 于内、外踝水平经踝关节后方做一横切口,切口不宜过深,因其深面有重要的血管、神经通过。

(3) 沿小腿后区正中做一纵切口,与上述第(1)(2)条切口相交,将小腿皮肤翻向两侧。

(4) 自上述第(2)条切口中点向下做一垂直切口直达足跟,将皮肤尽量向两侧翻开。踝部切口不宜过深。

(二) 层次解剖

1. 解剖浅层结构 在腘窝处纵向切开腘筋膜(深筋膜),追查小隐静脉至其注入腘静脉处。在外踝后下方的浅筋膜内解剖出小隐静脉及伴行的腓肠神经,向上追踪至穿入腘窝的腘筋膜为止。观察小隐静脉沿途与深静脉交通的穿支,及大、小隐静脉间的吻合支。沿腓肠神经向上追踪,于小腿后正中线、深筋膜深面,寻找腓肠内侧皮神经(起自胫神经),在腓骨头后方约5 cm处浅筋膜内寻找腓肠外侧皮神经(起自腓总神经),观察二者合并形成的腓肠神经。清除浅筋膜。

2. 解剖深筋膜 切开腘筋膜,观察并去除小隐静脉末端附近的淋巴结(1~2个)及脂肪组织。去除小腿后区深筋膜,清理组成腘窝境界的肌。上内侧界为半腱肌和半膜肌,上外侧界为股二头肌。下内、外侧界分别为腓肠肌内、外侧头。注意勿伤及位于腘静脉浅面的胫神经。

3. 解剖腘窝 追踪坐骨神经的终支腓总神经到腓骨颈处、胫神经到腘窝下角处。修洁胫神经深面的腘动脉和腘静脉(保留汇入腘静脉的小隐静脉),观察三者的位置关系。除去腘窝内的脂肪组织及淋巴结。在腘静脉深面,找出下行于股骨腘面后方的腘动脉,清除周围的脂肪组织及淋巴结,该动脉自大收肌腱裂孔走出到腘窝,找出它发出的5个关节支:膝上内动脉、膝上外动脉、膝下内动脉、膝下外动脉和膝中动脉。因腘动脉贴靠股骨腘面,故股骨下端骨折及膝关节后脱位时易损伤腘动脉,造成大量出血。

4. 解剖小腿后群肌及血管和神经

（1）解剖小腿后群肌：修洁腓肠肌，将其内、外侧头（在神经入肌之下方）横断并向下翻开，即可看见深面的比目鱼肌，在外侧头深面可能有一细小的跖肌，其细长的腱加入跟腱。用刀柄或手指从比目鱼肌内、外缘插入深面，钝性分离，用刀柄在肌内、外侧缘与骨之间，由下向上做钝性分离，此处宜小心分离并切断比目鱼肌腱弓，胫神经和血管穿过比目鱼肌腱弓深面进入小腿深层，比目鱼肌外侧部可以不切断仅翻向外侧（翻起时，查看入肌的神经、血管后再切断）。观察其深面的深层肌，自内向外辨认趾长屈肌、胫骨后肌和𧿹长屈肌并修洁；注意胫骨后肌先位于趾长屈肌与𧿹长屈肌之间，以后肌腱斜向内下，经趾长屈肌腱深面至其内侧，至踝部直接位于内踝后面。

（2）清理辨识血管、神经：腘动脉向下分为胫前动脉和胫后动脉。胫前动脉分出后即穿过骨间膜进入小腿前部。胫后动、静脉与胫神经伴行下降，经内踝后方进入足底。胫后动脉上段发出的一粗大肌支称腓动脉，追踪至其入肌处，清理胫神经分支至小腿后部各肌。

（3）解剖小腿深层肌，清理腘肌，它紧贴于膝关节囊后面。在胫骨、腓骨后面从外向内依次解剖𧿹长屈肌、胫骨后肌和趾长屈肌，注意勿伤及血管、神经。追踪三肌下端至内踝后方。

5. 解剖踝管　先修洁屈肌支持带，再用尖镊插入屈肌支持带深面，然后切开韧带，自前上向后下依次暴露胫骨后肌腱及腱滑膜鞘，趾长屈肌腱及腱滑膜鞘，胫后动、静脉和胫神经，𧿹长屈肌腱及腱滑膜鞘。观察三肌腱滑膜鞘。以上结构均经由踝管进入足底。

五、足底

（一）切口

在各足趾根部做一横切口，再在足底中线做一纵切口直至第 3 趾的趾端。

（二）层次解剖

1. 解剖足底浅、深筋膜　将皮肤和浅筋膜一并翻开，足底不仅皮肤最厚，其浅筋膜亦特别致密，并与皮肤和深层的足底腱膜通过纤维束相连，须用锐性解剖法才能剥开。清除全部浅筋膜。在跟骨前方 5 cm 处横断足底腱膜，将它翻向前，即暴露其深面的趾短屈肌。

2. 解剖足底浅层肌及血管和神经　足底深筋膜厚而致密，分为内侧部、外侧部和中间部。内侧部覆盖于𧿹展肌的表面，外侧部覆盖于小趾展肌的表面，两处分别有足底内侧、外侧神经浅支穿出。深筋膜中间部特别强厚，又称跖腱膜。跖腱膜后端附着于跟骨结节，前端逐渐扩宽，在跖骨头处分为 5 条纤维束，前行并与屈肌腱的纤维鞘融合。

3. 解剖足底中层肌及血管和神经　切断趾短屈肌并翻向前，清理出位于深面的趾长屈肌腱、止于该肌腱的足底方肌和起自该肌腱的蚓状肌。检查趾短屈肌腱与趾长屈肌腱的关系及其止点。在趾短屈肌与足底方肌之间检查足底外侧血管及神经，它们在第 5 跖骨底处分为深、浅两支，浅支分布于足底外侧缘，而深支转向内侧潜入深层肌。在足外侧缘找出小趾展肌，其内侧有小趾短屈肌。

4. 解剖足底深层肌及血管和神经　在足底方肌止端远侧切断趾长屈肌腱并向两侧牵开，在其深面找出𧿹收肌及其他的横头并切断。在𧿹收肌的深面及外侧观察骨间肌，可见足底外侧血管及神经的深支列于骨间肌的表面，其中血管向内潜入𧿹收肌斜头下，至第 1 骨间隙与足底内侧动脉末端（足底深支）吻合成足底弓。由足底弓的凸侧发出 3 条跖足底动脉，沿骨间肌行向前达趾蹼，再分为两支趾足底动脉。为检查足底外侧血管及神经全貌，必须切断𧿹收肌斜头并将其翻起，同时亦可检查腓骨长肌和胫骨后肌腱的附着点。腓骨长肌腱止于第 1 跖骨底及内侧楔骨，胫骨后肌腱附着于足舟骨，并分出小束附于楔骨等。

知识拓展

Note

273

案例分析

案例一 患者,女,45岁,某单位会计。因左下腹与左大腿根部交界处突显肿块入院就诊。主诉:近期因感冒咳嗽比较厉害,昨天发现左大腿根部内侧出现一半球形包块,并有些疼痛而前来就诊。检查所见:左腹股沟下方股部内侧近大阴唇处有一肿物,触摸肿物柔软,无结节,有压痛,嘱患者平卧推压肿物未能使肿物消失。遂收住院观察。入院后第2天患者股部肿块愈发明显并疼痛加剧,伴腹胀并呕吐,遂实施手术治疗。

分析:

(1)患者出现上述功能障碍的解剖因素是什么?

(2)肿块所在部位及其境界、内容分别是什么?若实施手术,要防止损伤哪些结构?

(3)腹股沟韧带附近可发生哪些疝?如何鉴别?

案例二 患者,男,38岁。主诉:近期感右侧臀部疼痛,并向股后部、小腿后部和外侧以及足背放射。以往类似情况亦有发生,但不如此次厉害,未予重视。检查所见:双下肢等粗等长。在右髋部股骨大转子至坐骨结节连线中点稍内侧用拇指深压时,有明显压痛并向下放射。患者外展和外旋右下肢时疼痛加剧,不活动则疼痛缓解。除疼痛外,运动并无障碍。

分析:

(1)患者出现上述功能障碍的解剖因素是什么?

(2)医生在患者股骨大转子至坐骨结节连线中点稍内侧压迫的结构是什么?该结构的行程要点有哪些?

案例三 患者,男,33岁。主诉:2 h前遭遇车祸,右侧大腿外侧遭猛烈撞击。检查所见:X线片显示其右侧股骨下段骨折。腘窝坚实并稍膨隆,疼痛。右侧小腿和足苍白、肿胀、温度低,在足背和内踝处均未能触及动脉搏动。

分析:

(1)腘窝的境界、内容及层次排列是什么?

(2)患者小腿和足苍白、温度低、未能触及动脉搏动提示了什么?阐述腘动脉及其分支的行程要点,及可触及搏动的具体部位。

案例四 患者,男,大一新生,18岁。军训翻爬障碍过程中于高处坠落,右侧小腿痛感剧烈,不能行走,担架入院。体格检查:右侧小腿外部皮肤擦伤,淤血,肿胀。触诊压痛感明显,并有骨摩擦感,足下垂并轻度内翻,右侧小腿前外侧区皮肤和足背皮肤感觉障碍。X线检查提示:右腓骨颈骨折。临床诊断:右腓骨颈骨折。

分析:

(1)该受伤部位骨折最易损伤什么神经?

(2)请分析出现这些症状的解剖学因素。

案例五 患者,女,商场售货员,34岁。主诉:近1个月长时间站立后左侧内踝后部疼痛不适。患者自述症状在坐卧休息后即可缓解。近3天病情加重,症状反复出现,且发作时间延长,左侧足跟内侧与足底麻木。既往史:1年前有左踝关节扭伤,自行治疗后恢复。体格检查:左侧足趾皮肤干燥、肿胀,汗毛脱落,足部肌肉萎缩。用手触压左侧内踝后方,足底部针刺感加剧,足极度背伸时加重。关节MRI检查提示:左踝管综合征。临床诊断:左踝管综合征。

分析:

(1)踝管综合征可累及哪些结构?

(2)请分析出现这些症状的解剖学因素。

重点名词中英文

髂嵴(iliac crest)

耻骨结节(pubic tubercle)

髂前上棘(anterior superior iliac spine)

耻骨联合(pubic symphysis)

梨状肌(piriformis)

足背动脉(dorsal artery of foot)

大隐静脉(great saphenous vein)

坐骨神经(sciatic nerve)

腓总神经(common peroneal nerve)

胫神经(tibial nerve)

腹股沟韧带(inguinal ligament)

髂股韧带(iliofemoral ligament)

髌韧带(patellar ligament)

股三角(femoral triangle)

股管(femoral canal)

收肌管(adductor canal)

腘窝(popliteal fossa)

踝管(malleolar canal)

足弓(arch of foot)

参 考 文 献

[1] 夏成德,狄海萍,邢培朋,等. 游离股薄肌肌瓣联合腓肠神经移植重建腕部电烧伤患者手屈指和感觉功能的效果[J]. 中华烧伤与创面修复杂志,2023,39(3):228-233.

[2] 黄捷,施扬华,谭桢,等. 吻合血管游离腓骨移植治疗股骨头坏死[J]. 中国组织工程研究,2024,28(21):3373-3379.

(侯春丽 许建华)